Ulrich Spandau
Zoran Tomic
Diego Ruiz-Casas

Retinal Detachment Surgery and Proliferative Vitreoretinopathy

From Scleral Buckling to Small Gauge Vitrectomy

视网膜脱离与增生性玻璃体视网膜病变

从巩膜扣带术到微创玻璃体切割术

〔瑞典〕乌尔里希·斯帕多
主　编　〔瑞典〕左蓝·托米克
〔西〕迭戈·鲁伊斯·卡斯
主　审　张少冲
主　译　孔祥斌　沈沛阳

天津出版传媒集团
天津科技翻译出版有限公司

著作权合同登记号:图字:02-2019-355

图书在版编目(CIP)数据

视网膜脱离与增生性玻璃体视网膜病变:从巩膜扣带术到微创玻璃体切割术 / (瑞典)乌尔里希·斯帕多(Ulrich Spandau),(瑞典)左蓝·托米克(Zoran Tomic),(西)迭戈·鲁伊斯·卡斯(Diego Ruiz-Casas)主编;孔祥斌,沈沛阳主译. —天津:天津科技翻译出版有限公司,2023.4

书名原文:Retinal Detachment Surgery and Proliferative Vitreoretinopathy: From Scleral Buckling to Small Gauge Vitrectomy

ISBN 978-7-5433-4314-6

Ⅰ.①视… Ⅱ.①乌… ②左… ③迭… ④孔… ⑤沈… Ⅲ.①视网膜脱落-研究 Ⅳ.①R774.1

中国国家版本馆 CIP 数据核字(2023)第 020750 号

授权单位: Springer Nature Switzerland AG.
出　　版: 天津科技翻译出版有限公司
出 版 人: 刘子媛
地　　址: 天津市南开区白堤路 244 号
邮政编码: 300192
电　　话: 022-87894896
传　　真: 022-87893237
网　　址: www.tsttpc.com
印　　刷: 天津新华印务有限公司
发　　行: 全国新华书店
版本记录: 787mm×1092mm　16 开本　25.5 印张　500 千字
2023 年 4 月第 1 版　2023 年 4 月第 1 次印刷
定价:248.00 元

(如发现印装问题,可与出版社调换)

主译简介

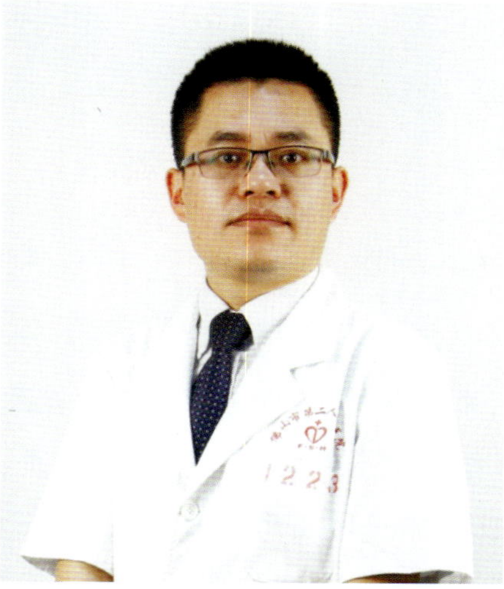

孔祥斌 主任医师，中山大学眼科学博士，中山大学眼科学博士后，美国加州大学旧金山分校博士后；现任佛山市第二人民医院眼科中心主任，佛山市眼科研究所副所长，南方医科大学博士研究生导师，南方医科大学博士后合作导师；广东省岭南名医，南粤好医生；佛山市杰出青年医学人才。

擅长眼底疾病的药物及手术治疗，每年完成各类复杂白内障手术、玻璃体视网膜手术及眼外伤手术近千例；目前主持广东省科技厅重点项目1项，广东省自然科学基金1项，拥有科研经费100多万，已经在*BMJ*、*Ophthalmology*、*IOVS*、*JAMA ophthalmology*、*Ophthalmic Epidemiol* 国际主要眼科杂志发表SCI论文10篇，发表中文文章10篇，出版眼科书籍5本。

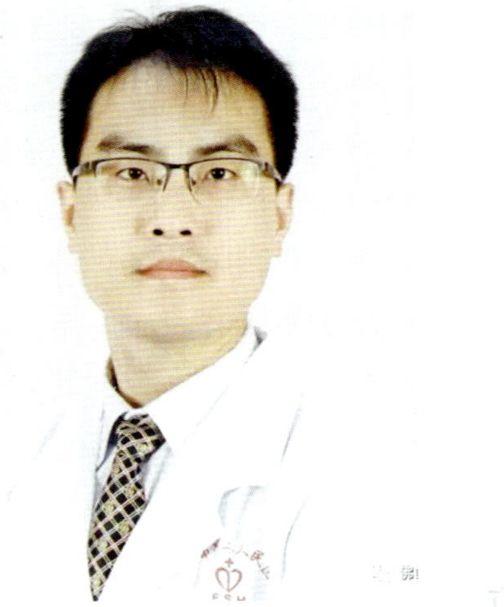

沈沛阳　主任医师，眼科学博士，博士后，广东省医学会眼科学分会黄斑病学组成员，广东省中西医结合学会眼科专业委员会委员，佛山市医师协会眼科分会常务委员。主要从事玻璃体视网膜疾病的研究，擅长白内障手术、玻璃体视网膜手术，以及复杂性黄斑疾病、糖尿病视网膜病变和复杂性眼外伤的诊治，每年完成各类复杂白内障手术、玻璃体视网膜手术及眼外伤手术逾千例。

曾获得广东省青年优秀人才国际培养计划博士后项目资助进行博士后研究工作。主持广东省医学科研基金、白求恩–默克糖尿病研究基金、佛山市科技局研究基金等多项科研课题，参加过多个世界卫生组织及国家级课题研究。作为编者参与编译《视网膜(第4版)》《Kanski眼科学临床手册(第2版)》等眼科学专著多部，近年来发表科研论文10余篇，其中，在*IOVS*、*JCRS*、*Retina*、*Frontiers in Medicine*等国际主流眼科杂志上发表SCI论文8篇，与国内外眼科学者有良好的合作与交流。

译者名单

主　审

张少冲　深圳市眼科医院

主　译

孔祥斌　佛山市第二人民医院眼科中心/佛山市眼科研究所

沈沛阳　佛山市第二人民医院眼科中心/佛山市眼科研究所

译　者　(按姓氏汉语拼音排序)

蔡惠民　佛山市第二人民医院眼科中心/佛山市眼科研究所

曹　艺　佛山市第二人民医院眼科中心/佛山市眼科研究所

陈　果　佛山市第二人民医院眼科中心/佛山市眼科研究所

何宇深　佛山市第二人民医院眼科中心/佛山市眼科研究所

黄玉娟　佛山市第二人民医院眼科中心/佛山市眼科研究所

孔祥斌　佛山市第二人民医院眼科中心/佛山市眼科研究所

黎楚岚　佛山市第二人民医院眼科中心/佛山市眼科研究所

李　昕　佛山市第二人民医院眼科中心/佛山市眼科研究所

梁婉玲　佛山市第二人民医院眼科中心/佛山市眼科研究所

廖富成　佛山市第二人民医院眼科中心/佛山市眼科研究所

罗嘉婧　佛山市第二人民医院眼科中心/佛山市眼科研究所

沈沛阳　佛山市第二人民医院眼科中心/佛山市眼科研究所

苏　鹏　佛山市第二人民医院眼科中心/佛山市眼科研究所

王凤群　佛山市第二人民医院眼科中心/佛山市眼科研究所

温玉生　中山大学附属第五医院

冼志林　佛山市第二人民医院眼科中心/佛山市眼科研究所

周怀胜　佛山市第二人民医院眼科中心/佛山市眼科研究所

周立军　中山大学中山眼科中心眼科学国家重点实验室

编者名单

Pasha Anvari Eye Department, Eye Research Center, Rassoul Akram Hospital, Iran University of Medical Sciences, Tehran, Iran

F. Espejo Arjona Ophthalmology Department (Vitreo-Retina and Ocular Oncology), Virgen Macarena University Hospital, Seville, Spain

Felix Armadá-Maresca Ophthalmology Department, University Hospital La Paz, Madrid, Spain

Jorge I. Calzada Charles Retina Institute, Memphis, TN, USA

D. Ruiz-Casas Retina Department, University Hospital Ramón y Cajal, Madrid, Spain

Antonella D'Aponte The King Khaled Eye Specialist Hospital, Riyadh, Kingdom of Saudi Arabia

Mostafa Elgohary Kingston Hospital, Kingston upon Thames, UK

Khalil Ghasemi Falavarjani Eye Department, Iran University of Medical Sciences, Tehran, Iran

F. Gonzalez-Gonzalez Retina Unit, Hospital Perpetuo Socorro, Complejo Hospitalario Universitario Badajoz (CHUB), Badajoz, Spain

Ophthalmology Department, Hospital Quiron Salud CLIDEBA, Badajoz, Spain

F. Faus Guijarro Universitary Hospital Miguel Servet, Zaragoza, Spain

Zora Ignjatović Milos Clinic Eye Hospital, Belgrade, Serbia

J.C. Pastor Jimeno Ophthalmology Department, Hospital Clinico Universitario of Valladolid, Valladolid, Spain

Carlos III Institute of Health, Valladolid, Spain

Victor Kazaykin IRTC "Eye Microsurgery" Ekaterinburg Center, Ekaterinburg, Russia

Philippe Koch Paris South University, Orsay, France

Shunji Kusaka Department of Ophthalmology, Kindai University Faculty of Medicine, Osaka, Japan

Salvatore Di Lauro IOBA (Eye Institute) Retina Group, University of Valladolid, Valladolid, Spain

Department of Ophthalmology, Hospital Clinico Universitario, Valladolid, Spain

F. Cabrera Lopez Ophthalmology Department, Complejo Hospitalario Universitario Insular, Materno-Infantil de Gran Canaria, Palmas de Gran Canaria, Spain

Ophthalmology Department, Universidad de Las, Palmas de Gran Canaria, Spain

José Carlos López IOBA (Eye Institute) Retina Group, University of Valladolid, Valladolid, Spain

Department of Pathology, Hospital Clinico Universitario, Valladolid, Spain

M.I. Relimpio-Lopez Virgen Macarena Hospital/Santa Angela de la Cruz, VIAMED Hospital, Seville, Spain

aMIRAS Ophthalmology Clinic, Seville, Spain

Charles W. Mango Weill Cornell Medical College, New York Presbyterian Hospital, New York, NY, USA

Jesus Ramon Garcia Martinez Hospital La Paz Madrid, Madrid, Spain

Oftalvist Madrid, Madrid, Spain

F.J. Lara-Medina Hospital Clínico Universitario Lozano Blesa, Zaragoza, Spain

Marco Mura The King Khaled Eye Specialist Hospital, Riyadh, Kingdom of Saudi Arabia

Wilmer Eye Institute, Johns Hopkins University, Baltimore, MD, USA

Sundaram Natarajan Aditya Jyot Eye Hospital, Mumbai, Maharashtra, India

Eva Olofsson Department of Clinical Sciences, Ophthalmolgy, Umeå University, Umeå, Sweden

J.M. Cubero Parra Vitreo-Retina Unit Hospital la Arruzafa, Córdoba, Spain

José Carlos Pastor Hospital Clinico Universitario of Valladolid, Carlos III Institute of Health, Valladolid, Spain

Salvador Pastor-Idoate IOBA (Eye Institute) Retina Group, University of Valladolid, Valladolid, Spain

Department of Ophthalmology, Hospital Clinico Universitario, Valladolid, Spain

J. Nadal Reus Retina Department, Centro de Oftalmología Barraquer, Barcelona, Spain

J. Marticorena Salinero Department of Ophthalmology, Complejo Hospitalario Universitario de A Coruña (CHUAC), A Coruña, Spain

G. Fernandez-Sanz Fundacion Jimenez Diaz University Hospital and Ruber Juan Bravo Hospital, Madrid, Spain

Ulrich Spandau Department of Ophthalmology, Uppsala University Hospital, Uppsala, Sweden

Zoran Tomic Department of Ophthalmology, Uppsala University Hospital, Uppsala, Sweden

Marc Veckeneer ZNA Middelheim Hospital, Antwerp, Belgium

Relja Živojnović Stjepe Sarenca 2, Herceg Novi, Montenegro

中文版序言一

瑞典的乌尔里希·斯帕多医生、左蓝·托米克医生和西班牙的迭戈·鲁伊斯·卡斯医生领衔，组织35位国际医生合著了《视网膜脱离与增生性玻璃体视网膜病变：从巩膜扣带术到微创玻璃体切割术》一书。现在，国内两位年轻的医生孔祥斌、沈沛阳组织译者翻译了这本书。该书简明地阐述了现代扣带术和玻璃体手术的方法，以治疗视网膜脱离及其合并症，重点是玻璃体切割术技术的介绍，反映了年轻一代的认识。书中的图片做得很漂亮。书中的手术部分首先描述充气性视网膜固定术，然后是巩膜扣带术。充气性视网膜固定术是1986年美国Hilton和Grizzard首先推荐使用的，曾经在美国作为上半侧视网膜裂孔性脱离的一线治疗方法，采用扣带术还是充气性视网膜固定术是20世纪90年代眼底外科国际会议争论的主要焦点。在2000年后的一次美国眼科学会(AAO)视网膜会场上，视网膜学会主席正式宣布，充气性视网膜固定术不再是美国治疗视网膜脱离上方裂孔的一线治疗方法。在这个学术点上，本书主编的观念不同。此外，书中称环扎是最大巩膜扣带术，阶段性硅海绵外垫压是最小巩膜扣带术，这两种大小不同的扣带方法本质上是处理不同发病机制的裂孔，而不是使用大扣带术处理大孔、使用小扣带术处理小孔。看来，我和他们的观点有所不同。

两位年轻的国内学者花费时间和精力翻译了这本书，提供了了解学术的不同看法、不同认识，这对于增强自身的学习、探索是很重要的。

相信大家经过临床实践，会采纳有利于一次手术成功率、有益于患者视力改善的手术技巧，这是每一位眼底病手术医生所追求的。

黎晓新
2022年9月23日

中文版序言二

佛山市第二人民医院眼科中心为国家眼科重点专科评选入围单位，广东省临床重点专科，佛山市首批国家卫计委级重点专科培育项目，佛山市“十四五”高水平医学重点专科。佛山市防盲办公室、佛山市低视力康复指导站、佛山市眼科研究所、广东省红十字眼角膜捐献中心佛山工作站等均设于我院的眼科中心。

佛山市第二人民医院眼科中心目前拥有床位115张，共有医护人员125人、眼科医生65人，其中主任医师12人，副主任医师15人，博士及博士后共13人。眼科中心下设眼底外科、眼底内科、青光眼专科、眼外伤专科、角膜与眼表疾病专科、泪道专科、斜视与弱势专科、视光学中心、眼科检查中心等亚专科。2021年，全年眼科中心门诊量达30万人次，手术1.7万台。

孔源性视网膜脱离是眼科最常见的致盲性疾病，手术是治疗孔源性视网膜脱离的唯一方法。20世纪70年代，在国务院特殊津贴获得者苏宗隆主任的带领下，我院的眼科专家团队率先在佛山地区开展了视网膜脱离手术；20世纪90年代，在佛山市领军人物晏世刚主任的带领下，率先在佛山地区开展了玻璃体切割术治疗视网膜脱离。我院是全国地级市最早开展玻璃体切割术治疗视网膜脱离的医院之一。

近年来，在孔祥斌博士的带领下，我院的眼底外科团队率先在全国范围内开展了视网膜脱离患者的绿色通道救治服务，并通过技术改进，率先在国内开展了玻璃体切割联合空气填充治疗视网膜脱离，通过技术改进，不仅降低了患者的医疗负担，同时使90%的患者无须填充硅油，仅通过一次手术就可以获得治愈，取得了非常好的临床和社会效果，非常值得推广。

在繁忙的工作之余，孔祥斌博士带领我院的眼底外科团队，进行了《视网膜脱离与增生性玻璃体视网膜病变》一书的翻译工作。本书由欧洲著名的眼底外科手术专家乌尔里希·斯帕多、左蓝·托米克和迭戈·鲁伊斯·卡斯主编，他们都是欧洲顶级的眼底外科手术专家，具有非常丰富的临床经验。本书系统讲述了视网膜脱离手术前评估、手术准备、手术技巧及术后处理等，并通过问卷调查，汇集了当前全球眼底外科医生对视网膜脱离手术的最新理论和观点，值得我国眼科医生，特别是眼底外科医生借鉴学习。

佛山市第二人民医院党委书记　李逸群

2022年11月20日

中文版前言

近20年来，随着医学技术的不断进步，玻璃体视网膜手术步入了微创手术发展的快车道，我国在玻璃体视网膜手术领域也取得了巨大的进步。孔源性视网膜脱离是玻璃体视网膜医生需要进行手术治疗的最主要的疾病，随着手术设备、手术技术的不断进步，手术效果也越来越好。但视网膜脱离存在多种多样的病理特征，各种复杂的增生性玻璃体视网膜病变(PVR)的发生也为手术医生带来了很大的挑战。正如本书作者在前言中所指出的，一名优秀的眼底外科医生需要具备丰富的视网膜脱离相关理论知识和实践技能，并能通过临床经验对病情和手术进行正确的评估和决策，而达到以上程度对于年轻的眼底外科医生绝非易事。

本书作者是欧洲非常有名的玻璃体视网膜手术医生，他们根据自己多年的临床实践经验，将视网膜脱离手术的方方面面，像烹调书一样逐步详细解析，并通过精美的图片和示意图，从理论到实践都进行了详细介绍。作为有一定经验的眼底外科医生，我们仔细审阅原著，获益良多，在理论和手术技术方面都有所提高。本书第38章还介绍了大量的复杂病例，通过学习作者手术方式的选择和手术技术的应用，年轻眼底外科医生的临床技能可以得到显著提高。

本书的译者均为临床一线的眼科学博士或硕士，具有较为丰富的实践经验。他们在本书的翻译中倾注了很多心血，在此感谢他们的辛勤付出！特别感谢张少冲教授在百忙之中抽出宝贵时间对译文进行认真的审校，大大提高了译文的质量。同时，此书在翻译、统稿的过程中得到了佛山市第二人民医院的院领导、眼科中心同事的关心和大力支持，在此一并表示感谢！

本书出版得到2019年度广东省基础与应用基础研究基金联合基金重点项目(2019B1515120011)、佛山市"十四五"医学重点专科建设项目及白求恩·默克糖尿病研究基金的支持。

玻璃体视网膜手术技术的发展日新月异，新概念、新名词不断涌现，限于我们的水平和能力，本书内容如有不妥或疏漏之处，敬请广大眼科同仁谅解并予以指正！

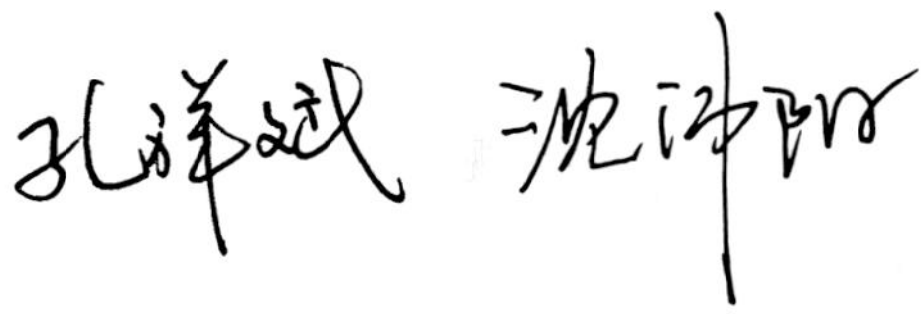

2022 年 9 月 1 日

前言

对于玻璃体视网膜手术医生来说,视网膜脱离是一种最重要的手术。其广泛的病理改变为手术医生带来了永无止境的挑战。

眼科手术好像是一门专业化的手工艺术,但与手工艺人相比,我们面对的不是一个物体,而是一个活生生的器官,它们像鸡蛋一样需要被小心翼翼地对待。

对于眼科医生来说,最好的情形是能用一只眼进行练习,而另一只眼作为真正的眼睛进行手术,特别是在伴 PVR 的视网膜脱离的情况下,这将是一种梦想。这一类手术非常困难,我们可选择多种手术方式:玻璃体切割、巩膜外扣带、不同的气体填充、轻硅油和重硅油。

如果你想成为一名优秀的玻璃体视网膜手术医生,你需要:

1.掌握多种不同的手术技术(双目检眼镜术、巩膜扣带术、玻璃体切割术、视网膜切除术、白内障超声乳化抽吸术、二期人工晶状体植入术)的实践知识。手术医生需要多种武器来成功应对各种视网膜病变。

2.经验,因为经验能帮助我们进行正确评估。经验的一个重要组成部分是对你的患者进行密切和完整的随访,从而获得关于手术的有价值的反馈。

3.参观其他的玻璃体视网膜诊所,不仅可以学习一些技巧,并且有助于评估你的手术质量。

4.现代化的设备和合格的工作人员。一台具有良好观察系统的显微镜对于手术的成功至关重要。玻璃体视网膜手术需要受过良好教育的工作人员来完成。

5.最后一点,但也是最重要的一点,即对眼科和眼科手术的动力和热情。

视网膜脱离需要理论和实践知识。对于简单型视网膜脱离,工作人员可以在1年内学会,而对于复杂型视网膜脱离,工作人员需要5年的培训。避免对复位视网膜的最佳方法抱有主观的看法,要实事求是。复位视网膜的最简单方法是最好的。对一只眼的最好方法不一定适用于另一只眼。

理论和实践之间的区别是什么?理论意味着你什么都知道,但什么都不会用。实践意味着什么都会用,但不知道为什么。因此,作为一名玻璃体视网膜手术医生,要努力融合理论和实践知识。

本书对所有复位视网膜的手术技术都进行了详细的展示,就像烹调书那样对手术进行了仔细描述：首先是手术器械和材料，然后对手术进行逐步解析，并用照片、示意图进行说明。

乌尔里希·斯帕多
左蓝·托米克
迭戈·鲁伊斯·卡斯

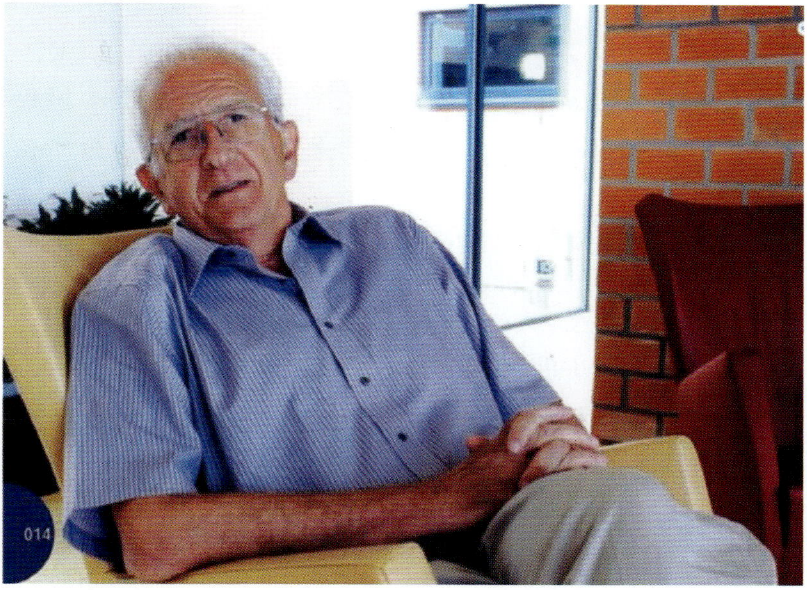

谨以本书献给Živojnović博士。Relja Živojnović是现代玻璃体视网膜手术之父之一，他将玻璃体视网膜手术的所有谜题拼在了一起：玻璃体切割术（由Robert Machemer 开创）、膜剥离术（由 John D. Scott 提出）和硅油注入术（由Paul A. Cibis 引进）。他曾在鹿特丹眼科医院和安特卫普 Middelheim 医院工作。

致　谢

我要感谢我的妻子 Katrin，感谢她对我的永恒耐心。我要感谢我的孩子 Maximilian、Moritz 和 Oskar，感谢他们让我知道在深爱的眼科之外还有另一个世界。

——乌尔里希·斯帕多

我要感谢我的妻子 Bojana 和我们的女儿 Petra，感谢她们给予我的所有的爱以及持续工作下去的动力。

——左蓝·托米克

目 录

第 1 部分　增生性玻璃体视网膜病变(PVR):引言 ······ 1

第 1 章　玻璃体视网膜疾病的手术治疗:过去、现在和将来 ······ 2

第 2 章　发病机制、组织病理学及分类 ······ 9

第 3 章　增生性玻璃体视网膜病变的辅助性药物治疗 ······ 22

第 4 章　瑞典北部地区视网膜脱离登记中心记录的有关视网膜脱离的现状与图示 ······ 31

第 2 部分　术前准备 ······ 39

第 5 章　视网膜脱离的评估 ······ 40

第 6 章　眼球生物测量及麻醉 ······ 58

第 7 章　手术设备和器械 ······ 62

第 3 部分　手术 ······ 71

第 8 章　手术技术 ······ 72

第 9 章　BIOM 广角镜下的充气性视网膜固定术 ······ 82

第 10 章　白内障超声乳化抽吸/玻璃体切割联合手术治疗简单型视网膜脱离 ······ 85

第 11 章　非接触广角镜辅助下的巩膜扣带术 ······ 98

第 12 章　巩膜扣带联合玻璃体切割术 ······ 114

第 13 章　PVR C 级视网膜脱离的玻璃体切割术 ······ 123

第 14 章　180°视网膜切开 ······ 138

第 15 章　硅油取出术 ······ 144

第 4 部分　特殊和疑难病例 ······ 147

第 16 章　慢性全视网膜脱离 ······ 148

第 17 章　复发性视网膜脱离 ······ 152

第 18 章　下方和下方复发性视网膜脱离 ······ 154

第 19 章　前节 PVR ······ 167

第 20 章　PVR D 级 ······ 170

第 21 章　儿童外伤性视网膜脱离 ······ 175

第 22 章　继发于开放性眼外伤的外伤性视网膜脱离 ······ 180

第 23 章　眼球贯通伤伴眼内异物 ······ 186

第 5 部分　术后措施 …… 195

第 24 章　术后处理及并发症 …… 196

第 25 章　手术技巧小建议 …… 201

第 6 部分　增生性玻璃体视网膜病变(PVR):国际策略 …… 221

第 26 章　玻璃体视网膜外科医生评价手术病例:问卷调查 …… 222

第 27 章　我的视网膜脱离手术策略:一位伊朗医生的观点 …… 236

第 28 章　我的视网膜脱离手术策略:一位俄罗斯医生的观点 …… 240

第 29 章　合并 PVR 的视网膜脱离:我的手术策略 …… 248

第 30 章　增生性玻璃体视网膜的手术治疗:一位印度医生的观点 …… 253

第 31 章　我的 PVR 视网膜脱离手术策略:一位美国医生的观点 …… 261

第 32 章　PVR 病例的手术治疗 …… 266

第 33 章　玻璃体解剖、前节 PVR 和低眼压 …… 274

第 34 章　玻璃体视网膜手术后的并发症 …… 283

第 7 部分　手术方法的变革趋势及病例报告 …… 297

第 35 章　PVR 视网膜脱离问卷:第一部分 …… 298

第 36 章　PVR 视网膜脱离问卷:第二部分 …… 306

第 37 章　PVR 视网膜脱离问卷:第三部分 …… 331

第 38 章　病例报告 …… 356

索引 …… 388

第 1 部分

增生性玻璃体视网膜病变(PVR):引言

第 1 章

玻璃体视网膜疾病的手术治疗：过去、现在和将来

Relja Živojnović

Gonin 前时代：长期以来，视网膜脱离对于患者都是一种戏剧性的、可怕的经历，并让手术医生备受挫折。19 世纪的实践知识基于病理解剖学观察，治疗方法包括引流和卧床休息。1851 年，Helmholtz 发明并引入了检眼镜，使得人们第一次能够在活体内实现眼底可视化，标志着在理解和治疗视网膜脱离方面迈出了决定性的一步。尽管如此，完全理解其病理进程的整个过程和动力学过程仍然用了 70 年的时间。这一过程包括的因素主要有牵拉、玻璃体液化，以及视网膜裂孔，这些因素分别被独立观察到，但没能建立因果关系。在病理进程中，某个因素的重要性被高估或低估，而治疗本身则依赖于手术医生的假设。切断“玻璃体条索”(Deutschmann 和 Graefe)；眼内注入各种替代物，伴或不伴有视网膜下液的引流；广泛的透热疗法；眼球缩短，再加上严格的卧床休息和体位配合，是当时尝试的多种无效治疗方法中的一部分，罕有积极的治疗效果。

1.1 视网膜手术的开端：Jules Gonin

在 20 世纪初，通过广泛的病理标本研究、使用检眼镜观察病理进程的动态过程、寻找视网膜上的裂孔、尝试所有迄今为止治疗视网膜脱离的手术方法，瑞士洛桑的 Jules Gonin 得出了划时代的结论：视网膜裂孔是导致视网膜脱离的原因。他使用 Paquelin 热灼术在视网膜裂孔的对应点处穿刺眼球，在撤出针头时使裂孔边缘嵌顿、封闭，从而实现视网膜复位。使用这种方法，他成功地使 40%~50%的病例实现视网膜复位。历经多年的不被信任甚至解雇，他的工作终于在 1929 年的阿姆斯特丹国际会议上得到了认可。他的狂热追随者包括西班牙的 Arruga、瑞士 Amsler 的和荷兰的 Wewe。然而，尽管有 40%~50%的成功率，仍然有大量患者无法被成功治疗，原因在于该治疗方法没有处理病

理进程的其他两个组成部分：玻璃体视网膜的牵拉和眼内液体流动。由 Lindner 及其后的 Wewe 提出的通过缩短眼球来减少眼球容积的方法，是基于 Müller 的早期尝试，取得了一定的进步。

检眼镜。如前所述，1850 年，Helmholtz 介绍了检眼镜技术。技术上，它包括一个患者头部附近的强光源和一个中间带小孔的凹面镜——手术医生可以通过凸透镜的反射光看到被照亮的眼底。在 20 世纪 50 年代，该系统发展成一种配备光源和一系列透镜的精密检眼镜，可以同时用作直接和间接检眼镜。可视化的进展对于玻璃体视网膜手术的发展至关重要，这一过程很奇妙。在 20 世纪 50 年代初，美国波士顿的 Schepens 和英国伦敦的 Fison 设计了双目间接检眼镜，当时这些国家都接受并使用了这种检眼镜。在德国，Zeiss 的直接和间接检眼镜很早就被应用。20 世纪 60 年代，它被配置额外强光源的单目间接检眼镜所取代。在法国，间接检眼镜并不为人所知，直接检眼镜被用于外科手术，并最终演变为裂隙灯下使用的 Goldmann 三面镜。使用双目间接检眼镜可以顶压周边部视网膜的优势显而易见，因此，在 20 世纪 80 年代，双目间接检眼镜最终被普遍接受。在诊断方面，除外检眼镜，还使用了 Goldmann 三面镜和全景式检眼镜。在 20 世纪 90 年代，它们全部被 90D 前置镜所取代。

1.2　巩膜顶压

巩膜顶压的引入是对玻璃体视网膜手术的重要贡献，因为它同时治疗了病理进程的所有 3 个因素：玻璃体视网膜牵拉、液化以及视网膜裂孔。据报道，在 1937 年，Jess 首次通过在 Tenon 囊下缝合止血纱布实现“扣带”顶压。尽管基本上合乎逻辑，但这种尝试并没有追随者。“扣带”手术之父无疑是德国杜塞尔多夫的 Ernst Custodis，他将一种塑料“egzoplant”缝合在巩膜上。这项技术很快得到认可，并使手术成功率达到 80%。然而，由于塑料这种材料的硬度，以及巩膜表面透热疗法的作用，导致频繁出现眼球穿孔等并发症，促使许多国家的手术医生寻求其他的解决方案。对于周边部视网膜存在多个裂孔的视网膜脱离，Arruga 介绍了赤道部环扎——环形扣带——在眼球赤道部巩膜面使用尼龙线缝合。这种方法简单合理，激发了大家的兴趣，也许这也是频繁发生术中眼球穿孔和术后眼前节缺血等并发症的原因。这个手术由美国波士顿的 Schepens 公司完善，他们使用了更软的材料，即硅胶。环形硅胶带，带有或不带有放射状扣带，并结合透热疗法，最终替代了 Arruga 的环扎术。塑料材质的并发症促使法国里昂的 Pofique 和 Spira 使用生物材料——人类巩膜。板层巩膜小袋填充人体巩膜碎片或缝合在巩膜表面，并由相同材料填充板层巩膜小袋，在 20 世纪 60 年代经常使用。同时，瑞士苏黎世的 Kloeti 推广使用阔筋膜作为环扎术的材料。生物材料自然不会引起任何并发症，但是顶压作用短暂，部分病例的视网膜会再脱离。在美国纽约的 Lincoff 推出硅胶海绵并使用冷凝法代替透热疗法后，人们对于新材料的探索就逐渐停止了。在 20 世纪 70 年代初期，这种手术方法成为人们治疗视网膜脱离的主要选择，并沿用至今。近来出现以水凝胶作为顶压材料的做法，但并未使现有方法发生太大的变化。

视网膜粘连术。视网膜粘连术的目的是形成脉络膜视网膜瘢痕，但不能影响玻璃体视网膜的牵拉。继 Gonin 时代使用热灼术之后，Pischel 开始引入非穿透性透热法。技术上由 Wewe 改进的透热凝固法也应用了很多年。20 世纪 70 年代，Lincoff 学习 Bietti (Rome, Italy)的经验，将硅胶扣带和冷凝结合在一起，而冷凝在合理使用下不会损伤巩膜。值得一提的是，过度使用透热疗法和冷凝可能会产生非常严重的并发症，并促进眼内的增生过程。20 世纪 60 年代初，德国埃森的 Meyer Schwickerath 介绍了氙气光凝技术，为视网膜粘连手术开启了新篇章。由美国的 Zweng 和 Little 推出的激光光凝技术和氙气光凝基于相同的原理，在技术上更易于使用，并完全取代了氙气光凝。至此，视网膜粘连术的篇章完成了。

1.3 眼内填充

由于 Ohm 在 1911 年就尝试通过向玻璃体内注入空气来治疗视网膜脱离，因此他被视为眼内填充的先驱。随着对视网膜脱离病理过程有更多的了解，瑞典哥德堡的 Rosengren 于 1938 年将空气用于眼内填充。20 世纪 70 年代初期，美国迈阿密的 Norton 引入了 SF_6，20 世纪 80 年代初，Lincoff 开创性地使用长效气体填充玻璃体腔，它具有填充持久的优点，但缺点是在低气压下会出现膨胀。

填充仅在与顶压联合使用时才完全有效。如果没有顶压，眼内填充就成为快速、廉价的手术，仅具有短暂的效果，因为玻璃体视网膜牵拉持续存在。从 20 世纪 70 年代初开始，“扣带”手术联合冷凝、必要时引流视网膜下液、伴或不伴眼内填充就成为治疗视网膜脱离的首选方法，并且在 90%~95%的视网膜活动度较好的患者中获得成功。但这种方法对于合并赤道部多发撕裂孔、巨大裂孔和存在视网膜增生的情况无效。

硅油简介。20 世纪 70 年代，美国圣路易斯的 Paul Cibis 在视网膜脱离术中引入了硅油(图 1.1)。在双目检眼镜的倒转图像下，他试图利用硅油的表面张力和硅油泡的膨胀性，将脱离的视网膜与玻璃体和纤维增殖膜分离开。同时，他试图通过排出眼内的液体将视网膜复位。他将硅油置入眼内做永久性填充，手术取得了成功。通过这项极其困难的技术，他在一些曾经无法进行手术的病例中取得了令人惊讶的良好结果。可能由于应用的难度，该技术在美国只有很少的追随者(Okun, Watzke)。在 20 世纪 60 年代中期的欧洲，法国的 Moreau、瑞士的 Dufour、德国的 Liesenhof 和 Lund 等开始尝试这项技术。Cibis 的早逝和有关使用硅油作为替代品的法律问题[硅油作为一种工业产品，未经美国食品药品监督管理局(FDA)注册]限制了这项技术的推广。在欧洲，手术医生并不使用双目检眼镜，因而并不十分熟悉手术中眼内发生的病理过程的动力学和结果，导致效

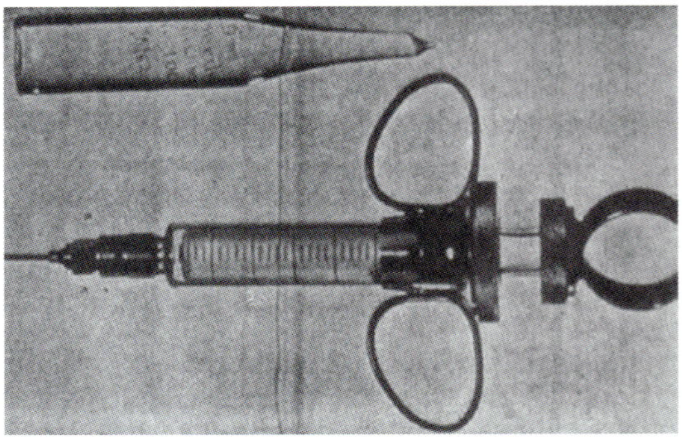

图 1.1 用于注射硅油的 Cibis 注射器。

果不佳,20 世纪 60 年代后期,硅油在欧洲停止使用。

现代。20 世纪 70 年代初期,英国剑桥大学的 John Scott 受到 Cibis 使用硅油的良好治疗结果的启发,尝试治疗用常规方法无法成功治疗的复杂病例。他利用眼内器械,试图通过硅油泡的膨胀作用将纤维增殖膜和玻璃体与收缩的视网膜分离。他用弯曲的小钩针提起增殖膜,用钝头的笛形针排出液体,还使用了眼内剪刀。手术在双眼检眼镜的倒像下进行。手术可以将中央区视网膜复位,将纤维组织和增殖膜推向周边部。硅油在眼内永久填充, 以防止纤维组织的再收缩。John Scott 凭借自己的手术技巧、对病理过程的洞察力以及巨大的毅力,取得了非凡的成就。由于手术本身的困难和他良好的手术效果, 只有少数手术医生能与他进行比较,因此,剑桥成为世界各地患者向往的地方。通过这种方法,John Scott 在复杂疑难病例的治疗上迈出了巨大的一步, 但尽管如此,这种方法也有其局限性。伴 PVR 的巨大裂孔、伴视网膜嵌顿的创伤性视网膜脱离、糖尿病性牵拉性视网膜脱离等均未能成功治疗。从长远来看,使用硅油作为永久填充也会引起并发症。

20 世纪 60 年代末,美国迈阿密的 David Kasner 在白内障手术和眼外伤手术中尝试了一种新方法来治疗玻璃体脱出,称之为开天窗玻璃体切割术。他使用纤维素海绵和剪刀移除脱出的玻璃体。手术的成功也证实玻璃体对眼睛并非至关重要。1970 年,美国迈阿密的 Robert Machemer 受这种新技术的启发,在 J.M.Parel 的技术辅助下,设计了一种能够通过一个相对较小的切口进入玻璃体腔, 并在显微镜下移除混浊的玻璃体的仪器。这种多功能仪器叫作玻璃体切割仪器,它是玻璃体视网膜手术史上一次革命性的进步。不久之后,O'Malley 推出了一种带有单独光源的双手操作系统和 20G 器械的标准化系统。经睫状体平坦部玻璃体切割术为玻璃体手术带来了新的可能性,但它并不针对视网膜脱离的治疗。更重要的是,手术中对损伤视网膜的恐惧是巨大的,与在早期白内障手术中对失去玻璃体的恐惧相当。在美国,治疗视网膜脱离的标准程序已经超过 10 年, 为硅胶扣带联合冷冻和可能的气体填充。复杂的伴 PVR 的视网膜脱离病例一般不进行手术治疗。唯一一种通过玻璃体切割术治疗的脱离是由黄斑区裂孔导致的视网膜脱离,由于裂孔的位置,硅压难以处理。既往, 顶压技术对于这种病例成功率有限,例如 Rosengren 银圈、Gloor(Zurich, Switzerland) 银柄等。对于这种视网膜脱离,当时的首选方法是进行经睫状体平坦部玻璃体切割术联合去除视网膜前膜、气体填充和复位,并且一直保持至今。最近,由 Machemer 在 20 世纪 90 年代提出的黄斑转位是玻璃体切割术实施的另一适应证。

经睫状体平坦部玻璃体切割术为增生过程的研究开辟了新的可能性,可以获得眼内组织的病理标本。20 世纪 70 年代后期,Machemer 根据获得的标本和临床经验描述了眼内的增生过程,并引入了现在大家熟悉的名称: 增生性玻璃体视网膜病变(PVR),而不是 MVR(大规模玻璃体退缩)。

经睫状体平坦部玻璃体切割术被欧洲国家的先驱者们缓慢接受:瑞士的 Kloeti、德国的 Laqua 和 Heimann,以及英国的 Leaver。在 20 世纪 70 年代, 法国巴黎的 Jean Haut 率先将玻璃体切割术与硅油填充相结合。

1.4 新概念

20 世纪 70 年代初,我在荷兰鹿特丹进行视网膜手术,对自己的手术结果感到不满意。我参观了欧洲的其他中心(Zurich, Bonn, Paris),并将我的工作与其他中心进行比较,并未发现结果上的重大差异。在几次拜访 John Scott 之后,我确信他的技术和方法绝对优于我以前见过的一切技术和方法。在 20 世纪 80 年代后期,我将他的技术应用于大量患者的手术,并取得了当时令人满意的结果。一年后,我与 Diane Mertens 一起放弃了双眼检眼镜。我改用带接触镜的手术显微镜(图 1.2)。现在我将一只手解放出来,并能看到现实中的直接影像。对我来说,手术显微镜是玻璃体切割术技术的一部分。

我还放弃了玻璃体切割联合硅油填充术,只将其用作临时填充。随着入院患者的日趋复杂,很明显该技术也有其局限性。在复杂的情况下,由于视网膜的增生、收缩、嵌顿或缩短,即使去除所有的膜和瘢痕组织也无法达到我们所希望的结果。对于这些情况,唯一的解决方案是外科手术——视网膜切开术和视网膜切除术。最初,只有处于绝望状态的单眼患者接受了这种方式的治疗。尽管如此,我很快就成功地处理了许多最棘手、以前无法进行手术的病例,并取得了良好的效果。

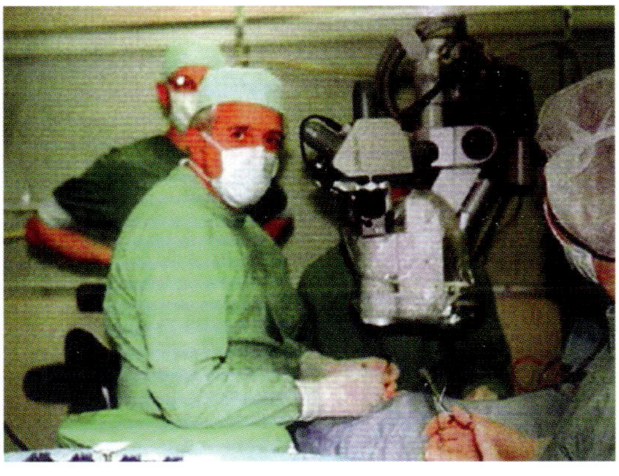

图 1.2 手术显微镜是玻璃体切割术的重要组成部分。

因此,我建立了一个新的治疗概念,包括玻璃体切割术,仔细切除所有视网膜前膜和视网膜下膜、视网膜手术、必要时的视网膜切开术和视网膜切除术,激光光凝和用硅油临时填充。在首次发表论文并在会议上频繁演讲之后,新的视网膜外科手术方法很快就被接受并采用。

在这项要求苛刻的技术发展的开始阶段,我没有足够的设备来开展这种新型手术。我们医院的技术人员 Ger Vijfvinkel 对新设备的开发至关重要(图 1.3)。

Ger Vijfvinkel 经常出现在手术室并观摩手术,因此迅速设计并制造了足够的器械。除众多小型仪器外,我们还共同开发了脚踏式硅油泵(图 1.4)、带硅胶头的抽吸-冲洗针(图 1.5)、4 通道、25G 玻切头和仪器,并用钢制钉代替 Ando 塑料钉作为术前使用。Ger Vijfvinkel 的创造力为玻璃体视网膜手术的发展做出了巨大的贡献。

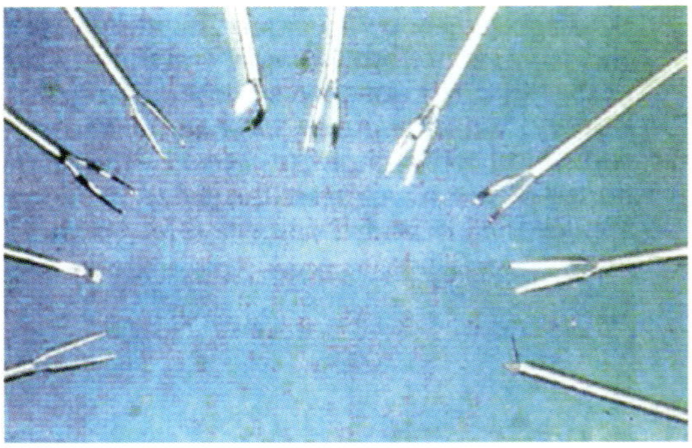

图 1.3 剪刀和镊子。

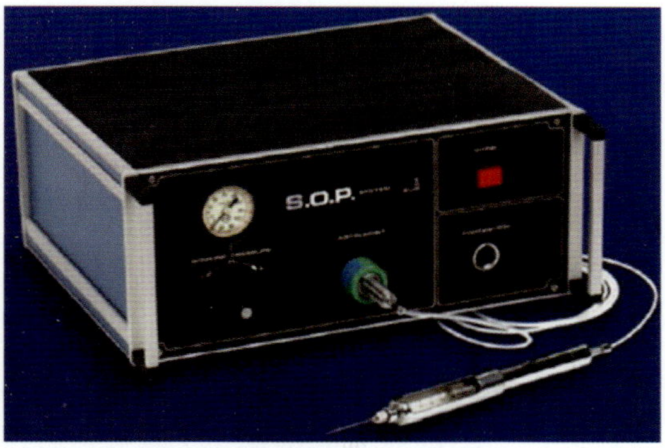

图 1.4 气动硅油泵。

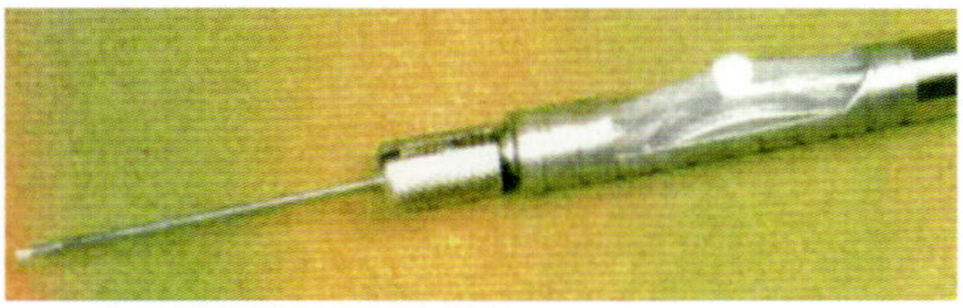

图 1.5 带硅胶头的抽吸-冲洗针。

新的、更先进的玻璃体视网膜手术概念不会引起许多术后并发症。在引入 6:00 钟位虹膜周切术(Ando, Japan,1986)后，瞳孔阻滞的问题得以解决。其他并发症可能归因于手术技术的不成熟或增生过程的持续，这需要频繁地再次手术，粗心的手术也常常引起这种增生过程。应该指出的是，所有复杂病例的病理基础都是生物学过程，并且只有在缺乏更好、更合适的治疗方法的情况下，手术治疗才适用。

在过去的 20 年中，治疗方法没有发生根本性的变化。Stanley Chang 通过引入 PFCL(重水)，大大地简化了手术过程。荷兰鹿特丹的 Peperkamp 使用的硅油联合重水的双重填充技术在预防下方视网膜脱离方面取得了积极的效果。通过使用染色剂(台盼蓝)和醋酸曲安奈德，更好地观察玻璃体皮质，使手术过程更容易、更安全。使用更先进的仪器、更细的玻切头以及采用无缝合玻璃体切割术都简化了手术过程。即使有了这些技术进步，在视网膜手术时仔细去除全部增生组织并注射硅油仍然是手术成功的绝对必要条件。

对于视网膜活动度好的视网膜脱离，使用双目检眼镜准确地进行"扣带"手术，其成功率为 90%~95%，几乎没有并发症。(外引流时的脉络膜出血是最常提及的并发症，实际上，在巩膜切开后使用钝头的泪道探针穿透脉络膜放液，我们可将其减少至 0。)就人员和仪器而言，这种常规手术比玻璃体切割术便宜得多。经睫状体平坦部玻璃体切割术本身是一种侵入性手术，更可能出现并发症，例如眼内炎、白内障等。但是，如今仅有少数人准备掌握间接检眼镜的使用，我担心将来，随着 90D 前置镜、广角镜的使用及玻璃体切割术的开展，硅压手术将失去竞争力。

最后，我想补充几点。手术的发展再次证明了一个古老的真理：即便是发展进程中最重要的一步，也不可能单独存在，而只是建立在前辈的成就上。尽管如此，由于看似不可理解的原因，玻璃体视网膜手术的发展仍然多次减慢。例如，欧洲花了很多年才普遍接受使用更加优越的双眼检眼镜。此外，在划时代的玻璃体切割术发明后的 10 多年中，复杂的病例在美国仍然得不到治愈。与此同时，这些病例在剑桥成功治愈。该如何解释呢？自满、虚荣、因循守旧，还是傲慢？也许都有一些，但主要原因还是信息流通不畅。长期以来，视网膜外科医生被视为好奇的人，几乎是沉迷于手术的人，自我封闭。成功和失败手术的结果都事出有因。相当长一段时间以来，久负盛名的两年一次的 Gonin

俱乐部会议几乎是交流观点和经验的唯一场所。技术展示薄弱且难以令人信服。互访不频繁或缺乏,没有正规的学习和知识的传授,至少在欧洲没有。

这种情况在20世纪80年代初期发生了巨大变化。随着新的手术方法、技术的引入和更好结果的出现,人们对新手术的兴趣正在上升。在无数会议上,以新颖、直观、令人印象深刻的方式,通过新的视觉手段展示了新手术:电影、视频和直播手术。最初,这种进步仅限于发达国家,但现在已经涵盖了大多数有能力负担的国家。玻璃体视网膜外科手术不再局限于少数地方。相反,眼科中心的数量以及玻璃体视网膜外科医生的数量成倍增加。

然而,在这种非常乐观和令人振奋的发展之后,又出现了另一种消极的情况。多年来,医疗保健服务中的现有管理,应用一般的成本效益和控制系统以减少费用。该系统以节省金钱和时间为主要目标,在许多方面无疑是有用的,但它常常忽略了患者的利益。为了在最短的时间内实现最佳效果(将手术称为产品,将患者称为客户),该系统专注于常规手术。病情复杂、需要长时间手术的患者不受欢迎。在这种情况下,在医院、保险公司和手术室外的律师的压力下,医生越来越没有动力来治疗术后效果不确定、可能需要再次手术的疑难病例。在开创性时代,这种手术的挑战性和吸引力已不复存在,并且没有经济动力。因此,拒绝选择疑难病例变得可以理解并且越来越频繁。除了不治疗此类患者是违反道德的事实之外,它还会带来其他深远的影响。经常性选择并排除这些病例已成为一种普遍的做法。这种手术的数量减少,病理表现就不多见,又在许多中心和外科医生中都有分布,外科手术经验建立的可能性就会存疑,进而影响手术质量。在这种情况下,如何将这种非典型手术的经验传授给我们的年轻同事也成为一个问题。随着时间的推移,这种不利局面会更严重,一种解决方法是疑难病例的分流,将复杂的病例集中在相应的治疗中心。在那里,经验丰富的外科医生在没有压力和限制的情况下工作,将为此类患者提供适当的治疗。年轻的外科医生将有机会在这些中心获得知识和经验。

负责医疗费用的机构轻蔑地批评了这种复杂手术的手术效果,进而不能鼓励其发展,他们必须记住,即使是术后视力只有光感或手动的患者,对社会的需求也比完全失明的人少得多。

第 2 章

发病机制、组织病理学及分类

Salvador Pastor-Idoate, Salvatore Di Lauro, José Carlos López, José Carlos Pastor

2.1 增生性玻璃体视网膜病变

2.1.1 疾病概述：发病机制

增生性玻璃体视网膜病变（PVR）是1983年采用的一个术语，用于描述部分视网膜脱离（RD）的一种并发症[1]。PVR 在 RD 中的发生率为 5%~10%，尽管可以在术前自然发生，但在手术后发生最常见[2]。在最初的描述中，发病机制主要集中在视网膜两个表面上膜的形成，但是最近发现，更严重类型的 PVR 还存在视网膜内的变化[3]。

无论如何，涉及 PVR 的启动机制与任何视网膜损伤修复过程相似[2]。神经视网膜脱离后，感光细胞就开始死亡，早期主要通过细胞凋亡的方式（也存在其他细胞死亡的机制），视网膜的外层也开始缺血，因为它与脉络膜毛细血管层分离。缺血明显导致神经元的丧失，但也引发了一些细胞和分子反应过程。神经元的丢失会刺激视网膜神经胶质细胞（Müller、星形胶质细胞和小胶质细胞）发生反应，从而引发新的事件，重塑视网膜并保留视网膜结构[4]。这些变化导致膜的形成，在视网膜的上方和下方，更主要的是引起了视网膜内神经胶质细胞的改变，缩短了视网膜，使得即使通过手术也很难复位视网膜，除非进行视网膜切除术[3]。

并非所有的视网膜脱离都会出现这种严重的并发症，尽管它们都有许多共同的表现：视网膜层间分离、局部缺血、视网膜全层裂孔，以及血视网膜屏障的破坏使眼内发生炎症并促进眼内细胞迁移，这将使更多的炎症因子释放到玻璃体腔中[2]。因此，当前的挑战之一是如何正确识别那些发生这种并发症的高风险患者。

最初检测 PVR 高危患者的方法是基于临床因素的观察[5]，但自 2006 年以来，我们一直在致力于阐明每例患者的遗传因素所产生的作用[6-8]。我们现在确信遗传因素在这种并发症发生的某些关键步骤中起着重要作用。例如，细胞因子的产生受基因调节的过程，而细胞因子是视网膜瘢痕形成的关键因素[9,10]。

PVR 对视网膜医生仍然是一种挑战，因为尽管在过去的 40 年中做出了种种努力，我们仍然无法预防或治疗它，并且它仍然是视网膜脱离手术后最常见、最严重的并发症[2,11]。

近 20 年来，研究人员一直专注于该疾病的几个环节：细胞迁移（在 PVR 发病机制中对 RPE 细胞起关键作用）、视网膜前膜和视网膜下膜形成，以及这些膜的进一步收缩[11]。这些事件是 PVR 发生中的关键环节，但是目前我们知道，这个故事中还有更多的参与者，如果我们的目标是抑制这种异常的修复过程，然后进行有效的预防，则可能更有意义。毫无疑问，胶质细胞激活和肥大是视网膜以及中枢神经系统其他任何部位的基本修复因素[12]，还有其他一些因素。

缺乏适当的分类标准也是几十年来发展的一个瓶颈，这阻碍了对各种治疗方法进行充分的比较。

目前这一问题尚未解决，这似乎是为有效的临床研究建立合适框架的关键所在。

实际上，最近在对文献的回顾中[13]，我们发现在 2000—2014 年间发表的与治疗有关的论文中，只有 74%使用了标准化分类，有 56.3%使用了 1991 年更新的视网膜学会分类方法，33.9%使用了 1983 年的分类方法[1]（图 2.1）。但是，当使用更新的视网膜学会分类时，只有 10.4%的作者使用了完整的 C 级描述（图 2.2）。显然，目前的分类在临床实践中的价值非常有限，但是出于临床研究的目的，我们深信需要一种新的分类方法。

我们已经指出了一些关键因素，我们认为这些要素必须成为新分类标准的一部分[2]：形态变化的类型、范围，严重程度和进展的征象，当然，还有一些尚未发现的征象。

关于预防措施或医学治疗，没有一个方法被广泛接受用于临床[2]。

PVR 是一个涉及多个危险因素的复杂过程，在过去的 25 年中，除了玻璃体视网膜手术技术的惊人发展（包括小口径仪器），重点放在了视网膜脱离修复初次手术取得成功，而忽略了其他一些重要因素。但 PVR 的发生率保持不变，在前瞻性研究中其发生率为 4%~34%[2]。

视网膜学会委员会分级	
分级	临床体征
A 级（轻度）	玻璃体雾状混浊及色素簇集
B 级（中度）	视网膜内表层皱纹，视网膜裂孔卷边，视网膜僵硬和血管扭曲
C 级（显著）	视网膜全层皱褶，按固定皱褶累及的范围不同又分为 3 个级别：
C1	固定皱褶在视网膜 1 个象限内
C2	固定皱褶在视网膜 2 个象限内
C3	固定皱褶在视网膜 3 个象限内
D 级（重度）	4 个象限有固定皱褶，按严重程度不同又分为 3 个级别：
D1	宽漏斗状
D2	窄漏斗状
D3	闭锁漏斗，看不见视盘

图 2.1 视网膜学会委员会的分类标准（1983）。（Modified from：The Retina Society Terminology Committee, “The classification of retinal detachment with proliferative vitreoretinopathy,” Ophthalmology, vol. 90, no. 2, pp. 121–125, 1983.）

更新的视网膜学会分类标准	
分级及分型	**临床体征**
A 级	玻璃体雾状混浊，玻璃体内色素颗粒，下方视网膜表面色素簇集
B 级	视网膜内表层皱纹，视网膜僵硬，血管扭曲，视网膜裂孔卷边或边缘不规则，玻璃体活动度降低
CP 级(后节 PVR) 分型： Ⅰ型：局部收缩 Ⅱ型：弥漫性收缩 Ⅲ型：视网膜下收缩	赤道部后全层视网膜皱褶或视网膜下膜(累及 1:00~12:00 钟位) Ⅰ型：玻璃体基底部后方星形皱褶 Ⅱ型：玻璃体基底部后多个星形皱褶融合，视盘可能看不见 Ⅲ型：视网膜下收缩，由视网膜下膜形成围绕视盘的环形收缩(餐巾环状或晾衣绳状)
CA 级(前节 PVR) 分型 Ⅰ型：环形收缩 Ⅱ型：前后收缩	赤道部前的全层视网膜褶皱或视网膜下增生条索收缩 (累及 1:00~12:00 钟位)，视网膜前移，玻璃体浓缩 Ⅰ型：玻璃体基底部后缘的视网膜向内牵拉；视网膜向中央移位；周边部视网膜牵拉伸展；后部视网膜形成放射状皱褶 Ⅱ型：玻璃体基底部的视网膜向前牵拉；睫状体脱离和睫状体前膜；虹膜回缩

图 2.2 更新的视网膜学会分类标准(1991)。(Modified from：R. Machemer, T. M. Aaberg, H. M. Freeman, A. R. Irvine, J. S. Lean, and R. M. Michels, “An updated classification of retinal detachment with proliferative vitreoretinopathy,” Am J Ophthalmol, vol. 112, no. 2, pp. 159–165, 1991.)

基础和临床研究表明，辅助用药可以降低这种发生率。药理策略包括抗炎药、抗增生药、抗肿瘤药、抗生长因子和抗氧化剂[2]。

临床上可能需要多模式的联合治疗方案，因为如上所述，PVR 是一种复杂的多因素疾病。令人惊讶的是，文献中几乎没有联合治疗方案的报道。最近的报道重申了这些方法。

白藜芦醇已被广泛用于心脏保护、神经保护、化疗和抗老化治疗。在刮伤试验中，它似乎减弱了 TGF-β_2 诱导的伤口闭合和 ARPE-19 细胞的细胞迁移[14]。

此外，负载地塞米松的聚合物(Ozurdex®)被评估是否能够改善 PVR 的玻璃体视网膜手术的术后效果，但研究结果并未证实这一点[15]。

为了完成这些例子，已经提出将抗血管内皮生长因子(VEGF)作为抑制 PVR 的辅助药物，但是在最近的一项 Meta 分析中[16]，作者得出结论：根据现有证据，PVR 相关的视网膜脱离患者玻璃体腔注射贝伐珠单抗没有降低视网膜再次脱离的发生率或改善视功能。作者建议设计更好的研究，纳入更大的样本量，进行更长时间的随访，以得出可靠的结论。此外，他们强调评估抗 VEGF 治疗对较轻的 PVR 或无 PVR 治疗是未来值得考虑的一个课题。这是一个非常有趣的发现，也强调需要一个更一致的分类方法，可用于比较不同的治疗方法[2,13]。

尽管如此，除了这些明显的局限性之

外，我们目前更准确和详细地了解了 PVR 的发病机制，我们非常确定，在不久的将来，在对高危患者进行更精确的识别后，对它的预防是可能的。一旦 PVR 出现，尽管手术必不可少，也将采取一些辅助措施。

2.1.2 组织病理学

因为很难获得人体组织样本，尤其是在疾病的早期阶段，所以我们目前的大多数知识都来自实验模型。但我们对这些模型并不满意，因为在我们看来，它们不能充分模仿人类疾病[2]。我们小组建议使用器官型培养的视网膜作为分析神经视网膜结构早期变化的潜在工具[17-19]。

在任何视网膜脱离中，当神经视网膜与 RPE 分离时，外层视网膜就会缺血。视网膜神经上皮具有较高的代谢需求，但与脉络膜毛细血管层的分离并不会导致神经元立即死亡，因为内在保护机制被激活，尤其是应激反应基因和信号传导途径[20]。当这些机制失效时，神经元主要通过细胞凋亡而死亡，但也通过其他细胞死亡形式[21]。

但缺血不是视网膜脱离和 PVR 涉及的独特过程。几种细胞类型的炎症和增殖，以及局部因子的产生也是重要事件。神经视网膜与 RPE 的分离触发了由胶质细胞介导的修复反应，定向于重塑丧失神经元的视网膜[22]。

视网膜脱离后不久，RPE 细胞去分化为成纤维细胞或巨噬细胞样细胞。通过该过程，在尚未完全了解的因素的驱动下，产生了收缩的细胞膜或纤维细胞膜。这些膜被认为是 PVR 的一个特征，但是除了周边视网膜增殖膜的形成，神经胶质细胞的高反应性，与任何不一定并发 PVR 的 RD 相近[22]（图 2.3）。

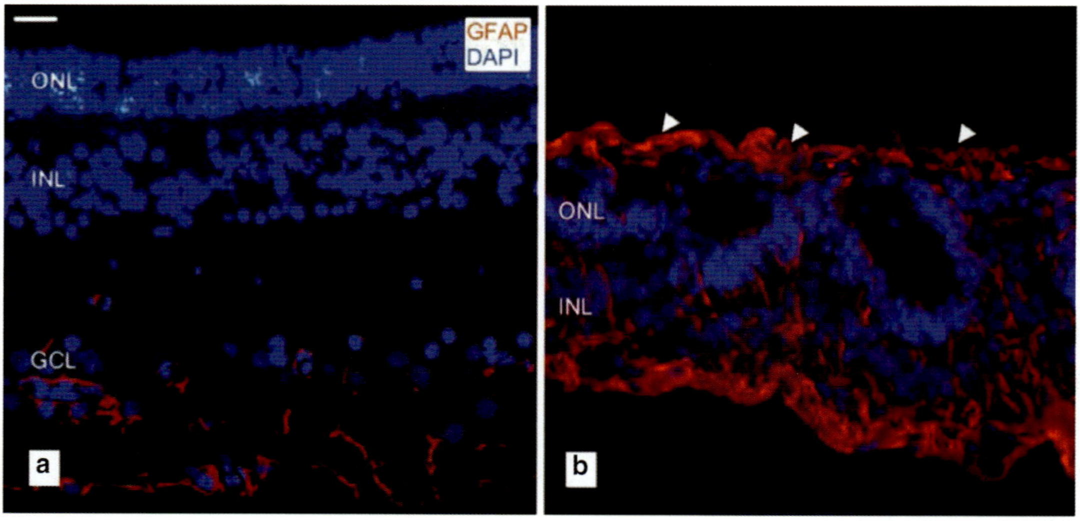

图 2.3 新鲜的视网膜神经上皮和 9 天的培养样品中神经胶质原纤维酸性蛋白（GFAP）的分布。新鲜分离的视网膜外植体（a）在 Müller 细胞末端和星形胶质细胞中显示 GFAP（红色）染色。用 DAPI 染料（蓝色，4’，6-二氨基-2-苯基吲哚二盐酸盐）识别外核层（ONL）、内核层（INL）和神经节细胞层（GCL）。经过 9 天培养的视网膜神经上皮（b），神经胶质细胞的细胞质中 GFAP 显著上调，并且 GFAP 阳性的延伸体在视网膜组织外形成了层状结构（箭头所示）。在视网膜结构中也观察到细胞修饰。比例尺为 20μm。（Courtesy of Dr. Ivan Fernandez-Bueno, IOBA, University of Valladolid, Spain.）

因此,必然存在一种尚未明确的因素将上述事件导向了PVR的发生，而目前PVR被认为是放大的愈合反应[2]。

正如所指出的,由于获取人类组织的困难,许多早期的变化都是从动物模型中获得的。因此,这些发现应该谨慎地推导给人类。

猫的光感受器在视网膜脱离后24小时内会退化。只要视网膜保持分离,变性就在第3天达到高峰,并持续下去[23]。视网膜脱离后15分钟,Müller细胞被激活[24]。视网膜脱离还诱导非神经细胞的增殖,例如星形胶质细胞、内皮细胞、周细胞和小胶质细胞[25]。其中一些改变可通过视网膜的迅速复位而逆转[26],但其他改变更一致地影响感光细胞和神经胶质细胞。

但是再一次说明,所有这些改变都将出现在任何视网膜脱离中,即使它们并未并发PVR。

在20世纪90年代,RPE和神经胶质细胞在视网膜前膜中被发现[27],它们被认为是PVR的主要参与者之一。在实验模型（猫）中,RPE细胞在视网膜脱离后24小时开始改变[28]。它们去分化、失去极性,并迁移到视网膜下间隙。但在视网膜脱离中,血-视网膜屏障被破坏,允许趋化因子和有丝分裂因子进入玻璃体腔。这些因素刺激了RPE和神经胶质细胞的迁移和增殖[28]。

RPE细胞通过视网膜裂孔迁移到玻璃体腔中,并参与视网膜前膜的形成[29]。该过程涉及RPE细胞的上皮-间质转化,该细胞获得了间充质表型，包括增强的迁移能力、侵袭性、更强的抗凋亡能力,最重要的是产生细胞外基质的能力，使RPE细胞变成成纤维细胞样细胞[29,30]。

RPE细胞增殖的确切机制尚不完全清楚,但似乎存在一些生长因子,其中包括血小板衍生生长因子(PDGF)、成纤维细胞生长因子(FGF)、表皮生长因子(EGF)、胰岛素样生长因子(IGF)、VEGF、HGF和转化生长因子β(TGF-β)[29]。

但是，神经胶质细胞在PVR中也起着至关重要的作用。如前所述,PVR可被认为是视网膜裂孔引发的视网膜重构过程的过度反应[22]。Müller细胞在视网膜脱离后24小时发生明显变化[31]。视网膜脱离后第三天，Müller细胞体迁移到外层(细胞核和丛状层),占据坏死的光感受器留下的空间,这一过程又扩展到视网膜下空间[30]。这些细胞与其他一些细胞(如RPE细胞、小胶质细胞和巨噬细胞)一起形成视网膜下膜,这在PVR中相对少见,但在眼外伤后更常见。

在一些病例中,Müller细胞和小胶质细胞的反应性并不局限于视网膜脱离的区域,还可以在视网膜在位的区域上观察到。这一发现也解释了为什么会有一定比例黄斑在位的视网膜脱离患者在手术成功后反而视力丧失[32]。

巨噬细胞也是PVR发展过程中的重要参与者[27]。任何视网膜脱离都会破坏血-视网膜屏障,使这些细胞进入视网膜下隙和玻璃体腔。这些细胞大量进入玻璃体腔被认为与孔源性RD发生PVR的高风险有关[33]。在人体PVR样本的视网膜组织内部和视网膜血管周围也发现了这些细胞[3](图2.4和图2.5)。

总之，视网膜脱离和PVR涉及3种主要的细胞类型:RPE、神经胶质细胞和巨噬细胞,它们的主要作用是在视网膜脱离引起的神经元死亡后重塑视网膜结构。在受PVR影响的视网膜中可以观察到3个主要的组

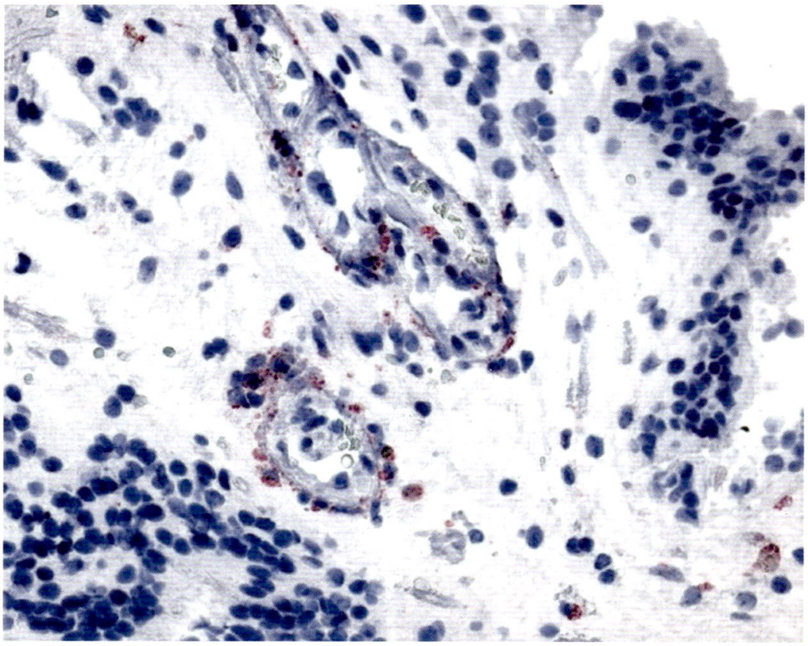

图 2.4 PVR 患眼中的人类视网膜。由于视网膜缩短而通过视网膜切除术获得的样本。CD68 免疫染色特别适用于巨噬细胞谱系的各种细胞，包括单核细胞、组织细胞等的标志物。图像显示 CD68 阳性细胞，即巨噬细胞(红色)，位于图的顶部和底部中心的血管周围(放大 40 倍)。

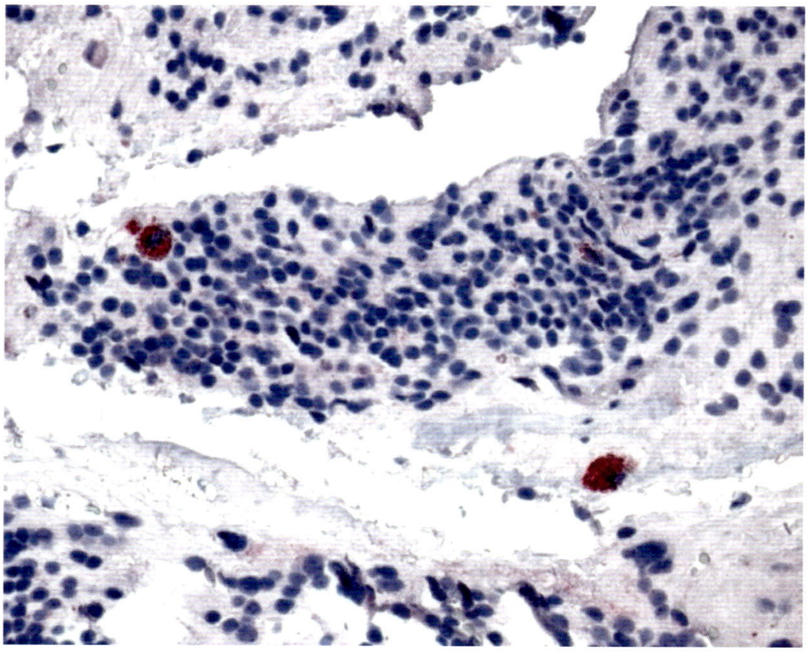

图 2.5 PVR 患眼中的人类视网膜。由于视网膜缩短而通过视网膜切除术获得的样本。用 CD68(巨噬细胞或组织细胞标志物)免疫染色。视网膜内可见两个 CD68 阳性巨噬细胞(红色)(放大 40 倍)。

织学变化：视网膜下膜，这很罕见；视网膜前膜，被认为是多年来最明确的 PVR 发现；视网膜胶质增生和缩短，现在被认为是最严重的形式[2](图 2.6 至图 2.8)。

最后，简而言之，这就是我们关于 PVR 发病机制的想法(图 2.9)。

PVR 和任何视网膜脱离之间的初始机制并无不同。视网膜脱离后，视网膜外层开

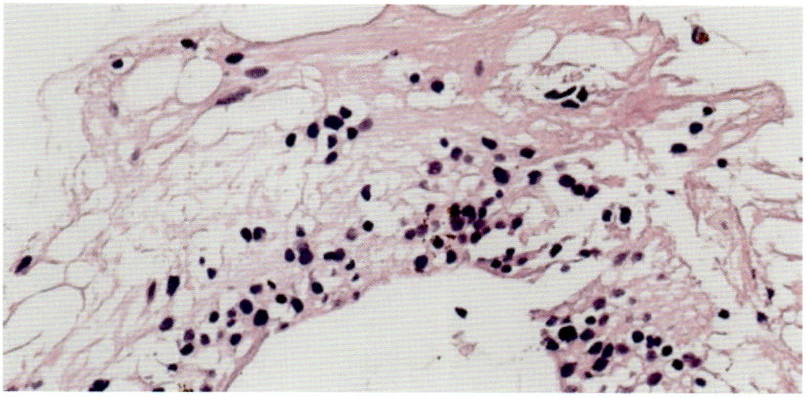

图 2.6　PVR RD 存在视网膜缩短的情况下，通过视网膜切除获得的人类视网膜样本。图像显示弥散的组织结构和神经元的丢失(H&E，放大 40 倍)。

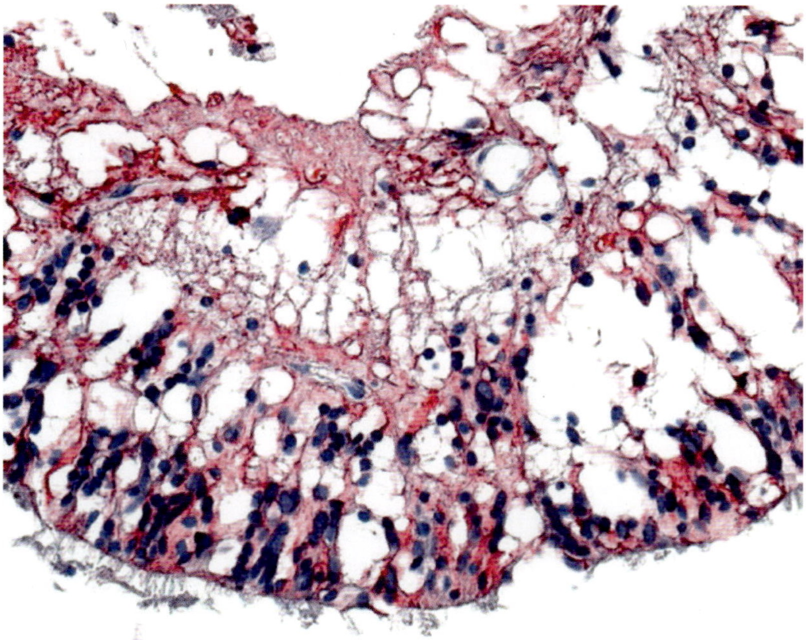

图 2.7　PVR RD 存在视网膜缩短的情况下，通过视网膜切除获得的人类视网膜样本。用神经胶质原纤维酸性蛋白(GFAP)——一种中等丝状蛋白进行免疫染色，其可由包括星形胶质细胞在内的中枢神经系统(CNS)的多种细胞类型表达。该图像显示视网膜广泛染色，显示为红色，这也反映了替换神经元的 Müller 细胞和星形胶质细胞的反应性。这也导致视网膜组织的缩短，阻止其复位。我们将该类型命名为“视网膜内 PVR”(放大 40 倍)。

始缺血，感光细胞开始死亡。神经元的丧失会刺激旨在维持视网膜结构的重塑过程，其中 Müller 细胞、星形胶质细胞和小胶质细胞在这一过程中起重要作用。

同时，由于血-视网膜屏障的破坏，小胶质细胞和巨噬细胞迁移到视网膜下隙和玻璃体腔中，并在其中释放出炎性产物。然后，一些细胞，主要是 RPE 细胞，进入间质转

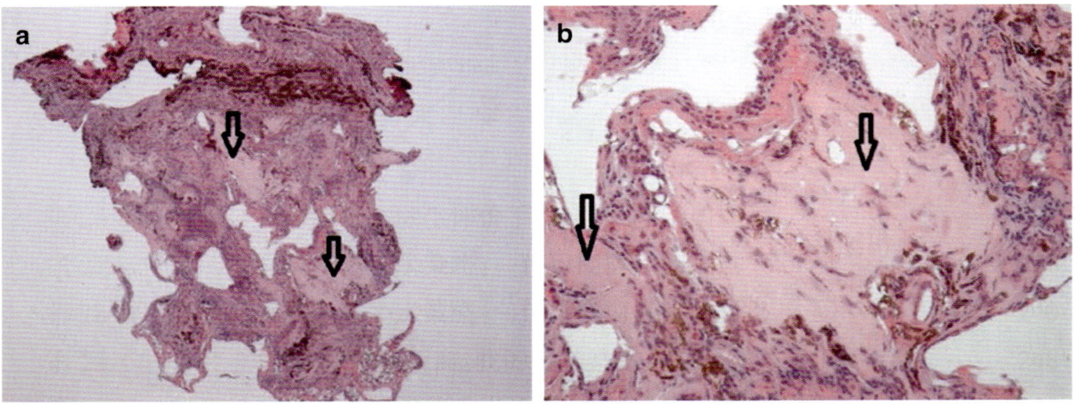

图 2.8 (a)PVR 患眼中的人类视网膜，更严重的类型：视网膜内 PVR。视网膜内纤维组织：浅粉色区域（箭头所示）(H&E，放大 5 倍)。(b)胶原蛋白纤维沉积区域的细节：胶原蛋白束被 H&E 染成浅粉色。视网膜组织和神经元已被纤维组织替代（箭头所示）。成纤维细胞还可以看到纺锤形的核染成紫色(H&E，放大 20 倍)。

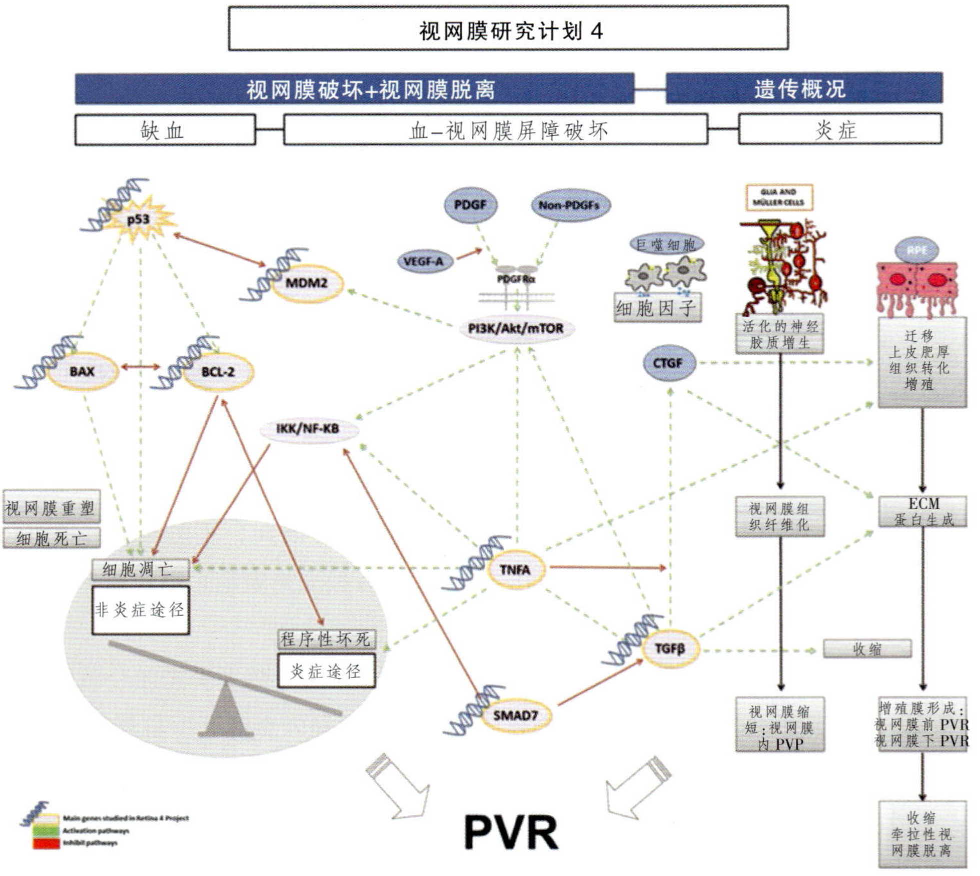

图 2.9 PVR 的发病机制：我们的观念。(Adapted from：Pastor JC, Rojas J, Pastor-Idoate S, Di Lauro S, Gonzalez-Buendia L, Delgado-Tirado S. Proliferative vit-reoretinopathy: A new concept of disease pathogenesis and practical consequences. Prog Retin Eye Res. 2016 Mar;51:125-55. Reproduced by permission of the Editor and Publisher.)

化，衍生成能够合成细胞外基质并因此产生视网膜前增殖膜的成纤维样细胞。

我们的假设是，当炎症达到一定水平时，在任何视网膜脱离中引发的重塑机制都会被放大进入 PVR 过程。根据临床经验，这种严重的炎症水平可能是由临床和手术因素的累积导致的，例如广泛的视网膜脱离、血液进入玻璃体、过度的冷凝及其他因素等[5]。但在某些情况下，患者的遗传情况可能是 PVR 发展的决定性因素[6-8,34-36]。

2.1.3 分类问题

如前所述，PVR 在 1983 年被视网膜学会术语委员会确认，并创建了一个分类标准[1]。根据其严重程度，PVR 从轻到重分为 4 个阶段，即 A、B、C 和 D(图 2.1)。如前所述，当时 PVR 仅被视为与细胞增殖有关的问题。该分类易于使用，但不能为医学或手术决策提供临床相关信息。不幸的是，该分类具有许多局限性。它没有考虑到玻璃体视网膜牵拉的位置和收缩的强度。此外，一些分级标准还对严重程度提供了错误概念；例如，由局部视网膜前膜引起的 D3 比由视网膜内变化引起的 C1 更容易通过手术治疗。

甚至，A 级被定义为存在玻璃体雾状混浊和色素团块，但这些发现并非 PVR 的特征。例如，它们也存在于许多后葡萄膜炎和一些持久的而没有任何其他 PVR 征象的视网膜脱离中[37]。

一个更具特征性的体征是视网膜裂孔的卷边，伴有或不伴有视网膜僵硬和血管迂曲，这被视网膜学会认为是 PVR B 级。但是这些征象可以出现在视网膜脱离中，这不一定会进一步发展为更广泛的 PVR，并且有医生采用巩膜扣带术成功地治疗了这些病例，而以往常认为巩膜扣带术对已产生 PVR 的患眼是无效的[38]。

1989 年，Silicone 研究小组介绍了新的分类方法[39]，增加了新的特征，例如位置、前后或收缩的类型。该分类的最重要贡献是纳入了赤道前和玻璃体基底部的视网膜增生情况，这在视网膜脱离复位术后相对更容易出现，称为眼前节 PVR。尽管如此，作者表示他们并没有尝试预测 PVR 的严重程度，而从临床角度来看，这是至关重要的一点。

然后，根据 Silicone 研究小组和其他作者提出的修改，在 1991 年对分类进行了更新[40](图 2.2)。但是这种分类似乎难以在临床实践中使用，并且可能在与疾病治疗有关的决策中没有提供任何特殊的优势。因此，这种相对较新的分类在临床工作中很少使用。

如上所述，2016 年对 2000 年至 2014 年间发表的有关 PVR 治疗评估的论文进行了分析[13]。我们分析了 138 篇论文，发现只有 103 篇的作者使用了标准化的分类。最常用的是更新的视网膜学会分类标准[40](图 2.2)，其次是 1983 年的第一个分类标准[1](图 2.1)，只有 4 篇论文使用了 Silicone 研究分级系统[39]。此外，有 4 篇论文使用了“自定”的分类标准，另外 4 篇论文在应用分类标准上出现了严重错误。

显然，这种不一致性反映了现有分类标准的无用性，并使病例系列和建议治疗方法之间的比较变得困难。目前的分类仅是描述性的，既未提供有关这种复杂疾病的病理生物学信息，也未提供病变活动的分级信息，这对于判断手术后或取出眼内填充物后再增生的风险至关重要。此外，目前的分类标准也未提供判断手术后视觉或解剖学效果的预后信息。

我们的回顾研究结果表明，当前分类标准的价值有限，事实上，很多外科医生并未使用通用名称（例如轻度、中度和重度）来指代 PVR 等级[41,42]。此外，每个分类中的 A 级和 B 级经常被忽略，大多数作者仅提及 PVR 的最高级阶段，基本上是 C 级，这些级别从临床角度来看似乎很容易识别[13]。

缺乏适当的分类标准阻碍了对疾病发病机制的理解，进而妨碍了寻找更适当的治疗或预防方法。

例如，由于视网膜学会委员会将 PVR 定义为“增生性疾病”，因此许多基于抑制细胞增殖的治疗方法被研究了 20 多年，但似乎都没有取得明显的临床进展。因此，对这两种分类和 PVR 的发病机制进行综述似乎有助于新治疗方法的研发[2,43,44]。使用不同、不标准化的分类标准让临床医生之间难以沟通，也让不同研究的比较变得困难甚至不可能。因此，很明显，在过去的 15 年中，临床医生逐渐放弃了 PVR 分类[13]。

考虑到这些事实，我们认为需要一种新的分类标准，不仅要注意形态学改变的类型及其范围，还要注意严重性和进行性体征的存在，包括每例患者的眼内炎症程度和促炎症的遗传特征。

2.2 视网膜内变化问题

在现有分类标准中最重要的缺陷之一是对视网膜内 PVR 的忽视。关键的事实是，在 PVR 中，除了视网膜周围增殖膜外，视网膜神经上皮本身可能由于相对近期的细胞变化而被缩短[3]（图 2.6 至图 2.8）。如前所述，视网膜内 PVR 应该被认为是最严重的形式，发生重大变化而影响视网膜结构并导致明显的功能障碍[45]。此外，这些变化对手术的复杂性以及解剖学和功能上的预后都产生很大影响，尤其是在累及后极部的情况下。视网膜前膜或视网膜下膜可通过手术相对容易地去除，因此，视网膜前膜的预后要好于视网膜内的改变[2,3,11]。如第 2.1.1 节所述，神经胶质细胞，包括 Müller 和星形胶质细胞，不仅在 PVR 中变成反应性的，而且在视网膜内复制，并且认为这种神经胶质细胞增生以及神经元的丧失使得视网膜缩短[3]。RPE 细胞也参与了这一过程，尽管与其在视网膜周围增殖膜形成中的相关作用相比，RPE 细胞的数量似乎很少。但是在这种形式的 PVR 中，无论视网膜前膜和（或）视网膜下膜，神经胶质增生都可引起明显的视网膜变形和局部性视网膜增厚，从而导致局灶性团块形成。然而，直到现在，仅在手术中医生不能通过空气或重水将视网膜复位时，才能检测到视网膜内的变化。此外，在手术前或术后一直很少关注到这些变化。即使在最近的一些论文中，这些视网膜变化也没有被完全认识到[37]，尽管对任何有经验的外科医生来说都是显而易见的，可能是因为它们不易通过常规的临床检查来发现。

尽管如此，人们仍然希望使用新的影像技术可以增加有关视网膜内变化的相关信息[46,47]。考虑到这些事实，我们认为应该关注视网膜组织的变化，而不是膜的范围[2]。

2.3 OCT 成像

处理 PVR 的关键点之一应该是清楚识别视网膜前、视网膜下以及最重要视网膜内的变化。光学相干断层扫描（OCT）的最新进展和术中 OCT(iOCT)的发展可以在术中评估视网膜状态,这在临床实践中可能非常有用。iOCT 可能有助于识别视网膜内的变化和(或)视网膜下的 PVR 增殖膜,这些膜不像视网膜前膜那样容易剥离[2](图 2.10)。视网膜内的类型很难在术前确定,但它们的存在对于手术处理可能至关重要,因为试图去除假定的膜可能会导致严重的视网膜组织损伤和医源性裂孔。因此,OCT 成像结果可能会严重影响手术技术甚至填充物的选择。

我们希望在不久的将来,可以开展前瞻性临床研究,以确立这种术中评估方法在 PVR 治疗中的优势作用。

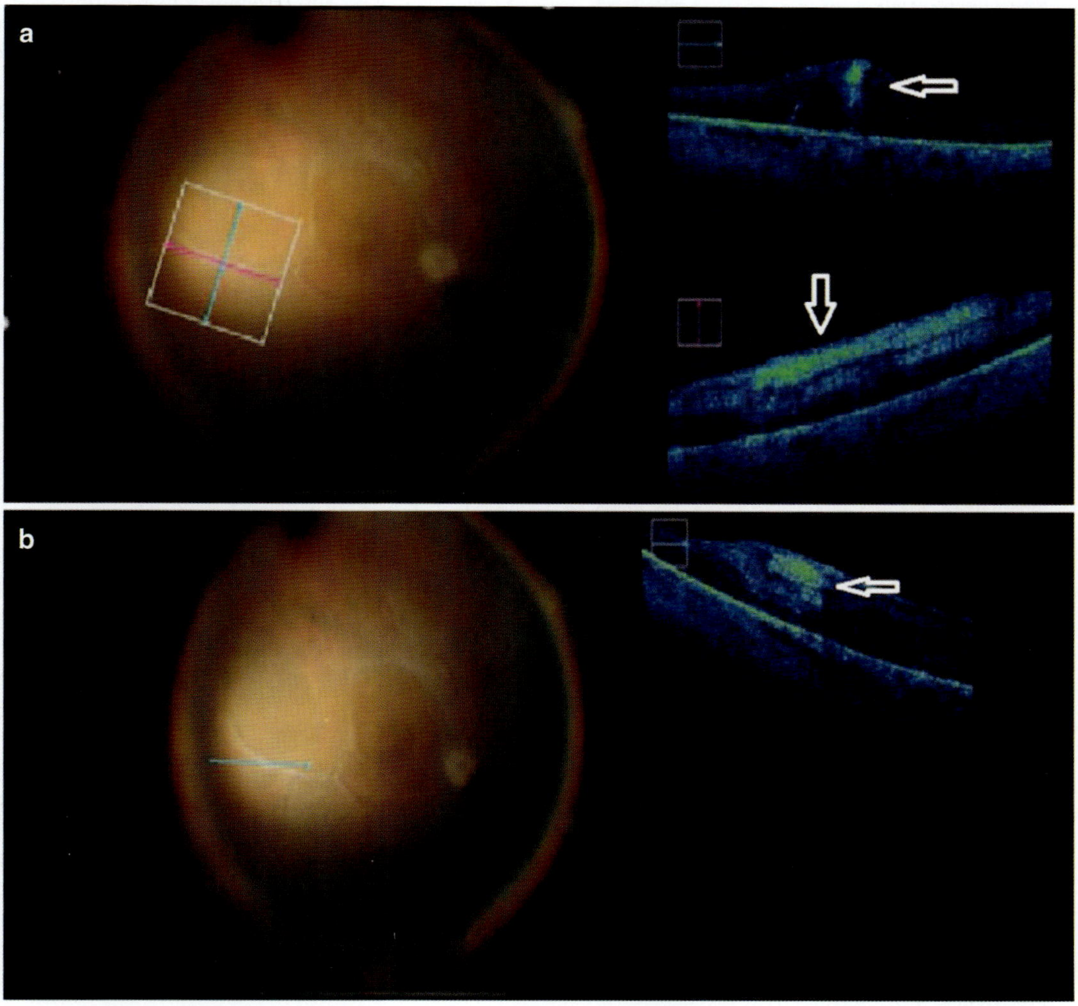

图 2.10　术中 OCT(iOCT)在 PVR 处理中的应用。在明确 PVR 的情况下,iOCT 可以识别视网膜内的变化(箭头所示)。这些变化既不是视网膜前膜也不是视网膜下膜,并且不能通过手术去除。因此,必须进行视网膜切除术才能重新附着视网膜。Image obtained with the Zeiss Rescan®700 iOCT (Carl Zeiss Meditech, Oberkochen, Germany.)

参考文献

1. The Retina Society Terminology Committee. The classification of retinal detachment with proliferative vitreoretinopathy. Ophthalmology. 1983;90(2):121–5. PubMed PMID: 6856248.
2. Pastor JC, Rojas J, Pastor-Idoate S, Di Lauro S, Gonzalez-Buendia L, Delgado-Tirado S. Proliferative vitreoretinopathy: a new concept of disease pathogenesis and practical consequences. Prog Retin Eye Res. 2016;51:125–55. PubMed PMID: 26209346.
3. Pastor JC, Mendez MC, de la Fuente MA, Coco RM, Garcia-Arumi J, Rodriguez de la Rua E, et al. Intraretinal immunohistochemistry findings in proliferative vitreoretinopathy with retinal shortening. Ophthalmic Res. 2006;38(4):193–200. PubMed PMID: 16679807.
4. de Souza CF, Kalloniatis M, Polkinghorne PJ, McGhee CN, Acosta ML. Functional and anatomical remodeling in human retinal detachment. Exp Eye Res. 2012;97(1):73–89. PubMed PMID: 22406310.
5. Rodriguez de la Rua E, Pastor JC, Aragon J, Mayo-Iscar A, Martinez V, Garcia-Arumi J, et al. Interaction between surgical procedure for repairing retinal detachment and clinical risk factors for proliferative vitreoretinopathy. Curr Eye Res. 2005;30(2):147–53. PubMed PMID: 15814473.
6. Rojas J, Fernandez I, Pastor JC, Garcia-Gutierrez MT, Sanabria RM, Brion M, et al. Development of predictive models of proliferative vitreoretinopathy based on genetic variables: the Retina 4 project. Invest Ophthalmol Vis Sci. 2009;50(5):2384–90. PubMed PMID: 19098314.
7. Pastor-Idoate S, Rodriguez-Hernandez I, Rojas J, Fernandez I, Garcia-Gutierrez MT, Ruiz-Moreno JM, et al. The p53 codon 72 polymorphism (rs1042522) is associated with proliferative vitreoretinopathy: the Retina 4 Project. Ophthalmology. 2013;120(3):623–8. PubMed PMID: 23207172.
8. Sanabria Ruiz-Colmenares MR, Pastor Jimeno JC, Garrote Adrados JA, Telleria Orriols JJ, Yugueros Fernandez MI. Cytokine gene polymorphisms in retinal detachment patients with and without proliferative vitreoretinopathy: a preliminary study. Acta Ophthalmol Scand. 2006;84(3):309–13. PubMed PMID: 16704689.
9. Murakami Y, Notomi S, Hisatomi T, Nakazawa T, Ishibashi T, Miller JW, et al. Photoreceptor cell death and rescue in retinal detachment and degenerations. Prog Retin Eye Res. 2013;37:114–40. PubMed PMID: 23994436. Pubmed Central PMCID: PMC3871865.
10. Saika S, Yamanaka O, Sumioka T, Miyamoto T, Miyazaki K, Okada Y, et al. Fibrotic disorders in the eye: targets of gene therapy. Prog Retin Eye Res. 2008;27(2):177–96. PubMed PMID: 18243038.
11. Pastor JC, de la Rua ER, Martin F. Proliferative vitreoretinopathy: risk factors and pathobiology. Prog Retin Eye Res. 2002;21(1):127–44. PubMed PMID: 11906814.
12. Luna G, Keeley PW, Reese BE, Linberg KA, Lewis GP, Fisher SK. Astrocyte structural reactivity and plasticity in models of retinal detachment. Exp Eye Res. 2016;150:4–21. PubMed PMID: 27060374. Pubmed Central PMCID: PMC5031520.
13. Di Lauro S, Kadhim MR, Charteris DG, Pastor JC. Classifications for proliferative vitreoretinopathy (PVR): an analysis of their use in publications over the last 15 years. J Ophthalmol. 2016;2016:7807596. PubMed PMID: 27429798. Pubmed Central PMCID: PMC4939352.
14. Chen CL, Chen YH, Tai MC, Liang CM, Lu DW, Chen JT. Resveratrol inhibits transforming growth factor-beta2-induced epithelial-to-mesenchymal transition in human retinal pigment epithelial cells by suppressing the Smad pathway. Drug Des Devel Ther. 2017;11:163–73. PubMed PMID: 28138219. Pubmed Central PMCID: PMC5241127.
15. Banerjee PJ, Quartilho A, Bunce C, Xing W, Zvobgo TM, Harris N, et al. Slow-release dexamethasone in proliferative vitreoretinopathy: a prospective, randomized controlled clinical trial. Ophthalmology. 2017;124(6):757–67. PubMed PMID: 28237428
16. Zhao XY, Xia S, Wang EQ, Chen YX. Efficacy of intravitreal injection of bevacizumab in vitrectomy for patients with proliferative vitreoretinopathy retinal detachment: a meta-analysis of prospective studies. Retina (Philadelphia, Pa). 2017;38(3):462–70. PubMed PMID: 28272285.
17. Fernandez-Bueno I, Fernandez-Sanchez L, Gayoso MJ, Garcia-Gutierrez MT, Pastor JC, Cuenca N. Time course modifications in organotypic culture of human neuroretina. Exp Eye Res. 2012;104:26–38. PubMed PMID: 23022403.
18. Di Lauro S, Rodriguez-Crespo D, Gayoso MJ, Garcia-Gutierrez MT, Pastor JC, Srivastava GK, et al. A novel coculture model of porcine central neuroretina explants and retinal pigment epithelium cells. Mol Vis. 2016;22:243–53. PubMed PMID: 27081295. Pubmed Central PMCID: PMC4812504.
19. Rodriguez-Crespo D, Di Lauro S, Singh AK, Garcia-Gutierrez MT, Garrosa M, Pastor JC, et al. Triple-layered mixed co-culture model of RPE cells with neuroretina for evaluating the neuroprotective effects of adipose-MSCs. Cell Tissue Res. 2014;358(3):705–16. PubMed PMID: 25213807.
20. Zacks DN, Han Y, Zeng Y, Swaroop A. Activation of signaling pathways and stress-response genes in an experimental model of retinal detachment. Invest Ophthalmol Vis Sci. 2006;47(4):1691–5. PubMed PMID: 16565410.
21. Murakami Y, Miller JW, Vavvas DG. RIP kinase-mediated necrosis as an alternative mechanisms of photoreceptor death. Oncotarget. 2011;2(6):497–509. PubMed PMID: 21670490. Pubmed Central PMCID: PMC3248194.
22. Garweg JG, Tappeiner C, Halberstadt M. Pathophysiology of proliferative vitreoretinopathy in retinal detachment. Surv Ophthalmol. 2013;58(4):321–9. PubMed PMID: 23642514.
23. Sakai T, Calderone JB, Lewis GP, Linberg KA, Fisher SK, Jacobs GH. Cone photoreceptor recovery after experimental detachment and reattachment:

an immunocytochemical, morphological, and electrophysiological study. Invest Ophthalmol Vis Sci. 2003;44(1):416–25. PubMed PMID: 12506104.
24. Lewis GP, Fisher SK. Up-regulation of glial fibrillary acidic protein in response to retinal injury: its potential role in glial remodeling and a comparison to vimentin expression. Int Rev Cytol. 2003;230:263–90. PubMed PMID: 14692684.
25. Geller SF, Lewis GP, Anderson DH, Fisher SK. Use of the MIB-1 antibody for detecting proliferating cells in the retina. Invest Ophthalmol Vis Sci. 1995;36(3):737–44. PubMed PMID: 7890504.
26. Lewis GP, Charteris DG, Sethi CS, Leitner WP, Linberg KA, Fisher SK. The ability of rapid retinal reattachment to stop or reverse the cellular and molecular events initiated by detachment. Invest Ophthalmol Vis Sci. 2002;43(7):2412–20. PubMed PMID: 12091445.
27. Campochiaro PA. Pathogenic mechanisms in proliferative vitreoretinopathy. Arch Ophthalmol (Chicago, Ill: 1960). 1997;115(2):237–41. PubMed PMID: 9046259.
28. Anderson DH, Stern WH, Fisher SK, Erickson PA, Borgula GA. The onset of pigment epithelial proliferation after retinal detachment. Invest Ophthalmol Vis Sci. 1981;21(1 Pt 1):10–6. PubMed PMID: 7251293.
29. Chiba C. The retinal pigment epithelium: an important player of retinal disorders and regeneration. Exp Eye Res. 2014;123:107–14. PubMed PMID: 23880527.
30. Tamiya S, Kaplan HJ. Role of epithelial-mesenchymal transition in proliferative vitreoretinopathy. Exp Eye Res. 2016;142:26–31. PubMed PMID: 26675400.
31. Wickham L, Charteris DG. Glial cell changes of the human retina in proliferative vitreoretinopathy. Dev Ophthalmol. 2009;44:37–45. PubMed PMID: 19494651.
32. Di Lauro S, Castrejon M, Fernandez I, Rojas J, Coco RM, Sanabria MR, et al. Loss of visual acuity after successful surgery for macula-on rhegmatogenous retinal detachment in a prospective multicentre study. J Ophthalmol. 2015;2015:821864. PubMed PMID: 26640704. Pubmed Central PMCID: PMC4660023.
33. Martin F, Pastor JC, De La Rua ER, Mayo-Iscar A, Garcia-Arumi J, Martinez V, et al. Proliferative vitreoretinopathy: cytologic findings in vitreous samples. Ophthalmic Res. 2003;35(4):232–8. PubMed PMID: 12815199.
34. Pastor-Idoate S, Rodriguez-Hernandez I, Rojas J, Fernandez I, Garcia-Gutierrez MT, Ruiz-Moreno JM, et al. The T309G MDM2 gene polymorphism is a novel risk factor for proliferative vitreoretinopathy. PLoS One. 2013;8(12):e82283. PubMed PMID: 24349246. Pubmed Central PMCID: PMC3857251.
35. Pastor-Idoate S, Rodriguez-Hernandez I, Rojas J, Fernandez I, Garcia-Gutierrez MT, Ruiz-Moreno JM, et al. BAX and BCL-2 polymorphisms, as predictors of proliferative vitreoretinopathy development in patients suffering retinal detachment: the Retina 4 project. Acta Ophthalmol. 2015;93(7):e541–9. PubMed PMID: 25991504.
36. Pastor-Idoate S, Rodriguez-Hernandez I, Rojas J, Gonzalez-Buendia L, Delgado-Tirado S, Lopez JC, et al. Functional characterization of rs2229094 (T>C) polymorphism in the tumor necrosis factor locus and lymphotoxin alpha expression in human retina: the Retina 4 project. Clin Ophthalmol (Auckland, NZ). 2017;11:973–81. PubMed PMID: 28579748. Pubmed Central PMCID: PMC5449105.
37. Rouberol F, Chiquet C. Proliferative vitreoretinopathy: pathophysiology and clinical diagnosis. Journal Francais D'ophtalmologie. 2014;37(7):557–65. PubMed PMID: 24997864. Proliferation vitreo-retinienne : physiopathologie et diagnostic clinique. fre.
38. Afrashi F, Akkin C, Egrilmez S, Erakgun T, Mentes J. Anatomic outcome of scleral buckling surgery in primary rhegmatogenous retinal detachment. Int Ophthalmol. 2005;26(3):77–81. PubMed PMID: 16957875.
39. Lean JS, Stern WH, Irvine AR, Azen SP. Classification of proliferative vitreoretinopathy used in the silicone study. The Silicone Study Group. Ophthalmology. 1989;96(6):765–71. PubMed PMID: 2662099.
40. Machemer R, Aaberg TM, Freeman HM, Irvine AR, Lean JS, Michels RM. An updated classification of retinal detachment with proliferative vitreoretinopathy. Am J Ophthalmol. 1991;112(2):159–65. PubMed PMID: 1867299.
41. Lai MM, Ruby AJ, Sarrafizadeh R, Urban KE, Hassan TS, Drenser KA, et al. Repair of primary rhegmatogenous retinal detachment using 25-gauge transconjunctival sutureless vitrectomy. Retina (Philadelphia, Pa). 2008;28(5):729–34. PubMed PMID: 18463517.
42. Oliveira LB, Reis PA. Silicone oil tamponade in 23-gauge transconjunctival sutureless vitrectomy. Retina (Philadelphia, Pa). 2007;27(8):1054–8. PubMed PMID: 18040244.
43. Pastor JC. Proliferative vitreoretinopathy: an overview. Surv Ophthalmol. 1998;43(1):3–18. PubMed PMID: 9716190.
44. Sadaka A, Giuliari GP. Proliferative vitreoretinopathy: current and emerging treatments. Clin Ophthalmol (Auckland, NZ). 2012;6:1325–33. PubMed PMID: 22942638. Pubmed Central PMCID: PMC3429288.
45. Pastor JC, Rodriguez de la Rua E, Martin F, Mayo-Iscar A, de la Fuente MA, Coco R, et al. Retinal shortening: the most severe form of proliferative vitreoretinopathy (PVR). Archivos de la Sociedad Espanola de Oftalmologia. 2003;78(12):653–7. PubMed PMID: 14689321. Acortamiento retiniano: la forma mas grave de la vitreorretinopatia proliferante (VRP). spa.
46. Toygar O, Riemann CD. Intraoperative optical coherence tomography in macula involving rhegmatogenous retinal detachment repair with pars plana vitrectomy and perfluoron. Eye (Lond). 2016;30(1):23–30. PubMed PMID: 26656086. Pubmed Central PMCID: PMC4709554.
47. Junker B, Maier M, Agostini H, Hattenbach LO, Pielen A, Framme C. Intraoperative optical coherence tomography in retinal detachment. Ophthalmologe. 2016;113(8):663–7. PubMed PMID: 27378449. Intraoperative optische Koharenztomographie bei Ablatio retinae. ger.

第 3 章

增生性玻璃体视网膜病变的辅助性药物治疗

Pasha Anvari, Khalil Ghasemi Falavarjani

3.1 引言

PVR 被认为是 RD 手术失败的罪魁祸首，使 RD 复位的复杂性增加了 5%~10%[1,2]。PVR 是一种异常的愈合反应，类似于过度的瘢痕形成[3]。其特征是在视网膜表面的两侧或玻璃体腔内形成膜并收缩，从而导致视网膜上的牵拉和复发性 RD。

目前，PVR 的主要治疗手段是外科手术，但是，尽管外科手术方法最近取得了进展，但不良结果的发生率很高，包括再次脱离的风险和视觉效果不佳[4-6]。因此，需要寻找新的治疗方法。

先前的研究表明，抗炎药和抗肿瘤药如皮质类固醇、5-氟尿嘧啶(5-FU)和柔红霉素可能发挥有益作用；由于缺乏关于并发症或安全性方面的大规模临床试验，这些药物的使用尚未普及[7-11]。对 PVR 的病理生理学和发展过程中各种细胞因子、生长因子和细胞成分之间复杂的分子相互作用的理解不断发展，研究出了几种新的药理学药物，包括新的抗肿瘤药和抗 VEGF 药，以改变各个阶段的愈合过程[12-18]。

已经测试了针对 PVR 发展特定阶段的多种药物，以提高 PVR 治疗的成功率。这些治疗策略的重点是阻断炎症级联反应、抑制细胞增殖、干扰生长因子并防止瘢痕的形成和收缩(图 3.1)。

本章的目的是提供有关预防和减轻 PVR 的当前和新兴药理学方法的实验和临床研究的综合摘要。

3.2 抗炎药

3.2.1 皮质类固醇

在各种临床情况下，皮质类固醇被广泛用于抑制炎症反应。它们已经被应用于玻璃体内给药[19,20]、眼周给药[21]或全身用药[22]以抑

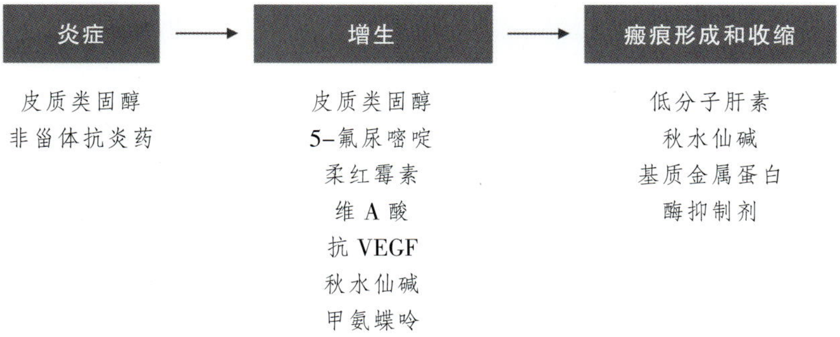

图 3.1　伤口愈合不同阶段建议的干预措施。

制玻璃体视网膜瘢痕形成反应。细胞增殖的抑制可能是抗炎活性和随后的血-视网膜屏障破坏中断的结果。尽管在实验动物模型中使用皮质类固醇降低了 PVR 的术后发生率，但长期以来人体试验并不十分成功。不仅没有最终证实其有益作用。而且皮质类固醇的玻璃体内和眼周给药可能与包括白内障和青光眼在内的眼部不良反应有关。

3.2.1.1 曲安奈德

曲安奈德是一种合成的不溶性糖皮质激素。在一项针对视网膜脱离和 PVR C 级、接受硅油填充的玻璃体切割术患者的随机研究中，在手术的最后阶段，玻璃体腔内注射曲安奈德 4mg 不能显著降低 PVR 的发生率或再手术率[23]。另一项关于术中曲安西龙的随机研究显示，在 1 年的随访中，再次手术的发生率没有差别[24]。

3.2.1.2 泼尼松龙

一项关于巩膜扣带术后口服泼尼松龙(1mg/kg，持续 10 天)的研究未发现视网膜再脱离或 PVR 率有统计学上的显著变化[25]。然而，一项安慰剂对照的双盲随机试验表明，口服泼尼松龙(在 15 天内从 100mg 逐渐减少至 12.5mg)在 PVR 早期阶段是有益的，它减少了视网膜前膜的发生[26]。

3.2.1.3 地塞米松

据报道，输注液中的地塞米松和肝素可减少增生，但有人指出这种联合用药可增加出血率[27]。术前结膜下注射地塞米松(10mg/0.5mL)可减少巩膜扣带术中对血-视网膜屏障的破坏[28]。

地塞米松比曲安奈德更强大，但由于其半衰期短，因此其使用受到限制。在动物模型中，玻璃体内注射 Ozurdex(缓释的地塞米松玻璃体内植入物；AllergenInc.，Irvine，CA，USA)抑制了炎症因子的表达，但并没有降低 PVR 的严重程度[29]。同时，一个病例报告描述了 0.7mg Ozurdex 植入物在巩膜扣带术后显示出预防 PVR 的有效性[30]。在一项小型回顾性研究中，复发性视网膜脱离和 PVR C 级患者接受玻璃体切割术和视网膜切除术后硅油填充和 Ozurdex 植入，在大约 1 年后实现视网膜完全复位，且视力提高[31]。

然而，在 PVR 患眼行玻璃体切割术中进行 Ozurdex 玻璃体腔植入的前瞻性随机对照临床试验中，并未发现 PVR 复发和视网膜复位率的改善[7,8]。

3.2.2 非甾体抗炎药

为了避免皮质类固醇的副作用，另一种替代方法是采用非甾体抗炎药（NSAID）的抗炎作用。

3.2.2.1 萘普生和5-氟尿嘧啶

在家兔中，玻璃体内萘普生和5-氟尿嘧啶的联合治疗会阻碍PVR进展[32]。然而，尚无临床研究评估或支持NSAID在PVR中的疗效。

3.3 抗增殖药和抗肿瘤药

3.3.1 5-氟尿嘧啶

5-氟尿嘧啶（5-FU）是一种有效的、低分子量的水溶性药物，直接影响有丝分裂活性，该嘧啶类似物不可逆地与胸苷酸合酶结合，并在RNA翻译中引入错误信号，最终抑制细胞增殖，它被广泛用于治疗上皮肿瘤。在眼科方面，5-FU常用于小梁切除术，以调节伤口的愈合反应，减少术后滤过泡内瘢痕形成[33]。

在动物模型中，5-FU的使用已成功降低了PVR的发生率[34,35]。视网膜色素上皮（RPE）细胞和筋膜囊成纤维细胞短暂接触5-FU后，可以产生长时间的生长抑制[36,37]。在家兔中，结膜下注射低剂量5-FU（5%或1.25%溶液100μL）无毒性，但更高剂量伴随电生理和组织学改变[38]。相反，在大鼠中，结膜下5-FU（0.2mL的5mg、10mg和30mg）注射会影响睫状体上皮[39]。

一项随机临床试验报告指出，玻璃体切割术治疗PVR后给予10mg 5-FU玻璃体腔内注射具有良好的耐受性，毒性较小，但复位率未得到改善[40]。

3.3.1.1 低分子量肝素

低分子量肝素（LMWH）可以减少玻璃体切割术后纤维蛋白的形成[41]。纤维蛋白是一种结构蛋白，可为细胞迁移和增殖提供支架。此外，LMWH抑制RPE增殖并与成纤维生长因子结合[41]。实验动物模型表明，LMWH可以降低PVR[41]。全身应用肝素可增加术中出血，但可减少玻璃体切割术后纤维蛋白的形成[42]。同样，眼内LMWH输注可抑制家兔纤维蛋白的形成[43,44]。值得注意的是，视网膜电图不会随LMWH灌注而改变[45]。

3.3.1.2 低分子量肝素和5-氟尿嘧啶

LMWH和5-FU都可抑制PVR的发展，但影响了不同的发展阶段。前者在早期阶段（细胞附着和迁移）起作用，而后者在后期阶段（细胞增殖）起作用。

有两项研究调查了LMWH（5IU/mL）和5-FU（200μg/mL）联合使用的效果。一项研究的重点是患有潜在疾病的患者，这些患者处于较高的PVR发生风险中[46]。该研究强调了这种治疗方法在这些个体中的优势，与对照组（26.4%）相比，5-FU和LMWH治疗组术后PVR的发生率显著降低（12.6%）。另一项研究包括范围更广的患者，这种疗法不仅不会降低脱离的复发率，而且还与黄斑在位的视网膜脱离患者的视力下降有关[9,10]。

3.3.2 柔红霉素

柔红霉素是一种拓扑异构酶，一种蒽环类抗生素，可抑制RNA和DNA的合成，从而阻止细胞增殖。

在动物模型中应用玻璃体内包裹脂质体的柔红霉素的研究表明，这种持续释放的药物递送系统可以预防 PVR，并且毒性比未密封的柔红霉素低[47]。此外，一项小型临床研究表明，观察一年后随访，玻璃体内柔红霉素输注（1μg/mL）能有效抑制 PVR[48]。

一项随机对照试验发现，在玻璃体切割术中使用柔红霉素灌注（7.5μg/mL，持续 10 分钟）时，复位率没有显著降低，但可以显著降低再手术率[49]。

另一项针对 PVR D 级或更严重的个体的随机研究表明，在视网膜手术后玻璃体内注射柔红霉素（5mg），注射后 3 个月的视网膜复位率无显著差异。在治疗组中，屈光间质或玻璃体的清晰度得到了改善[11]。

柔红霉素疗效的证据来自个别小型的临床试验。此外，单独使用柔红霉素在预防性临床应用方面显示不一致的结果[50]。因此，该药物尚未纳入临床常规。

3.3.3 甲氨蝶呤

甲氨蝶呤（MTX）是一种源自叶酸的抗代谢药，它通过抑制嘧啶和嘌呤的合成来干扰细胞增殖。

一些小规模的非对照研究评估了玻璃体腔内 MTX 预防增生性糖尿病性视网膜病变和与 PVR 相关的视网膜脱离的再脱离的效果[51-53]。在一个小样本病例系列中，接受 PPV 治疗视网膜脱离的 PVR 高危眼在玻璃体腔内注入 MTX（40mg/500mL 生理盐水）可降低 PVR 的发生率[54]。尽管有令人鼓舞的发现，本研究仍存在样本量小、没有对照组以及患者选择偏倚的问题。在一项比较研究中，我们的研究小组评估了 PVR 患眼在玻璃体切割术结束时进行玻璃体腔内注射 MTX 的结果，尽管病例组的成功率有所提高，但两组之间由 PVR 而导致的视网膜脱离复发率没有显著差异[55]。

3.3.4 秋水仙碱

秋水仙碱使微管解聚并抑制有丝分裂[56]。实验表明，极低浓度的秋水仙碱能抑制 PVR 中的细胞增殖和迁移[56]。然而，口服 1.2mg/d 时未观察到明显的益处[57]。此外，在巩膜扣带术后，口服秋水仙碱（2mg/d，50 天）不能预防 PVR 相关的视网膜脱离[58]。

3.3.5 维 A 酸

维 A 酸是与核受体相互作用以调节基因表达并抑制细胞增殖的维生素 A 衍生物。维 A 酸可诱导 RPE 细胞的生长因子停滞。在动物模型中，13–顺–维 A 酸可有效预防 PVR[59-61]。

在一项回顾性研究中，术后口服 13–顺–维 A 酸（80mg/d）4 周可降低 PVR，并提高术后视网膜的复位率[62]。在一个非盲对照随机干预病例系列中，视网膜脱离和 PVR 患者术后超过 8 周每天口服 20mg 可达到较高的视网膜复位率和较低的黄斑前膜形成率[63]。一项非随机研究表明，异维 A 酸对已发生 PVR 的人群无效；然而，在 PVR 高危眼中，异维 A 酸治疗可提高解剖成功率[64,65]。

3.3.6 抗血管内皮生长因子

血管内皮生长因子是一种用于血管生成的糖蛋白促分裂原，可增加血管通透性。PVR 相关性视网膜脱离眼在视网膜下液和玻璃体液中检出的 VEGF 浓度高于非复杂性视网膜脱离眼[66-70]。

3.3.6.1 贝伐珠单抗

贝伐珠单抗(Avastin,Genentech,Inc.,South San Francisco,CA,USA)是与VEGF结合的单克隆抗体。在玻璃体切割术结束时,PVR C级患者玻璃体腔内注射贝伐珠单抗(1.25mg)并不能显著降低视网膜脱离的发生率[71]。类似的报道并未发现贝伐珠单抗在与PVR相关的视网膜脱离手术中降低视网膜脱离率或改善视力的结果[15,16,72]。

3.3.6.2 雷珠单抗

雷珠单抗(Lucentis,Genentech,South San Francisco,CA,USA)是衍生自贝伐珠单抗的抗体片段,其对VEGF-A的亲和力高于贝伐珠单抗。在PVR的实验动物模型和体外模型中,雷珠单抗可中和血小板衍生的生长因子(PDGF)并降低玻璃体生物活性[17,18]。因此,有人认为,雷珠单抗可以预防兔PVR的发展。一种批评意见是,在上述研究中,是通过结膜下注射成纤维细胞诱导了兔PVR[73]。然而,在人类中,这些看似成纤维细胞的细胞是RPE细胞转变为间充质状态的结果[74]。该药物尚未用于人体研究。

3.4 新兴药物

3.4.1 基质金属蛋白酶抑制剂

基质金属蛋白酶(MMP)是一种含锌的酶,参与细胞外基质蛋白的降解和重塑。MMP和MMP抑制剂的功能紊乱与PVR的发病机制有关。MVR-9和MMP-2均存在于PVR玻璃体样本中[75]。因此,探索基质金属蛋白酶抑制剂的作用是可行的。

Prinomastat是一种亲脂性假肽异羟肟酸酯基质金属蛋白酶抑制剂。兔眼玻璃体内Prinomastat注射有显示抑制作用,降低了PVR的发生率[76,77]。但是,没有设计任何临床试验来进一步研究这种作用。

3.4.2 N-乙酰半胱氨酸

N-乙酰半胱氨酸是一种抗氧化剂,可通过阻止血小板衍生生长因子的激活来阻止家兔PVR实验模型中视网膜脱离的发展[78]。

3.4.3 上皮-间质转化途径

视网膜脱离时纤维化膜的形成是PVR的标志。纤维化膜由RPE细胞组成,RPE细胞经历了从上皮细胞到间充质细胞表型的转变,最终分化为肌成纤维细胞。这些肌成纤维细胞的增殖、迁移和基质修饰在视网膜前膜收缩中起关键作用[79-83]。

白藜芦醇(反式3,4',5-三羟基二苯乙烯)是一种多酚类植物抗毒素,存在于红酒、葡萄和花生中[84,85]。在实验动物模型中,白藜芦醇可抑制RPE细胞的上皮-间质转化[80,86]。注射用吡非尼酮(0.1mL,0.5%)是一种防止RPE细胞上皮-间质转化的抗纤维化剂,在一项动物研究中,结果显示对预防PVR有益[87]。

3.4.4 大麻素

一项实验研究表明,通过激动剂HU308激活大麻素2受体,可以在初级阶段降低PVR和炎症的程度[88]。迄今为止,尚未有临床试验证实其确切作用。

结论

对于玻璃体视网膜外科医生而言,PVR仍然是一项临床挑战。大多数尝试使用药物来辅助治疗PVR的做法在临床上都是无效的。进一步阐明 PVR 的潜在病理生物学机制和当前的大量研究，使我们在不久的将来有希望提供一套新的解决方案，更好地预防和治疗 PVR。

参考文献

1. Claes C, Lafetá AP, Williamson TH. Proliferative vitreoretinopathy. In: Developments in ophthalmology, vol. 54. Berlin: Karger Publishers; 2014. p. 188–95. https://doi.org/10.1159/000360466.
2. Pastor JC, Abrams G, Glazer L, et al. Proliferative vitreoretinopathy: an overview. Surv Ophthalmol. 1993;43(1):3–18. https://doi.org/10.1016/S0039-6257(98)00023-X.
3. Banerjee PJ, Charteris DG, Wong D, Iv F. Pharmacotherapy of proliferative vitreoretinopathy. In: Sebag J, editor. Vitreous. New York: Springer; 2014. p. 523–36. https://doi.org/10.1007/978-1-4939-1086-1.
4. Charteris DG. Proliferative vitreoretinopathy: pathobiology, surgical management, and adjunctive treatment. Br J Ophthalmol. 1995;79(10):953–60. https://doi.org/10.1136/bjo.79.10.953.
5. Patel NN, Bunce C, Asaria RH, Charteris DG. Resources involved in managing retinal detachment complicated by proliferative vitreoretinopathy. Retina. 2004;24(6):883–7.
6. Williamson TH. Proliferative vitreoretinopathy. In: Vitreoretinal surgery. Berlin: Springer; 2013. p. 189–208. https://doi.org/10.1007/978-3-642-31872-6_8.
7. Banerjee PJ, Bunce C, Charteris DG. Ozurdex(registered trademark) (a slow-release dexamethasone implant) in proliferative vitreoretinopathy: study protocol for a randomised controlled trial. Trials. 2013;14(1):1–8. https://doi.org/10.1186/1745-6215-14-358.
8. Banerjee PJ, Quartilho A, Bunce C, et al. Slow-release dexamethasone in proliferative vitreoretinopathy. Ophthalmology. 2017;124(6):757–67. https://doi.org/10.1016/j.ophtha.2017.01.021.
9. Wickham L, Bunce C, Wong D, McGurn D, Charteris DG. Randomized controlled trial of combined 5-fluorouracil and low-molecular-weight heparin in the management of unselected rhegmatogenous retinal detachments undergoing primary vitrectomy. Ophthalmology. 2007;114(4):698–704. https://doi.org/10.1016/j.ophtha.2006.08.042.
10. Barsam A, Sundaram V. Intravitreal low molecular weight heparin and 5-Fluorouracil for the prevention of proliferative vitreoretinopathy following retinal reattachment surgery. Cochrane Database Syst Rev. 2007;1:3–5. https://doi.org/10.1002/14651858.CD006421.
11. Kumar A, Nainiwal S, Choudhary I, Tewari HK, Verma LK. Role of daunorubicin in inhibiting proliferative vitreoretinopathy after retinal detachment surgery. Clin Exp Ophthalmol. 2002;30(5):348–51. https://doi.org/10.1046/j.1442-9071.2002.00554.x.
12. Sadaka A, Giuliari GP, Press D. Proliferative vitreoretinopathy: current and emerging treatments. Clin Ophthalmol. 2012;6:1325–33. https://doi.org/10.2147/OPTH.S27896.
13. Charteris DG. Prevention of proliferative vitreoretinopathy. In: Kirchhof B, Wong D, editors. Vitreo retinal surgery, Essentials in ophthalmology, vol. 1. Berlin: Springer; 2005. p. 135–45. https://doi.org/10.1007/b138684.
14. Khan MA, Brady CJ, Kaiser RS. Clinical management of proliferative vitreoretinopathy. Retina. 2015;35(2):165–75. https://doi.org/10.1097/IAE.0000000000000447.
15. Tousi A, Hasanpour H, Soheilian M. Intravitreal injection of bevacizumab in primary vitrectomy to decrease the rate of retinal redetachment: a randomized pilot study. J Ophthalmic Vis Res. 2016;11(3):271. https://doi.org/10.4103/2008-322X.188390.
16. Hsu J, Khan MA, Shieh WS, et al. Effect of serial intrasilicone oil bevacizumab injections in eyes with recurrent proliferative vitreoretinopathy retinal detachment. Am J Ophthalmol. 2016;161:65–70e2. https://doi.org/10.1016/j.ajo.2015.09.029.
17. Pennock S, Kim D, Mukai S, et al. Ranibizumab is a potential prophylaxis for proliferative vitreoretinopathy, a nonangiogenic blinding disease. Am J Pathol. 2013;182(5):1659–70. https://doi.org/10.1016/j.ajpath.2013.01.052.
18. Pennock S, Kazlauskas A. Vascular endothelial growth factor A competitively inhibits platelet-derived growth factor (PDGF)-dependent activation of PDGF receptor and subsequent signaling events and cellular responses. Mol Cell Biol. 2012;32(10):1955–66. https://doi.org/10.1128/MCB.06668-11.
19. Cheema RA, Peyman GA, Fang T, Jones A, Lukaris AD, Lim K. Triamcinolone acetonide as an adjuvant in the surgical treatment of retinal detachment with proliferative vitreoretinopathy. Ophthalmic Surg Lasers Imaging. 2007;38(5):365–70.
20. Munir WM, Pulido JS, Sharma MC, Buerk BM. Intravitreal triamcinolone for treatment of complicated proliferative diabetic retinopathy and proliferative vitreoretinopathy. Can J Ophthalmol. 2005;40(5):598–604. https://doi.org/10.1016/S0008-4182(05)80052-3.
21. Rubsamen PE, Cousins SW. Therapeutic effect of periocular corticosteroids in experimental proliferative vitreoretinopathy. Retina. 1997;17(1):44–50. http://www.ncbi.nlm.nih.gov/pubmed/9051842
22. Koerner F, Merz A, Gloor B, Wagner E. Postoperative retinal fibrosis—a controlled clinical study of systemic steroid therapy. Graefes Arch Clin Exp Ophthalmol. 1982;219(6):268–71.
23. Ahmadieh H, Feghhi M, Tabatabaei H, Shoeibi N, Ramezani A, Mohebbi MR. Triamcinolone acetonide in silicone-filled eyes as adjunctive treatment for proliferative vitreoretinopathy. A randomized clinical trial. Ophthalmology. 2008;115(11):1938–43. https://doi.org/10.1016/j.ophtha.2008.05.016.
24. Yamakiri K, Sakamoto T, Noda Y, et al. One-year results of a multicenter controlled clinical trial of tri-

amcinolone in pars plana vitrectomy. Graefes Arch Clin Exp Ophthalmol. 2008;246:959–66. https://doi.org/10.1007/s00417-008-0829-0.
25. Dehghan MH, Ahmadieh H, Soheilian M, et al. Effect of oral prednisolone on visual outcomes and complications after scleral buckling. Eur J Ophthalmol. 2010;20(2):419–23.
26. Koerner F, Koerner-Stiefbold U, Garweg JG. Systemic corticosteroids reduce the risk of cellophane membranes after retinal detachment surgery: a prospective randomized placebo-controlled double-blind clinical trial. Graefes Arch Clin Exp Ophthalmol. 2012;250(7):981–7. https://doi.org/10.1007/s00417-011-1919-y.
27. Williams RG, Chang S, Comaratta MR, Simoni G. Does the presence of heparin and dexamethasone in the vitrectomy infusate reduce reproliferation in proliferative vitreoretinopathy? Graefes Arch Clin Exp Ophthalmol. 1996;234(8):496–503.
28. Bali E, Feron EJ, Peperkamp E, Veckeneer M, Mulder PG, Van Meurs JC. The effect of a preoperative subconjunctival injection of dexamethasone on blood-retinal barrier breakdown following scleral buckling retinal detachment surgery: a prospective randomized placebo-controlled double blind clinical trial. Graefes Arch Clin Exp Ophthalmol. 2010;248(7):957–62. https://doi.org/10.1007/s00417-010-1319-8.
29. Kuo HK, Chen YH, Wu PC, Kuo YH. The effects of Ozurdex® (dexamethasone intravitreal implant) on experimental proliferative vitreoretinopathy. Ophthalmologica. 2015;233:198–203. https://doi.org/10.1159/000371901.
30. Reibaldi M, Russo A, Longo A, et al. Rhegmatogenous retinal detachment with a high risk of proliferative vitreoretinopathy treated with episcleral surgery and an intravitreal dexamethasone 0.7-mg implant. Case Rep Ophthalmol. 2013;4(1):79–83. https://doi.org/10.1159/000351176.
31. Sherif M, Wolfensberger TJ. Intraocular dexamethasone implant as adjunct to silicone oil tamponade for proliferative vitreoretinopathy. Klin Monatsbl Augenheilkd. 2017. https://doi.org/10.1055/s-0042-122384.
32. Feller DB, Weinreb RN. Breakdown and reestablishment of blood-aqueous barrier with laser trabeculoplasty. Arch Ophthalmol. 1984;102(4):537–8. https://doi.org/10.1001/archopht.1984.01040030415013.
33. Green E, Wilkins M, Bunce C, Wormald R. 5-Fluorouracil for glaucoma surgery. In: Wormald R, editor. Cochrane database of systematic reviews. Chichester, UK: Wiley; 2014. https://doi.org/10.1002/14651858.CD001132.pub2.
34. Stern WH, Guerin CJ, Erickson PA, Lewis GP, Anderson DH, Fisher SK. Ocular toxicity of fluorouracil after vitrectomy. Am J Ophthalmol. 1983;96(1):43–51. https://doi.org/10.1016/0002-9394(83)90453-1.
35. Blumenkranz MS, Ophir A, Claflin AJ, Hajek A. Fluorouracil for the treatment of massive periretinal proliferation. Am J Ophthalmol. 1982;94(4):458–67. https://doi.org/10.1016/0002-9394(82)90239-2.
36. Kon CH, Occleston NL, Foss A, Sheridan C, Aylward GW, Khaw PT. Effects of single, short-term exposures of human retinal pigment epithelial cells to thiotepa or 5-fluorouracil: implications for the treatment of proliferative vitreoretinopathy. Br J Ophthalmol. 1998;82(5):554–60.
37. Khaw PT, Sherwood MB, MacKay SL, Rossi MJ, Schultz G. Five-minute treatments with fluorouracil, floxuridine, and mitomycin have long-term effects on human Tenon's capsule fibroblasts. Arch Ophthalmol. 1992;110(8):1150–4. https://doi.org/10.1001/archopht.1992.01080200130040.
38. Araie M, Nakano Y, Akahoshi T. Effects of subconjunctival 5-fluorouracil injections on the corneal endothelium and ciliary epithelium. Graefes Arch Clin Exp Ophthalmol. 1990;228(6):573–81.
39. Levy J, Tessler Z, Rosenthal G, et al. Toxic effects of subconjunctival 5-fluorouracil and mitomycin C on ciliary body of rats. Int Ophthalmol. 2001;24(4):199–203. https://doi.org/10.1023/A:1022591113520.
40. Blankenship GW. Evaluation of a single intravitreal injection of 5-fluorouracil in vitrectomy cases. Graefes Arch Clin Exp Ophthalmol. 1989;227(6):565–8. http://www.ncbi.nlm.nih.gov/pubmed/2696670
41. Blumenkranz MS, Hartzer MK, Iverson D. An overview of potential applications of heparin in vitreoretinal surgery. Retina. 1992;12(3 Suppl):S71–4.
42. Johnson RN, Blankenship G. A prospective, randomized, clinical trial of heparin therapy for postoperative intraocular fibrin. Ophthalmology. 1988;95(3):312–7. https://doi.org/10.1016/S0161-6420(88)33181-7.
43. Kondo H, Hayashi H, Oshima K. Fibrin prophylaxis with low molecular weight heparin during intraocular surgery. Jpn J Ophthalmic Surg. 1993;6:597.
44. Iverson DA, Katsura H, Hartzer MK, Blumenkranz MS. Inhibition of intraocular fibrin formation following infusion of low-molecular-weight heparin during vitrectomy. Arch Ophthalmol (Chicago, Ill 1960). 1991;109(3):405–9. https://doi.org/10.1001/archopht.1991.01080030107048.
45. Yamashita Y, Mochizuki K, Sakai H, Torisaki M, Tanabe J. Retinal tolerance of intravitreal low-molecular-weight heparin, colchicine or interferon {β} determined by eye-cup ERG in albino rabbits. In: Ocular toxicology. Berlin: Springer; 1995. p. 85–91.
46. Asaria RH. Adjuvant 5-fluorouracil and heparin prevents proliferative vitreoretinopathy. Ophthalmology. 2001;6420(1):1179–83.
47. Shinohara K, Tanaka M, Sakuma T, Kobayashi Y. Efficacy of daunorubicin encapsulated in liposome for the treatment of proliferative vitreoretinopathy. Ophthal Surg Lasers Imaging. 2003;34(4):299–305.
48. Raczyńska K, Gebka A, Iwaszkiewicz-Bilikiewicz B, Ciechanowski C. Vitrectomy with daunorubicin. Klin Ocz. 2004;106(3 Suppl):481–4.
49. Wiedemann P, Hilgers RD, Bauer P, Heimann K. Adjunctive daunorubicin in the treatment of proliferative vitreoretinopathy: results of a multicenter clinical trial. Am J Ophthalmol. 1998;126(4):550–9. https://doi.org/10.1016/S0002-9394(98)00115-9.
50. Moysidis SN, Thanos A, Vavvas DG. Mechanisms of inflammation in proliferative vitreoretinopathy: from

bench to bedside. Mediat Inflamm. 2012. https://doi.org/10.1155/2012/815937.
51. Ghasemi Falavarjani K, Modarres M, Hadavandkhani A, Karimi Moghaddam A. Intra-silicone oil injection of methotrexate at the end of vitrectomy for advanced proliferative diabetic retinopathy. Eye. 2015;29(9):1199–203. https://doi.org/10.1038/eye.2015.114.
52. Hardwig PW, Pulido JS, Bakri SJ. The safety of intraocular methotrexate in silicone-filled eyes. Retina. 2008;28(8):1082–6. https://doi.org/10.1097/IAE.0b013e3181754231.
53. Hardwig PW, Pulido JS, Erie JC, Baratz KH, Buettner H. Intraocular methotrexate in ocular diseases other than primary central nervous system lymphoma. Am J Ophthalmol. 2006;142(5):883–5.
54. Sadaka A, Sisk R, Osher J, Toygar O, Duncan M, Riemann C. Intravitreal methotrexate infusion for proliferative vitreoretinopathy. Clin Ophthalmol. 2016;10(4):1811–7. https://doi.org/10.2147/OPTH.S111893.
55. Ghasemi Falavarjani K, Modarres M, Parvaresh M, Hashemi M, Naseripour M, Hadavand Khani A. Intra-silicone oil injection of methotrexate at the end of retinal reattachment surgery for severe proliferative vitreoretinopathy. In: Euretina Oral Presentation. Blackrock, Co Dublin: EURETINA; 2014.
56. Lemor M, Yeo JH, Glaser BM. Oral colchicine for the treatment of experimental traction retinal detachment. Arch Ophthalmol. 1986;104(8):1226–9. https://doi.org/10.1001/archopht.1986.01050200132067.
57. Berman DH, Gombos GM. Proliferative vitreoretinopathy: does oral low-dose colchicine have an inhibitory effect? A controlled study in humans. Ophthalmic Surg. 1989;20(4):268–72.
58. Ahmadieh H, Nourinia R, Ragati Haghi A, et al. Oral colchicine for prevention of proliferative vitreoretinopathy: a randomized clinical trial. Acta Ophthalmol. 2015;93(2):e171–2. https://doi.org/10.1111/aos.12429.
59. Araiz JJ, Refojo MF, Arroyo MH, Leong FL, Albert DM, Tolentino FI. Antiproliferative effect of retinoic acid in intravitreous silicone oil in an animal model of proliferative vitreoretinopathy. Invest Ophthalmol Vis Sci. 1993;34(3):522–30.
60. Takahashi M, Refojo MF, Nakagawa M, Veloso A, Leong FL. Antiproliferative effect of retinoic acid in 1% sodium hyaluronate in an animal model of PVR. Curr Eye Res. 1997;16(7):703–9.
61. Veloso AA, Kadrmas EF, Larrosa JM, Sandberg MA, Tolentino FI, Refojo MF. 13-Cis-retinoic acid in silicone-fluorosilicone copolymer oil in a rabbit model of proliferative vitreoretinopathy. Exp Eye Res. 1997;65(3):425–34. https://doi.org/10.1006/exer.1997.0355.
62. Fekrat S, de Juan E Jr, Campochiaro PA. The effect of oral 13-cis-retinoic acid on retinal redetachment after surgical repair in eyes with proliferative vitreoretinopathy. Ophthalmology. 1995;102(3):412–8. https://doi.org/10.1016/S0161-6420(95)31007-X.
63. Chang Y-C, Hu D-N, Wu W-C. Effect of oral 13-cis-retinoic acid treatment on postoperative clinical outcome of eyes with proliferative vitreoretinopathy. Am J Ophthalmol. 2008;146(3):440–6. https://doi.org/10.1016/j.ajo.2008.05.002.
64. Brady CJ, Kaiser RS. PVR: an update on prevention & management. Rev Ophthalmol. 2015;22(10):64.
65. Khan A, Hsu J. Proliferative vitreoretinopathy: current evidence and clinical pearls. Retin Physician. 2016;13:22–6.
66. Su CY, Chen MT, Wu WS, Wu WC. Concentration of vascular endothelial growth factor in the subretinal fluid of retinal detachment. J Ocul Pharmacol Ther. 2000;16(5):463–9.
67. Ogata N, Nishikawa M, Nishimura T, Mitsuma Y, Matsumura M. Inverse levels of pigment epithelium-derived factor and vascular endothelial growth factor in the vitreous of eyes with rhegmatogenous retinal detachment and proliferative vitreoretinopathy. Am J Ophthalmol. 2002;133(6):851–2. https://doi.org/10.1016/S0002-9394(02)01406-X.
68. Rasier R, Gormus U, Artunay O, Yuzbasioglu E, Oncel M, Bahcecioglu H. Vitreous levels of VEGF, IL-8, and TNF-alpha in retinal detachment. Curr Eye Res. 2010;35(6):505–9. https://doi.org/10.3109/02713681003597248.
69. Ricker LJAG, Dieudonné SC, Kessels AGH, et al. Antiangiogenic isoforms of vascular endothelial growth factor predominate in subretinal fluid of patients with rhegmatogenous retinal detachment and proliferative vitreoretinopathy. Retina. 2012;32(1):54–9. https://doi.org/10.1097/IAE.0b013e31821800b9.
70. Citirik M, Kabatas EU, Batman C, Akin KO, Kabatas N. Vitreous vascular endothelial growth factor concentrations in proliferative diabetic retinopathy versus proliferative vitreoretinopathy. Ophthalmic Res. 2012;47(1):7–12. https://doi.org/10.1159/000324200.
71. Falavarjani KG, Hashemi M, Modarres M, Khani AH. Intrasilicone oil injection of bevacizumab at the end of retinal reattachment surgery for severe proliferative vitreoretinopathy. Eye. 2014;28(5):576–80. https://doi.org/10.1038/eye.2014.21.
72. Zhao X, Xia S, Wang E, Chen Y. Efficacy of intravitreal injection of bevacizumab in vitrectomy for patients with proliferative vitreoretinopathy retinal detachment: a meta-analysis of prospective studies. Retina. 2017;1. https://doi.org/10.1097/IAE.0000000000001584.
73. Pastor JC, Rojas J, Pastor-Idoate S, Di Lauro S, Gonzalez-Buendia L, Delgado-Tirado S. Proliferative vitreoretinopathy: a new concept of disease pathogenesis and practical consequences. Prog Retin Eye Res. 2016;51:125–55. https://doi.org/10.1016/j.preteyeres.2015.07.005.
74. Chiba C. The retinal pigment epithelium: an important player of retinal disorders and regeneration. Exp Eye Res. 2014;123:107–14. https://doi.org/10.1016/j.exer.2013.07.009.
75. Kon CH, Occleston NL, Charteris D, Daniels J, Aylward GW, Khaw PT. A prospective study of matrix metalloproteinases in proliferative vitreoretinopathy. Invest Ophthalmol Vis Sci. 1998;39(8):1524–9.
76. Ozerdem U, Mach-Hofacre B, Keefe K, et al. The effect of prinomastat (AG3340), a synthetic inhibitor of matrix

metalloproteinases, on posttraumatic proliferative vitreoretinopathy. Ophthalmic Res. 2000;33(1):20–3.
77. Ozerdem U, Mach-Hofacre B, Cheng L, et al. The effect of prinomastat (AG3340), a potent inhibitor of matrix metalloproteinases, on a subacute model of proliferative vitreoretinopathy. Curr Eye Res. 2000;20(6):447–53. https://doi.org/10.1076/0271-3683(200006)2061-YFT447.
78. Lei H, Velez G, Cui J, et al. N-Acetylcysteine suppresses retinal detachment in an experimental model of proliferative vitreoretinopathy. Am J Pathol. 2010;177(1):132–40. https://doi.org/10.2353/ajpath.2010.090604.
79. Priglinger CS, Obermann J, Szober CM, et al. Epithelial-to-mesenchymal transition of RPE cells in vitro confers increased β1,6-N-glycosylation and increased susceptibility to galectin-3 binding. PLoS One. 2016;11(1):1–25. https://doi.org/10.1371/journal.pone.0146887.
80. Ishikawa K, He S, Terasaki H, et al. Resveratrol inhibits epithelial-mesenchymal transition of retinal pigment epithelium and development of proliferative vitreoretinopathy. Sci Rep. 2015;5:16386. https://doi.org/10.1038/srep16386.
81. Li M, Li H, Liu X, Xu D, Wang F. MicroRNA-29b regulates TGF-β1-mediated epithelial-mesenchymal transition of retinal pigment epithelial cells by targeting AKT2. Exp Cell Res. 2016;345(2):115–24. https://doi.org/10.1016/j.yexcr.2014.09.026.
82. Nagasaka Y, Kaneko H, Ye F, et al. Role of caveolin-1 for blocking the epithelial-mesenchymal transition in proliferative vitreoretinopathy. Investig Opthalmol Vis Sci. 2017;58(1):221. https://doi.org/10.1167/iovs.16-20513.
83. Tamiya S, Kaplan HJ. Role of epithelial-mesenchymal transition in proliferative vitreoretinopathy. Exp Eye Res. 2016;142:26–31. https://doi.org/10.1016/j.exer.2015.02.008.
84. Soleas GJ, Diamandis EP, Goldberg DM. Resveratrol: a molecule whose time has come? And gone? Clin Biochem. 1997;30(2):91–113. https://doi.org/10.1016/S0009-9120(96)00155-5.
85. Frémont L. Biological effects of resveratrol. Life Sci. 2000;66(8):663–73. https://doi.org/10.1016/S0024-3205(99)00410-5.
86. Chen C-L, Chen Y-H, Tai M-C, Liang C-M, Lu D-W, Chen J-T. Resveratrol inhibits transforming growth factor-β2-induced epithelial-to-mesenchymal transition in human retinal pigment epithelial cells by suppressing the Smad pathway. Drug Des Devel Ther. 2017;11:163–73. https://doi.org/10.2147/DDDT.S126743.
87. Khanum BNMK, Guha R, Sur VP, et al. Pirfenidone inhibits post-traumatic proliferative vitreoretinopathy. Eye. 2017. https://doi.org/10.1038/eye.2017.21.
88. Szczesniak A-M, Porter RF, Toguri JT, et al. Cannabinoid 2 receptor is a novel anti-inflammatory target in experimental proliferative vitreoretinopathy. Neuropharmacology. 2017;113(Pt B):627–38. https://doi.org/10.1016/j.neuropharm.2016.08.030.

第 4 章

瑞典北部地区视网膜脱离登记中心记录的有关视网膜脱离的现状与图示

Eva Olofsson

于默奥市位于瑞典北部,于默奥大学医院是瑞典这一地区唯一的玻璃体视网膜中心(图 4.1)。瑞典北部所有的眼科诊所都会将原发性视网膜脱离和复发性视网膜脱离的患者转诊到于默奥大学医院,这也意味着这一广大地区的视网膜疾病患者都在同一家医院进行手术。

于默奥大学医院的玻璃体视网膜中心拥有视网膜脱离的登记中心,所有在这里进行手术的视网膜脱离患者都会进行登记。由于这里是瑞典北部唯一的玻璃体视网膜中心,几乎全部复发型视网膜脱离患者都将在这里进行再次手术。因此,很少会有患者失访,去其他的玻璃体视网膜中心复查或进行二次手术。这为我们的患者提供了完整和可靠的登记信息。

我们回顾了自 2010 年 10 月至 2015 年的信息,有如下发现:

- 每年的原发性孔源性视网膜脱离手术自 2011 年的 180 例, 增加到 2015 年的 230 例。
- 年龄分布情况显示,患者的年龄中位数为 62 岁,年龄最小的为 11 岁,年龄最大的为 95 岁。
- 性别分布情况显示,男性明显占多数(62%),而女性占 38%。
- 视网膜脱离的病因(图 4.2):自 2010 年 10 月至 2015 年期间,眼科共施行 1645 例视网膜脱离手术。其中,68%为原发性(新鲜)视网膜脱离,15%为复发型视网膜脱离(手术未成功),7%为第二次手术失败,5%为由于其他玻璃体视网膜疾病(非视网膜脱离)进行玻璃体切割术后出现视网膜脱离,还有 5%为由于其他不明确原因发生的视网膜脱离。
- 视网膜脱离的病理特征(图 4.3):在 1084 例原发性视网膜脱离患者中,89%为简

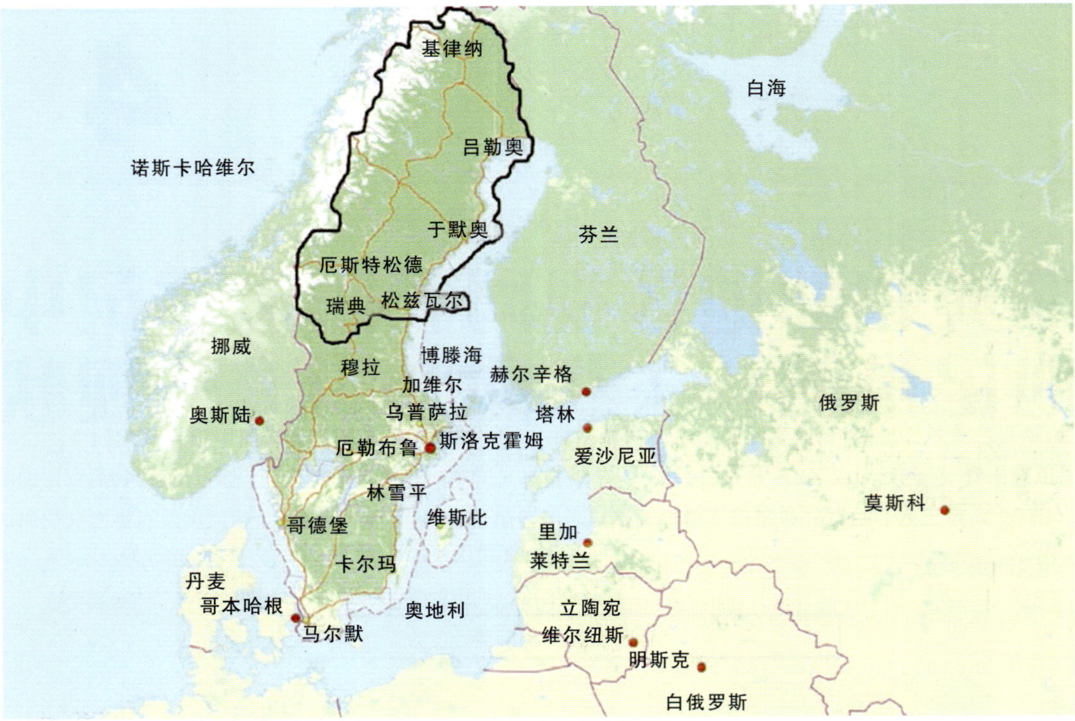

图 4.1 图中标注的区域为瑞典北部,这一地区所有的视网膜患者都被转诊到于默奥大学。瑞典北部人口为 892 000 人。(Photo courtesy Lantmäteriet, Sverige.)

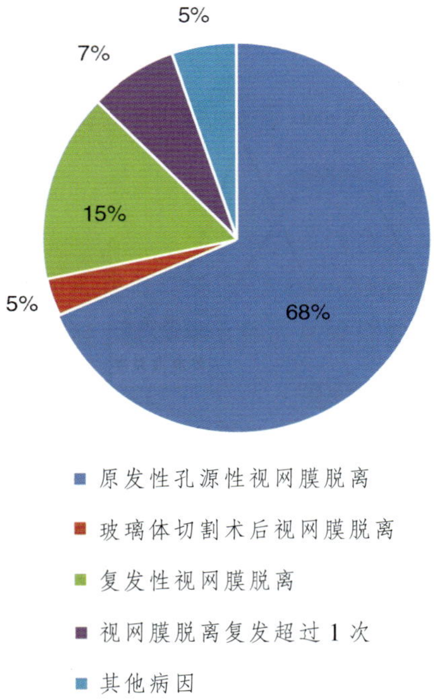

图 4.2 视网膜脱离的病因。

单型视网膜脱离,有 11%的患者为复杂型视网膜脱离,其中 4%为巨大裂孔,5%伴有 C 级或 D 级 PVR,另外 2%有不同的病因。

• 关于手术技术(图 4.4):自 2011 年至 2015 年,手术技术发生了很大的变化。在 2011 年,61%的原发性孔源性视网膜脱离手术为玻璃体切割术,36%为巩膜扣带术,3%为玻璃体切割联合巩膜扣带术。在随后几年,25G 玻璃体切割术施行得越来越多。在 2015 年,90%的手术为玻璃体切割术,9%为巩膜扣带术,1%为玻璃体切割联合巩膜扣带术。回顾 2015 年的数据,仅对有晶状体眼患者施行巩膜扣带术,而对有晶状体眼和人工晶状体眼患者均可施行玻璃体切割术。巩膜扣带术患者的平均年龄为 57 岁, 而进行玻璃体切割术的人工晶状体眼患者的平均

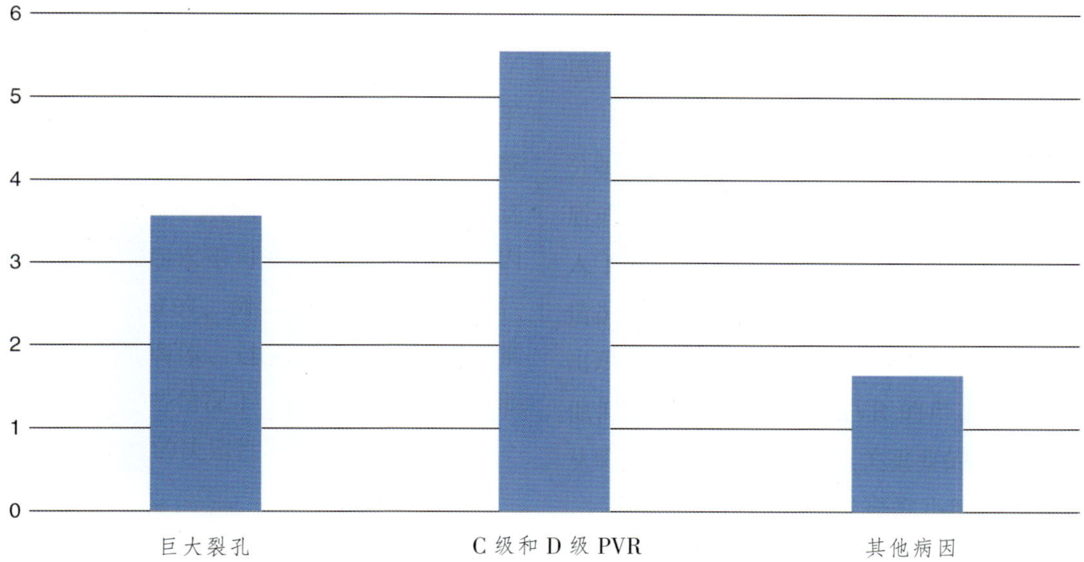

图 4.3 复杂型视网膜脱离的病理特征。

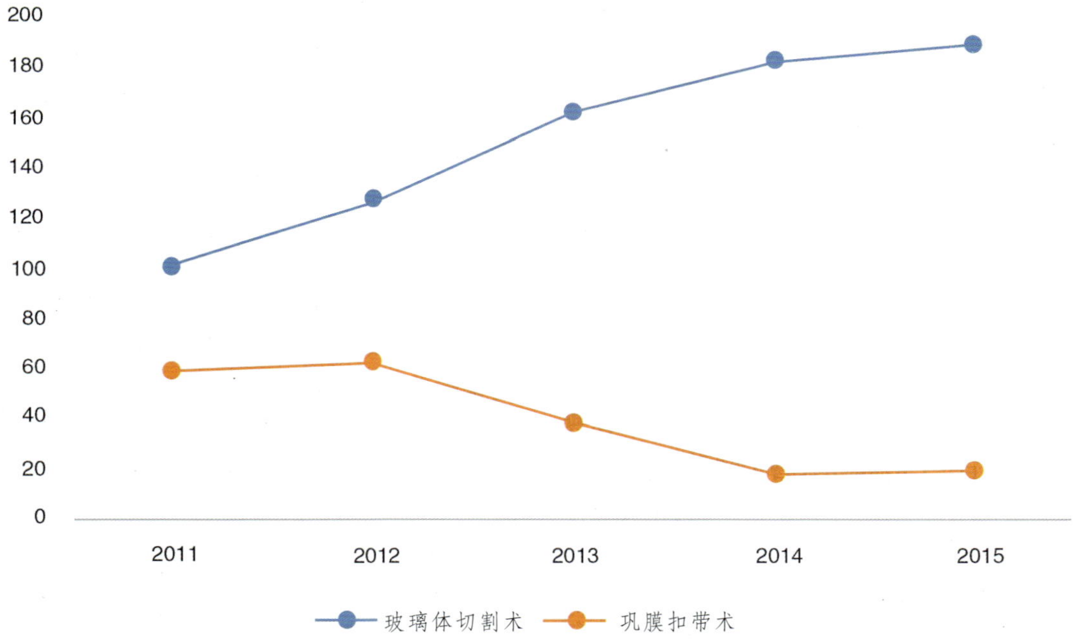

图 4.4 视网膜脱离的手术技术。

年龄为 63 岁。

• 复发性视网膜脱离的发生率(图 4.5)在很大程度上与病因关系密切。经过至少 6 个月的随访,原发性(新鲜)视网膜脱离的复发率为 12%。简单型和复杂型视网膜脱离的术后复发率差别很大,简单型视网膜脱离的复发率达 10%,而复杂型视网膜脱离的复发率高达 30%。对于复杂型视网膜脱离,巨大裂孔患者的手术失败率达 21%,C 级和 D 级 PVR 患者的失败率达 38%。

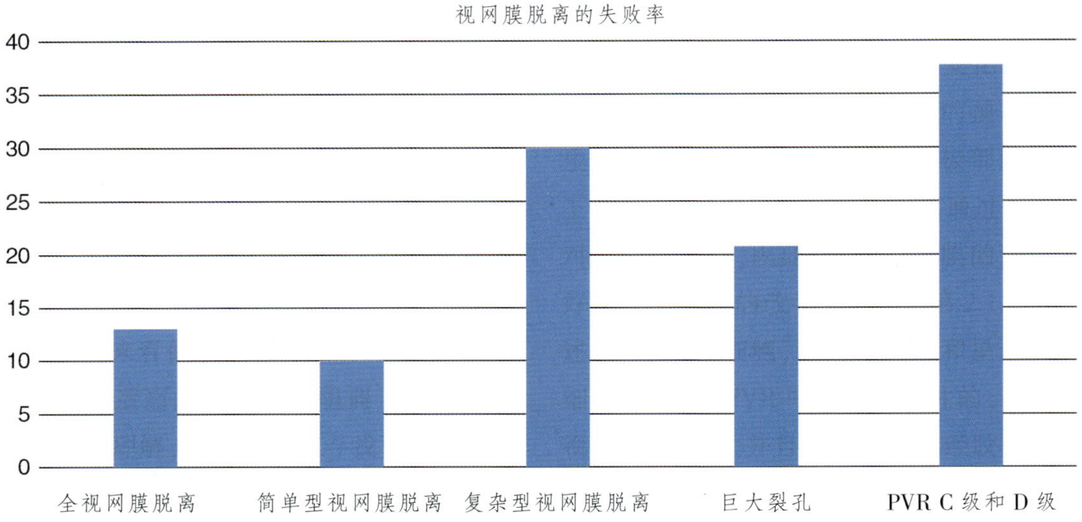

图 4.5 2014—2015 年的复发性视网膜脱离。手术失败的发生率取决于疾病的病理特征。

- 手术技术从巩膜扣带术到玻璃体切割术的转变也将原发性视网膜脱离手术的成功率从 85%提高到 90%。

4.1 国际性视网膜脱离研究的回顾

原发性视网膜脱离手术后复发的原因取决于很多因素，多个研究的结论也有不同。这些研究各不相同，从纳入了 7678 个病例和 176 名手术医生的大型多中心回顾性研究[1]到小型的单个手术医生的报告[2]，多种多样。巩膜扣带术与原发性玻璃体切割术治疗孔源性视网膜脱离的对比研究（SPR 研究）[3]是一项随机、多中心、前瞻性研究，纳入了 681 例患眼。自 2007 年发表以来，该研究对于视网膜脱离术产生了很大影响。在这项研究中，有晶状体眼患者在巩膜扣带术后的视力预后相比玻璃体切割术更好，可能是由于玻璃体切割术后眼的白内障进展影响视力。在人工晶状体眼中，玻璃体切割术的初次解剖成功率高于巩膜扣带术。这些研究的发现，以及现代手术技术的进步，引导着很多手术医生将玻璃体切割术作为目前视网膜脱离手术的优先选择。

4.2 视网膜复位

非复杂型视网膜脱离进行原发性玻璃体切割术后的视网膜复位率为 64%~98%[2,3]。由于这些研究的背景、设计都不相同，因而难以对这些研究进行比较。例如，晶状体的状态（有晶状体或人工晶状体）、眼内填充物的选择、视网膜裂孔的位置以及随访的时间长短都有不同，而这些因素对视网膜复位率的影响很大。在 SPR 研究中，有晶状体眼的视网膜复位率达 63.8%，而人工晶状体眼的为 72%[3]。这项研究也被纳入了两项关于非复杂型视网膜脱离的 Meta 分析中，这两项 Meta 分析计算了有晶状体眼玻璃体切割术的视网膜复位率分别为 68%和 77%，而人工晶状体眼的复位率分别为 75%和 78%[4,5]。可能是有晶状体眼中残留的玻璃体增加了视网膜脱离复发的风险[6]。手术医生们都知道，晶状体的存在会阻碍眼前节玻璃体的彻底清除，因此，目前许多手术医生在为有晶状体眼实施玻璃体切割术时会联合白内障超声乳化抽吸和人工晶状体植入术。

4.3　气体

在非复杂型视网膜脱离术中作为眼内填充物的气体包括空气、六氟化硫(SF_6)，六氟化烷(C_2F_6)和全氟丙烷(C_3F_8)。空气的眼内存留时间最短，只存留大约 1 周。SF_6 也是一种短效气体，在最常使用的惰性气体–空气混合物浓度下，在玻璃体腔的存留时间为 1~3 周，而 C_2F_6 可存留 4~6 周，C_3F_8 则为 1~2 个月[7,8]。不同气体闭合视网膜裂孔的效能要考虑到视网膜复位需要形成牢固的视网膜–脉络膜粘连的时间，从而防止视网膜再次脱离，这一点存在争议，但更长效的气体对于累及下方象限的视网膜脱离可能是有益的[9]。视网膜脱离累及的象限数是手术失败的已知危险因素[10–12]，而且下方视网膜裂孔使用气体顶压难以封闭，因为不足以产生牢固的视网膜–脉络膜粘连[13]。更长效的惰性气体延长了视力恢复的时间，需要推迟患者的飞机旅行，但实际上对于下方裂孔的视网膜脱离，可能并不会比短效气体获得更高的手术成功率[12,14,15]。使用 C_3F_8 和硅油作为眼内填充物时，视网膜脱离手术的成功率相同[6]。玻璃体视网膜术中使用的眼内气体类型和浓度在很大程度上取决于不同医院的当地传统。

4.4　术后体位

通常会建议患者术后保持特殊体位，以便于气泡能到达正确位置，为封闭视网膜裂孔提供足够的表面张力，防止液体进入视网膜下隙[16]。然而，体位可以随着手术医生的偏好和患者的依从性进行调整。术后早期，许多医生更愿意患者保持俯卧位，这种体位被认为可减少并发症的发生。惰性气体可能会升高眼内压，导致白内障和虹膜后粘连。俯卧位时气体向后推压，可能会减少这些并发症的发生；此外，还可通过将后极部残留的视网膜下液和视网膜表面的色素上皮细胞推移，进而防止视网膜皱褶和黄斑前膜的发生。然而，根据视网膜裂孔的位置适当调整术后体位会让患者更舒适，从而可能提高依从性，取得更好的术后效果。术后特殊体位对于发生并发症和解剖成功率的作用目前尚有争议，尽管一些研究结果显示，通过可调整的术后特殊体位，视网膜复位率高达 90%~94.5%，证明了这种方法的有效性[14,15,17,19,20]，但尚未发现术后体位能够降低视网膜再次脱离的风险[17,18]。

4.5　巩膜扣带术

由于玻璃体切割术和气体填充的局限性，特别是视网膜裂孔位于下方的情况下，使用节段性巩膜外垫压或环扎以支撑玻璃体基底部、缓解玻璃体牵拉是一种非常确实的复位视网膜的替代方法。在 SPR 研究中，巩膜扣带术作为视网膜脱离的初次手术方法，在有晶状体眼中复位率达 63.6%，在人工晶状体眼中复位率达 53.4%[3]。两项纳入了SPR研究的Meta分析计算得出，巩膜扣带术后有晶状体眼的视网膜复位率为68%~76%，高于人工晶状体眼的67%~68.8%[4,5]。两项Meta分析均不能确认SPR研究的结果，即对于人工晶状体眼原发性视网膜脱离，玻璃体切割术优于巩膜扣带术。许多比较巩膜扣带术和玻璃体切割术的研究得到了不一致的结论，在非复杂型视网膜脱离术中，哪种手术方式更有优势还有待进一步明确[21-23]。近年来的趋势显示，很多手术医生以玻璃体切割术，而不是巩膜扣带术作为首选手术方法，也反映了手术器械的改进，包括小切口玻璃体切割系统和广角镜观察系统[24,25]。此外，今天的手术医生，受之前研究的影响，可能根据现实情况选择手术方式。例如，对于年轻的有晶状体眼患者，特别是在尚未出现玻璃体后脱离的情况下，更多选择巩膜扣带术[25,26]。鉴于这些趋势和进步，我们并不奇怪很多随后的研究，取得了相比10余年前进行的SPR研究普遍更高的初次手术复位率。如巩膜扣带术，通过周密的病例选择，手术复位率可达到85%~91%[1,24-26]。玻璃体切割术也取得了更好的解剖成功率，最近的研究报道原发性玻璃体切割术后视网膜复位率达81%~95%[1,6,11,19,22-25,27,28]。

在对于下方视网膜脱离的初次手术复位时，许多手术医生在玻璃体切割时还会联合巩膜扣带，因为气体可能不能充分封闭视网膜裂孔。然而，很多研究都没能显示以玻璃体切割联合巩膜扣带术作为初始手术方式，优于单独的玻璃体切割术。

4.6 结论

自2010年10月至2015年，于默奥大学医院施行了1645例视网膜脱离术。将近90%的病例都是简单型的，11%的病例为复杂型，其中4%为巨大裂孔，5%为PVR C级或D级。在研究初始阶段，1/3的视网膜脱离患者进行了巩膜扣带术，而在研究的最后阶段则仅有9%的患者进行了巩膜扣带术。这种改变也提高了原发手术的视网膜复位率。手术失败率与病因密切相关，简单型视网膜脱离的失败率为10%，复杂型视网膜脱离的为30%。这一结果不低于目前已发表的研究数据，其有晶状体眼患者玻璃体切割术后的失败率为25%，人工晶状体眼玻璃体切割术后失败率为20%[3]。

参考文献

1. Adelman RA, et al. Strategy for the management of uncomplicated retinal detachments: the European vitreo-retinal society retinal detachment study report 1. Ophthalmology. 2013;120(9):1804–8.
2. Stangos AN, et al. Pars-plana vitrectomy alone vs vitrectomy with scleral buckling for primary rhegmatogenous pseudophakic retinal detachment. Am J Ophthalmol. 2004;138(6):952–8.
3. Heimann H, et al. Scleral buckling versus primary vitrectomy in rhegmatogenous retinal detachment: a prospective randomized multicenter clinical study. Ophthalmology. 2007;114(12):2142–2154.e2144.
4. Soni C, et al. Surgical management of rhegmatogenous retinal detachment: a meta-analysis of randomized controlled trials. Ophthalmology. 2013;120(7):1440–7.
5. Sun Q, et al. Primary vitrectomy versus scleral buckling for the treatment of rhegmatogenous retinal detachment: a meta-analysis of randomized controlled clinical trials. Curr Eye Res. 2012;37(6):492–9.
6. Caiado RR, et al. Effect of lens status in the surgical success of 23-gauge primary vitrectomy for the management of rhegmatogenous retinal detachment: the Pan American Collaborative Retina Study (PACORES) group results. Retina. 2015;35(2):326–33.
7. Jacobs PM, et al. Behaviour of intraocular gases. Eye (Lond). 1988;2(Pt 6):660–3.
8. Kontos A, et al. Duration of intraocular gases following vitreoretinal surgery. Graefes Arch Clin Exp Ophthalmol. 2017;255(2):231–6.
9. Tan HS, et al. Air versus gas tamponade in retinal detachment surgery. Br J Ophthalmol. 2013;97(1):80–2.
10. Mitry D, et al. Surgical outcome and risk stratification for primary retinal detachment repair: results from the

Scottish Retinal Detachment study. Br J Ophthalmol. 2012;96(5):730–4.
11. Wickham L, et al. Surgical failure following primary retinal detachment surgery by vitrectomy: risk factors and functional outcomes. Br J Ophthalmol. 2011;95(9):1234–8.
12. Zhou C, et al. Air versus gas tamponade in rhegmatogenous retinal detachment with inferior breaks after 23-gauge pars plana vitrectomy: a prospective, randomized comparative interventional study. Retina. 2015;35(5):886–91.
13. Goto T, et al. A comparison of the anatomic successes of primary vitrectomy for rhegmatogenous retinal detachment with superior and inferior breaks. Acta Ophthalmol. 2013;91(6):552–6.
14. Martinez-Castillo V, et al. Pars plana vitrectomy alone for the management of inferior breaks in pseudophakic retinal detachment without facedown position. Ophthalmology. 2005a;112(7):1222–6.
15. Martinez-Castillo V, et al. Management of inferior breaks in pseudophakic rhegmatogenous retinal detachment with pars plana vitrectomy and air. Arch Ophthalmol. 2005b;123(8):1078–81.
16. Vaziri K, et al. Tamponade in the surgical management of retinal detachment. Clin Ophthalmol. 2016;10:471–6.
17. Chen X, et al. A comparison of strict face-down positioning with adjustable positioning after pars plana vitrectomy and gas tamponade for rhegmatogenous retinal detachment. Retina. 2015;35(5):892–8.
18. Otsuka K, et al. Impact of postoperative positioning on the outcome of pars plana vitrectomy with gas tamponade for primary rhegmatogenous retinal detachment: comparison between supine and prone positioning. Acta Ophthalmol. 2018;96(2):e189–94.
19. Lin Z, et al. The safety and efficacy of adjustable postoperative position after pars plana vitrectomy for rhegmatogenous retinal detachment. J Ophthalmol. 2017;2017:5760173.
20. Martinez-Castillo VJ, et al. Pars Plana Vitrectomy Alone for the Management of Pseudophakic Rhegmatogenous Retinal Detachment with Only Inferior Breaks. Ophthalmology. 2016;123(7):1563–9.
21. Brazitikos PD, et al. Primary pars plana vitrectomy versus scleral buckle surgery for the treatment of pseudophakic retinal detachment: a randomized clinical trial. Retina. 2005;25(8):957–64.
22. Cankurtaran V, et al. Anatomical and functional outcomes of scleral buckling versus primary vitrectomy in pseudophakic retinal detachment. Bosn J Basic Med Sci. 2017;17(1):74–80.
23. Sahanne S, et al. A retrospective study comparing outcomes of primary rhegmatogenous retinal detachment repair by scleral buckling and pars plana vitrectomy in Finland. Clin Ophthalmol. 2017;11:503–9.
24. Mikhail MA, et al. Outcome of primary rhegmatogenous retinal detachment surgery in a tertiary referral centre in Northern Ireland - a regional study. Ulster Med J. 2017;86(1):15–9.
25. Smretschnig E, et al. Primary retinal detachment surgery: changes in treatment and outcome in an Austrian Tertiary Eye Center. Ophthalmologica. 2017;237(1):55–62.
26. Noori J, et al. Scleral buckle surgery for primary retinal detachment without posterior vitreous detachment. Retina. 2016;36(11):2066–71.
27. Kinori M, et al. Comparison of pars plana vitrectomy with and without scleral buckle for the repair of primary rhegmatogenous retinal detachment. Am J Ophthalmol. 2011;152(2):291–297.e292.
28. Walter P, et al. Vitrectomy with and without encircling band for pseudophakic retinal detachment: VIPER Study Report No 2-main results. Br J Ophthalmol. 2017;101(6):712–8.
29. Wickham L, et al. Vitrectomy and gas for inferior break retinal detachments: are the results comparable to vitrectomy, gas, and scleral buckle? Br J Ophthalmol. 2004;88(11):1376–9.

第 2 部分

术前准备

第 5 章

视网膜脱离的评估

Ulrich Spandau, Zoran Tomic

对视网膜脱离良好、准确的评估是手术成功的关键。视网膜脱离有一定的规律可循，要成为一名成功的玻璃体视网膜外科医生，需要掌握这个规律。

5.1 视网膜脱离的解剖过程是什么？

Lincoff 和 Gieser[1]发现了视网膜脱离的发展过程(图 5.1)。

5.2 视网膜脱离的重要理论基础是 Lincoff 规则

Lincoff规则：Lincoff 和 Gieser 研究了 1000 例视网膜脱离患者，总结了 4 种不同形状的视网膜脱离[1]：

1 型：上方视网膜脱离与全视网膜脱离实际上是一样的。全视网膜脱离由上方视网膜脱离发展而来(图 5.2a,b)。

2 型：颞上/鼻上方视网膜脱离(图 5.2c,d)。

3 型：下方视网膜浅脱离(图 5.2e)。

4 型：下方泡状高度隆起的视网膜脱离(图 5.2f)。

Lincoff和Gieser的第二个发现：每个形状的视网膜脱离(1~4)都有一个在特定位置的裂孔，而这个裂孔(主孔)是造成这种形状的视网膜脱离的原因。裂孔可能不止一个，但在大多数情况下，只存在一个与主孔位于同一象限的第二裂孔。主孔位置如下(图 5.3 和图 5.4)：

(1)鼻上方/颞上方视网膜脱离：主孔位于视网膜脱离最高处边界的 1.5 个钟位范围内。

(2)上方/全视网膜脱离：主孔位于顶点分别在 12:00，两边分别在 10:30、1:30 钟位所组成的三角形区域内。

(3)下方视网膜浅脱离有一个位于视网膜脱离较高边界处附近的裂孔，范围在视网膜脱离上缘到 6:30 钟位之间。

(4)下方泡状高度隆起的视网膜脱离则最令人惊讶。它会有一个小孔，但并非人们所预想的位于下方，而是位于 11:00 钟位或者 1:00 钟位，在裂孔与下方视网膜脱离之

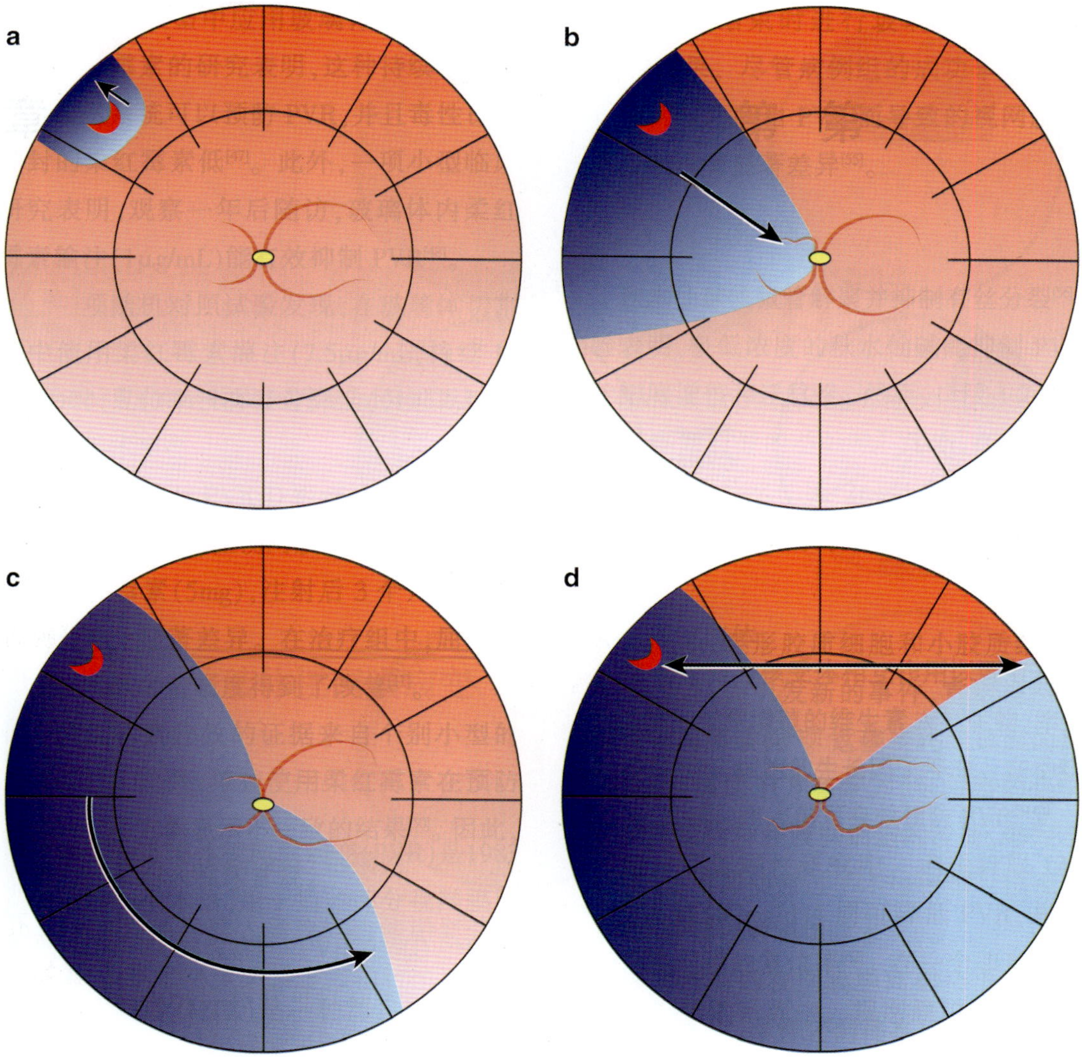

图 5.1 视网膜脱离的发展过程：10:30 钟位有一个马蹄形裂孔，视网膜脱离首先是向锯齿缘(a)方向发展，然后视网膜下液向视盘方向移动(b)，之后视网膜脱离继续向下方发展(c)，最后向上方继续脱离，直到视网膜脱离的高度达到了对侧脱离视网膜的高度水平(d)，视网膜脱离范围就不会再扩大了，10:30 钟位的单个视网膜裂孔不会导致全视网膜脱离。

间，存在周边部视网膜桥状脱离，彼此连通。

Lincoff 1~4 型视网膜脱离的发生率[1]：

出现上方视网膜脱离的概率为 80%，而下方视网膜脱离的概率为 20%。

Lincoff 1~4 型视网膜脱离的分类：

上方视网膜脱离、鼻上方/颞上方视网膜脱离(1 型和 2 型)可以被认为是简单型视网膜脱离。其中，巨大裂孔和近视眼合并多个裂孔的病例除外。

下方视网膜脱离和下方泡状高度隆起的视网膜脱离(3 型和 4 型)则是复杂型视网膜脱离，对于下方视网膜脱离，当裂孔位于 3:00~5:00 钟位时，手术往往简单易行，而裂孔位于 5:00~7:30 钟位时，手术则较为复杂。当评估不准确时，形状 4 型的视网膜脱离则显得尤为复杂，如果在下方寻找视网膜

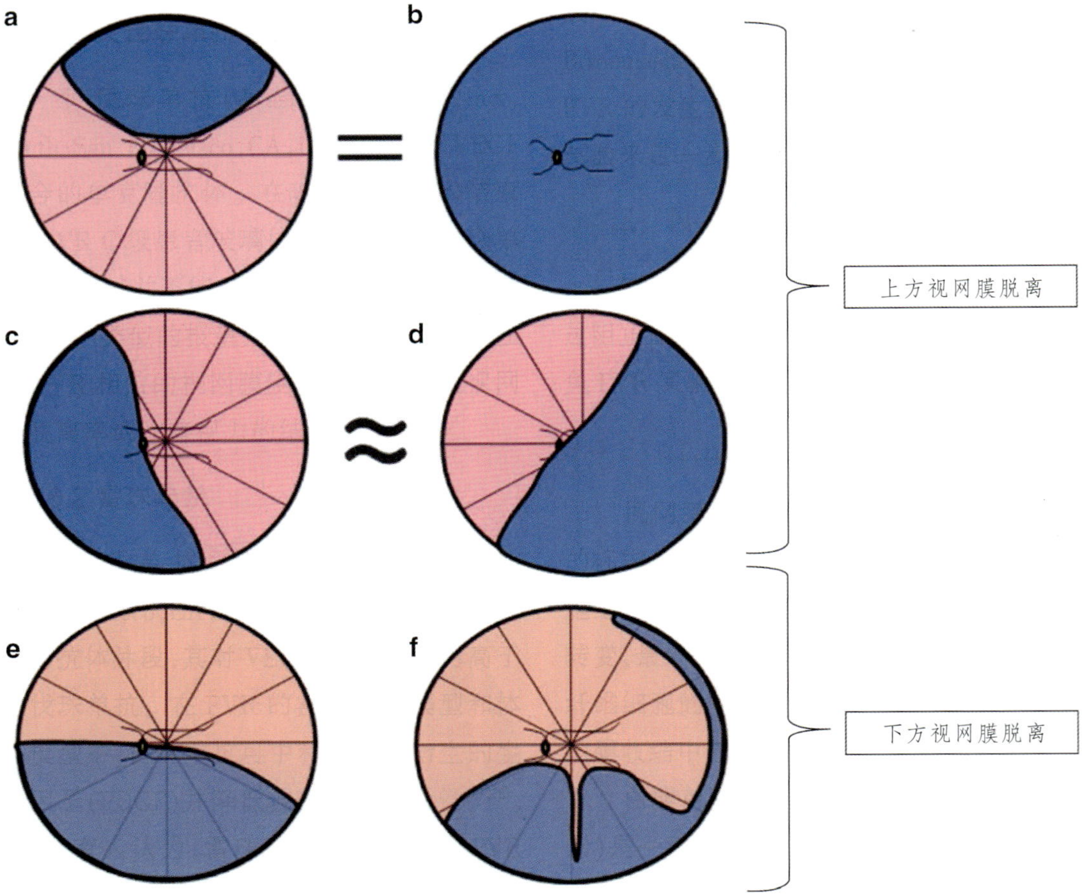

图 5.2 Lincoff 和 Gieser 发现了两种类型的上方视网膜脱离和两种类型的下方视网膜脱离。上方视网膜脱离(a)和全视网膜脱离(b)是相同的,鼻上方视网膜脱离(c)和颞上方视网膜脱离(d)也是相同的。至于下方视网膜脱离,可以分为浅脱离(e)和高度隆起的泡状脱离(f)。

裂孔,那么往往会因为找不到裂孔而导致失败。

5.3 在乌普萨拉大学,我们采用如下手术方法

1.充气性视网膜固定术。

2.白内障超声乳化抽吸(Phaco)联合玻璃体切割术(25G,27G)。

3.巩膜扣带术(显微镜和吊顶灯辅助下的节段性巩膜外硅压)。

4.巩膜外环扎术+玻璃体切割术+双手膜剥离+硅油。

5.节段性巩膜外硅压联合玻璃体切割术。

6.视网膜切开术。

5.4 在乌普萨拉大学,我们采用如下方法评估视网膜脱离

5.4.1 简单型视网膜脱离

5.4.1.1 局部脱离

仅累及视网膜裂孔边缘的脱离称为局

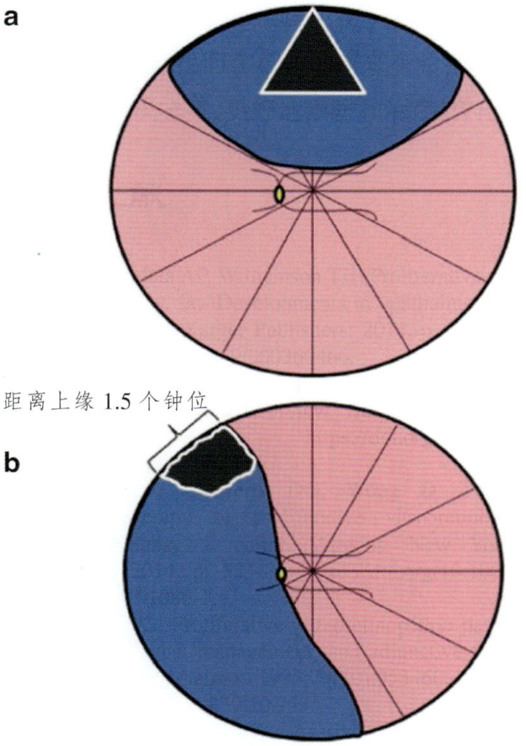

图 5.3　(a)上方/全视网膜脱离。主孔位于顶点分别在 12:00、10:30、1:30 钟位的三角形区域内。(b)鼻上方/颞上方视网膜脱离。主孔位于视网膜脱离最高处边界的 1.5 个钟位之间。

部脱离。局部脱离需要用气体或者巩膜外硅压术治疗，将脱离的视网膜贴附回视网膜色素上皮层，再通过激光光凝或冷凝固定裂孔边缘，而不能仅靠激光治疗。图 5.5 展示了一个病例，其中一处局部脱离仅通过激光光凝治疗，治疗后病情并未稳定，而另一处局部脱离则是通过巩膜扣带术治疗，之后病情得以稳定(图 5.6)。我们只处理 10:00~2:00 钟位未累及上方血管弓的视网膜脱离，利用气体填充或冷凝。

5.4.1.2 颞上方、鼻上方和上方视网膜脱离

大多数初次发病的视网膜脱离属于简单型视网膜脱离，病史一般为 2~5 天，一般

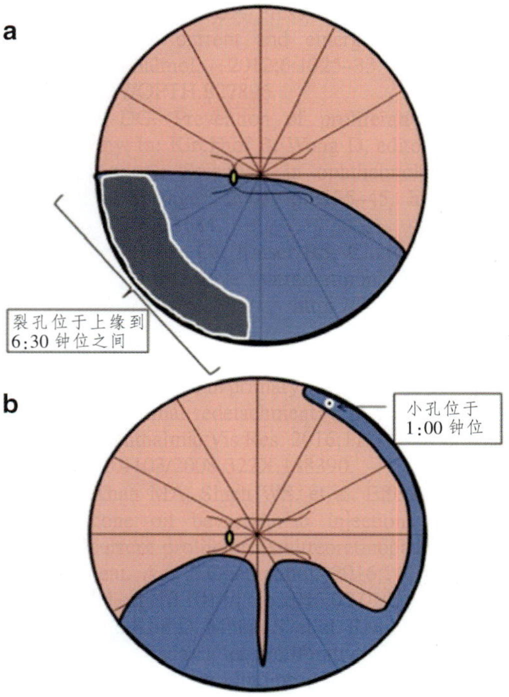

图 5.4　(a)下方视网膜浅脱离。裂孔位于视网膜脱离上缘到 6:30 钟位之间。(b)下方泡状高度隆起的视网膜脱离。有一个小孔位于 11:00 或 1:00 钟位。

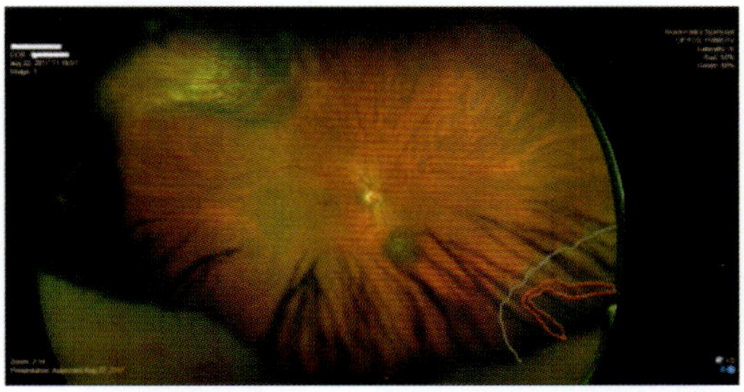

图 5.5　一只眼在 10:30 钟位、4:00 钟位各有一处局部脱离。10:30 钟位的局部脱离通过巩膜外扣带术成功治疗。而 5:00 钟位的局部脱离则通过激光治疗。可能存在视网膜下液漫过激光斑、视网膜脱离范围扩大的风险。

是人工晶状体眼或有晶状体眼，无晶状体眼的病例非常少，所有年龄超过 50 岁的人工晶状体眼或有晶状体眼病例都行联合手术：

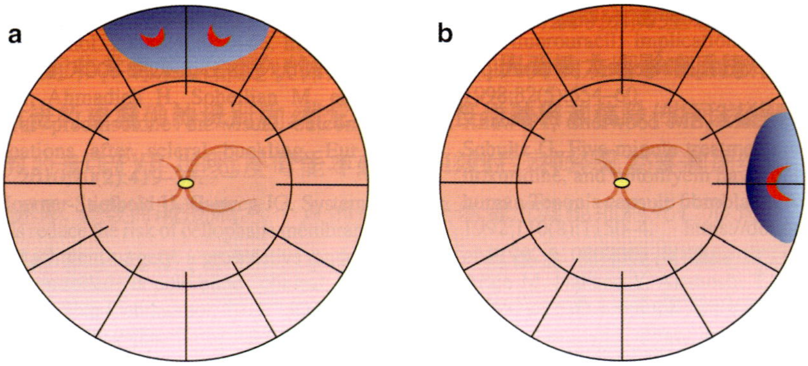

图 5.6 在 12:00 钟位(a)和 3:00 钟位(b)的局部脱离。这两种病例都可以通过充气性视网膜固定术治疗。

Phaco/玻璃体切割术。为什么联合手术?相对于有晶状体眼,在人工晶状体眼病例中视网膜脱离复位率更高,90%的原发性视网膜脱离都进行玻璃体切割术,这些病例都是颞上方、鼻上方和上方视网膜脱离(Lincoff 1型和2型)(图 5.7),这些病例绝大多数都使用气体填充。

5.4.2 复杂型视网膜脱离

当遇到复杂型视网膜脱离时,手术则困难很多,术后效果有时不尽如人意。请记住:

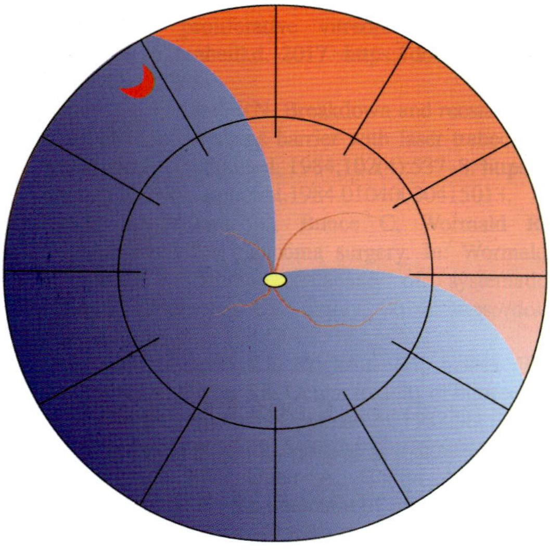

图 5.7 一例简单型颞上方视网膜脱离。典型的手术方式为白内障超声乳化抽吸联合玻璃体切割术。

来自瑞典于默奥的 Eva Olofsson 报告了复杂型视网膜脱离术后的复发率为 30%(见第 4 章)。典型的复杂型视网膜脱离有巨大裂孔、PVR C 级和 D 级、下方视网膜脱离以及陈旧性视网膜脱离。对部分复杂型视网膜脱离,巩膜外硅压术有优势,另一些只能选择玻璃体切割术,首次手术方式的选择往往决定了患眼的命运。

5.4.2.1 巩膜外硅压术对玻璃体切割术

如今,大多数视网膜脱离都采用玻璃体切割术治疗,巩膜外硅压术变得越来越少。一个原因是年轻医生不会使用双目间接检眼镜来观察视网膜。本书将展示在显微镜和广角镜辅助下的巩膜外硅压术,从而无须使用双目间接检眼镜。巩膜外硅压术主要用于年轻患者或某些复杂病例,术中只需要使用节段性硅海绵,将其径向放置或环形放置。

当遇到复杂型视网膜脱离时,必须掌握并同时应用这两种技术,即巩膜扣带术和玻璃体切割术,以获得手术的成功。复杂型视网膜脱离如下:

5.4.2.2 下方视网膜脱离

对于 40 岁以下的视网膜脱离患者,一

般选择巩膜外硅压术。因为这类患者的玻璃体还未发生后脱离，屈光介质也是透明的。典型的例子是年轻的近视患者。近视合并下方视网膜脱离是巩膜外扣带术的良好适应证，主要包括环扎和节段性巩膜外硅压术。环扎可导致近视度数加深约 3D，而节段性巩膜外硅压则会导致散光。两种情况下，硅胶带都可在 4 周后取出，这样眼球就可以恢复到原来的形态。在这些情况下，我们多数会选择节段性巩膜外硅压术。以一例 27 岁的男性患者为例，其矫正视力为-3.5sph=0.4，下方视网膜脱离，在 6:00 钟位和 7:30 钟位之间有 6 个小裂孔，术中在 5:30 钟位和 7:30 钟位之间做了节段性巩膜外硅压术(下直肌下方)以及冷凝术(图 5.8)。

下面两个例子展示了相同形状的下方视网膜脱离，但有着不同的视网膜裂孔(图 5.9)。裂孔位置的不同决定了不同的手术方式。对于裂孔在 4:00 钟位的下方视网膜脱离(图 5.9a)，手术方式应该选择玻璃体切割术联合 C_2F_6 气体填充。术后患者需要保持面向裂孔侧的体位 3 天。

裂孔位于在 5:00~7:00 钟位的下方视网膜脱离则比较复杂(图 5.9b)。如果玻璃体切割术后用气体填充，那么气体不足以完全填充 6:00 钟位处的裂孔。为什么？因为 100%的气体填充是不可能的，甚至 90%的气体填充也很难达到。而且术后患者必须在没有枕头的情况下俯卧 3 天。如果患者不能或不愿采用这种体位，那就可以考虑采用以下方法：6:00 钟位做巩膜扣带术或者环扎术，并在 6:00 钟位放置槽形带。可以单独行巩膜扣带术或进行扣带/玻璃体切割联合手术，并填充气体。如果裂孔位于手术嵴上，术后则不需要特殊体位。另一种简单的方法是用重硅油(Densiron 68)眼内填充。根据我们的经验，后一种方法是治疗下方视网膜脱离最简单的方法。在第 18 章中有更多关于下方视网膜脱离的解析。

巩膜外硅压术对玻璃体切割术的选择还取决于视网膜裂孔的位置。如果裂孔位于赤道部以前，可以放置硅海绵(图 5.10a)。但如果视网膜裂孔位于赤道部以后(图5.10b)，硅海绵则无法到达裂孔处，必须选择玻璃体

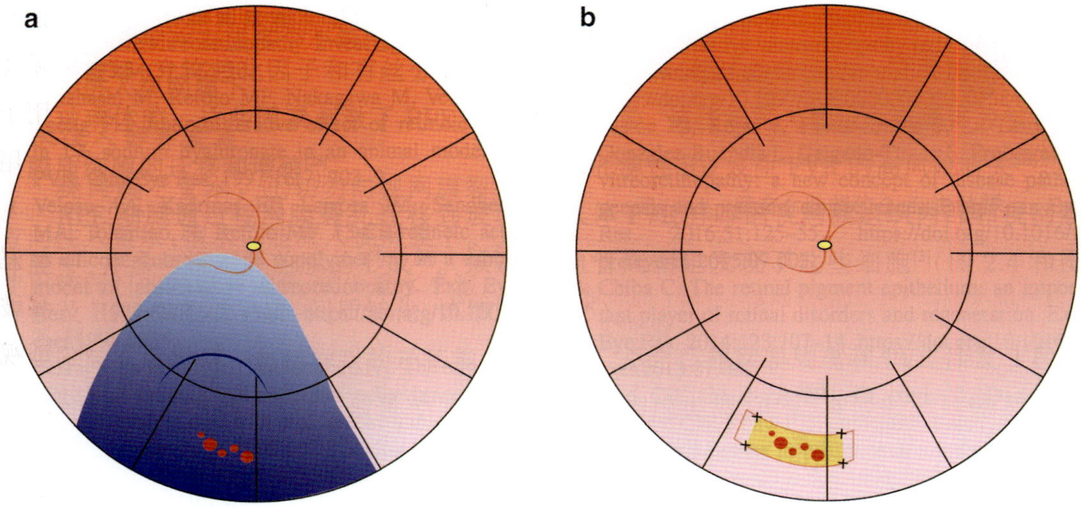

图 5.8　近视视网膜脱离(a)是巩膜外硅压术的理想适应证(b)。

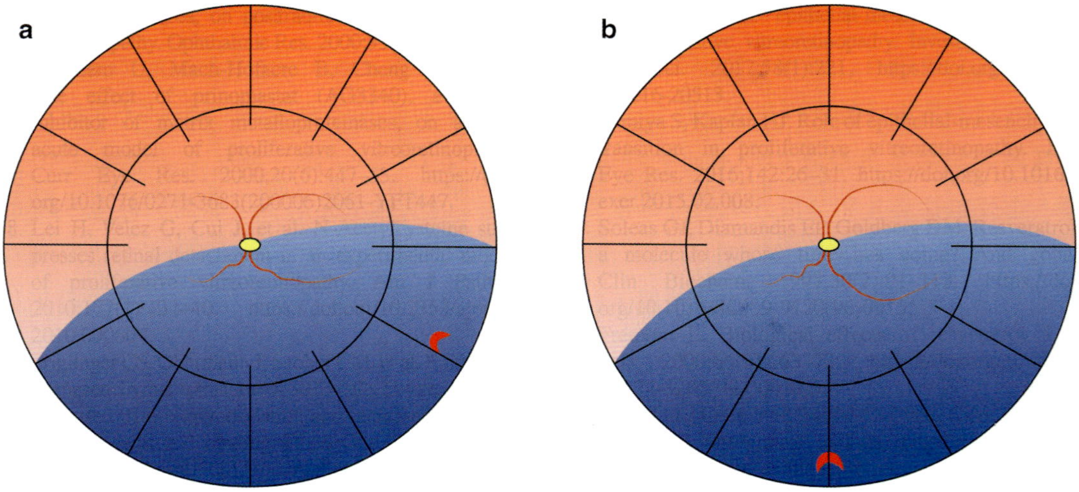

图 5.9 下方视网膜浅脱离(Lincoff 3 型)。一个病例视网膜裂孔位于 4:00 钟位(a),另一病例视网膜裂孔位于 5:30 钟位。在第一个病例中,玻璃体切割术联合 C_2F_6 气体填充是一个很好的手术选择,但对第二个病例(b)则不是。即使用 C_3F_8 或硅油填充也不能有效地封闭这个裂孔。对于裂孔在 6:00 钟位的病例,最好的手术方式是在 5:00~7:00 钟位环形放置硅海绵。如果要进行玻璃体切割术,必须使用重硅油填充。

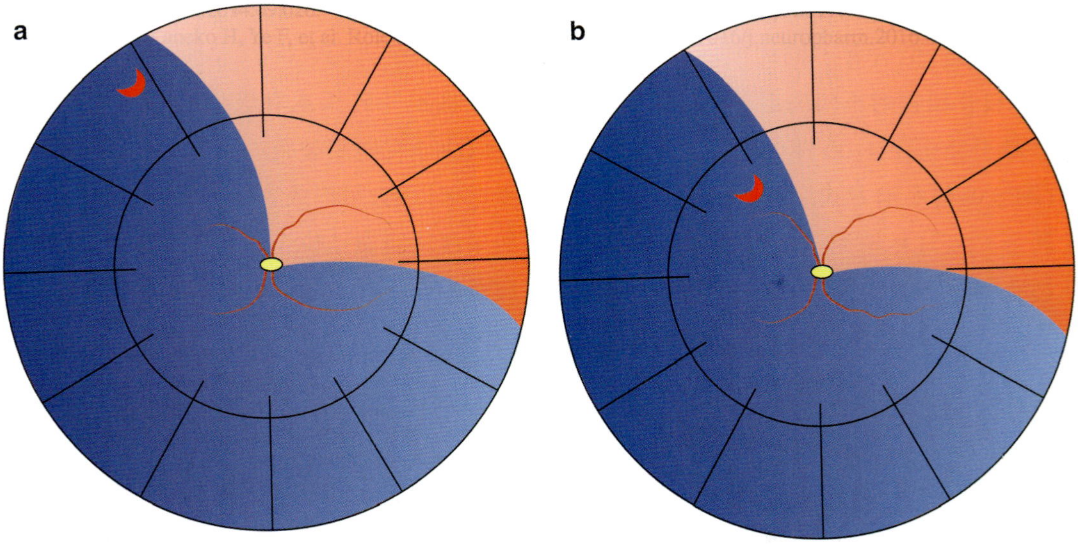

图 5.10 视网膜裂孔位于赤道部前(a)和赤道部后(b)。病例(a)可选择巩膜外硅压术和玻璃体切割术。病例(b)只能选择玻璃体切割术,因为裂孔位置太靠后,无法被硅海绵顶压到。

切割术。因此,对于颞上方的简单型视网膜脱离病例,在以上两种情况下都可以采用玻璃体切割术,而巩膜扣带术只适用于第一种情况。

下方泡状高度隆起的视网膜脱离(Lincoff 4 型)(图 5.11)在解剖学上非常有趣,因为在 1:00 或 11:00 钟位的一个小孔会导致高度隆起的下方视网膜脱离。在这种情况下,治疗上的一个原则为:治疗主要针对视网膜裂孔而不是视网膜脱离。如果对小孔径

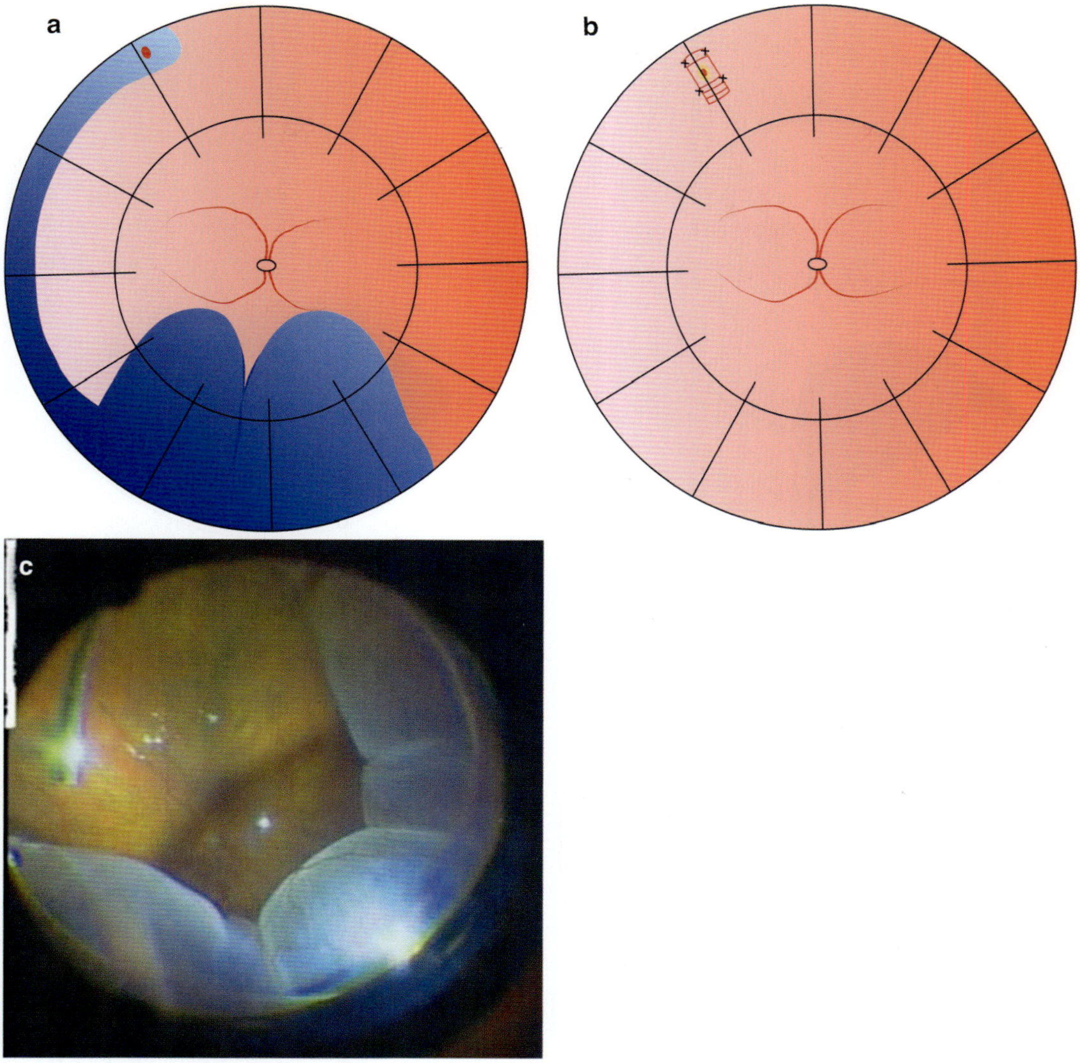

图 5.11　下方泡状高度隆起的视网膜脱离(Lincoff 4 型)。小孔位于 11:00 钟位(a)。在 11:00 钟位径向放置的巩膜外硅压可以让视网膜在 1~2 天内复位(b)。而玻璃体切割术则有一点儿难度,因为视网膜下液要从这个 11:00 钟位的小孔中引流出来(c)。

向做一个巩膜外扣带,那么视网膜会在 1 天内复位(图 5.11 b)。但如果选择玻璃体切割术,就会有一个很大的难题:大量的视网膜下液要怎样从小孔中引流出来(图 5.11c)。

5.4.2.3 锯齿缘截离

锯齿缘截离位于简单型和复杂型视网膜脱离的边界。巩膜外硅压术治疗锯齿缘截离的成功率为 99%。如果想要选择玻璃体切割术,那么也需要达到相同的视网膜复位率。例如,一例 42 岁的男性患者,由外伤导致 6:00~7:00 钟位锯齿缘截离,从而导致长期下方视网膜脱离,在 5:00~8:00 钟位(下直肌下)进行了巩膜扣带术(图 5.12a)。2 个月后,视网膜下液明显减少(图 5.12b),而 6 个月后,视网膜下液完全消失(图 5.12c)。

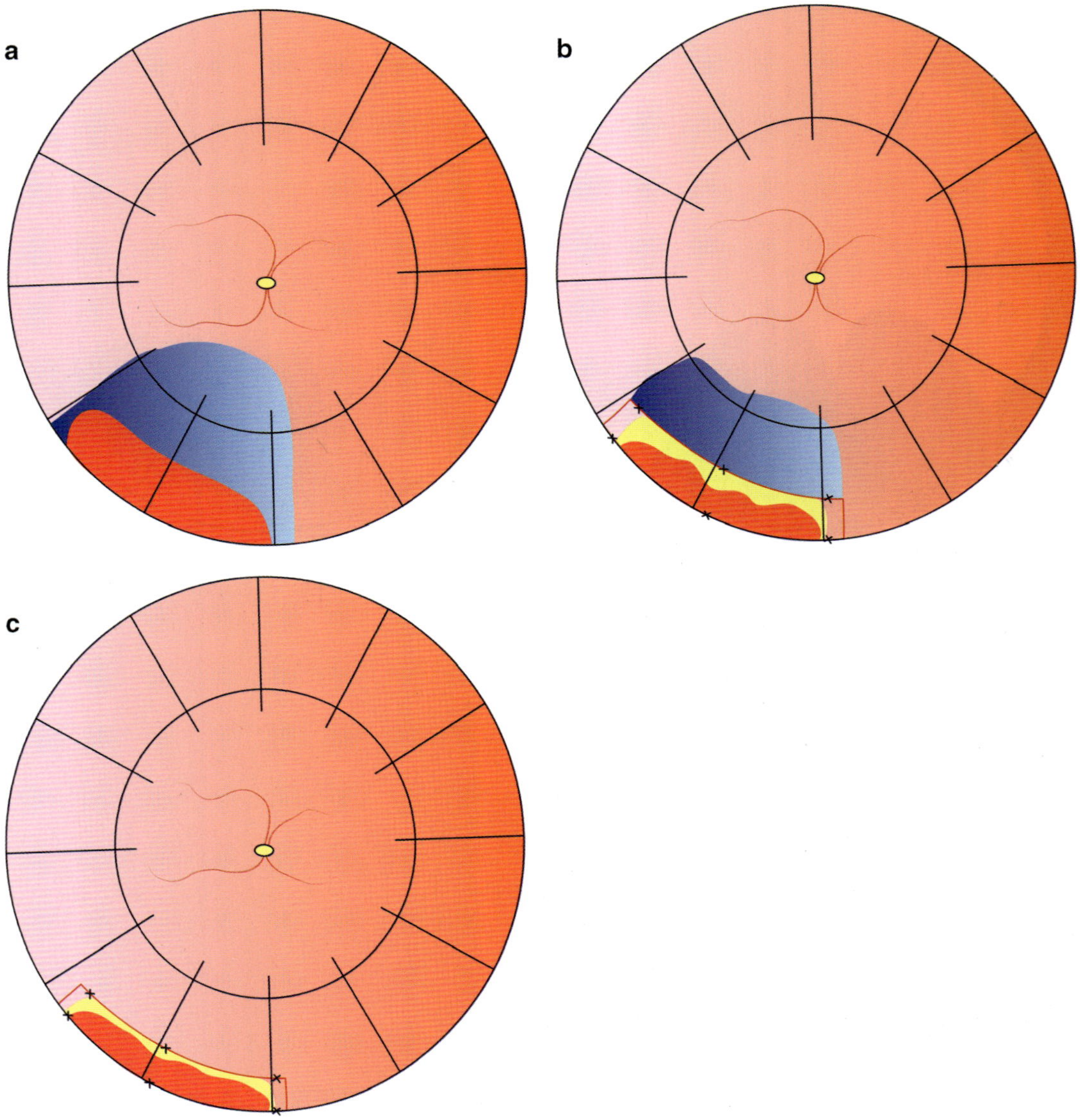

图 5.12 1 年前被塑料球所致外伤导致的慢性锯齿缘截离(a)。行巩膜外硅压术联合冷凝术治疗,2 个月后还残留视网膜下液,但明显减少(b)。6 个月后视网膜下液被完全吸收(c)。

5.4.2.4 外伤性视网膜脱离

儿童外伤性视网膜脱离是复杂型视网膜脱离,与玻璃体切割术相比,巩膜外硅压术能更好地复位视网膜。玻璃体切割术在技术上是非常困难的,因为术中可能需要摘除晶状体,另外,对炎症期的受伤眼进行玻璃体切割术,术后 PVR 和复发性视网膜脱离的风险也会增加。如果选择巩膜外硅压术,情况则简单得多。儿童透明的屈光介质有利于双目间接检眼镜或显微镜的使用,而且儿童玻璃体与视网膜紧密相贴,使视网膜能更容易复位成功。以一例 6 岁男孩为例,5:00~7:00 钟位为外伤性视网膜裂孔,导致下方视网膜脱离,然后接受了巩膜扣带(4:00~8:00 钟位,下直肌下方)联合冷凝术(图 5.13)。

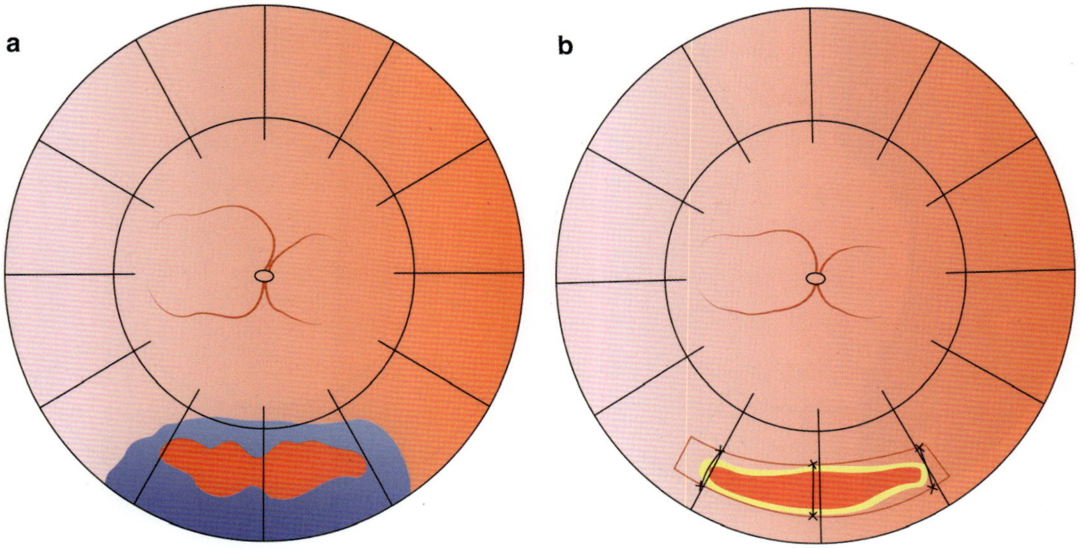

图 5.13　6 岁男孩外伤性视网膜脱离(a);对于这个病例,玻璃体切割术显得非常困难,而巩膜外硅压术则相对简单;玻璃体切割术困难是因为玻璃体与视网膜紧密相贴,难以有效顶压 6:00 钟位的大裂孔;由于仅存在局限性视网膜脱离,巩膜外硅压术则相对简单,是因为仅存在局限性视网膜脱离。一个环形放置的巩膜外扣带就能成功复位视网膜(b)。

5.4.2.5 巨大裂孔

对于巨大裂孔,则只能选择玻璃体切割术(图 5.14)。术中注入重水(PFCL)压平视网膜和裂孔边缘,接着行激光光凝,然后进行空气×液体交换，而一般无须用硅油置换重水。术中如果不使用重水,术中发生视网膜滑坡的风险会更高,最后使用惰性气体或 1000cSt 硅油做眼内填充。

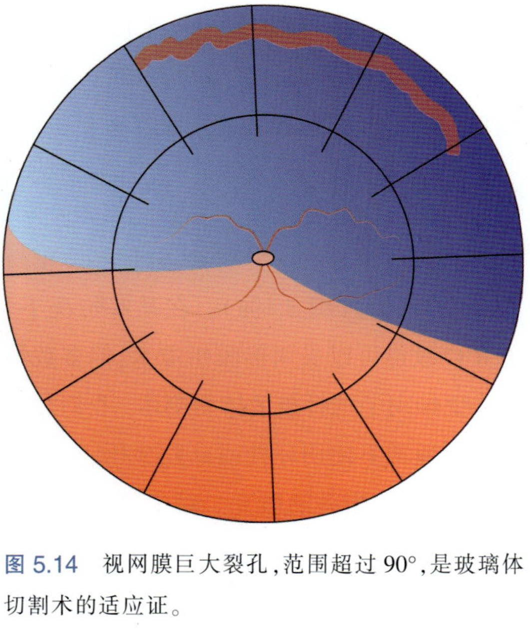

图 5.14　视网膜巨大裂孔,范围超过 90°,是玻璃体切割术的适应证。

5.4.2.6 裂孔位于两个象限的视网膜脱离

即使是中年患者的近视性视网膜脱离,也可是巩膜外硅压术的良好适应证。例如,在一例 47 岁的男性患者，矫正视力为-8.5sph=0.6,颞侧视网膜脱离,颞侧有 4 个在同一高度上的裂孔(图 5.15a),接受巩膜外硅压术(7:00~11:00 钟位,外直肌下)联合冷凝术(图 5.15b)。

5.4.2.7 陈旧性视网膜脱离

陈旧性局限性视网膜脱离无疑是一种复杂型视网膜脱离。但在裂孔明确、适用巩膜外硅压术的情况下，这种复杂型视网膜脱离可

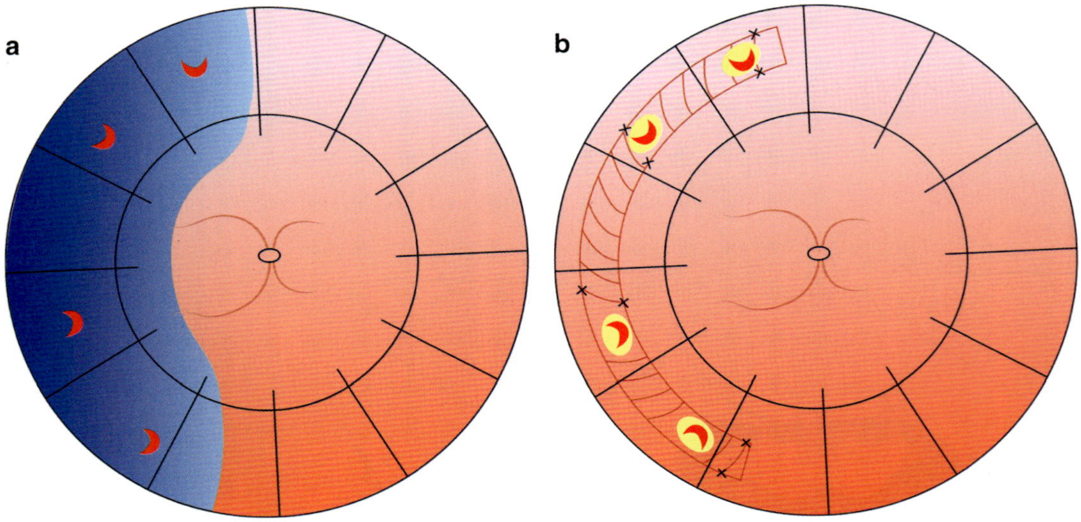

图 5.15 (a,b)近视性视网膜脱离,在两个象限有 4 个视网膜裂孔,玻璃体尚未后脱离,环形放置的巩膜外扣带成功复位了视网膜。

以变得容易很多,而玻璃体切割术要困难得多。为什么?脱离区的视网膜色素上皮层较为薄弱,视网膜下的增生也会加重脱离。在玻璃体切割术中,需要剥除视网膜下的增生,然后注入气体将视网膜顶压回视网膜色素上皮层上。而巩膜扣带可以在薄弱的视网膜色素上皮层和视网膜之间建立一个很好的顶压嵴,以封闭裂孔。例如,一例 34 岁的女性患者,颞上象限脱离、视网膜下增生,裂孔位于 10:30 钟位(图 5.16a),接受了冷凝术和使用放射状硅海绵的巩膜扣带术(图 5.16b)。

陈旧性全视网膜脱离的手术非常困难,通常需要几次手术才能复位视网膜,术后视功能也较差。因此,即使成功复位视网膜,大多数患者也不会因此感激手术医生,对于病史超过 1 年的陈旧性视网膜脱离,我们一般不会进行手术治疗(图 5.17)。Zoran Tomic 的手术方式会选择环扎联合玻璃体切割术和硅油填充术。对于一些下方视网膜脱离的病例,会选择用重硅油 Densiron 68 代替普通硅油。Ulrich Spandau 在手术中可能联合玻璃体切割术和巩膜扣带术,而如果存在下方视网膜脱离合并 PVR,则在下方赤道部环形放置一个 90°的环形硅海绵以复位视网膜。

例如,一例 45 岁男性患者,6 个月前发生视网膜脱离(图 5.18),5 年前因视网膜脱离接受巩膜扣带术,术后未见并发症,而现在已发生全视网膜脱离(图 5.18a),进行了玻璃体切割术联合下方巩膜扣带术(图 5.18b)。在取出硅油后,视网膜保持复位。

5.4.2.8 PVR C 级

PVR C 级对手术要求高,并且具有很高的再脱离风险(图 5.19a)。在某些情况下,PVR C 级也可以采用巩膜扣带术,但多数情况下更倾向于选择玻璃体切割术。我们对这些病例通常不使用环扎或硅胶垫压,在大多数情况下,使用硅油填充。对于复发性视网膜脱离(图 5.19b),Ulrich Spandau 会在下方放置节段性扣带,并使用硅油填充。另一种

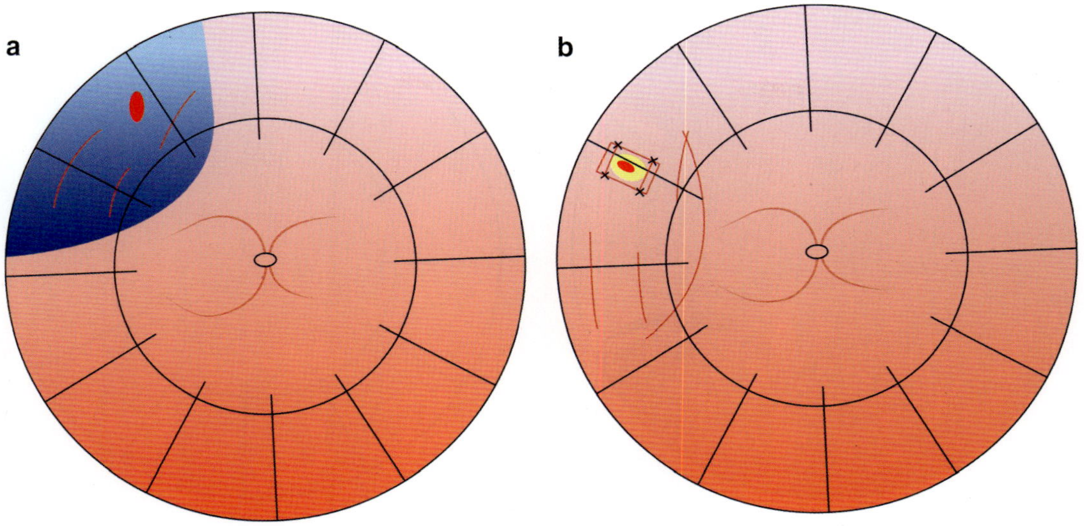

图 5.16　(a,b)年轻患者的陈旧性无症状视网膜脱离。玻璃体未发生后脱离。玻璃体切割术是困难的,很难复位视网膜,因为这个区域的 RPE 层很脆弱。巩膜扣带术显得更容易,硅海绵的永久性顶压效果可使 RPE 层有更多的时间恢复功能。

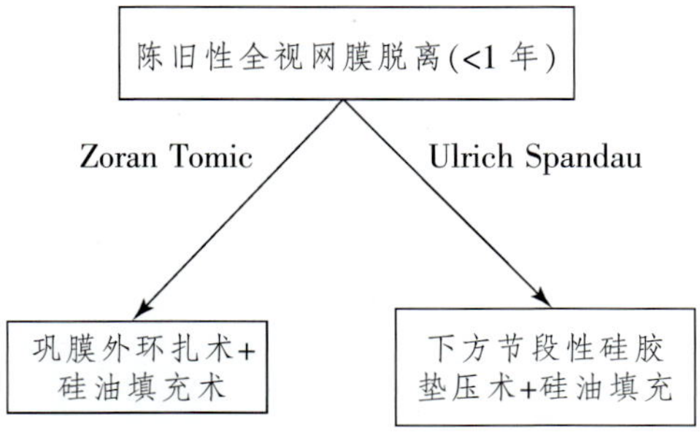

图 5.17　合并 PVR C 级的陈旧性全视网膜脱离的治疗方法。

方法是在 3:00 钟位的主孔处放置一个放射状扣带,而不进行眼内填充。Zoran Tomic 会选择剥除增殖膜以松解视网膜,必要时进行视网膜切开术。我们对 PVR C 级的视网膜脱离和复发性视网膜脱离的治疗原则如图 5.20 所示。

5.4.2.9 复发性视网膜脱离

根据于默奥视网膜脱离登记中心的数据,简单型视网膜脱离手术的失败率为10%。复杂型视网膜脱离的失败率为 30%。发生复发性视网膜脱离的高危因素有 VA<2/60、范围超过 3 个象限的视网膜脱离和视网膜脱离病史[2]。复发性视网膜脱离的主要问题是找到视网膜裂孔。Lincoff 规则也适用于此,但冷凝瘢痕或激光斑的存在会影响视网膜下液的流动。此外,如果在第一次手术中进行了 360°激光光凝或广泛的冷凝,那么导致复发性视网膜脱离的视网膜裂孔就很难找到。在这里,Schlieren 试验和 Lincoff 规则有助于找到视网膜裂孔的位置。治疗复发性视网膜脱离的原则如图 5.21 所示。

5.4.2.10 复发性全视网膜脱离

复发性全视网膜脱离或复发性上方视网膜脱离在 10:30~1:30 钟位有一个裂孔(图 5.22)。激光斑的存在使寻找视网膜裂孔变得困难,此外,裂孔还可能是由激光斑引起的,即在激光斑的边缘。可以在可疑的激光斑周围再打上 2~3 排激光,或者在可疑区

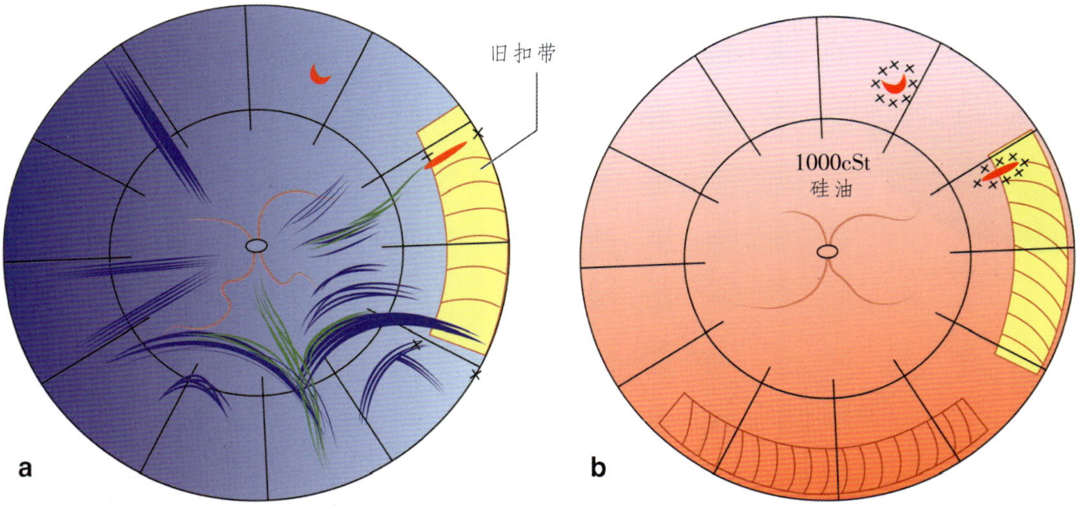

图 5.18　合并 PVR C 级的陈旧性全视网膜脱离。5 年前此病例进行了巩膜扣带术，视网膜复位，手术成功(a)。现在我们进行了玻璃体切割术联合下方环形扣带(b)，在取出硅油后，视网膜依然在位。

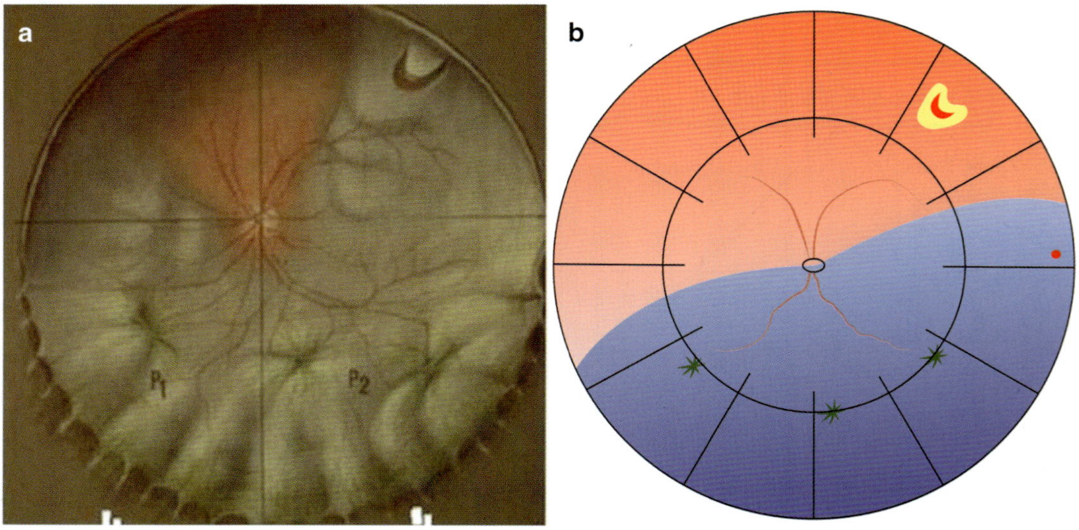

图 5.19　(a)第一次手术：PVR C 级合并星形皱褶，1:00 钟位可见马蹄形裂孔，进行玻璃体切割术。(b)第二次手术：复发性视网膜脱离，3:00 钟位出现新的视网膜裂孔。

域放置硅海绵。巩膜扣带术让我们在不使用硅油的情况下有机会封闭裂孔。但根据我们的经验，这种情况成功率很低。

5.4.2.11 下方复发性视网膜脱离

下方复发性视网膜脱离很常见，原因是手术不可能做到 100%填充，导致炎症细胞和胶质细胞在下方堆积，从而形成 PVR。下方复发性视网膜脱离常常发生在硅油取出后[3]。

对于还未出现视网膜内 PVR 的复发性视网膜脱离，我们采用的手术方式为：玻璃体切割术+双手剥膜，直到视网膜松解，然

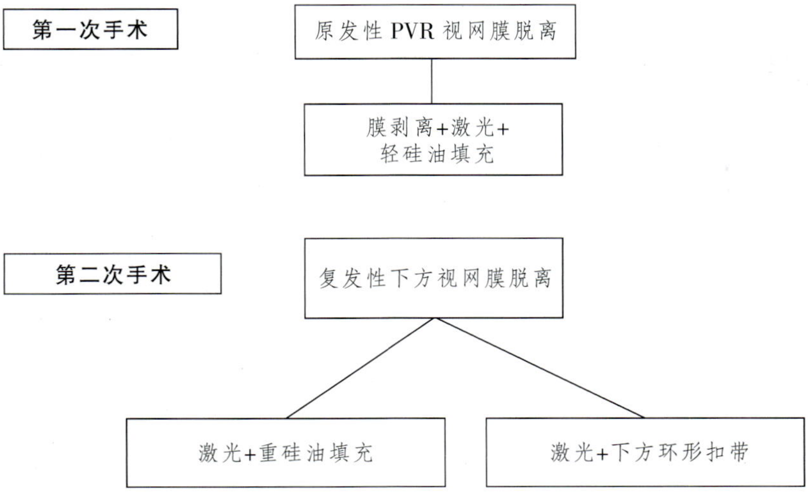

图 5.20　我们对 PVR C 级视网膜脱离和复发性视网膜脱离的治疗原则。

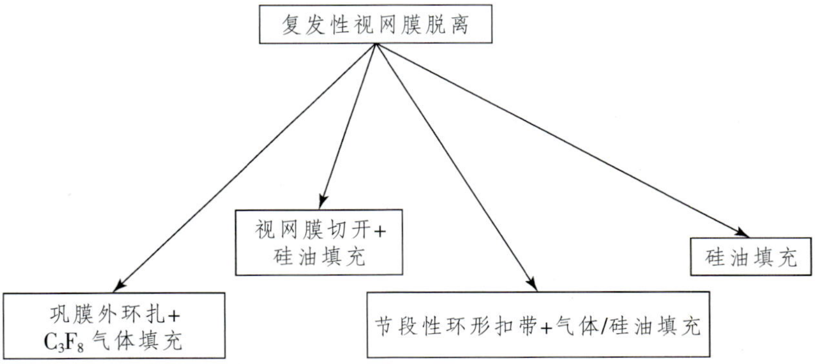

图 5.21　我们对复发性视网膜脱离的治疗原则。共有 4 种手术方式，在多数情况下使用后 3 种。

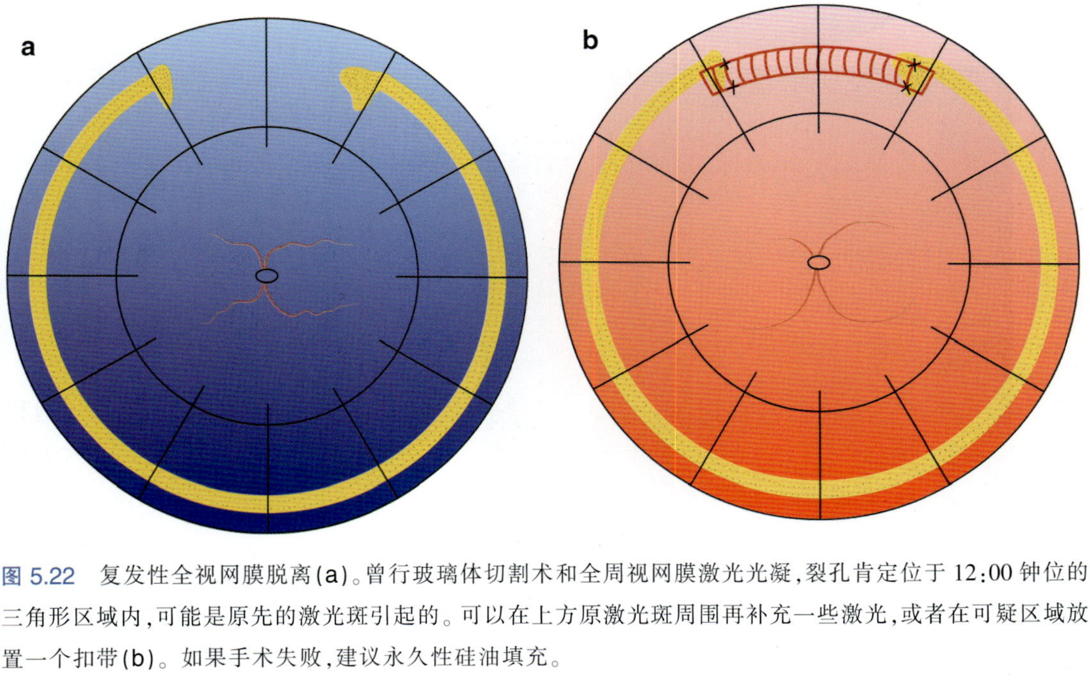

图 5.22　复发性全视网膜脱离(a)。曾行玻璃体切割术和全周视网膜激光光凝，裂孔肯定位于 12:00 钟位的三角形区域内，可能是原先的激光斑引起的。可以在上方原激光斑周围再补充一些激光，或者在可疑区域放置一个扣带(b)。如果手术失败，建议永久性硅油填充。

后使用重硅油填充。如果复发性视网膜脱离合并继发于视网膜内 PVR 的视网膜缩短，可采用两种手术方法：①180°视网膜切开；②于下方赤道部环形放置一个 5mm 的巩膜外扣带，高的视网膜顶压嵴可以避免视网膜切开。

以下两种病理情况下可以行下方环形 5mm 巩膜外扣带：

(1)不伴视网膜内 PVR 的下方视网膜脱离。由于脉络膜视网膜瘢痕，视网膜裂孔不明显(图 5.23)。在整个脱离的视网膜区域放置扣带，也可使用重硅油填充。

(2)伴严重视网膜内 PVR 的下方视网膜脱离。由于冷凝或激光斑，视网膜裂孔不明显(图 5.24)。下方视网膜因过度缩短而无法通过环扎或重硅油填充复位。而下方的巩膜扣带可同时解决两个问题。它封闭了(看不清的)裂孔，5mm 硅海绵很高的加压嵴可将视网膜重新贴附于色素上皮层上，避免了视网膜切开。

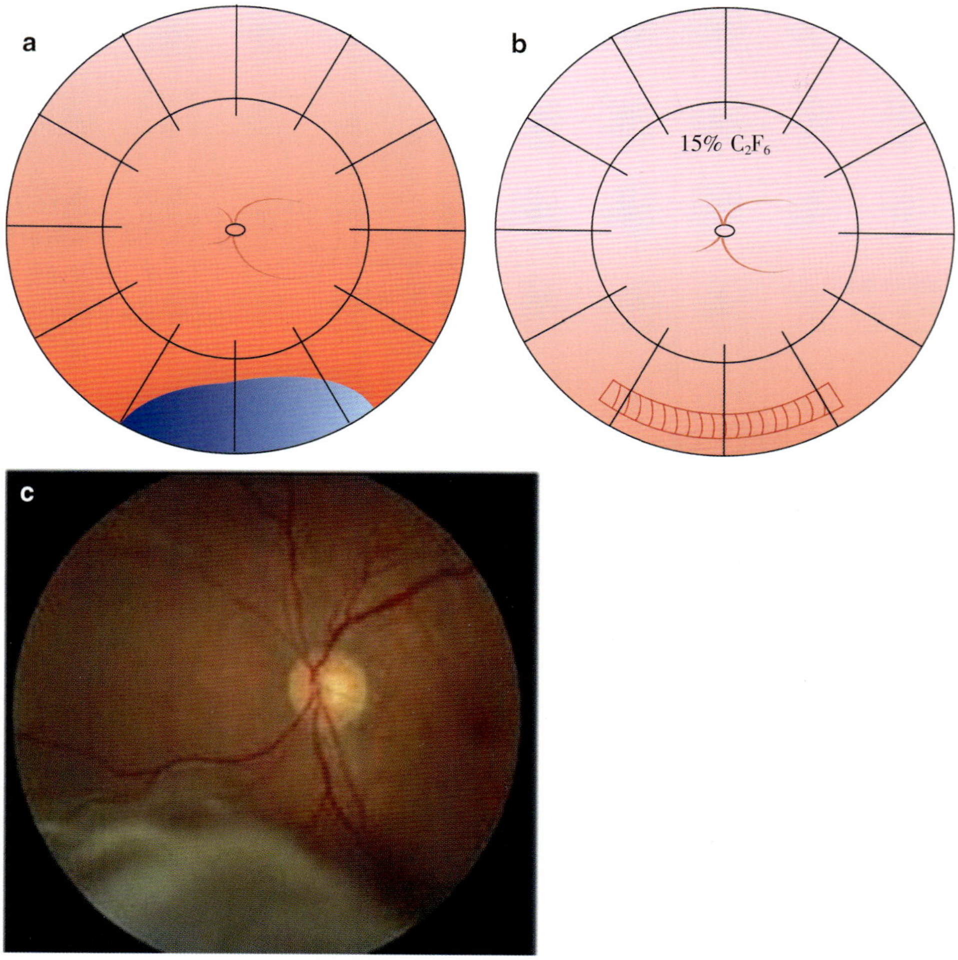

图 5.23 复发性下方视网膜脱离(a,c)。发生于硅油取出后，在 5:00 和 7:00 钟位间放置环形扣带，术后视网膜复位(b)。

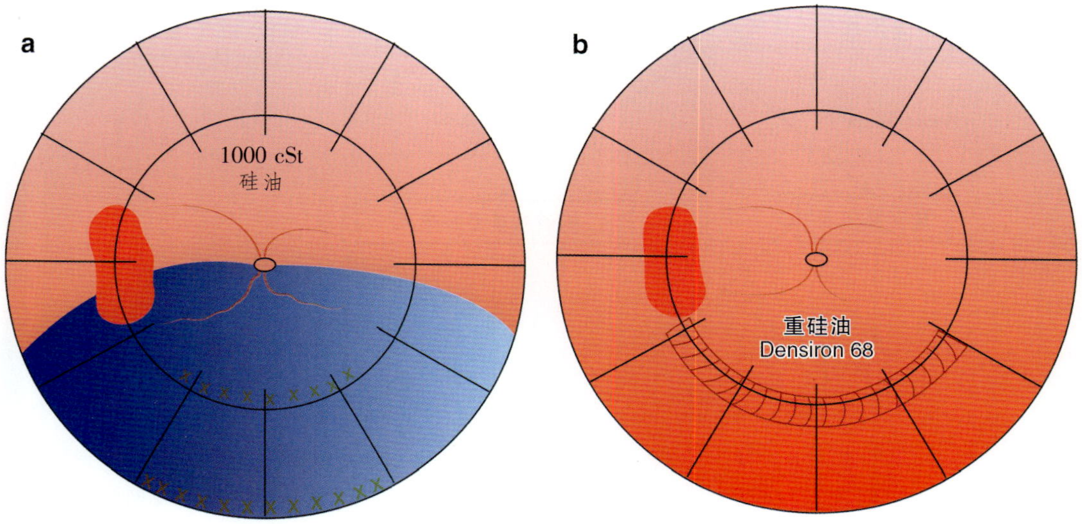

图 5.24　硅油下的下方视网膜脱离(a)。下方视网膜因视网膜内 PVR 而缩短。唯一的手术选择是 180°视网膜切开术或下方环形扣带术。在 4:00 和 8:00 钟位之间放置扣带并注入重硅油填充后,下方视网膜复位(b)。

5.4.2.12 视网膜切开对下方节段性环形巩膜(平行于锯齿缘)

视网膜切开或巩膜扣带术的目的是什么?目的是将缩短的下方视网膜重新贴附于视网膜色素上皮层上。360°巩膜外环扎为轻度视网膜内 PVR 的视网膜脱离提供了足够的手术压嵴，但当视网膜内 PVR 比较严重时则不够。然而,90°的环形巩膜外扣带则为严重缩短的视网膜提供了足够的支撑。为什么?因为 90°的扣带是局限性的,不会受到来自上方视网膜的反作用力。此外,硅海绵宽 5mm,而环扎带只有 2mm 宽。扣带术的主要优点是不用切除视网膜，如果扣带手术失败,仍然可以进行视网膜切开术。如果直接行视网膜切开术,则没有回头路。如果扣带手术嵴前的视网膜已经纤维化、僵硬(由于多次玻璃体视网膜手术)了,那么仅靠扣带手术是不能复位视网膜的。在这种情况下，则需要切除纤维化的视网膜 (视网膜切开术)。处理原则如图 5.25 所示。

技术上,下方巩膜外扣带是在玻璃体切割术中放置的。典型病例(图 5.23 和图 5.24):硅油取出后,下方视网膜脱离,放置三通道巩膜套管和沿角膜缘环形切开球结膜,用三针缝线固定。玻璃体切割术中联合巩膜扣带术比不进行玻璃体切割术的单纯巩膜扣带术要容易得多。该技术将在第 12 章中详细描述。

5.4.2.13 PVR D 级

PVR D 级在大多数情况下是陈旧性视网膜脱离,手术难度大,预后差。对于病史超过 1 年的视网膜脱离,我们不会进行手术干预。PVR D 级是玻璃体切割术联合 360°巩膜外环扎或 180°~360°视网膜切开术的明确手术适应证(图 5.26)。

结论

如果想处理所有类型的视网膜脱离,那么必须学习玻璃体切割术和巩膜扣带术。选

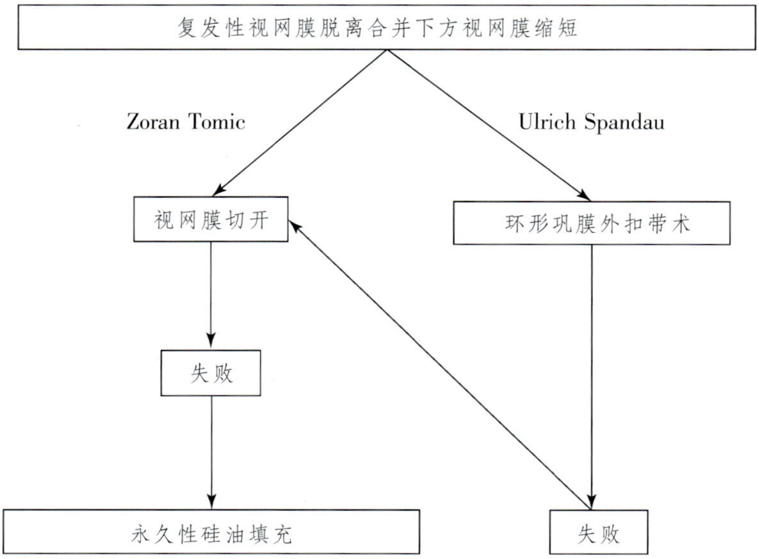

图 5.25 合并下方视网膜缩短的复发性视网膜脱离的治疗原则。

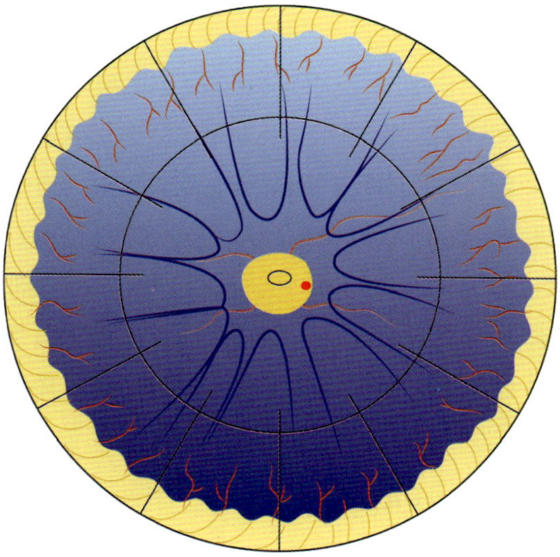

图 5.26 由牵牛花综合征导致的 PVR D 级视网膜脱离,形成宽漏斗形和 360°前段 PVR。

择正确的手术方式很重要,因为第一次手术往往决定了患眼的命运。下表总结了乌普萨拉大学手术方式的选择(表 5.1)。当然,可能与其他玻璃体视网膜诊疗中心的治疗经验不同。

表 5.1 根据病理情况选择手术方式

病理情况	玻璃体切割术	巩膜扣带术
简单型视网膜脱离	玻璃体切割术	
巨大裂孔	玻璃体切割术	
继发于眼球破裂的视网膜脱离	玻璃体切割术	
PVR B~C2 级	玻璃体切割术	巩膜外扣带术
PVR C3 级	玻璃体切割术	
PVR D 级	玻璃体切割术	
锯齿缘截离		巩膜外扣带术
<40 岁的视网膜脱离		巩膜外扣带术
裂孔位于 6:00 钟位的下方视网膜脱离		巩膜外扣带术
高度近视视网膜脱离		巩膜外扣带术
陈旧性局灶性视网膜脱离		巩膜外扣带术

参考文献

1. Lincoff H, Gieser R. Finding the retinal holte. Arch Ophthalmol. 1971;85(5):565–9.
2. Törnquist R, Bodin L, Törnquist P. Retinal detachment. A study of a population-based patient material in Sweden 1971–1981. IV. Prediction of surgical outcome. Acta Ophthalmol. 1988;66(6):637–42.
3. Vitrectomy with silicone oil or sulfur hexafluoride gas in eyes with severe proliferative vitreoretinopathy: results of a randomized clinical trial. Silicone Study Report 1. Arch Ophthalmol. 1992;110(6):770–9.

第 6 章

眼球生物测量及麻醉

Ulrich Spandau，Zoran Tomic

6.1 生物测量

对于视网膜脱离的眼球来说，生物测量是一个挑战，这是因为黄斑区脱离，眼轴长度(AL)的测量结果不准确。首先使用 IOL Master 进行健康眼的生物测量。然后测量患眼的角膜曲率(K_1 和 K_2)。测量患眼的眼轴长度是不可能的。可使用健康眼的眼轴长度测量作为患眼的参考。

如图 6.1 所示，右眼视网膜脱离，左眼正常。你可以看到右眼的 AL 很短，这是因为激光光束测量的距离是从角膜到脱离的视网膜。如果想根据这个测量值选择人工晶状体，那么就会需要 49D 的人工晶状体(实际上是不存在的)。解决办法是用左眼的眼轴长度作为右眼眼轴长度的参考，如图 6.2 所示。重要提示：在测量角膜曲率时，不能用左眼的测量结果作为右眼的参考，在有散光的情况下，这可能导致 IOL 测量的高误差。

但是，在有屈光参差的情况下不能用这种简单的方法。因此，检查患者的眼镜参数并询问患者两只眼睛近视或者远视的度数是否相差很多很重要。在这种情况下，那么就参考以下原则：1mm≈2.5~3D，意思是 1mm 的眼轴长度需要用 2.5~3D 的镜片来矫正视力。例如，左眼有视网膜脱离，眼轴测量结果是右眼 23mm、左眼 21mm，患者的眼镜参数是-3D(右眼)和-6D(左眼)，右眼的眼轴肯定比左眼的短。因此，左眼 21mm 的眼轴长度肯定是不准确的，但是，如果用右眼的眼轴长度(23mm)作为参考也是不对的。现在我们参考这个原则：6D-3D=3D。3D 相当于 1mm。因此，左眼的眼轴长度约为 24mm。

对于全白内障，还有一个建议。在这种情况下，IOL Master 通常无法测出眼轴长度，这时候就要用到 A 超了，而如果无法使用 A 超测量眼轴长度，则将 A 超中的设置

电子补充资料 本章的在线版本(https://doi.org/10.1007/978-3-319-78446-5_6)包含补充资料，可供授权用户使用。

Akademiska Sjukhuset

Namn:
Personnummer:
Födelsedatum:
Mätdatum: 2015-12-22
Ögonkirurg: **Akademiska Sjukhuset**

Formel: SRK®/T
Önskad ref.: -2 D
n: 1.3375

Mätvärdena AL ska kontrolleras på plausibilitet, patologiska förändringar kan föreligga!

OD höger

AL: 17.90 mm (*)
K1: 39.25 D / 8.60 mm (*)
K2: 41.25 D / 8.18 mm (*)
R / SE: 8.39 mm / 40.25 dpt(*)
Cyl.: -2.00 D (*)

Status: Fakisk

OS vänster

AL: 25.81 mm (*)
K1: 41.50 D / 8.13 mm (*)
K2: 43.00 D / 7.85 mm (*)
R / SE: 7.99 mm / 42.25 dpt(*)
Cyl.: -1.50 D (*)

Status: Fakisk

Hoya 251		**Alcon SN60WF**		**Hoya 251**		**Alcon SN60WF**	
A konst:	118.5	A konst:	119	A konst:	118.5	A konst:	119
IOL (D)	REF (D)	IOL (D)	REF (D)	IOL (D)	REF (D)	IOL (D)	REF (D)
49.5	-3.48	51.0	-3.45	19.5	-3.16	20.0	-3.15
49.0	-3.03	50.5	-3.01	19.0	-2.79	19.5	-2.78
48.5	-2.59	50.0	-2.57	18.5	-2.41	19.0	-2.42
48.0	**-2.15**	**49.5**	**-2.15**	**18.0**	**-2.05**	**18.5**	**-2.06**
47.5	-1.72	49.0	-1.72	17.5	-1.68	18.0	-1.70
47.0	-1.29	48.5	-1.30	17.0	-1.32	17.5	-1.35
46.5	-0.87	48.0	-0.89	16.5	-0.97	17.0	-1.00
Emme. IOL: 45.45		Emme. IOL: 46.90		Emme. IOL: 15.11		Emme. IOL: 15.53	

AMO Verisyse 50 retropup		**AMO Tecnis ZA9003**		**AMO Verisyse 50 retropup**		**AMO Tecnis ZA9003**	
A konst:	116.9	A konst:	118.9	A konst:	116.9	A konst:	118.9
IOL (D)	REF (D)	IOL (D)	REF (D)	IOL (D)	REF (D)	IOL (D)	REF (D)
45.0	-3.42	50.5	-3.28	18.0	-3.19	20.0	-3.23
44.5	-2.95	50.0	-2.84	17.5	-2.78	19.5	-2.86
44.0	-2.48	49.5	-2.41	17.0	-2.38	19.0	-2.49
43.5	**-2.02**	**49.0**	**-1.98**	**16.5**	**-1.99**	**18.5**	**-2.13**
43.0	-1.56	48.5	-1.56	16.0	-1.60	18.0	-1.77
42.5	-1.11	48.0	-1.14	15.5	-1.22	17.5	-1.41
42.0	-0.66	47.5	-0.73	15.0	-0.84	17.0	-1.06
Emme. IOL: 41.25		Emmo. IOL: 46.60		Emme. IOL: 13.88		Emme. IOL: 15.44	

(* = Ändra manuellt, ! =Värde osäkert)

图 6.1 右眼(OD)视网膜脱离的眼球生物测量。左眼(OS)健康。测量到不同的眼轴长度。

从“正常”更改为“无晶状体”模式,这时,A超会忽略晶状体,认为这只眼没有晶状体,从而通常能够得到可靠的结果。在成功测量出眼轴长度后,记得要在这个结果的基础上加 0.3mm。原因是 A 超在“无晶状体”模式下的测量结果偏短。例如,患眼是全白内障,B超排除了视网膜脱离。将 A 超设置为“无晶状体”模式,测量到的结果为 22.5mm。最后的眼轴长度是 22.5mm+0.3mm=22.8mm。

6.1.1 结论

在视网膜脱离的情况下,对于健康的眼睛,生物测量正常进行,然后测量患眼的角膜曲率(K_1 和 K_2)。患眼的眼轴长度测量是不可能的。可以用健康眼的眼轴长度测量值作为患眼的参考。

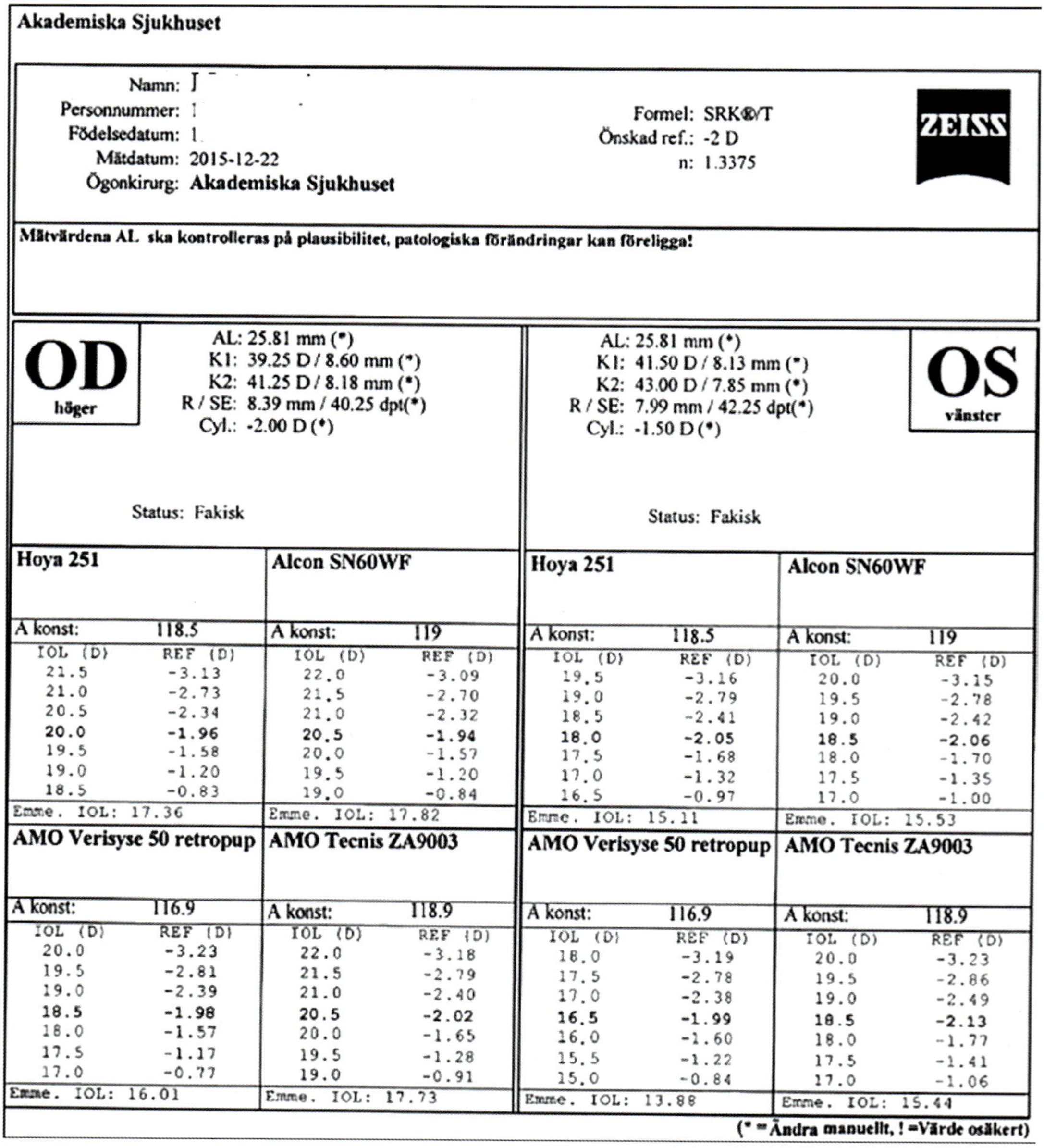

Akademiska Sjukhuset

Namn: J
Personnummer: 1
Födelsedatum: 1
Mätdatum: 2015-12-22
Ögonkirurg: **Akademiska Sjukhuset**

Formel: SRK®/T
Önskad ref.: -2 D
n: 1.3375

ZEISS

Mätvärdena AL ska kontrolleras på plausibilitet, patologiska förändringar kan föreligga!

OD høger

AL: 25.81 mm (*)
K1: 39.25 D / 8.60 mm (*)
K2: 41.25 D / 8.18 mm (*)
R / SE: 8.39 mm / 40.25 dpt(*)
Cyl.: -2.00 D (*)

Status: Fakisk

OS vänster

AL: 25.81 mm (*)
K1: 41.50 D / 8.13 mm (*)
K2: 43.00 D / 7.85 mm (*)
R / SE: 7.99 mm / 42.25 dpt(*)
Cyl.: -1.50 D (*)

Status: Fakisk

OD:

Hoya 251		Alcon SN60WF	
A konst:	118.5	A konst:	119
IOL (D)	REF (D)	IOL (D)	REF (D)
21.5	-3.13	22.0	-3.09
21.0	-2.73	21.5	-2.70
20.5	-2.34	21.0	-2.32
20.0	**-1.96**	**20.5**	**-1.94**
19.5	-1.58	20.0	-1.57
19.0	-1.20	19.5	-1.20
18.5	-0.83	19.0	-0.84
Emme. IOL: 17.36		Emme. IOL: 17.82	

AMO Verisyse 50 retropup		AMO Tecnis ZA9003	
A konst:	116.9	A konst:	118.9
IOL (D)	REF (D)	IOL (D)	REF (D)
20.0	-3.23	22.0	-3.18
19.5	-2.81	21.5	-2.79
19.0	-2.39	21.0	-2.40
18.5	**-1.98**	**20.5**	**-2.02**
18.0	-1.57	20.0	-1.65
17.5	-1.17	19.5	-1.28
17.0	-0.77	19.0	-0.91
Emme. IOL: 16.01		Emme. IOL: 17.73	

OS:

Hoya 251		Alcon SN60WF	
A konst:	118.5	A konst:	119
IOL (D)	REF (D)	IOL (D)	REF (D)
19.5	-3.16	20.0	-3.15
19.0	-2.79	19.5	-2.78
18.5	-2.41	19.0	-2.42
18.0	**-2.05**	**18.5**	**-2.06**
17.5	-1.68	18.0	-1.70
17.0	-1.32	17.5	-1.35
16.5	-0.97	17.0	-1.00
Emme. IOL: 15.11		Emme. IOL: 15.53	

AMO Verisyse 50 retropup		AMO Tecnis ZA9003	
A konst:	116.9	A konst:	118.9
IOL (D)	REF (D)	IOL (D)	REF (D)
18.0	-3.19	20.0	-3.23
17.5	-2.78	19.5	-2.86
17.0	-2.38	19.0	-2.49
16.5	**-1.99**	**18.5**	**-2.13**
16.0	-1.60	18.0	-1.77
15.5	-1.22	17.5	-1.41
15.0	-0.84	17.0	-1.06
Emme. IOL: 13.88		Emme. IOL: 15.44	

(* = Ändra manuellt, ! = Värde osäkert)

图 6.2 校正后的生物测量。用左眼的 AL 作为右眼 AL 的参考。

6.2 周五下午 4:00 视网膜脱离和双目遮盖

在加利福尼亚州，充气性视网膜固定术非常流行，以至于周五下午进行的视网膜脱离手术被称为周五视网膜固定术。为什么？因为充气性视网膜固定术是一个很快就能完成的操作，能很好地稳定病情直到下周一。但充气性视网膜固定术后有 6%~7%的概率发生 PVR。对于美国医生来说，还有其他更好的选择吗？

在过去的屈曲手术中还有一种技术，现在的年轻医生已经几乎不知道这项技术了：双目遮盖；患者的双眼被眼罩遮住；然后让患者休息，仅在如厕和吃饭时取下眼罩。对于不提倡加班做手术的美国医生来说，双目遮盖的好处是能稳定病情，当视网膜脱离未累及黄斑区时显得尤为有意义，因为能保护黄斑区到下周一。在出现急性玻璃体积血时，50%的积血会在一个晚上过后吸收，89%会在 4 天内吸收，然后就能看到视网膜并进行激光或冷凝手术来封闭裂孔[1]。

6.2.1　结论

如果视网膜脱离危及黄斑区，而患者在星期五下午 4:00 来就诊，若不想加班做手术，就进行双目遮盖，能保护黄斑区不脱离直到下周一上午。

6.3　麻醉

在大多数情况下，采用球周麻醉就可以了。可以用 50%甲哌卡因 20mg/mL 和 50%丁哌卡因 5mg/mL。将 5~6mL 注射到颞下眶区。在一些疼痛感比较明显的手术中，比如巩膜扣带术，可以向上方眼眶内增加注射 3mL，然后加入 1~2mL 到泪阜。如果患者在手术过程中疼痛明显，我们只添加甲哌卡因，注射 2~3mL 到泪阜。麻醉效果大约 1 分钟后出现(图 6.3)。

6.3.1　技巧和建议

巩膜穿孔。如果使用 25G 或 23G 穿刺针，可能在球后麻醉时扎穿眼球。改用 Atkinson 的 25G 钝头球后注射针头。这种钝性针头能预防巩膜穿孔。

参考文献

1. Lincoff H, Stopa M, Kreissig I. Ambulatory binocular occlusion. Retina. 2004;24:246–53.

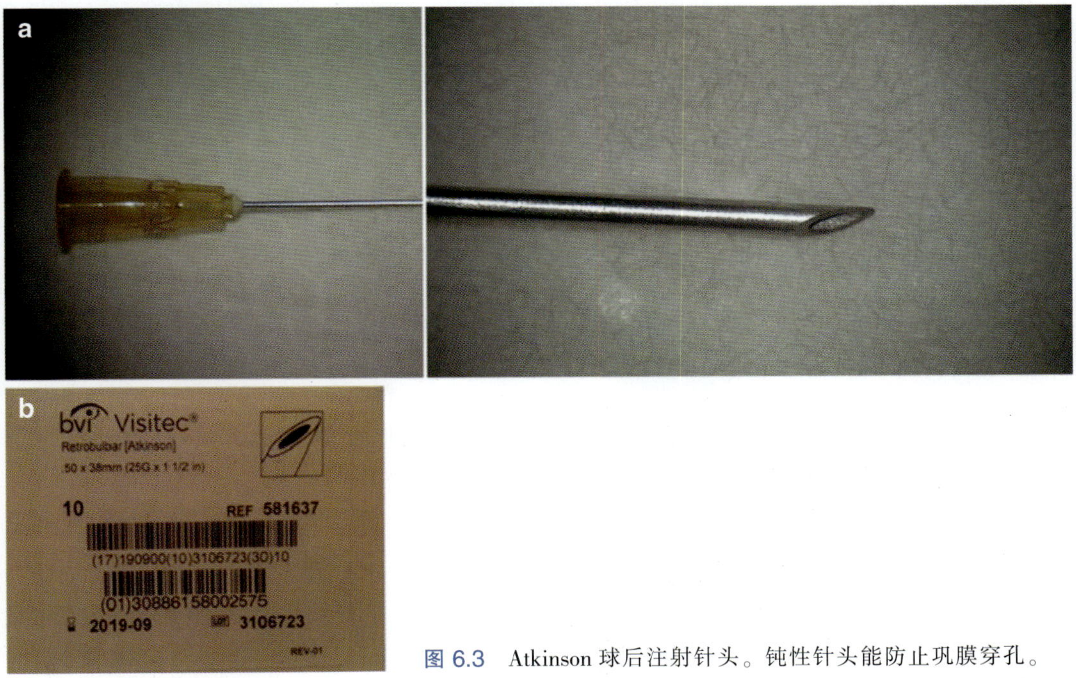

图 6.3　Atkinson 球后注射针头。钝性针头能防止巩膜穿孔。

第 **7** 章

手术设备和器械

Ulrich Spandau,Zoran Tomic

7.1 吊顶灯

吊顶灯导光纤维(图 7.1 至图 7.4)。

吊顶灯提供了全景光源，能照亮整个眼底。吊顶灯可以直接固定在巩膜上(图 7.1),也可以放在穿刺套管针上(图 7.2)。这使医生能够双手操作，使用除玻切头之外的第二个器械。还有一种 27G 能固定在巩膜上的 Eckardt 双光源吊顶灯(DORC 3269. MBD27)(图 7.3)。

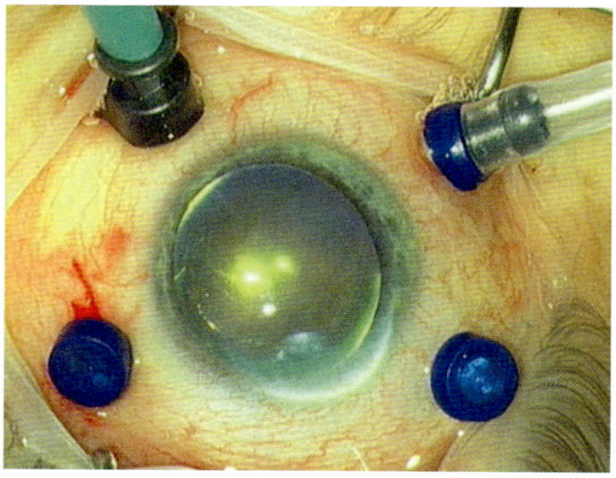

图 7.1 四通道玻璃体切割术与吊顶灯。吊顶灯被固定在巩膜上(Awh,Synergetics,USA)。

为使吊顶灯达到最佳照明效果,需要一个外部光源(Photo,氙气)或现代玻璃体切割机(Stellaris PC,Constellation, Eva)。像 Accurus

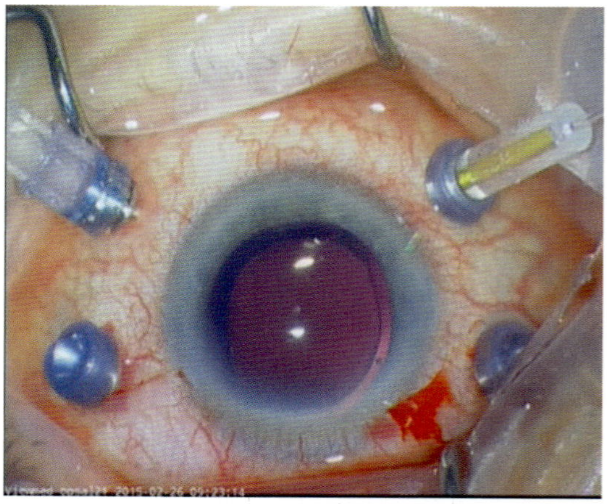

图 7.2 吊顶灯被放置在一个穿刺套管针里，在操作上更为简易(DORC,NL)。

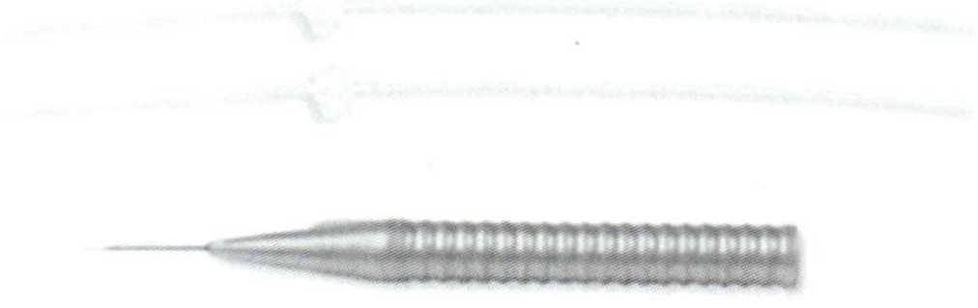

图 7.3 Eckardt 双光源吊顶灯(DORC,NL)。

(Alcon)或 Millennium(B&L)这样的老式玻璃体切割设备无法为吊顶灯导光纤维提供足够的光源。我们手术室使用 Synergetics 的吊顶灯(图 7.1)和外部 Photon 光源(图7.4)。

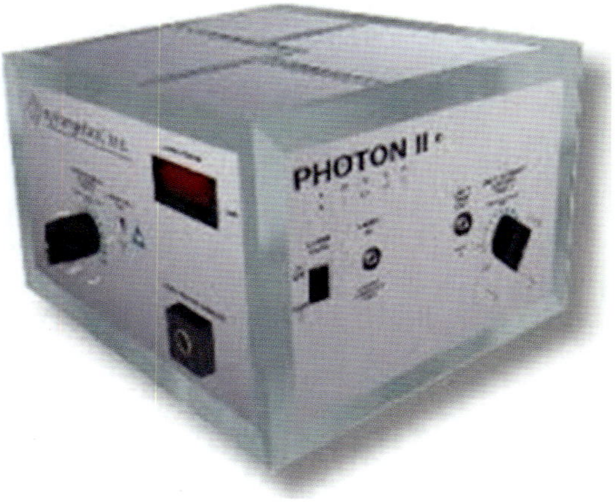

图 7.4　用于导光纤维，特别是吊顶灯的很好的外部光源(Photon,Synergetics)。

7.2　视网膜前膜剥离

7.2.1　用于膜分层的器械

剥膜钩(图7.5)

适应证:将与视网膜紧密相连的前膜提起(DORC 1292.E04)。

视网膜刮膜器(27G Atkinson球后针头，图7.6)

这种钝性针头适用于分开玻璃体后皮质或分离扁平的膜(图 7.6)。可以用钝性针头将膜提起，然后使用显微镊剥离(Beaver Visitec,27G Atkinson 球后针头)。

圆形分离钩(图7.7)

23G 和 25G 圆形分离钩在其顶端有一

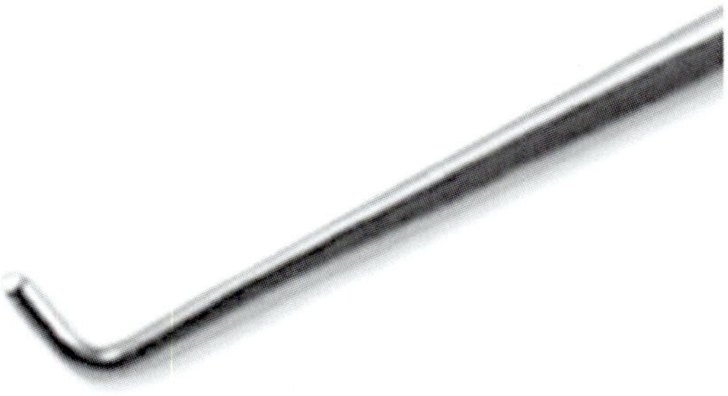

图 7.5　剥膜钩。

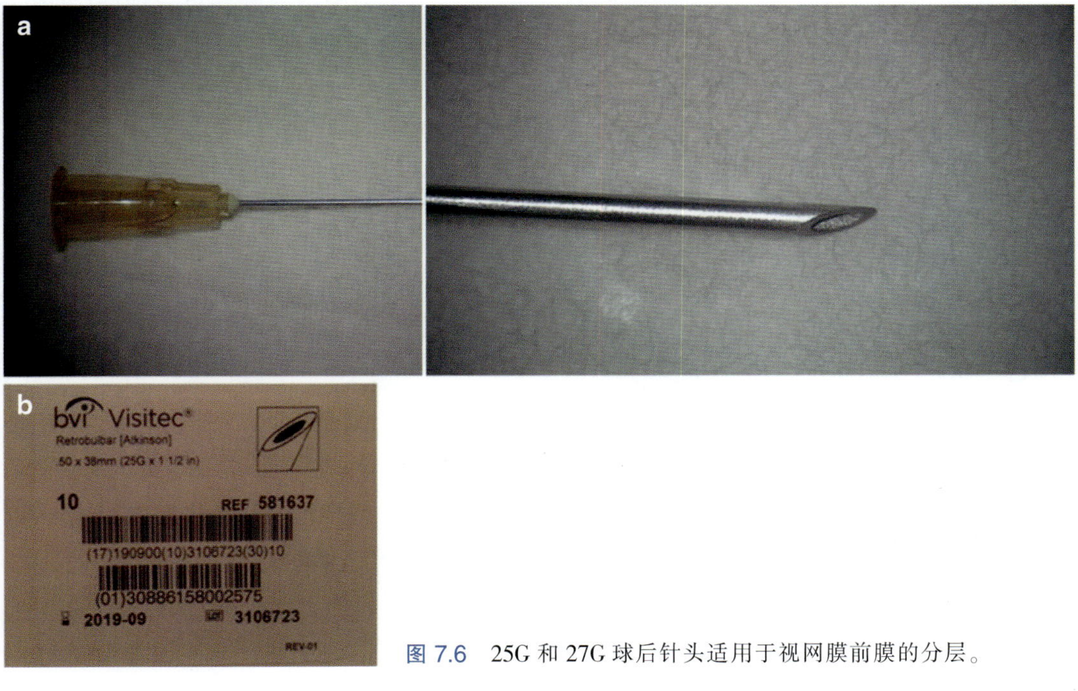

图 7.6　25G 和 27G 球后针头适用于视网膜前膜的分层。

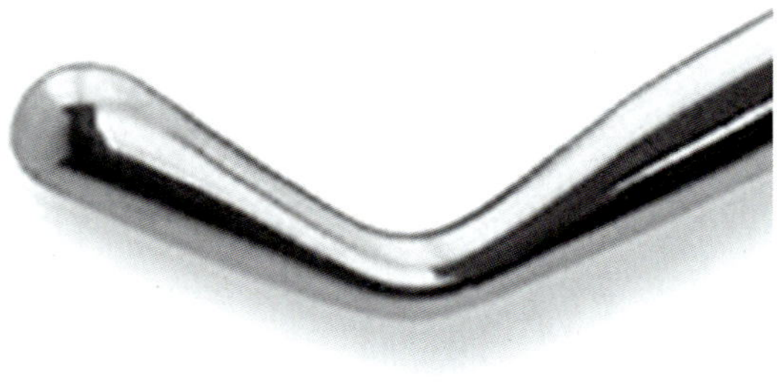

图 7.7 圆形分离钩。

个粗的球形突起。使用的适应证是处理膜、视网膜按摩和止血。为了进行分层,要将圆形分离钩放置在前膜和视网膜之间,将两者分开。如果有视网膜皱褶,还可以进行视网膜按摩。如果有血管出血,可以在 1 分钟内堵塞止血,当然也可使用玻璃体切割器。这是一款值得推荐的器械(EyeTechnology, UK:VR-2095)。

7.3 去除增殖膜的器械

Eckardt末端夹持镊(图7.8a,e)

来自 DORC 的 27G 末端夹持镊是内界膜镊和末端夹持镊的结合体。它适用于内界膜和前膜的剥离。在用 27G 和 25G 手术仪器进行手术时,都可以使用 27G 镊子(DORC, 27G 一次性显微镊 1286.WD04)。

强力末端夹持镊(图7.8b,e)

强力末端夹持镊用于剥离紧密相连的前膜,例如:视网膜脱离时发生的 PVR(DORC,27G 一次性显微镊;1286.WPD04 或 DORC,23G 一次性显微镊;1286.WP06)。

锯齿镊(图7.8c,e)

锯齿镊可以用来替代强力末端夹持镊,用于剥离紧密粘连的前膜(23G:DORC 1286. C06)。

显微弯剪(图7.8d,e)

显微弯剪是一种用于切割前膜的手术器械[DORC,27G 一次性显微弯剪,适用于 23G(DORC 1286.M06)、25G(DORC 1286. MD05)和 27G(2286. PD04)的手术器械]。

眼内镊(图7.9)

这种新型的显微镊有锐利的边缘和强大的抓力,是剥离 PVR 前膜的理想器械。其也可以用于剥离内界膜和黄斑前膜[DORC, 27G 一次性显微镊,适用于 27G(1286. WR004)

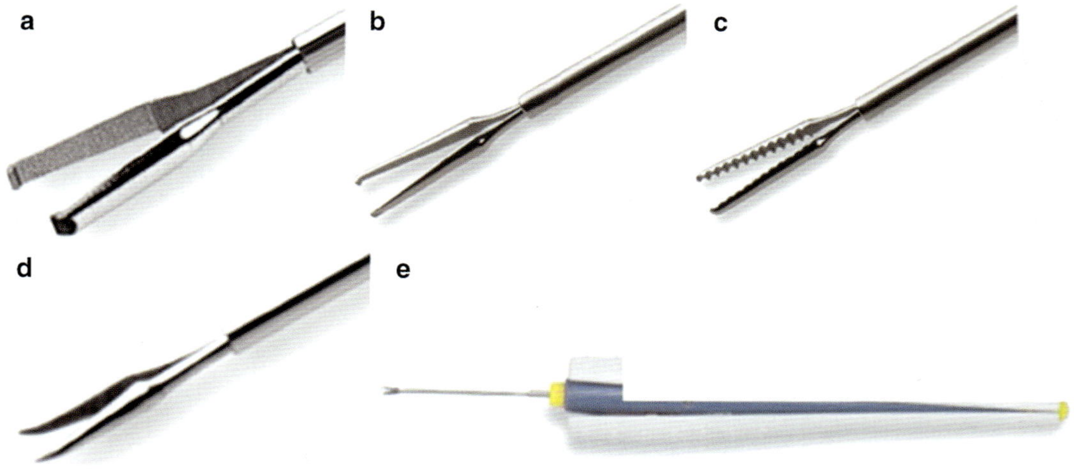

图 7.8 眼内镊和剪刀。

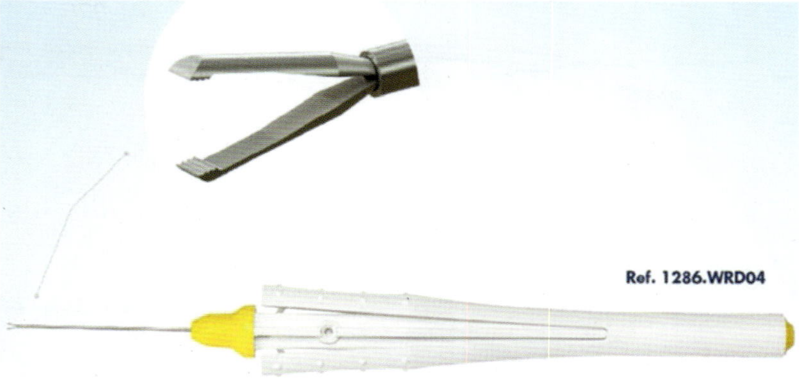

图 7.9 眼内镊。

的手术器械]。

显微直剪(图7.10)

显微直剪是一种用于切割前膜的手术器械(适用于 23G 和 25G 手术。Geuder. G-36578 或 DORC,1286.J06)。

7.4 用于剥离视网膜下增殖膜的器械

视网膜下分离钩(图7.11)

视网膜下分离钩只适用于 20G 手术。在使用前须将套管针取下,视网膜下刮刀可以穿透视网膜(视网膜切开),然后从视网膜下将增殖膜剥离下来 (Geuder,20G 视网膜下分离钩,37545 和 37546;DORC,20G 视网膜下分离钩 1295-1 0995)。

视网膜下镊(图7.12)

视网膜下镊只适用于 20G 手术。视网膜下镊可以撕开视网膜(视网膜切开),然后从视网膜上将增殖膜剥离下来(Geuder,20G 视网膜下镊,36236;DORC,20G 视网膜下镊 1286 01 1095)。

锯齿镊(图7.13)

当需要同时使用双手剥离视网膜下增殖膜时,锯齿镊是必须用到的器械[DORC. 1286.C06(23G)]。

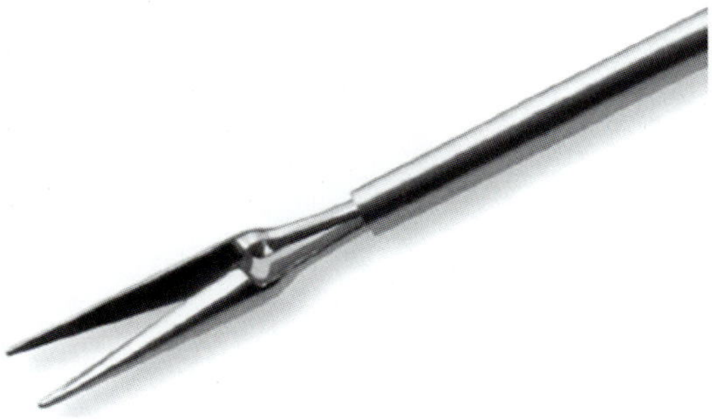

图 7.10 显微直剪。

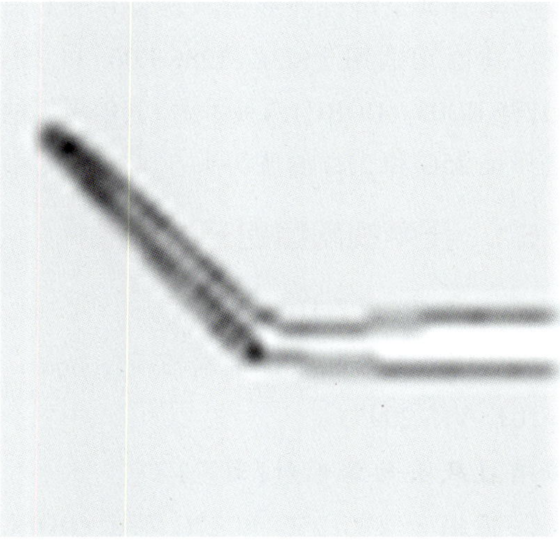

图 7.11 视网膜下分离钩。

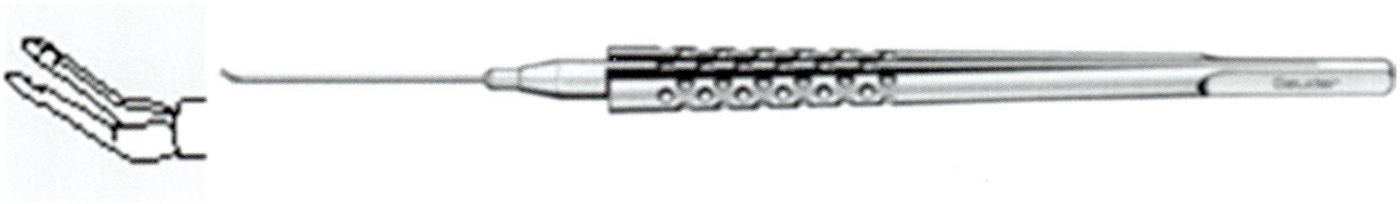

图 7.12 视网膜下镊。

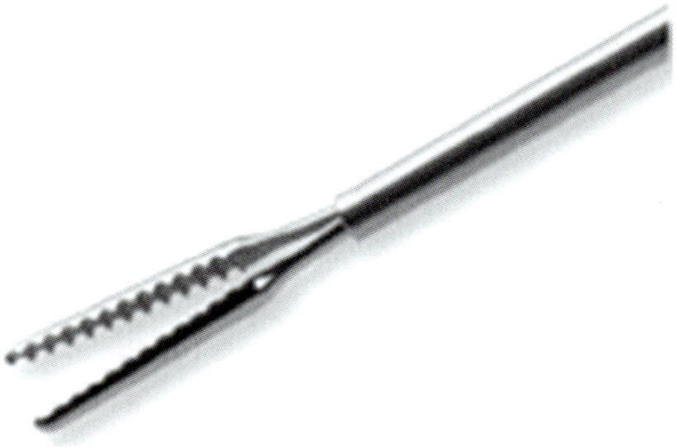

图 7.13 锯齿镊。

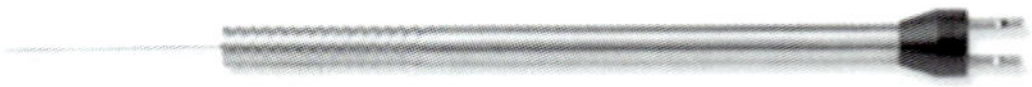

图 7.14 眼内电凝器。

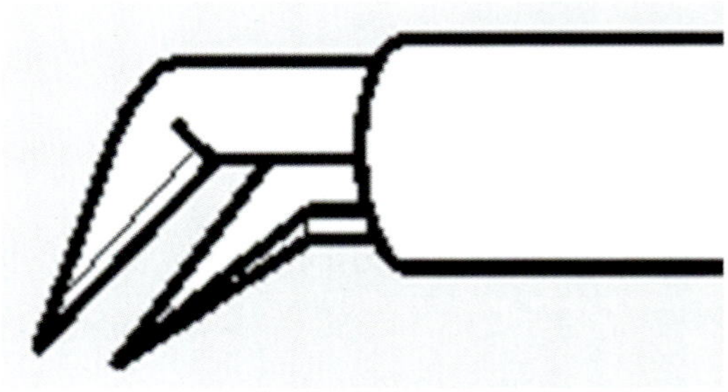

图 7.15 垂直剪。

7.5 视网膜切开器械

眼内电凝器(图7.14)

眼内电凝器通过烧灼形成视网膜切开的边缘(Alcon,DORC)。

垂直剪(图7.15)

垂直剪是进行环形视网膜切开所必需的。垂直剪适用于 23G(1286.E06)和 25G(1286.ED05)(DORC)两种手术。其他更好的选择是 25G 和 27G 的玻切头。

7.5.1 压平视网膜切开的边缘

圆形分离钩(图7.16)

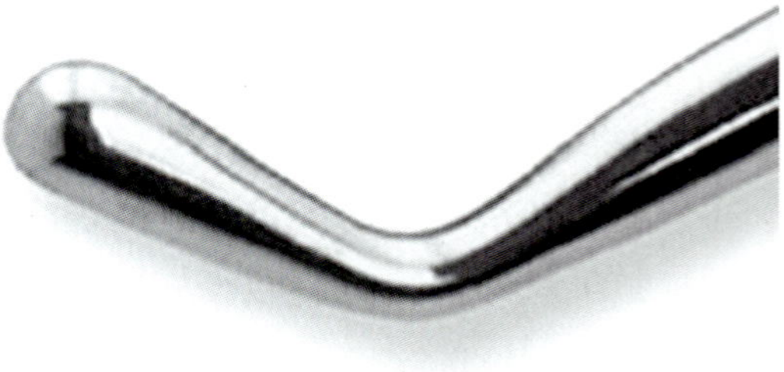

图 7,16 圆形分离钩。

适用于 23G 和 25G 手术(EyeTechnology,UK:VR-2095)。

带有硅胶头的笛形针(图7.17)

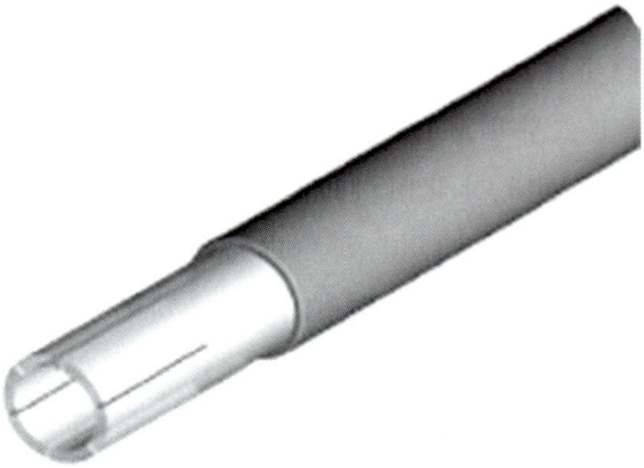

图 7.17 带有硅胶头的笛形针。

适用于 23G、25G 和 27G 手术(DORC 2281_AD04)。

7.5.2　染色剂

曲安奈德

适应证：用于玻璃体和前膜的染色。建议用平衡盐溶液按 3:1 的比例稀释曲安奈德。染色时须反复注射，因为曲安奈德晶状体只会着染玻璃体皮质的外层。

混合染料（台盼蓝与亮蓝 G）

它含有两种染料（台盼蓝和亮蓝 G）(Membrane Dual®，DORC)。适应证：黄斑前膜及内界膜的染色。

7.5.3　巩膜扣带术

环扎带

环扎带（图 7.18）放在 4 条直肌下，连接环扎带两端的袖套（图 7.19）放在颞下象限。

节段性硅海绵

可以将其径向或环形放置，用以顶压裂孔。

(1)硅海绵的常规尺寸为 3.77mm× 5mm。我们最常用硅海绵。适应证：锯齿缘截离，裂孔宽度≤3mm，采用放射状硅压。缝合宽度

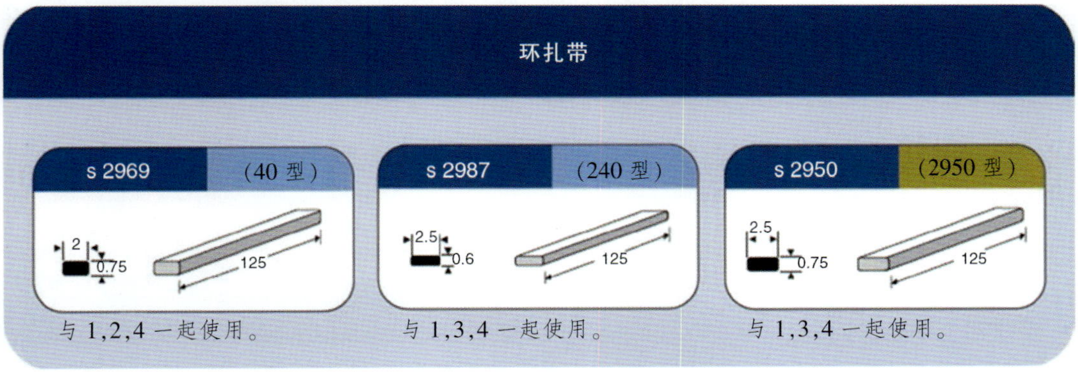

图 7.18　环扎带。

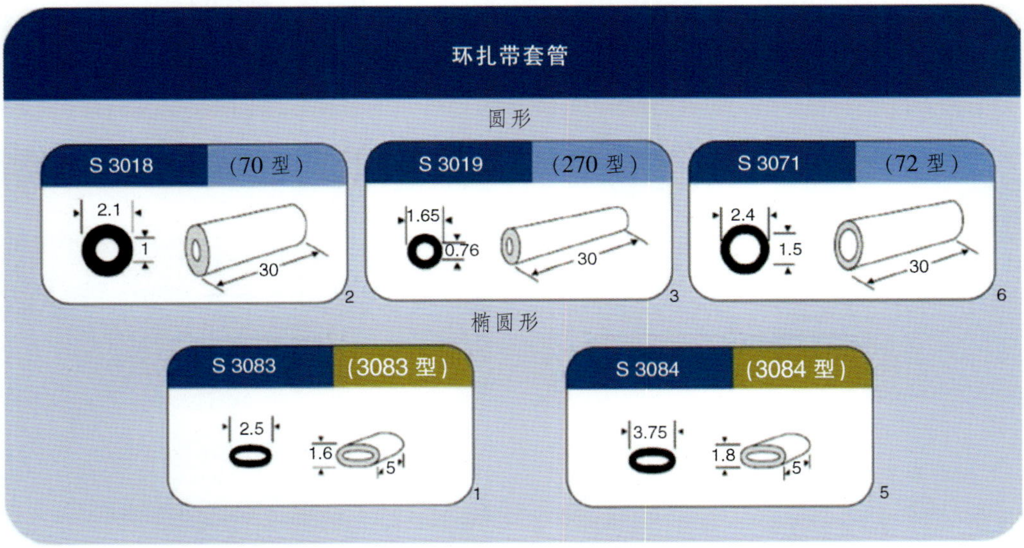

图 7.19　环扎带套管。

需要 7mm(图 7.20)。

(2)大尺寸(5.28mm×7.5mm)的硅海绵不太常用。适应证:大裂孔,裂孔宽度≤5mm。其缝合宽度需要 9.5mm(图 7.21)。

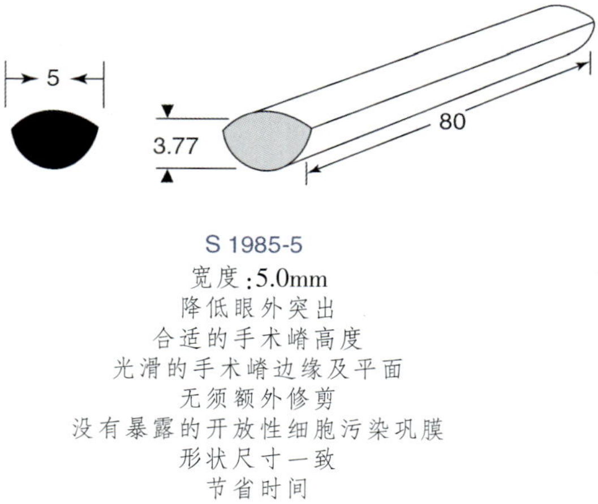

图 7.20 节段性硅海绵。

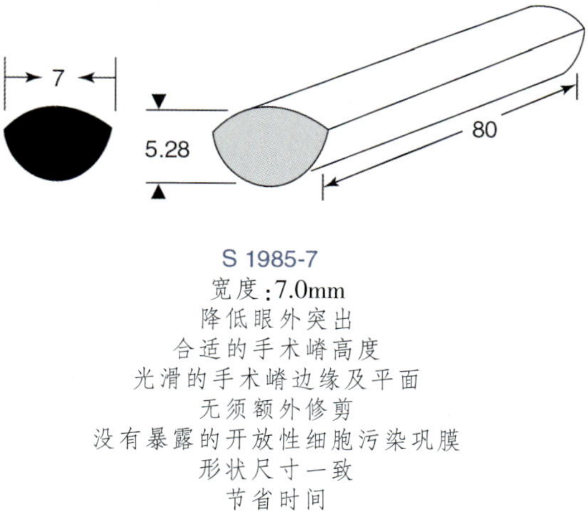

图 7.21 节段性硅海绵。

7.5.4 巩膜外扣带术的缝线

Mersilene 5-0缝线(图7.22)

适应证:环扎带的缝合(Ethicon)。

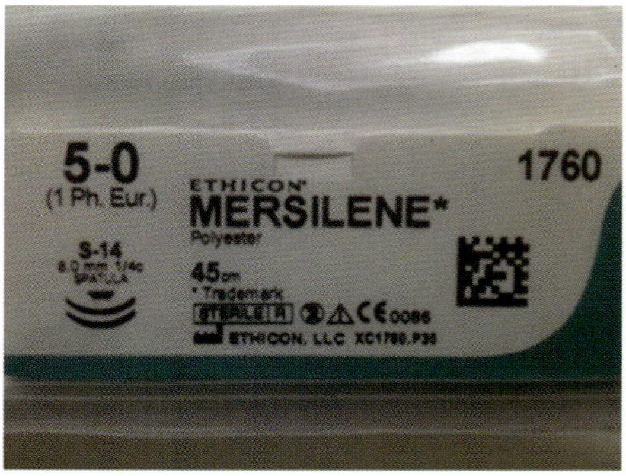

图 7.22 缝合海绵的缝线。

Supramid 4-0缝线(图7.23)

适应证:硅海绵的缝合(Serag-WIessner,Germany)。

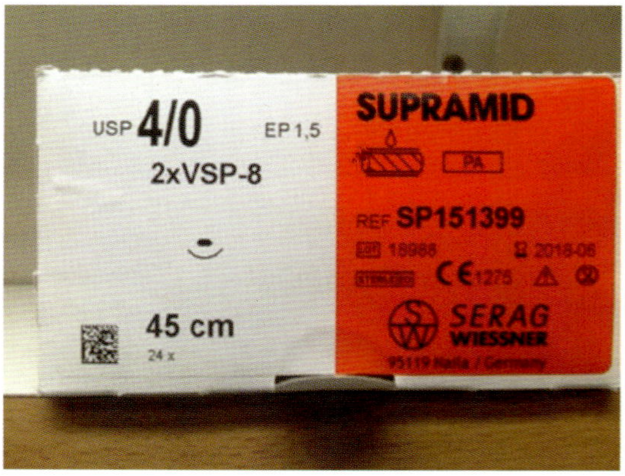

图 7.23 缝合海绵的缝线。

Vicryl 6-0缝线(图7.24)

适应证:结膜缝合。

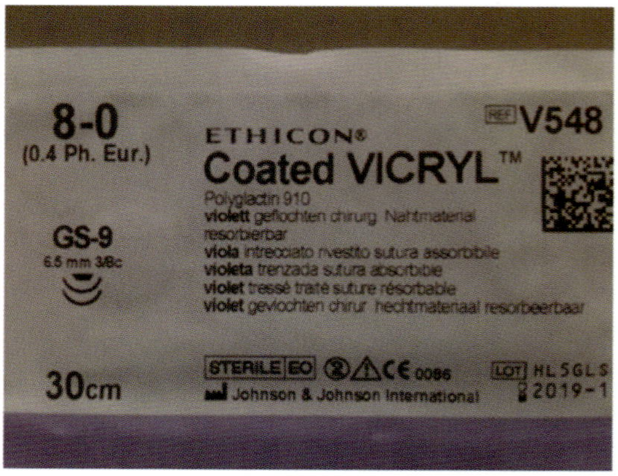

图 7.24 结膜缝线。

7.5.5　玻璃体腔填充物

空气：过滤掉细菌后用注射器抽出的气体。

SF_6：20%。

C_2F_6：15%。

C_3F_8：14%。

7.5.6　手术设备

我们手术室使用红色霓虹灯，尽量减少手术室里和显微镜里明亮的白光。同时，它为工作人员提供足够的照明(图 7.25)。我们使用带有 Resight Biom 观察系统的 Zeiss Lumera 显微镜(图 7.26)。根据手术需要，可调整 120D、90D 和 60D 的放大倍率。手术时我们使用枕头固定患者的头部，并通过真空泵抽出里面的空气使其变硬并紧贴患者的头部(Germa AB，Sweden)(图 7.27 和图 7.28)。

在我们的手术过程中，典型的玻璃体切割术是在巩膜上做 4 个穿刺孔，在鼻下方放置吊顶灯。另外一根导光纤维则在患者的前额处用胶带固定住(图 7.29)。一个非常实用的器械是来自 DORC 的套管镊(图 7.30a)，用于在手术期间操控套管(图 7.30b)。玻璃体切割术的标准器械如图 7.31 所示。

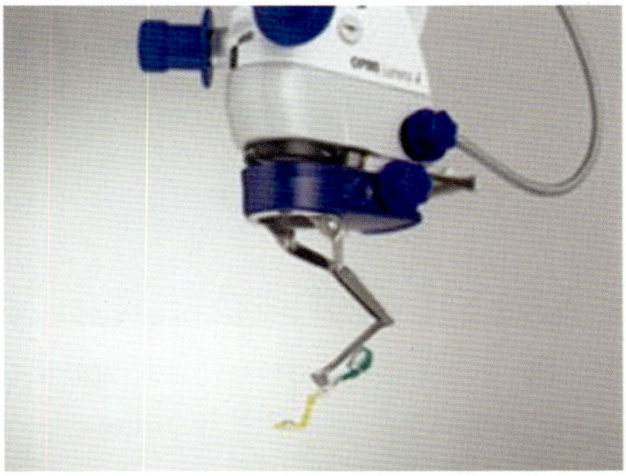

图 7.26　带有 Resight 观察系统的 Zeiss 显微镜。

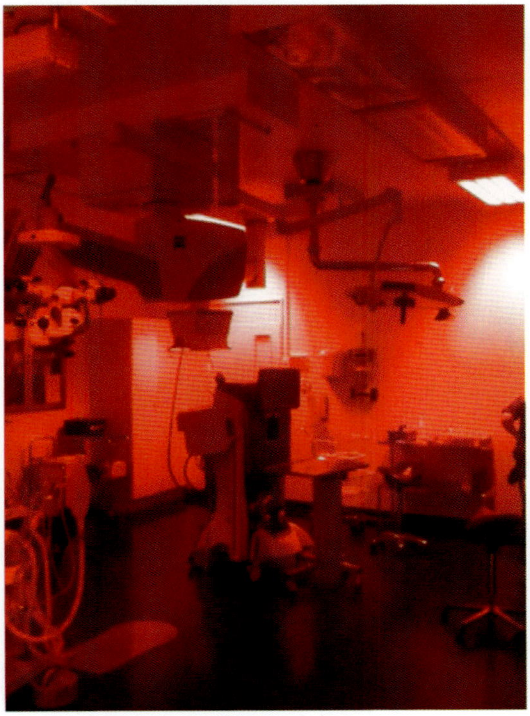

图 7.25　红色霓虹灯的玻璃体视网膜手术室。

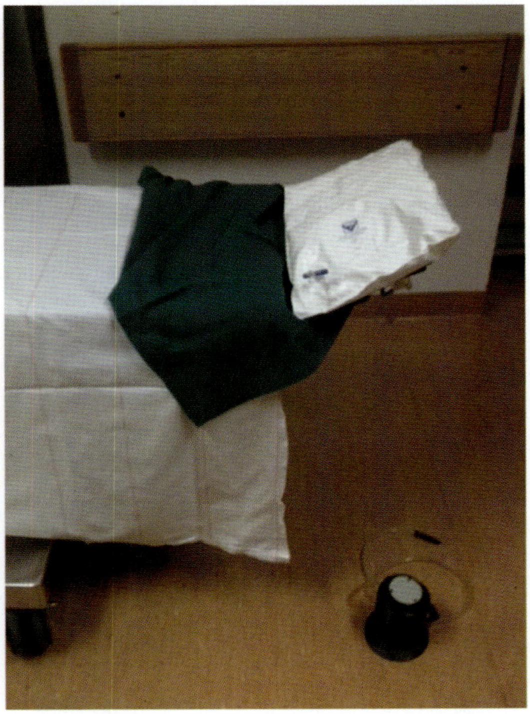

图 7.27　能定位并固定患者头部的真空枕。

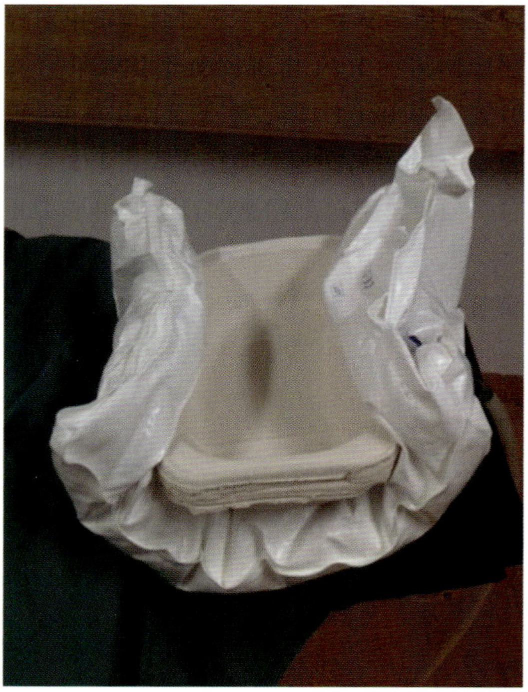

图 7.28 真空泵把枕头里的空气抽走，直到枕头变硬。整个过程只需要几秒钟(Germa，Sweden GE22393300000 55cm×30cm)。

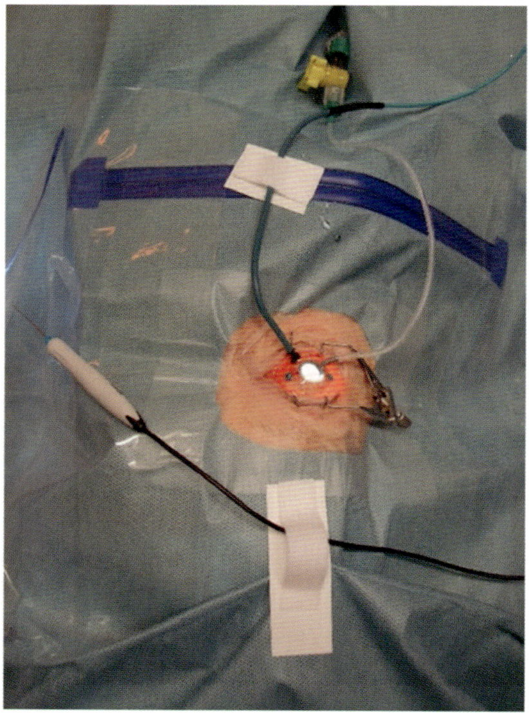

图 7.29 典型的手术配置，包括一根吊顶灯导光纤维以及一根手持导光纤维。

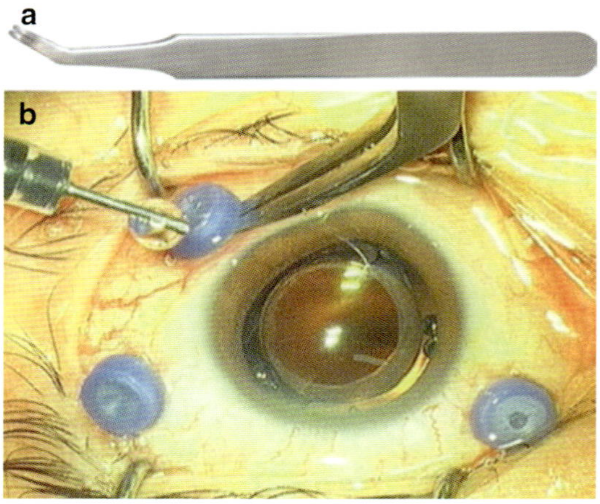

图 7.30 我们使用 25G 和 27G 的玻璃体切割术(a)。套管镊(DORC)用于操控套管针(b)。

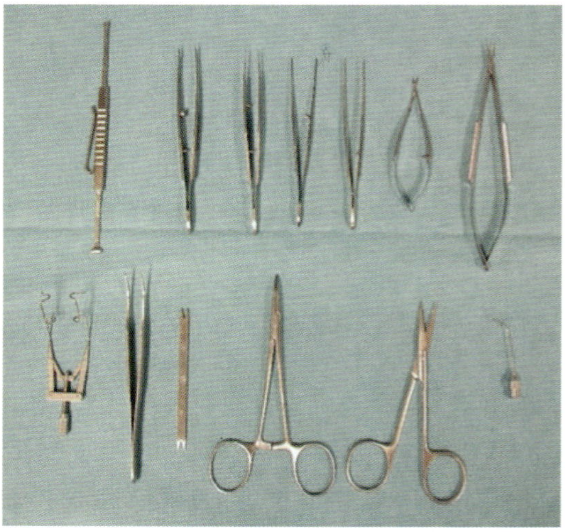

图 7.31 玻璃体切割术的标准器械。

第 3 部分

手术

第 8 章

手术技术

Ulrich Spandau, Zoran Tomic

8.1 在瑞典乌普萨拉大学，我们采用了如下手术技术

简单型孔源性视网膜脱离：

(1)充气性视网膜固定术。

(2)25G 和 27G 白内障超声乳化抽吸/玻璃体切割联合手术，使用吊顶灯。上方视网膜裂孔时采用 20% SF_6 玻璃体腔填充，下方视网膜裂孔时采用 15% C_2F_6 填充。

复杂型孔源性视网膜脱离：

(1)巩膜扣带术——我们采用了一种新的手术技术。术中采用吊顶灯照明以及配备广角观察设备的手术显微镜进行手术，而不再使用传统的双目间接检眼镜。

(2)25G 和 27G 白内障超声乳化抽吸/玻璃体切割联合手术，使用吊顶灯。采用 15% C_2F_6 或 1000cSt 的硅油进行玻璃体腔填充，后极部视网膜裂孔时采用 15% C_2F_6 填充。我们很少使用 C_3F_8。

(3)玻璃体切割联合巩膜扣带术：我们一般联合 25G 或 27G 玻璃体切割术和节段性硅胶垫压术。

(4)对于复发性视网膜脱离伴视网膜缩短的病例采用视网膜切除术。主要适用于下方视网膜缩短的病例。

(5)我们将重硅油 Densiron 68 用于下方(复发性)视网膜脱离。

两点备注：①对于简单型孔源性视网膜脱离，我们仅采用一种手术方法和一种眼内填充物；②对于复杂型孔源性视网膜脱离，我们可采用多种手术方法和多种眼内填充，这也反应了复杂性视网膜脱离手术方式的多样性。

8.1.1 充气性视网膜固定术(图 8.1)

我们仅对上方视网膜脱离、颞上血管弓处视网膜仍然在位，视网膜裂孔位于 10:00~2:00 钟位的情况下行充气性视网膜固定术(图 8.1)。3:00 和 9:00 钟位的视网膜裂孔

电子补充资料 本章的在线版本(https://doi.org/10.1007/978-3-319-78446-5_8)包含补充资料，可供授权用户使用。

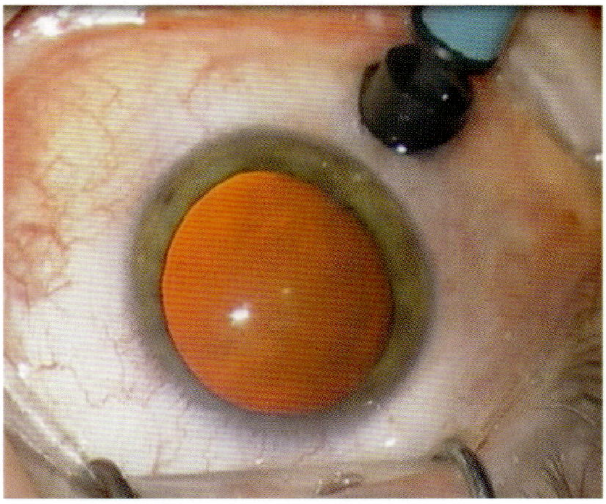

图 8.1 我们准备行充气性视网膜固定术。如果视网膜裂孔位于上方，我们会在下方插入吊顶灯，在 BIOM 广角镜系统下观察视网膜情况。

也可以采用这种手术方式，但术后需保持 3 天的特殊体位。我们术中插入吊顶灯，在配备广角观察系统的手术显微镜下实施视网膜裂孔冷凝和玻璃体腔注气术。

8.1.2 巩膜扣带术（图 8.2 和图 8.3）

巩膜扣带术是修复 RD 非常理想的手术方式，因为手术医生仅需很少的材料就能治疗几乎所有类型的 RD。此外，进行巩膜扣带术，手术医生需要理解 RD 的发病机制。例如，一个视网膜隆起较高的下方大泡性视网膜脱离伴有 11:00 钟位的视网膜小裂孔（图 8.2）。可以不进行外放液，仅行视网膜裂孔冷凝并在 11:00 钟位处缝合一个硅海绵。随后几天，视网膜下液完全吸收（图 8.3），说明两个现象：①RPE 层是一个非常强大的细胞层，能够有效吸收视网膜下液；②视网膜脱离并不是一个静态的过程，而是一个非常动态的过程。在陈旧性视网膜下液被吸收的过程中，新的视网膜下液会流入视网膜裂孔。如果想要学习视网膜脱离术，应该先从巩膜扣带术学起。

我们应用 Lincoff/Kreissig 的视网膜脱离外路最小量手术技术：冷凝、节段性垫压、不进行外放液。术中我们不使用双目间接检眼镜，而是采用手术显微镜和广角观察系统（图 8.3）。我们在手术显微镜下缝合硅海绵。

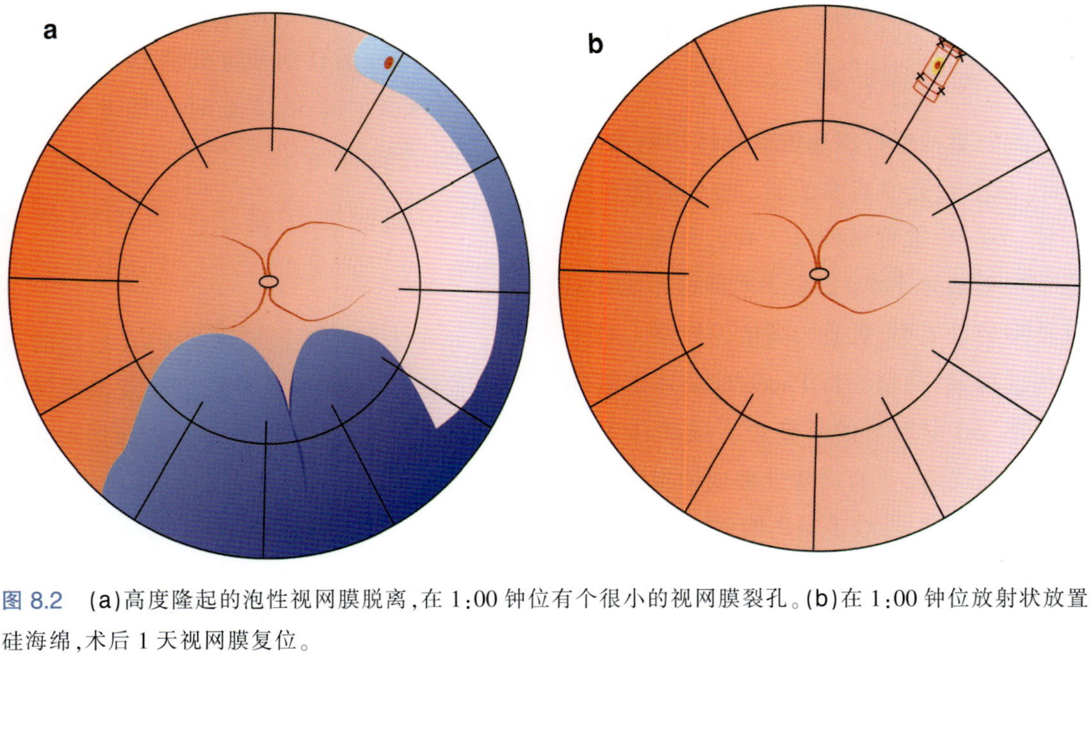

图 8.2 (a)高度隆起的泡性视网膜脱离，在 1:00 钟位有个很小的视网膜裂孔。(b)在 1:00 钟位放射状放置硅海绵，术后 1 天视网膜复位。

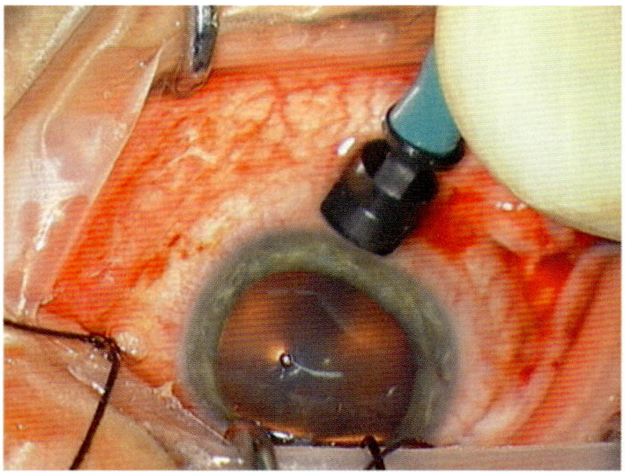

图 8.3 使用吊顶灯进行视网膜照明。注意眼外肌吊线。术中通过广角镜系统观察视网膜,在手术显微镜下缝合硅海绵。

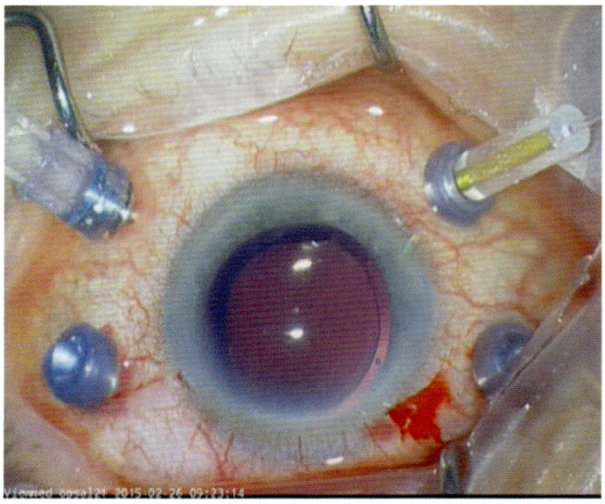

图 8.4 进行 25G 或 27G 玻璃体切割术的常规设置:放置吊顶灯的四通道玻璃体切割术。

我们只施行节段性硅海绵垫压,不再进行巩膜环扎手术。巩膜扣带术的适应证包括儿童、年轻近视、锯齿缘截离和陈旧性慢性视网膜脱离。

备注:巩膜扣带术不仅适用于有晶状体眼的患者和玻璃体没有后脱离的患眼,也可以用于人工晶状体眼、玻璃体已经后脱离以及玻璃体切割术后眼,还可用于 PVR B 级和 C 级的视网膜脱离。

8.1.3 玻璃体切割术(图 8.4)

我们通常施行四通道玻璃体切割术(图 8.4):一个通道放置套管针,两个放置手术器械,另一个放置吊顶灯。我们只施行 25G 或 27G 玻璃体手术。27G 手术器械相比 25G 巩膜穿刺口更小,更适于高度近视眼。对于一些远视眼,我们施行 Phaco/玻璃体切割联合手术,50 岁以下的年轻患者玻璃体手术时保留晶状体。伴有增生性玻璃体视网膜病变的患者,我们会双手剥离增殖膜。

我们很少使用环扎带联合 C_3F_8 气体填充,原因在于,根据硅油研究,C_3F_8 气体的作用等同于硅油,而 SF_6 则弱于硅油[1]。根据我们的经验,环扎带联合惰性气体填充的作用等同于硅油,环扎联合硅油填充的作用优于环扎联合惰性气体填充,因此我们常规使用硅油填充而不使用环扎带。

使用气体填充时,我们只使用 SF_6 和 C_2F_6 填充,不使用 C_3F_8,因为 C_3F_8 可以引起眼内刺激和炎症。使用硅油填充时,我们只使用 1000cSt 的硅油和重硅油 Densiron 68,当需要永久性硅油填充时我们才会使用 5000cSt 的硅油。

8.1.4 玻璃体切割联合巩膜扣带术(图 8.5)

该手术的主要适应证为 PVR C 级的视网膜脱离、复发性视网膜脱离以及出现视网膜缩短的情况。25G 或 27G 玻璃体切割联合节段性巩膜外垫压,大多数情况下会在下方赤道部做一个 90°环形垫压,使用气体或硅油作为眼内填充。

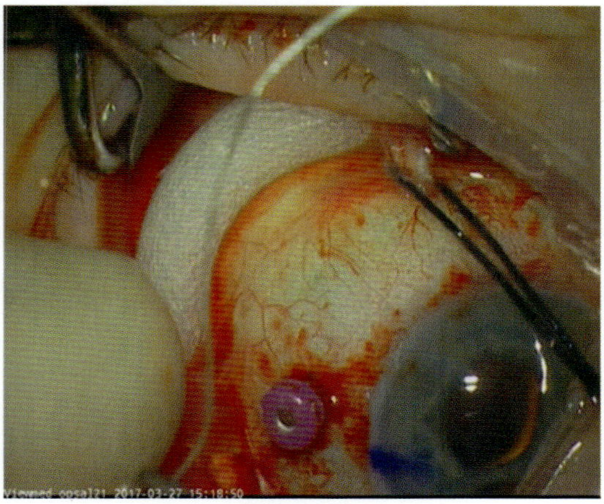

图 8.5　注意 27G 的套管针(Alcon)。平行于角膜缘、90°的环形扣带被缝合在巩膜表面。

8.1.5　视网膜切开(图 8.6)

该手术的主要适应证为下方视网膜缩短。大多数情况下,我们会做 3:00—6:00—9:00 钟位的 180°视网膜切开。使用 1000cSt 的硅油和重硅油 Densiron 68 作为眼内填充。

8.1.6　Densiron 68(图 8.7)

该手术的主要适应证为原发性下方视网膜脱离(Lincoff 3 型)和下方复发性视网膜脱离。重硅油 Densiron 68 像 1000cSt 或 1300cSt 的普通硅油一样易于使用。我们通常在眼内空气填充的情况下向玻璃体腔注入重硅油，以达到对下方视网膜的良好顶压，术后 6~12 周取出重硅油，副作用与 1000cSt 的普通硅油一样。

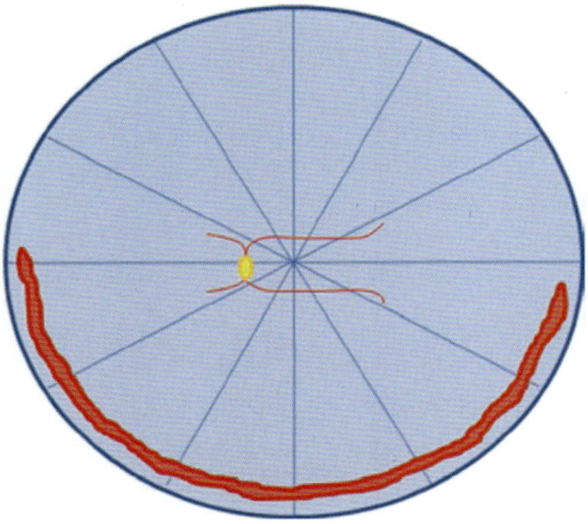

图 8.6　对下方视网膜脱离伴视网膜内 PVR 的病例进行下方 180°视网膜切开。

8.2　巩膜扣带术还是玻璃体切割术

在我们的经验中,巩膜扣带术是一种非常有效的手术方式,可以成功治疗各种简单型和复杂型视网膜脱离,甚至 PVR B 级和 C 级的视网膜脱离。但如何清楚地看到视网膜裂孔,并在巩膜面上标记裂孔位置,在技术上还是有一定的难度。

在本书中,我们将展示一种新的无须使

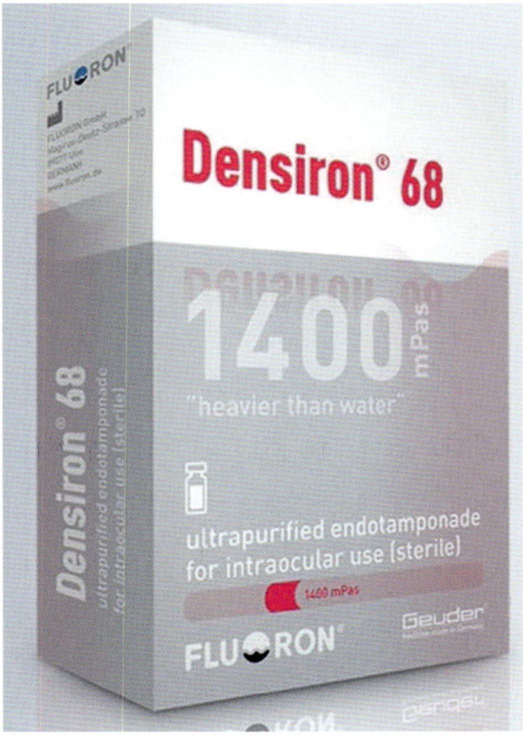

图 8.7　Fluoron 品牌(Geuder 公司)的重硅油 Densiron 68 用于顶压下方视网膜。

用间接检眼镜的巩膜扣带术式。在我们医院,90%的原发性视网膜脱离患者接受了玻璃体切割术。巩膜扣带术主要用于年轻患者和复杂病例。我们几乎只用节段性巩膜扣带(放射状或环形),很少使用环扎带,每年可能仅6例左右。但是,如果要开展视网膜脱离术,就必须能够开展巩膜扣带术。锯齿缘截离使用巩膜扣带术的成功率可达100%;如果对这些患者进行玻璃体切割术,成功率很难达到这么高。

就视网膜的复位率和PVR的发生率而言,巩膜扣带术优于玻璃体切割术(表8.1)[2]。

目前,大多数视网膜脱离病例都采用了玻璃体切割术治疗。巩膜扣带术则开展得越来越少。瑞典于默奥大学的视网膜脱离数据库中的数据也证实了这一点(见第4章)。数据表明,2010年,1/3的视网膜脱离施行了巩膜扣带术,而2015年则仅有10%施行了巩膜扣带术。其中一个原因就是年轻的视网膜手术医生不会使用间接检眼镜检查视网膜,直接使用手术显微镜则容易得多。

两种手术技术的优缺点见表8.2。

表8.1 巩膜扣带术具有更高的视网膜复位率和更低的PVR发生率

	巩膜扣带术(%)	玻璃体切割术(%)
视网膜复位率	93	87
PVR发生率	1	5

8.3 视网膜脱离和微创玻璃体切割术

我们最早开始的玻璃体切割术使用20G巩膜穿刺口。20G巩膜穿刺口的直径为0.9mm(表8.3)。2006年,我们开始使用23G套管针的玻璃体切割术设备。DORC公司带自闭阀的套管令我们非常满意,没想到,之后我们会全部转换为25G玻切设备。然后我们开始用25G的手术设备进行膜剥离手术,但由于眼内镊比较软,之后回归23G。

表8.2 巩膜扣带术和玻璃体切割术的优缺点

	优点	缺点
节段性巩膜扣带术	准确封闭可能的视网膜裂孔	技术难度大
	完美的顶压视网膜裂孔	导致屈光异常
	较快的视力恢复	双目间接检眼镜下较难观察视网膜情况
	较少发生PVR	
	在手术显微镜和吊顶灯辅助下易于观察视网膜情况	
玻璃体切割术	手术显微镜下易于观察	使用长效气体填充时需要比较长的时间才能恢复视力
	技术难度小	气体填充下视网膜裂孔封闭的效果弱于巩膜扣带
	不易产生屈光异常	相比巩膜扣带术有较高的PVR发生风险
	治疗简单型视网膜脱离的完美方法	

表 8.3 圆针外径的换算表(Gauge 和 mm)

Gauge	以 mm 计算的外径
17	1.4
19	1.07
20	0.9
23	0.64
25	0.51
27	0.41
29	0.34
30	0.30

但由于在近视眼患者中使用 25G 设备术后低眼压的发生率较低，我们逐渐全部改为使用 25G 设备。

之后，27G 设备出现了，我们也曾以为无须使用这样的设备，但由于 27G 巩膜穿刺口的直径为 0.41mm，一些早产儿视网膜病变的患儿促使我们开始使用 27G 设备。之后我们用 27G 治疗近视眼患者，事实证明，在近视眼患者中 27G 设备优于 25G。尽管在膜剥离的手术中，27G 设备可能没有明显的优势，但在视网膜脱离的病例中，27G 的巩膜穿刺口更少发生渗漏。术后眼压正常，无须缝线以及补充气体填充，此外，巩膜穿刺口渗漏减少也意味着气体顶压的时间更长。

目前，我们的所有病例都进行 27G 手术。根据我们的经验，27G 是经验丰富的玻璃体视网膜手术医生最好的选择。然而，未来还是需要改进手术器械较软的缺点。

8.3.1 大小很重要吗?

我们确信器械的大小很重要。切口的大小是促进白内障手术从 ECCE 转换到白内障超声乳化抽吸的主要动力。白内障超声乳化抽吸手术的小切口在各个方面都优于 ECCE 的大切口：术后恢复更快、视力更好、散光更小以及水密性更好。

同样的原则也适用于玻璃体切割术。27G 套管针的巩膜穿刺口的直径为 25G，而 23G 套管针的巩膜穿刺口的直径为 22G(图 8.8)。在移除 27G 套管针后，眼球可以保持正常的张力(没有气体填充的情况下)。而在 23G 手术时，为达到同样的效果，就需要填充膨胀气体。即使在惰性气体填充后，手术后眼球的张力也常常较低。在 27G 手术时，巩膜穿刺口较小，因而术后惰性气体的填充效果更好，渗漏更少。这一点对于视网膜脱离术很重要。

套管针越小，意味着手术器械越小。显然，小型 27G 手术器械可减少术中损伤，术后恢复更快。

当讨论小切口玻璃体切割术时，我们常常提到无缝线的玻璃体切割术。但 27G 才是唯一的无缝线玻璃体切割术，而不是 23G 和 25G。27G 是唯一无须缝合巩膜穿刺口的标准尺寸。相比之下，25G 和 23G 通常需要缝合巩膜穿刺口。如果为一例近视眼患者行视网膜脱离术，你就需要无缝线的 27G 手术。缝线常会引起结膜肉芽肿，患者会有明显刺激症状。

“Gauge 越小，越好”的原则显而易见(表 8.4)。

8.3.2 Hagen–Poiseuille 规则的两难选择

但有医生反对小切口的玻璃体切割术和 27G 的玻切设备。Hagen–Poiseuille 方程表明，液体流速与管道内径的 4 次方成正比(表 8.5)。20G 玻切时的液体流速是 23G 玻切的 3.65 倍，23G 玻切时的液体流速是 27G

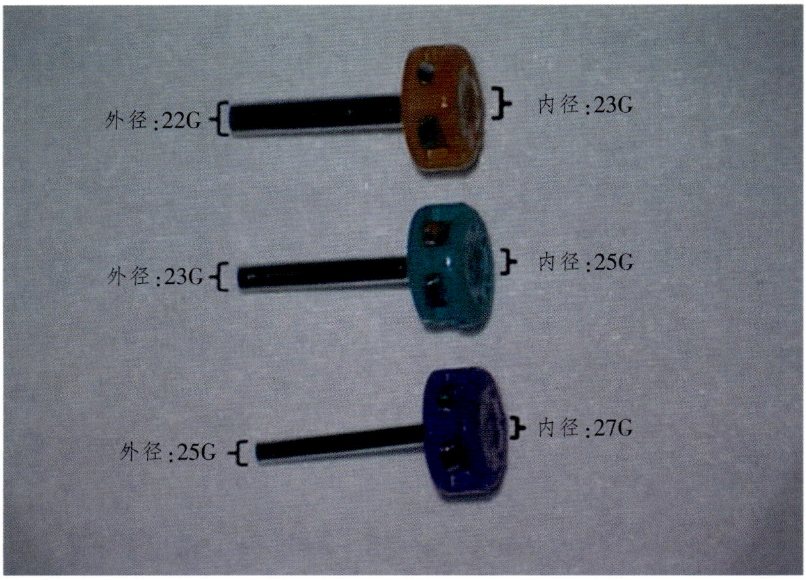

图 8.8 23G、25G 和 27G 套管针(Alcon)的内径和外径尺寸。

玻切的 12.5 倍。

如果 23G 玻切头的效能是 100%,则 25G 玻切头的效能下降了约 30%,而 27G 玻切头的效能又下降了约 30%(表 8.6)。

这个物理学上的障碍,随着更高效的玻璃体切割机和最新的玻切头的出现,已被很好地克服。最新的双向玻切头,刀口往复切割时,切速加倍,刀口位置始终处于打开状态,保证液流稳定,使得 27G 玻璃体切割术成为 23G 强有力的竞争者。

表 8.4 27G 手术的优缺点

27G 的优点
#27G 套管针的巩膜穿刺口直径为 25G,而 23G 套管针的巩膜穿刺口直径为 22G。直径为 22G 的巩膜穿刺口相比 25G 的巩膜穿刺口更容易发生气体和液体的渗漏
无须缝线,不会出现缝线继发的肉芽肿
没有术后的刺激症状和异物感
• 愈合快
渗漏减少
• 手术后低眼压减少
• 惰性气体填充效果改善
手术器械小
• 无创手术
27G 的缺点
手术器械软

8.3.3 27G 和双向玻切头

27G 玻璃体切割术最早由日本医生 Oshima 及其同事于 2010 年正式推出。最早的 27G 玻切头相比 25G 玻切头液流缓慢、玻切效率低下,抽吸和灌注速度的情况也相近。DORC(荷兰)和 Geuder(德国)公司推出的最新的玻切头摒弃了这些 27G 玻切头的缺点。

表 8.5 Hagen-Poiseuille 方程(流速≈直径 ^{4})以及与玻璃体切割术的相关性

Gauge	以 mm 计算的内径	
23	0.39	20G 是 23G 流速的 3.65 倍
25	0.29	23G 是 25G 流速的 2.8 倍
27	0.20	23G 是 27G 流速的 12.5 倍

表 8.6 不同 Gauge 的常规玻切头和双向玻切头效能比较。测量对于人造玻璃体的抽吸时间(Courtesy of DORC.)

效能比较		
23G	25G	27G
100%	70%	30%
–30%	–30%	

8.3.4 双向玻切头的历史

最初的新型玻切头的设想是由日本医生 Hayafuji 及其同事在 1992 年提出的（表 8.7）。经过一系列的试验和错误的尝试，在 2013 年由 DORC 公司推出。这种新型玻切头有两个切割孔和第二个切割刀面，被命名为双向玻切头(TDC)(图 8.9)。它有两个新特点：①持续的液流；②两个切割刀片。

表 8.7 TDC 玻切头的历史发展 (Photo courtesy of DORC.)

年份	描述	图
最初设想(1992)	M.Hayafuji Y.Hanamura S.Niimura	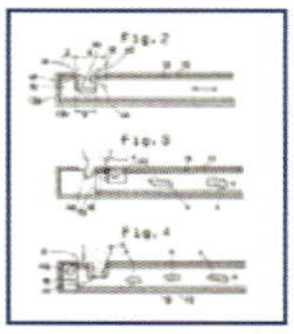
DORC (1996)	玻璃体切割刀，有 3 个可调节(裂隙状)抽吸孔	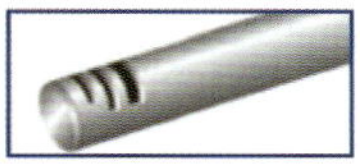
Luiz Lima (2010)	新型双重抽吸孔的切割头系统	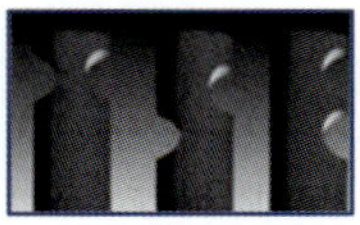
Rizzo (2011)	玻切头内管中有额外的抽吸孔	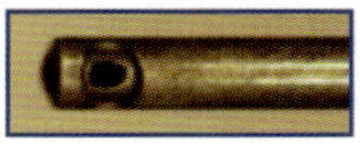
DORC (2013)	双向玻切头系统	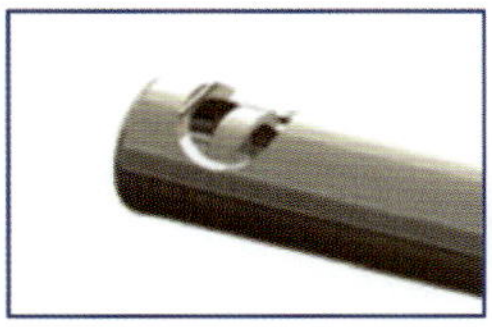

8.3.5 最新的双向玻切头比常规玻切头切速更快

拥有两个切割刀片就意味着可以在一次运动中切割两次，有效地将切割速度提高一倍。玻切头的切速为 8000 次/分，则双刀片切割头的实际切速为 8000×2=16 000 次/分，达到了一个新的维度。第二个新的特征是由于有两个开放的切割孔，可以产生持续、平稳的液流。这项新技术可以减少对玻璃体的牵拉，缩短手术时间，提高手术的安全性(表 8.8)。

8.3.6 27G、25G、23G 和伴 PVR 的视网膜脱离

27G 玻璃体切割是否只适用于简单型视网膜脱离，而不适合复杂型视网膜脱离呢？目前，所有必需的眼内手术器械，如眼内剪、眼内镊和用于分层的器械都有 27G 型号的。进行硅油取出和硅油注入时，我们可以

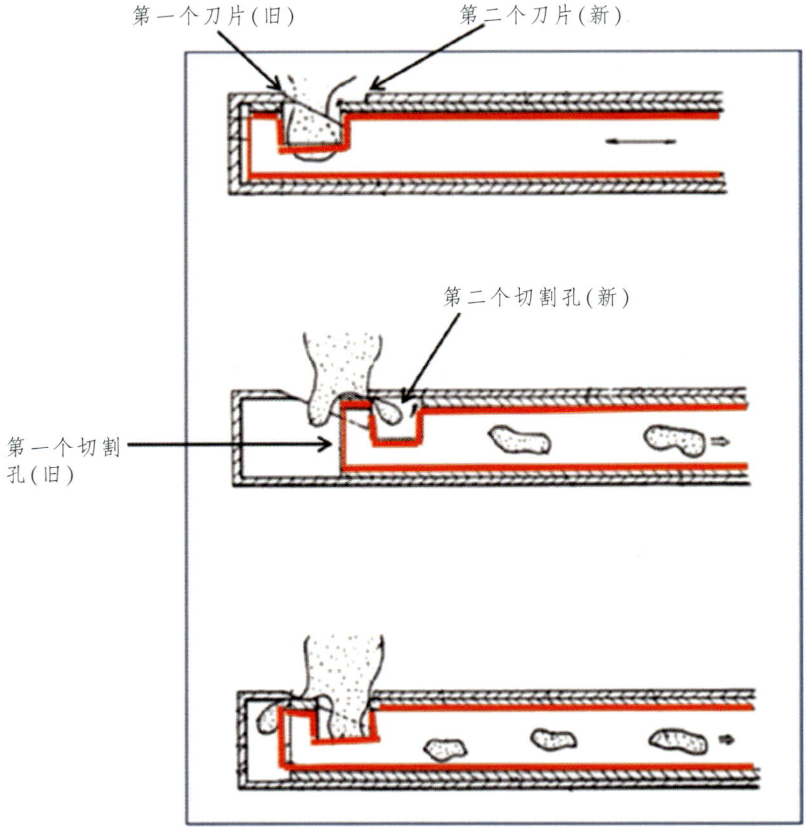

图 8.9　新型 TDC 玻切头有两个切割刀片。(Photo courtesy of DORC.)

表 8.8　TDC 玻切头和常规双向玻切头的效能比较(Courtesy of DORC.)

TDC 玻切头	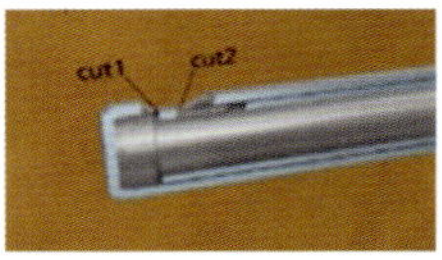	常规双向玻切头	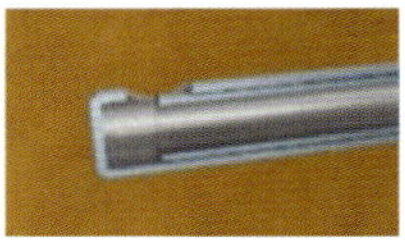	比较
23G TDC		23G		切速提高 164%
25G TDC		25G		切速提高 176%
27G TDC		27G		切速提高 150%

插入一个 25G 的套管针来进行操作。所以，目前使用 27G 器械进行复杂的伴 PVR 的视网膜脱离手术没有障碍。

27G 手术器械也非常利于在下列病理状态下使用。

(1)近视眼：无须缝合巩膜穿刺口，顶压效果很好。

(2)简单型视网膜脱离：眼球密闭性好，渗漏减少，顶压效果更好。

⇒这些患眼术后易于发生低眼压，因而更适于 27G 玻璃体切割术。

27G 手术器械不适于在下列病理状态下使用。

(1)伴有 PVR 的复杂型视网膜脱离，需要硅油填充：手术器械较软，导致周边部增殖膜的剥除更为困难，使用27G器械注入和取出硅油都很费时。

(2)硅油取出手术：相比23G手术，术后低眼压的发生减少，但手术时间延长。

25G手术器械利于在下列病理状态下使用。

(1)伴有PVR的复杂型视网膜脱离，需要硅油填充：25G手术器械的硬度足够剥除周边部增殖膜。

(2)硅油取出手术：相比23G手术，术后低眼压的发生减少，手术时间短。

结论

在治疗简单型视网膜脱离时，27G玻璃体切割术优于25G和23G，因为巩膜穿刺口更小，术后穿刺口的渗漏更少，进而术后气体的顶压时间更长。此外，27G手术器械更细小，因此手术创伤更小，术后恢复更快。27G的缺点在于手术器械更软，周边部玻璃体的切除困难。25G和23G则是复杂型视网膜脱离的更好选择，因为手术器械的硬度可以满足周边部的手术操作，注入和取出硅油的速度更快。因此，25G玻璃体切割器械是折中手术器械硬度和巩膜穿刺口大小两方面因素后的最优选择。在我们看来，以后将不再需要23G。

参考文献

1. Vitrectomy with silicone oil or sulfur hexafluoride gas in eyes with severe proliferative vitreoretinopathy: results of a randomized clinical trial. Silicone Study Report 1. Arch Ophthalmol. 1992;110(6):770–9.
2. Kreissig I. A practical guide to minimal surgery for retinal detachment. Germany: Thieme; 2000. ISBN 9783131606914

第 9 章

BIOM 广角镜下的充气性视网膜固定术

Ulrich Spandau，Zoran Tomic

9.1 引言

对于视网膜裂孔位于 10:00~2:00 钟位的、颞上血管弓仍然在位的局限性视网膜脱离，我们会施行充气性视网膜固定术(图 9.1)。有两种可能的手术技术：①使用双目间接检眼镜；②使用手术显微镜，利用 BIOM 广角镜，并插入吊顶灯照明。我们讲述第二种技术。

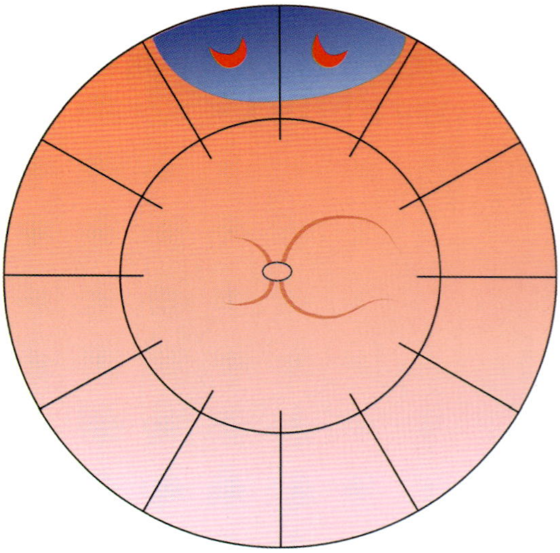

图 9.1 自 11:00~1:00 钟位的局限性视网膜脱离，12:00 钟位可见两个视网膜裂孔。

9.1.1 手术步骤(图 9.2 至图 9.6)

1.插入吊顶灯光源(图 9.2 和图 9.3)。

2.打开 BIOM 广角镜(图 9.4)。

3.冷凝视网膜裂孔(图 9.5)。

在视网膜裂孔的对侧插入吊顶灯光源。如果裂孔位于 12:00 钟位，则在 6:00 钟位插入吊顶灯光源。打开 BIOM 广角镜，定位视网膜裂孔后，对视网膜裂孔缘进行冷凝。

4.移除吊顶灯光源。

5.前房穿刺放液。

6.注入空气或惰性气体(图 9.6)。

电子补充资料 本章的在线版本(https://doi.org/10.1007/978-3-319-78446-5_9)包含补充资料，可供授权用户使用。

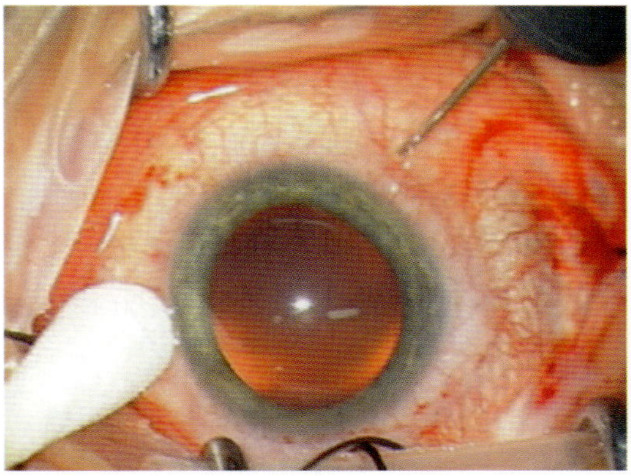

图 9.2　插入吊顶灯。

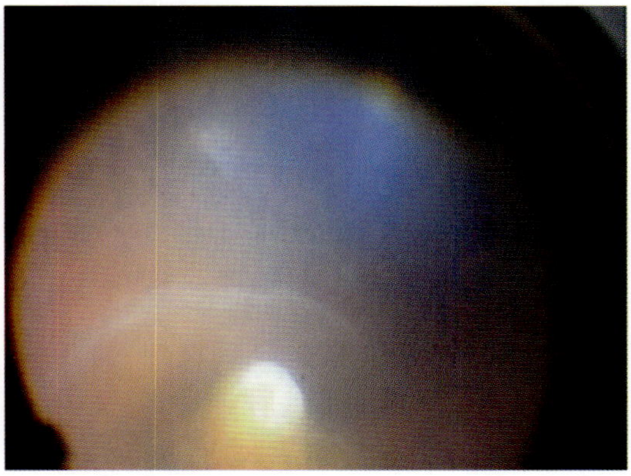

图 9.5　冷凝视网膜裂孔。

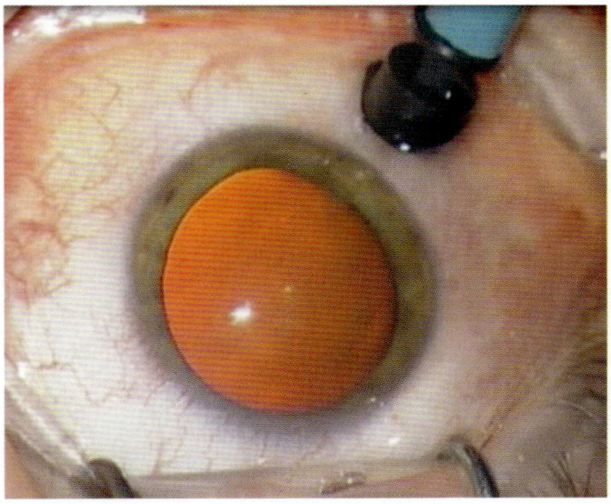

图 9.3　插入吊顶灯(Synergetics,USA)。

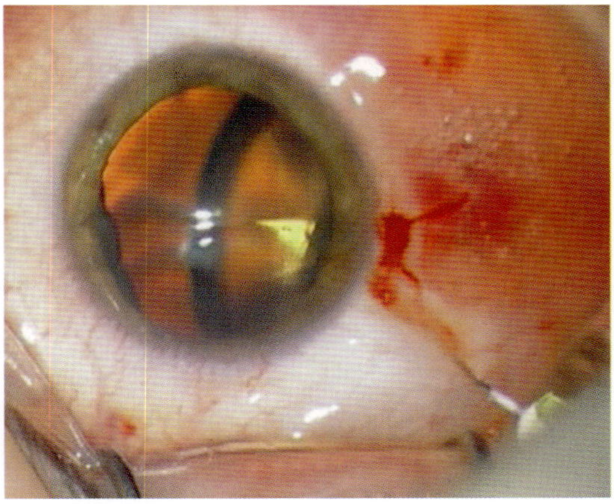

图 9.6　注入 0.5mL 100%的 SF_6 气体。

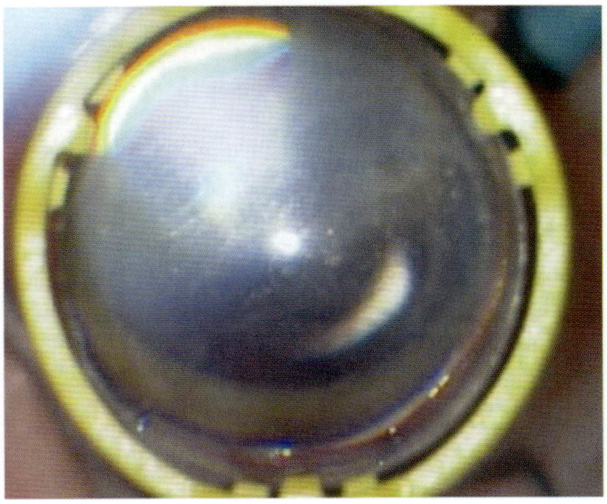

图 9.4　打开 BIOM 广角镜。

去除吊顶灯光源。必要时使用 Vicryl 8–0 缝线缝合巩膜穿刺口。进行前房穿刺,放出房水以降低眼压,之后向玻璃体腔注入 0.5mL 100%的 SF_6 气体。

9.1.1.1 技巧和建议

空气填充:空气可以很好地替代 SF_6 气体。空气顶压的时间最多为 1 周。眼内填充的时间缩短可以降低牵拉性视网膜脱离等并发症。11:00~1:00 钟位的视网膜裂孔可以使用空气顶压。

9.1.2 并发症(图 9.7)

有时可能会出现下方视网膜脱离。多数情况下找不到视网膜裂孔,这种视网膜脱离最可能是牵拉性视网膜脱离。对于这种情况,我们会施行 25G,甚至 27G 玻璃体切割+激光光凝+C_2F_6 气体填充术。这种并发症多见于玻璃体尚未后脱离的年轻患者。

9.1.3 常见问题:下方视网膜脱离的原因是什么?

仅发生在玻璃体尚未后脱离的患眼。气泡会顶压上方的玻璃体并牵拉下方的玻璃体,导致下方视网膜脱离(图 9.7)。

记住:对黄斑下出血的老年患者,玻璃体腔注气以压迫、驱离黄斑下出血时不会发生视网膜脱离,这是由于玻璃体已经后脱离。

这种手术的成功率有多高?

90%,但请记住,我们非常严格地掌握手术适应证,仅适用于 10:00~2:00 钟位的视网膜裂孔。

可以施行充气性视网膜固定术联合激光光凝,而不联合冷凝吗?

是的,可以。进行前房穿刺放液,然后向玻璃体腔注入 0.5mL 的 100% SF_6 气体,一天后,当视网膜裂孔已经复位,就可以进行视网膜裂孔的激光光凝。

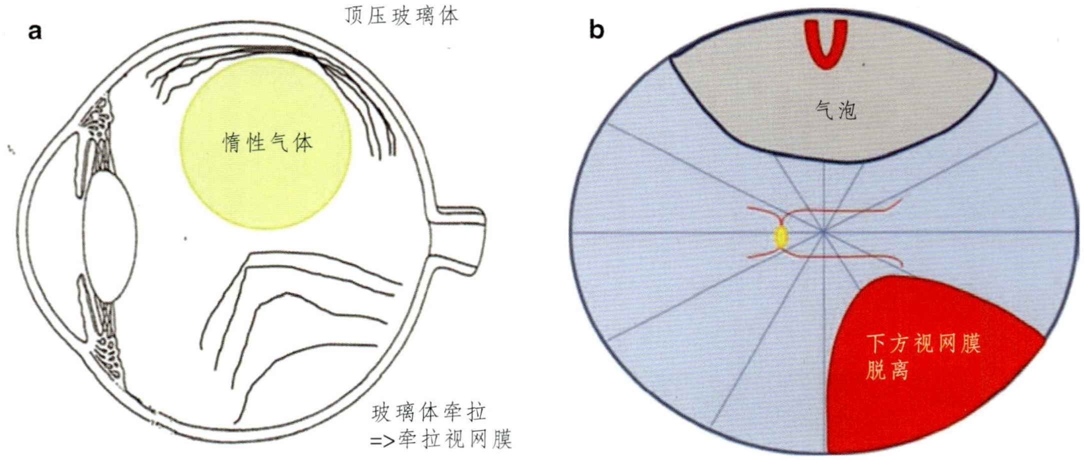

图 9.7 典型并发症。(a)气泡顶压上方的玻璃体,并牵拉下方的玻璃体。(b)下方的玻璃体牵拉可能导致下方视网膜脱离。

第 10 章

白内障超声乳化抽吸/玻璃体切割联合手术治疗简单型视网膜脱离

Ulrich Spandau,Zoran Tomic

10.1 引言

存在多个视网膜裂孔的孔源性视网膜脱离(RRD)由于可能出现多种并发症,需要经验丰富的手术医生进行手术。初学者应该从往往更容易处理的一些局限性视网膜脱离(单一裂孔的 1~2 个象限的视网膜脱离)开始。

关于手术,我们推荐两种操作,可以极大地简化玻璃体切割术:白内障超声乳化抽吸手术和吊顶灯的使用。我们建议所有 50 岁以上的患者进行白内障超声乳化抽吸手术,因为可以更彻底地清除前节玻璃体和玻璃体的基底部(图 10.1)。其次,我们建议使用吊顶灯,因为可以使玻璃体切割术的每个步骤都更为容易。在吊顶灯的照明下,对玻璃体基底部的观察和清除会更容易。视网膜裂孔一般位于周边部,需要使用巩膜顶压器以暴露:没有人能像术者自己的第二只手顶压得那样好。

10.1.1 重水还是不用重水?

一些玻璃体视网膜诊所将重水的使用作为常规;而有些医生则拒绝重水。我们认为,重水是玻璃体视网膜手术中一个很棒的帮手,必要时我们推荐使用。对于一些大范围、累及黄斑的视网膜脱离我们会使用重水,而对于黄斑在位的局限性视网膜脱离则不使用。对于巨大裂孔,我们通常使用重水以防止视网膜滑脱。

10.1.2 25G 还是 27G?

对于近视眼,27G 优于 25G。27G 的巩

电子补充资料 本章的在线版本(https://doi.org/10.1007/978-3-319-78446-5_10)包含补充资料,可供授权用户使用。

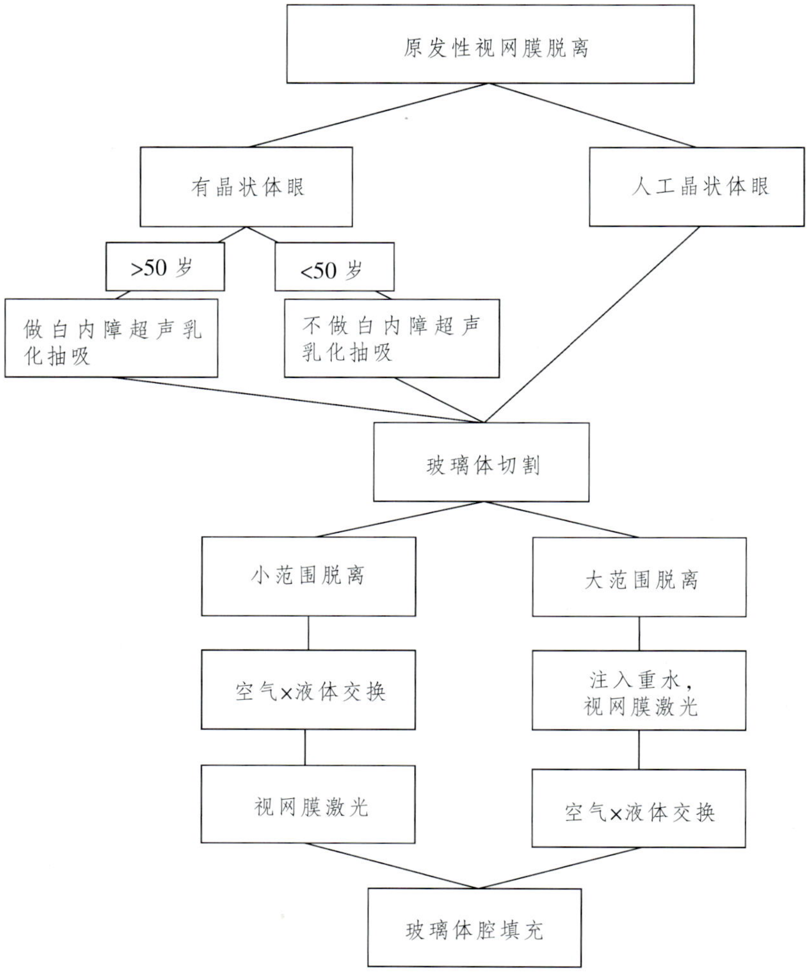

图 10.1 我们的视网膜脱离手术治疗方式选择。

膜穿刺口无须缝合。近视眼的巩膜穿刺口容易发生渗漏，而 27G 的巩膜穿刺口仅有很少的渗漏，也就意味着气体顶压的效果更好。对一些眼窝很深的患眼使用 27G 的玻切头难以到达玻璃体基底部，这时则建议使用 25G 玻切头。

10.2 手术步骤

器械

1.25G/27G 三通道套管针系统。

2.吊顶灯系统。

3.120D 透镜。

4.眼内电凝系统。

5.眼内激光管。

6.笛形针。

7.巩膜顶压器。

染色剂

可能：用于玻璃体染色的曲安奈德。

眼内填充物

术中使用：重水。

术后使用：20% SF_6，15% C_2F_6。

10.3 手术细节

1. 25G/27G 三通道系统联合吊顶灯

系统。

2.白内障超声乳化抽吸联合人工晶状体植入。

3.中央玻璃体切割和玻璃体后脱离。

4.使用眼内电凝标记视网膜裂孔。

5.注入重水直至视网膜裂孔的后缘，并引流视网膜下液。

6.切除视网膜裂孔的孔盖周围和周边部的玻璃体。

7.继续注入重水至锯齿缘。

8.围绕视网膜裂孔行激光光凝。

9.切除基底部玻璃体（剃除）。

10.空气×液体交换。

11.引流视网膜下液。

12.完成激光光凝。

13.膨胀气体填充。

14.移除套管针。

15.术后特殊体位。

25/27G 三通道系统联合吊顶灯系统（图 10.2）

通常在角膜缘后 3.5mm 处插入套管针。注意观察灌注头的位置以防止脉络膜脱离。

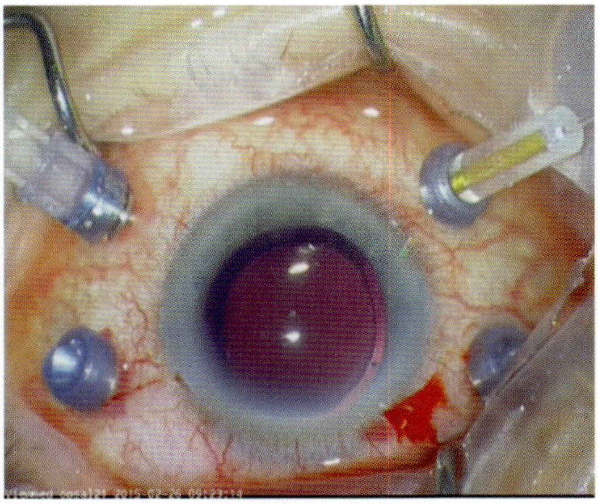

图 10.2　我们的常规视网膜脱离手术配置。三通道玻璃体切割术和一个放置在鼻下象限的吊顶灯。

然后，在鼻下象限、角膜缘后 3.5mm 处插入吊顶灯。

白内障超声乳化抽吸

IOL 可以在白内障手术后植入，也可以在所有视网膜裂孔都处理结束后再植入（第 10 步）。早期即植入 IOL 的优势在于能够提供一个稳定的眼前节，在这一步时植入 IOL 通常也比在手术结束时植入更容易。早期植入 IOL 的缺点是 IOL 的边缘会干扰术中对视网膜周边部和玻璃体基底部的观察。

技巧和建议

是否联合Phaco手术：如果存在白内障，则在手术中同时摘除。为什么？玻璃体切割和气体填充都会加重晶状体混浊，导致对视网膜的观察变得困难。有术后检查时遗漏复发性视网膜脱离的风险，特别是一些下方视网膜脱离。

角膜缝线：为防止前房不稳定，在白内障摘除联合 IOL 植入后可缝合一针 10–0 尼龙线。这样可以避免在玻璃体切割术顶压时角膜切口突然开放，进而发生前房变浅，甚至 IOL 移位。这根缝线可以在玻璃体手术结束时拆除。

技巧和建议

角膜润滑：在玻璃体切割术，特别是手术时间超过 1 小时的联合手术中会发生一个很大的问题，即角膜上皮水肿。将甲基纤维素（Celoftal，Alcon）涂布于角膜表面，可以使角膜在整个手术过程中保持透明。

中央玻璃体切割和玻璃体后脱离

切除中央玻璃体，并识别玻璃体后皮质的界面，验证是否存在玻璃体后脱离。如果玻璃体仍与视网膜相粘连，则要诱导 PVD的发生。然后，继续玻璃体切割术并寻找视网膜裂孔。小心切除已经脱离、明显震动的视网膜附近的玻璃体。

技巧和建议

RRD时的PVD：大约15%的RRD患者，玻璃体尚未后脱离。存在多个小圆孔的、50岁以下的近视患者，玻璃体往往没有后脱离。这种情况下，玻璃体可能与视网膜粘连紧密，诱导PVD时可能导致多个医源性视网膜裂孔。这种病例进行巩膜扣带术往往效果很好。如果存在疑问，可以在术前使用超声来检查玻璃体的脱离情况，以决定是否行玻璃体切割术。

技巧和建议

曲安奈德和RRD：多数RRD病例是由很强的玻璃体视网膜粘连导致的。一般不可能简单地通过玻切头将玻璃体和视网膜分离，将玻璃体从视网膜上分离——在部分病例，你可能会扩大原有的视网膜裂孔或造成医源性裂孔。如果术中发现玻璃体视网膜的粘连较紧密，则建议"停止牵拉玻璃体"，并开始"剥除"视网膜表面的玻璃体。使用曲安奈德对粘连的玻璃体染色有助于这一过程。在使用曲安奈德进行玻璃体染色时，对感兴趣区直接注射很小量的药物即可。我们会将曲安奈德和平衡盐溶液按1:3的比例进行稀释。注入过多的曲安奈德可能会干扰术中的视野，随后也难以将过多的曲安奈德清除干净。

使用眼内电凝标记视网膜裂孔（图10.3和图10.4）

所有视网膜脱离手术的关键是标识和治疗所有视网膜裂孔。术中遵循Lincoff规则，在视网膜裂孔最可能存在的区域，在眼内进行彻底的寻找。如果视网膜脱离术中没有能够明确并治疗视网膜裂孔，则玻璃体切割术必然失败，视网膜脱离肯定会复发。术后可以使用眼内电凝标记裂孔，因为当视网膜裂孔贴回色素上皮层时常难以分辨。

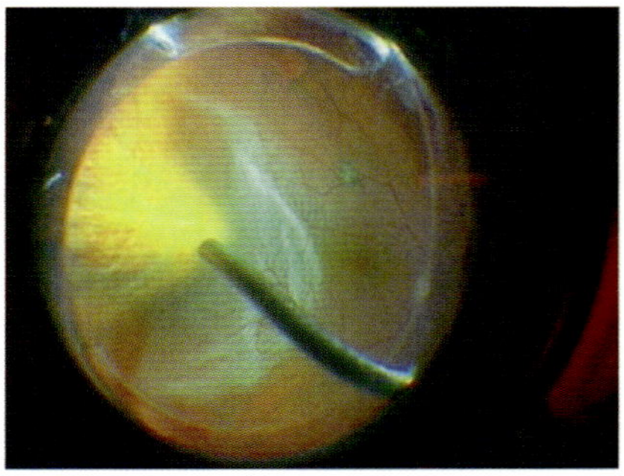

图 10.3　视网膜裂孔难以观察。

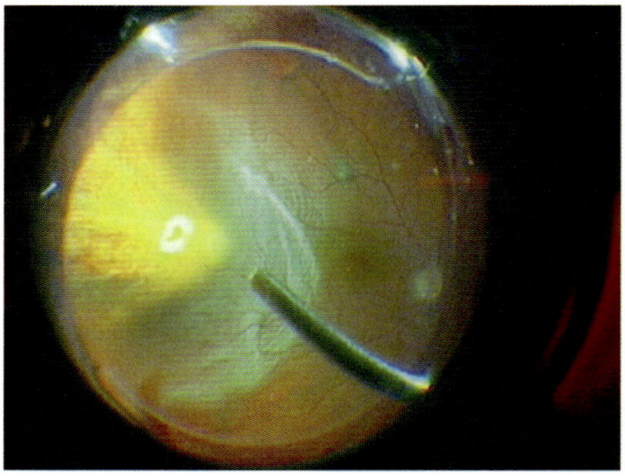

图 10.4　对视网膜裂孔边缘行眼内电凝后，裂孔易于观察。

技巧和建议

看不到的视网膜裂孔和"Schlieren现象"：缓慢注入重水并观察"Schlieren 现象"。特别是在一些病史较长的RRD时，视网膜下液进入玻璃体腔时好像黏稠的溪流。这种"Schlieren 现象"可以在找不到视网膜裂孔的情况下通过这种Schlieren纹影方向，寻找视网膜裂孔的位置。

注入重水直至视网膜裂孔的后缘，并引流视网膜下液

在视网膜脱离术中重水有 3 个任务：

(1)稳定活动的视网膜。

(2)排出视网膜下液。

(3)抬高周边部玻璃体。

重水可以将视网膜下液从后极部推向周边部，并通过视网膜裂孔挤压入玻璃体腔。首先，重水被注入最靠近中央的视网膜裂孔的后缘，同时我们可以观察到视网膜下液是如何通过视网膜裂孔被排出到玻璃体腔的。你可以使用 Charles 笛形针主动吸引来加速这一过程(图 10.5 和图 10.6)。重水还可以将活动的视网膜复位，因而在脱离的视网膜附近进行玻璃体切割术会更加安全。

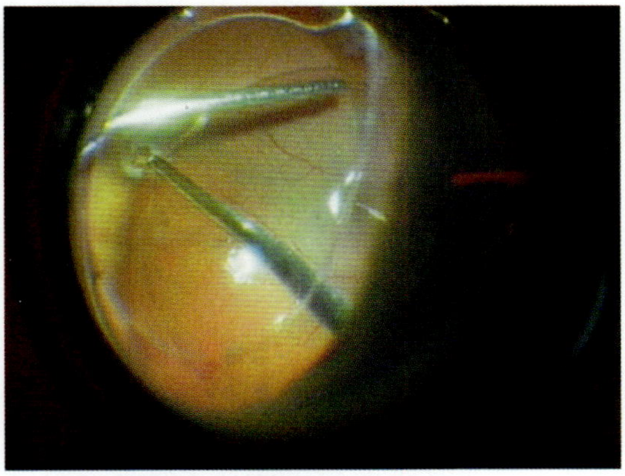

图 10.5 注入重水，同时通过视网膜裂孔吸出视网膜下液。

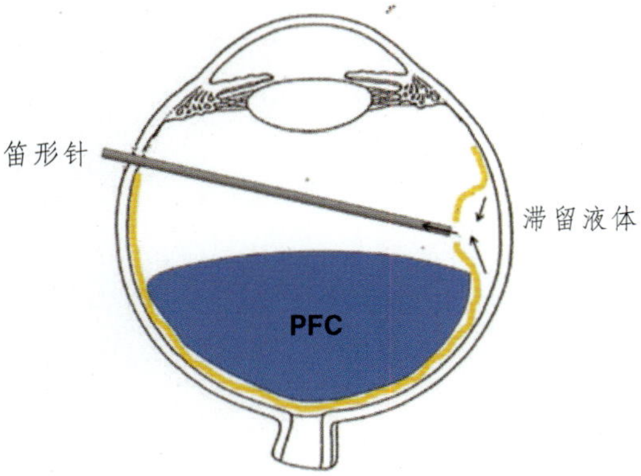

图 10.6 通过视网膜裂孔吸出视网膜下液。

技巧和建议

重水的价格较为昂贵。在一些较复杂的病例中，可能需要在重水下进行多个手术操作，有时需要抽出重水，并在之后的操作中重新注入重水。如果需要抽出重水，你可以使用原来的注射器抽吸，以便于在之后的操作中重新注入重水。

切除视网膜裂孔的孔盖周围和周边部的玻璃体

在保证 PVD 已经完成后，下一步就是修建玻璃体基底部。从视网膜裂孔处开始切除玻璃体，并去除孔盖，因为正是由玻璃体牵拉孔盖导致了视网膜脱离。术者用另一只手使用巩膜顶压器可以很好地顶压视网膜。

继续注入重水至锯齿缘

根据视网膜裂孔的前后位置，会有或多或少的视网膜下液遗留在视网膜裂孔前缘(滞留液体)(图 10.7 和图 10.8)。如果视网膜裂孔位于锯齿缘，可以通过彻底填充重水将剩余的视网膜下液排出。然而，当视网膜

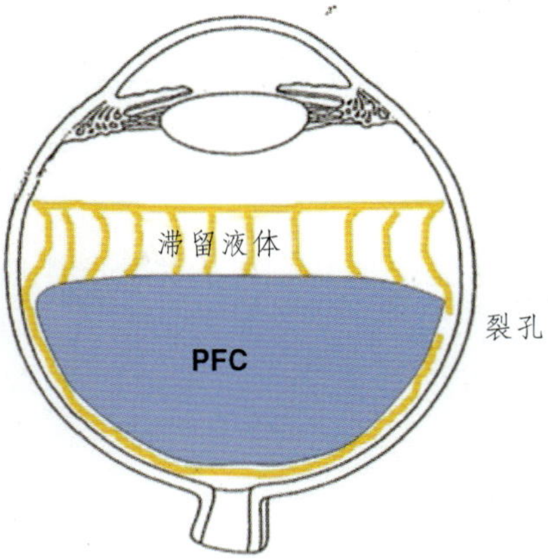

图 10.7 重水展平视网膜，前节还存在滞留的视网膜下液。

裂孔位于赤道部和锯齿缘之间，就不可能将视网膜下液彻底引流，会有部分视网膜下液滞留在视网膜裂孔和锯齿缘之间（图 10.7 和图 10.8）。在第一种情况下，可以直接行视网膜激光光凝。在后一种情况下，因为视网膜裂孔仍然存在部分脱离，不可能进行完整的激光光凝，可以完成一部分激光，在空气×液体交换之后再完成剩下的激光光凝。

技巧和建议

医源性裂孔：如果视网膜裂孔和泡状视网膜脱离距离较远，就难以通过裂孔将视网膜下液引流干净。可以通过巩膜顶压器将视网膜下液压迫、驱赶至裂孔处。也可以在滞留视网膜下液的区域造成一个医源性裂孔。先用眼内电凝管在靠近锯齿缘的下方视网膜处做一个标记。然后使用玻切头（设置，约 300 次/分）切出一个裂孔（先吸住视网膜，后小心咬切）。通过这个裂孔引流视网膜下液。另一个方法是使用一个 41G 的吸管抽吸视网膜下液。

围绕视网膜裂孔行激光光凝（图10.9）

围绕视网膜裂孔完成 3 排激光光凝。具体设置取决于不同的激光机。

视网膜下液有可能积聚在视网膜裂孔前（所谓的“滞留液体”），导致视网膜裂孔前缘难以完成激光光凝。可以尝试使用巩膜顶压器顶压视网膜裂孔，以便于将视网膜下液推离视网膜裂孔。激光要达到白色的 3 级光斑。另一种替代的方法是使用冷凝探头冷冻视网膜裂孔。如果由于存在过多的滞留液体而不能完成激光，可以在随后的操作中再完成激光。

技巧和建议

激光：要小心激光的能量。只需要 RPE 层的轻度变白就可以了。激光的曝光时间达到 200ms 就足够；300ms 就会过多，可能会导致激光性坏死。过强的激光斑会导致视网膜变薄，易于产生新的视网膜裂孔。过强的激光斑也可能导致脉络膜的收缩，甚至脉络膜出血。一个典型的初学者错误是认为过强的激光斑和冷冻斑可以提供更多的安全保障，但其实会产生相反的效果。

技巧和建议

激光环扎：不建议行 360°全周激光。最关键的是识别并治疗所有的视网膜裂孔。全周环形激光最大的缺点就是在复发性视网

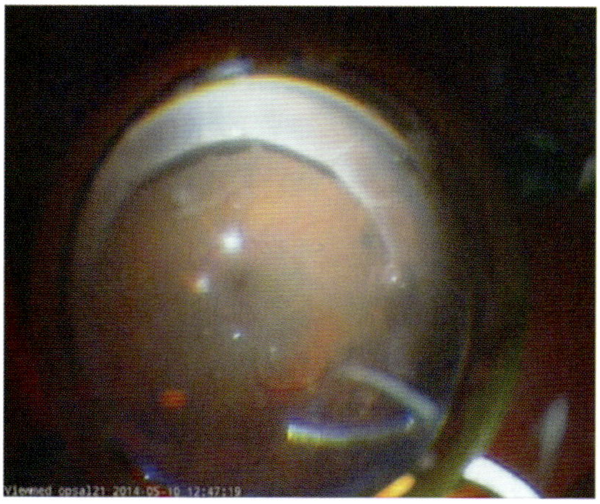

图 10.8 可见大量滞留的视网膜下液。

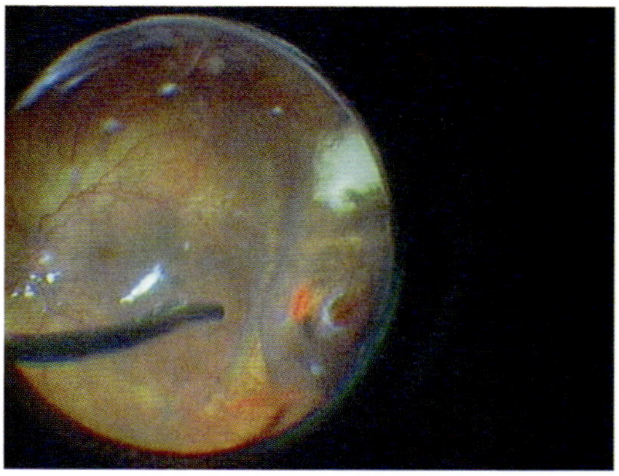

图 10.9 移除视网膜下液后激光治疗所有的裂孔。

膜脱离的情况下，很难在大片的视网膜脉络膜萎缩区内找到视网膜裂孔。

技巧和建议

激光性坏死：激光光凝的另一个副作用就是激光性坏死。过高的激光能量可能会导致视网膜的坏死和体积很小、难以找到的视网膜裂孔。这些小裂孔常位于激光斑的外界。冷凝治疗也有同样的情况。

切除玻璃体基底部（剃除）（图10.10和图10.11）

如果之前没有处理过，这一步就应该使用巩膜顶压器对玻璃体基底部进行彻底的玻璃体切割术。这一过程也可称作“剃除”。重水可以将玻璃体抬高，使得可以对玻璃体基底部处进行安全和彻底的清除。在这些重水不能压迫到视网膜的区域，仍有玻璃体必须被切除。可以顶压巩膜，并沿着重水的弧形移动玻切头。由于重水可以压迫、稳定住视网膜，因此，可以将玻切头非常贴近视网膜进行操作。

技巧和建议

修剪玻璃体基底部：有多种修剪玻璃体基底部的方法：①使用巩膜顶压器进行双手操作；②在共轴光源下切除（只能在显微镜照明下），使用棉签或巩膜顶压器顶压巩膜；③使用光纤作为巩膜外顶压器（可以提供一个聚焦光柱透巩膜照亮玻璃体基底部）。

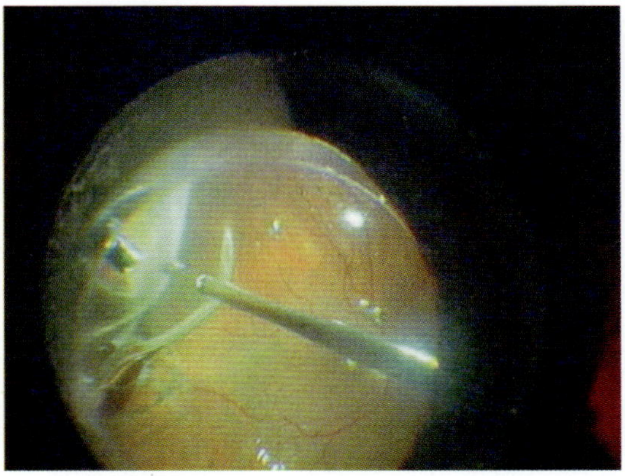

图 10.10　观察到视网膜与重水之间的“空隙”。这些空隙是玻璃体。

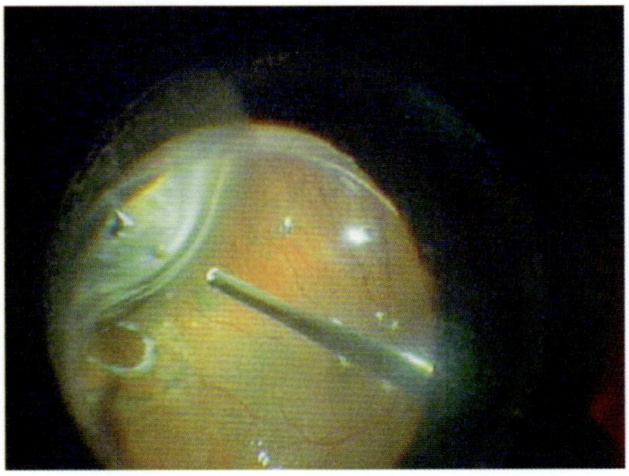

图 10.11　清除周边部玻璃体，重水将会贴附在视网膜上。

重水×空气交换

当周边部玻璃体被剃除后，就要进行重水×空气的交换。在进行这一步操作之前，我们可以回顾一下图 10.12，以便更好地理解

<table>
<tr><td colspan="3">术中</td><td>术后</td></tr>
<tr><td colspan="3">重水×空气交换</td><td></td></tr>
<tr><td>开始前</td><td>过程中</td><td>结束后</td><td></td></tr>
<tr><td rowspan="2">平衡液溶液</td><td>空气</td><td rowspan="3">惰性气体</td><td rowspan="2">惰性气体</td></tr>
<tr><td>平衡液溶液</td></tr>
<tr><td>重水</td><td>重水</td><td>眼内液体</td></tr>
</table>

图 10.12　重水×空气交换过程中视网膜下液的位置图示。

玻璃体腔的情况。在重水×空气交换前，玻璃体腔填充了重水，重水的上方是一层水。在重水×空气交换的过程中，上方是空气，中间是水，下方是重水。在交换过程结束后，眼内只有空气填充，随后由惰性气体替换。手术后，水将逐渐积聚在气相下方。因此，惰性气体将不再能够有效地顶压后极部。

重水×空气的交换是整个视网膜脱离手术中最困难也是最重要的操作，主要是因为空气下对眼底的观察会困难。因此，理解重水和空气的特性非常重要。重水和空气在操作过程中互为对抗。空气在眼内施加压力的方向是从周边(前)到中央(后)，而重水与之相反，是从后向前施压。

重水从中央的后极部向周边部将绝大部分视网膜下液从视网膜裂孔挤压到玻璃体腔，但会有一部分视网膜下液绕过视网膜裂孔流向锯齿缘，从而难以被吸出("滞留液体")(图 10.7 和图 10.8)。然而，这些"滞留液体"可以通过空气移除：空气从周边部开始，逐渐将视网膜复位，最终到后极部结束，从而将"滞留液体"向着视网膜裂孔的方位推压(图 10.13 和图 10.14)。

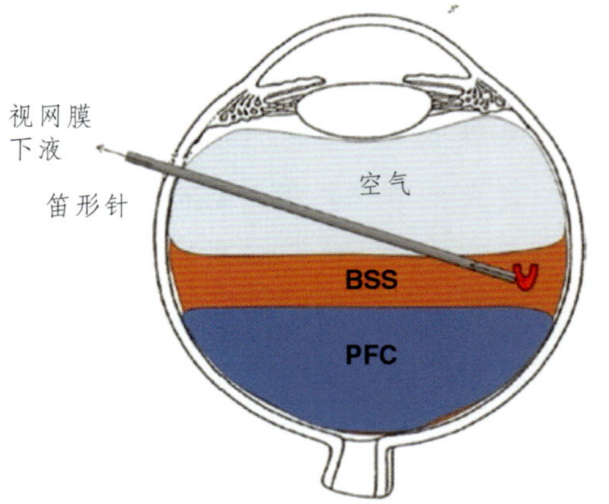

图 10.13 空气和重水存在下的三明治式顶压。先抽吸平衡液溶液(BSS)，之后抽吸重水(PFC)，直到重水的弧形边缘到达视网膜裂孔的后缘。

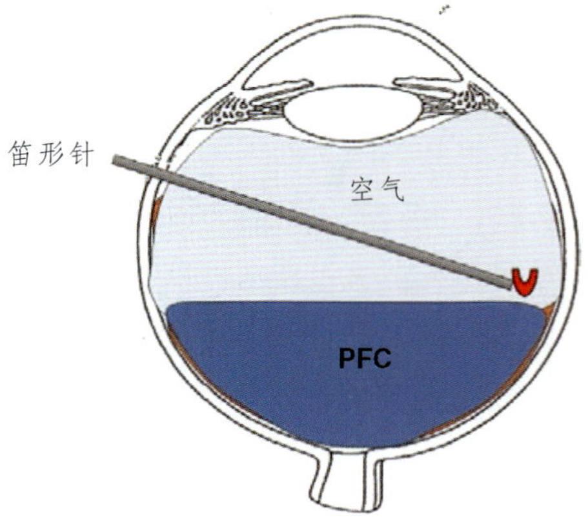

图 10.14 如果重水已到达视网膜裂孔的下缘，就开始抽吸视网膜下液。然后，可以继续移除剩余的重水(PFC)。

技巧和建议

视网膜脱离的空气检验：当空气下视网膜完全复位时，你已经将视网膜下液完全引流干净。空气可以从周边部将视网膜下液挤压至视盘方向，从而易于观察视网膜下液情况。而重水则将视网膜下液从后极部推向周边部，在周边部滞留的视网膜下液则常难以观察。

备注：重水由于比重较大，可以将视网膜复位(重水的比重为 1.75，重硅油 Densiron 68 的比重为 1.06)。相比之下，空气则通过其高表面张力压而将视网膜复位。

引流视网膜下液

如何进行这一步操作呢？在我们转换到空气之前，将笛形针的针头放置在视网膜裂孔的中央。必要时，还可用巩膜顶压器进行辅助。如果存在多个视网膜裂孔，可以先从最周边部分的裂孔开始引流，然后移到更靠中央的裂孔(图 10.15)。现在，手术助理护士

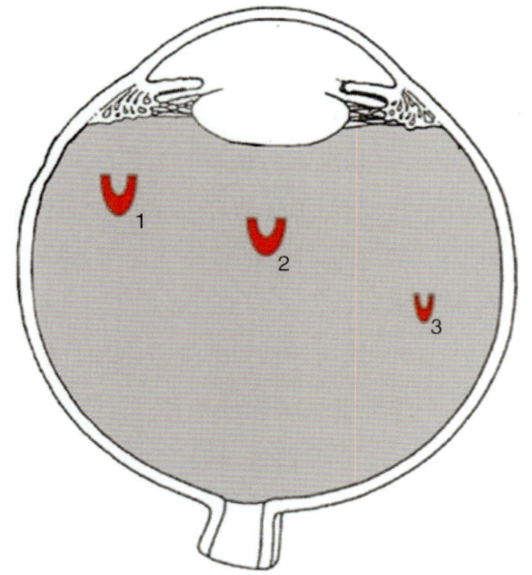

图 10.15　如果存在多个视网膜裂孔，先从 1 号视网膜裂孔移除视网膜下液，然后再依次从 2 号裂孔和 3 号裂孔移除视网膜下液。

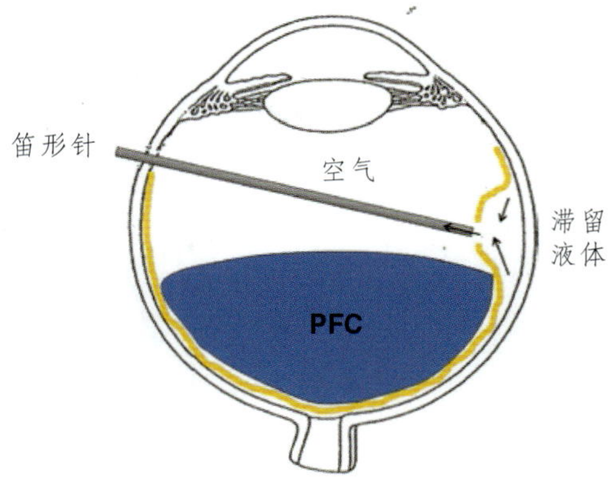

图 10.16　只有当全部滞留液体都被移除，才能移除重水。否则，滞留的视网膜下液就会流向后极部，导致黄斑区视网膜脱离。

转换三通道阀门，将水转换到空气灌注。初始时，空气泡会灌入玻璃体腔，干扰术野。请保持冷静，调节 BIOM 广角镜前透镜的焦点使之上移，能见度就会逐渐改善。

起初，视网膜裂孔被重水覆盖。很快，重水被抽吸至视网膜裂孔的后缘，空气会向着视网膜裂孔的方向挤压视网膜下液。由于视网膜下液被滞留在前节的空气和后节的重水之间，因此又叫作三明治式填充。现在你从视网膜裂孔处抽吸视网膜下液，重水和空气之间为水层（图 10.13、图 10.14 和图 10.16）。

只有当“滞留液体”和玻璃体腔的水相被全部抽吸干净，你才能继续抽吸视网膜裂孔后缘的重水。这一点非常重要，因为如果你没有将视网膜下液抽吸干净，这些液体就会继续流向视盘方向。

如果“滞留液体”被完全移除，可以将笛形针交替放置在重水泡表面（吸收重水）和视网膜裂孔（抽吸视网膜下液）处。尝试着不在顶压视网膜裂孔时抽吸液体。但有时只有在巩膜顶压器顶压视网膜裂孔时，笛形针的针头才能触及裂孔。但你不能顶压视网膜裂孔本身，而应该是视网膜裂孔的任何一侧，因为顶压裂孔本身会导致裂孔闭合、无法再抽吸视网膜下液。这一操作通常并不容易，需要耐心。

剩余的重水可以通过将笛形针头直接放置在视盘表面进行抽吸。确保重水被彻底抽吸干净，同时视网膜和视盘均不受影响。

如果在重水被完全移除后，后极部仍存在残留的视网膜下液，你可以重新注入重水，然后抽吸视网膜下液，或者——如果视网膜下液的量比较小的话——就将液体留在那里。这些视网膜下液可以在术后第一天就被吸收干净。

技巧和建议

主动抽吸：在 25G/27G 玻璃体手术时，主动抽吸视网膜下液会比被动抽吸更容易、更有效率。如果你不想使用重水，比如在只存在局限性视网膜脱离的情况下，你应该使用主动抽吸将视网膜下液完全抽吸干净。

技巧和建议

移除重水：有两种移除重水的方法。①当使用带有硅胶细管尖端的笛形针时，触碰视网膜和视神经的风险要低得多；②如果你不能确定是否将全部重水抽吸干净，可以向空气填充的玻璃体腔注入少量的水（一种简单的重水×空气交换），然后再彻底将残留的重水/水混合液吸除。

完成激光光凝（图10.17）

如有必要，现在可在空气填充下围绕视网膜裂孔完成激光光凝。

膨胀气体填充（图10.18）

关于眼内填充物的使用，国内及国际的不同玻璃体视网膜专科之间有很多差异。目前的潮流是对于原发性视网膜脱离使用 SF_6 气体，对于复发性视网膜脱离则使用更长效的惰性气体或硅油。

我们会区分已经脱离的视网膜裂孔和尚未脱离的视网膜裂孔。填充物的选择只取决于已经脱离的视网膜裂孔的情况（见表10.2）。如果所有已经脱离的视网膜裂孔均位于3:00~9:00钟位水平线的上方，我们会使用 SF_6 气体。如果有一个脱离的视网膜裂孔位于3:00~9:00钟位水平线的下方，我们使用 C_2F_6 气体。如果脱离的视网膜裂孔位于6:00钟位，我们会使用重硅油 Densiron 68 或行巩膜扣带术。当然也可选择 C_3F_8 气体作为替代。

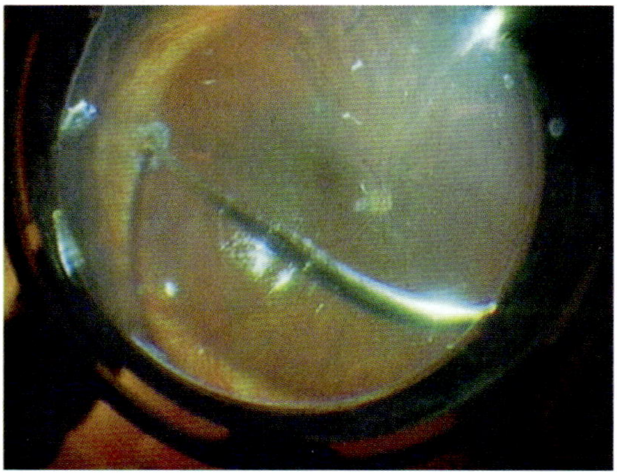

图 10.17 如有必要，完成视网膜激光光凝。

技巧和建议

27G和空气填充：27G巩膜穿刺口的渗漏极少。对于视网膜裂孔位于11:00~1:00钟位的上方视网膜脱离，我们通常会选择空气填充。空气是一种非常好的填充物，可在眼内存留7~10天，而激光治疗在3~4天后就会起效。

为什么这一点很重要？因为一些工作繁忙的患者更乐于在术后一周重获视力，而 C_3F_8 气体会使患眼无法看清、工作生活受限长达2个月的时间。

惰性气体填充：空气×惰性气体交换。如果视网膜和视网膜裂孔均已完全复位，你可以收起 BIOM 广角镜，向玻璃体腔注入稀释的惰性气体。将惰性气体容器与三通道阀门相连，由手术助理护士注入惰性气体，手术医生则通过笛形针对眼球减压。眼球需要保持正常眼压。

技巧和建议

惰性气体对硅油：在视网膜脱离手术中，如果空气下视网膜已经复位，则惰性气体下视网膜仍将会复位，而在一些硅油填充眼中则不一定。为什么？因为气体/水界面的表面张力压最大，可以最有效地封闭视网膜裂孔（70mN/N）。所以，当视网膜在空气下复位时，则在惰性气体下视网膜也是复位的。同样的论述则不适用于硅油。为什么？因为硅油/水界面的表面张力压为50mN/N，低于空气/水界面。因此,即使在空气下视网膜能够复位,在硅油下也可能无法复位。

移除套管针

最后,移除套管针。先拔除放置手术器械的套管,最后放置灌注头的套管。对于惰性气体填充的术眼,要补充气体,直至眼压正常。无论填充惰性气体还是硅油,都无须缝线。

10.4 术后体位(图 10.19)

术后第一天,我们建议手术后第一个小时保持仰卧位(平躺)。为什么?在部分病例,我们术中并不能将全部视网膜下液移除干净。如果术中有较多的视网膜下液存在且不能被吸除, 可以留下一小滩视网膜前液,然后指导患者在术后第一个小时保持仰卧位。如果术后立即保持俯卧(面朝下)位,可能会出现黄斑皱褶(图 10.17)。

术后第二天到第七天,如果所有视网膜裂孔均位于水平线以上,我们建议保持"坐位"。如果存在下方视网膜裂孔,所保持的体位应能顶压到裂孔,例如,左眼鼻下象限裂孔是保持"左侧卧位"。如果裂孔位于上方和下方周边部, 则建议仰卧位或交替侧卧位。术后特殊体位应该保持一周,白天和夜晚都需要,每小时最少要达到 50 分钟。

10.5 并发症

1.后囊膜破损

这是视网膜脱离手术非常愚蠢的并发症,因为眼内填充物会向前推压 IOL,惰性气体或硅油可能会流入前房。如果是眼内填充惰性气体, 我们会向前房注入空气来对抗,而如果眼内填充硅油,我们会进行虹膜周切并向前房注入黏弹剂 Healon GV。

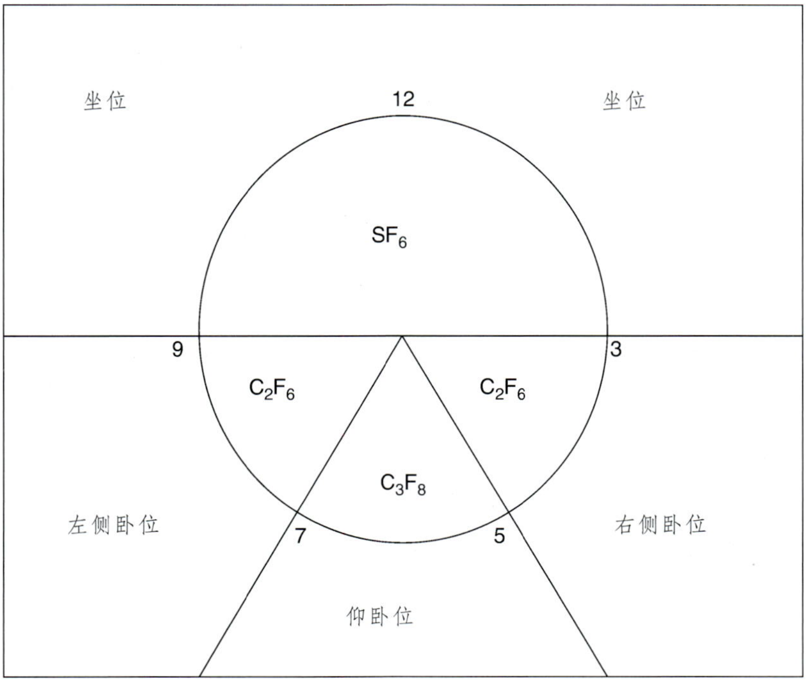

图 10.18 视网膜脱离手术眼内填充物的选择和术后体位取决于视网膜裂孔的位置。

2.视网膜滑坡

在视网膜巨大裂孔的情况下,裂孔处的视网膜可能会向后极部下滑(滑坡)。这会导致术后发生视网膜皱褶的风险,最糟糕的是皱褶可能会累及黄斑区。这种现象是由气液交换时视网膜下液的引流不充分导致的。为避免滑脱,可以直接进行重水×硅油的交换。

3.黄斑皱褶

原因:有3种因素是导致黄斑区皱褶的必要条件。①黄斑下积液;②气体填充;③面朝下体位。

相关问题1:黄斑裂孔患者进行气体填充,术后保持面朝下体位,却从不会出现黄斑皱褶。为什么?原因是这些患者没有黄斑下积液。

相关问题2:硅油填充的患者即使存在黄斑下积液并保持面朝下体位,却从不会出现黄斑皱褶。为什么?因为硅油的表面张力压低于气体。

相关问题3:如果患眼存在黄斑下积液,眼内填充气体但保持仰卧位就不会发生黄斑皱褶。为什么?原因是气体向前顶压了IOL,而没有顶压黄斑区。

解决方案是什么?①在眼内留下一些BSS覆盖黄斑下积液的顶端(图10.18)。然后

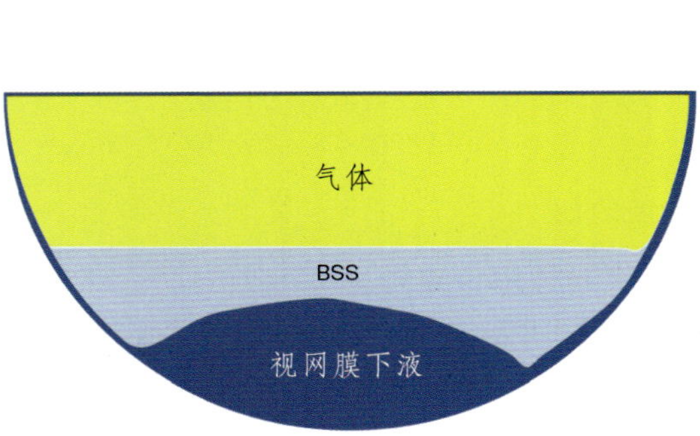

图 10.19 在残留视网膜下液的情况下,遗留一小滩BSS,以便视网膜能被BSS覆盖。

指导患者术后的第一个小时保持仰卧位,之后在当天夜晚保持侧卧位(视网膜裂孔相反方向的侧卧位)。②也可以使用重水移除视网膜下液。

10.6 常见问题

不同类型的视网膜脱离该如何治疗?

一般性的建议是,对于有晶状体眼患者,如果可以的话,应行巩膜扣带术。对人工晶状体眼患者则建议行玻璃体切割术[1]。如果人工晶状体眼同时存在多个视网膜裂孔,我们通常行玻璃体切割术;这通常被称为“视网膜脱离的一期玻璃体切割术”。

对于所有50岁及以上有晶状体眼的孔源性视网膜脱离患者,现在的潮流是倾向于Phaco/PPV联合手术。白内障超声乳化抽吸手术非常利于玻璃体手术中对于玻璃体基底部的修剪,这一点对于视网膜脱离的复位手术很有必要。

是否一定要根据视网膜脱离的位置而改变套管针的位置?

不必。玻璃体手术的套管针通常位于同一位置,不过你可以根据视网膜裂孔的位置做一些小的偏移,以便于更容易触及裂孔。例如,如果视网膜裂孔位于12:00钟位,你可以将套管针的位置更靠近3:00和9:00钟位。这样,你可以更容易触及12:00钟位的裂孔。

如果存在黄斑裂孔该怎么办?

通常要检查黄斑裂孔是否存在。在所有的视网膜脱离中,黄斑裂孔的发生率达0.5%,如果没考虑到这一点,就可能遗漏黄斑裂孔。术前检查或在术中都要进行检查,这一点对于你的手术和预后都很重要,因为

你可以在玻璃体手术中进行内界膜的剥离，以提高术后黄斑裂孔闭合的概率。要准确判断一个黄斑区脱离的视网膜脱离是否存在黄斑裂孔并不容易，因为中心凹处的视网膜非常薄，经验不足的检查者很可能会误认为是黄斑裂孔。

重水下是否可以进行内界膜剥离？

如果后极部的视网膜在位，可在水下进行内界膜剥离。如果后极部视网膜脱离，可在重水下行内界膜剥离。在注入重水前应先行内界膜染色。

参考文献

1. Heimann H, Bartz-Schmidt KU, et al. Scleral buckling versus primary vitrectomy in rhegmatogenous retinal detachment: a prospective randomized multicenter clinical study. Ophthalmology. 2007;114(12):2142–54.

第 11 章

非接触广角镜辅助下的巩膜扣带术

Ulrich Spandau, Zoran Tomic

11.1 引言

将视网膜裂孔比作自行车胎的小孔，就很容易解释巩膜扣带术的原理。轮胎是巩膜，里面的内胎是视网膜。修补轮胎的第一步是在水下寻找破孔。遗憾的是，同样的检查方法不适用于眼睛。这里我们使用间接检眼镜和 Lincoff 规则。当发现管子上的小孔时，我们把它标记出来，并根据小孔的大小放置补丁。对于眼球，我们在巩膜上标记裂孔，并根据孔的大小在其上缝合硅海绵。然后我们给轮胎打气。如果管子不漏气，我们就解决了问题。如果管子再次漏气变软，则要么旧洞没有修补好，要么存在第二个小洞。这种情况与眼睛的情况完全类似。术后第一天如果视网膜复位，那么问题就解决了。如果视网膜仍然脱离，则要么裂孔不在扣带上，要么存在第二个裂孔。备注：你会在自行车车胎上贴上环扎带吗？不会。那么我们为什么要环绕眼球放置环扎带呢？

11.1.1 最小巩膜扣带术对最大巩膜扣带术

目前有两种不同的巩膜扣带术技术在临床上应用（图 11.1）：①最大扣带术，利用环扎带/硅压条和一条带沟槽的条带覆盖裂孔；②最小巩膜术，用节段性硅海绵封闭裂孔即可。

11.2 我们在乌普萨拉大学用于巩膜扣带术的手术技术

最小巩膜扣带术：根据 Kreissig/Lincoff[1]，我们采用的巩膜扣带术是最小巩膜扣带术。简言之，即对视网膜裂孔冷凝和应用节段性扣带。无须放液和环扎。

整个手术在显微镜下进行。我们使用带有 BIOM 广角镜的显微镜，代替双目间接检眼镜的头盔。我们插入吊顶灯用于眼内照明。

电子补充资料 本章的在线版本（https://doi.org/10.1007/978-3-319-78446-5_11）包含补充资料，可供授权用户使用。

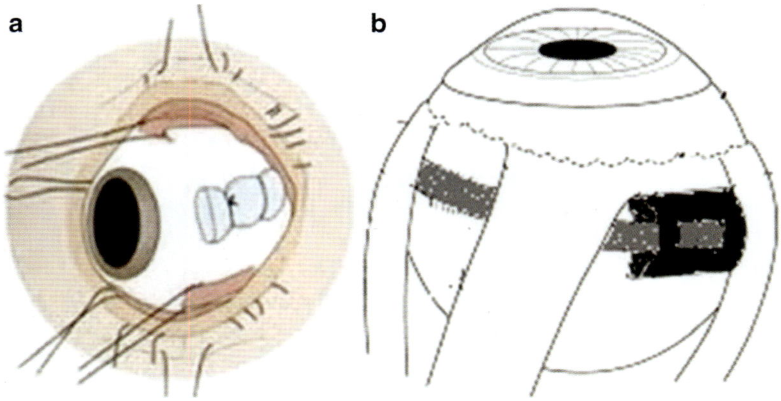

图 11.1　最小巩膜扣带术使用一个放射状硅海绵(a)。最大巩膜扣带术使用环扎带和一条带沟槽的条带(b)。

为什么?如今,玻璃体视网膜外科医生更习惯于使用显微镜。对于玻璃体视网膜外科医生来说,使用显微镜检查视网膜比用双目检眼镜更容易。此外,在显微镜下缝合硅海绵比戴着检眼镜头盔操作更容易。对于高度近视长眼轴的患眼尤其如此。

放射状扣带还是环形扣带?

放射状扣带适用于 U 型裂孔、鱼嘴样裂孔和靠后部的裂孔。环行扣带适用于多个裂孔、眼前节裂孔和较宽的裂孔。环扎适用于裂孔覆盖超过两个象限、格子样变性带分布超过两个象限、未找到裂孔和增生性玻璃体视网膜病变的病例。

巩膜扣带的选择(表 11.1)

表 11.1　硅海绵的选择取决于裂孔的大小

裂孔大小(mm)	硅海绵	缝合跨度(mm)
1	5mm 放射状	7
2	5mm 放射状	7
3	5mm 放射状	7
4	7mm 放射状	9
5	7mm 放射状	9
6	环形	7(如果使用 5mm 的硅海绵)

扣带的选择取决于视网膜裂孔的大小。如果裂孔的大小为 1mm,那硅海绵必须至少为 3mm。我们只有 5mm 和 7mm 的硅海绵,因此,在这种情况下选择 5mm 的硅海绵。如果裂孔大小为 4~5mm,我们选择 7mm 的硅海绵。如果裂孔>5mm,我们放置 5mm 或 7mm 的环形扣带(表 11.1)。

11.2.1　器械

在这里,你可以找到我们在乌普萨拉大学医院使用的巩膜扣带术手术器械套包的所有细节(图 11.2)。当然,不同的医院使用的手术器械也有不同。黑体字的器械是必需的。

开睑器

Williams 成人开睑器×1

套管

粗弯×1

钳

解剖钳×2

爪形钳×2

Bonn 钳×1

剪刀

眼科直剪×1

眼科弯剪×1

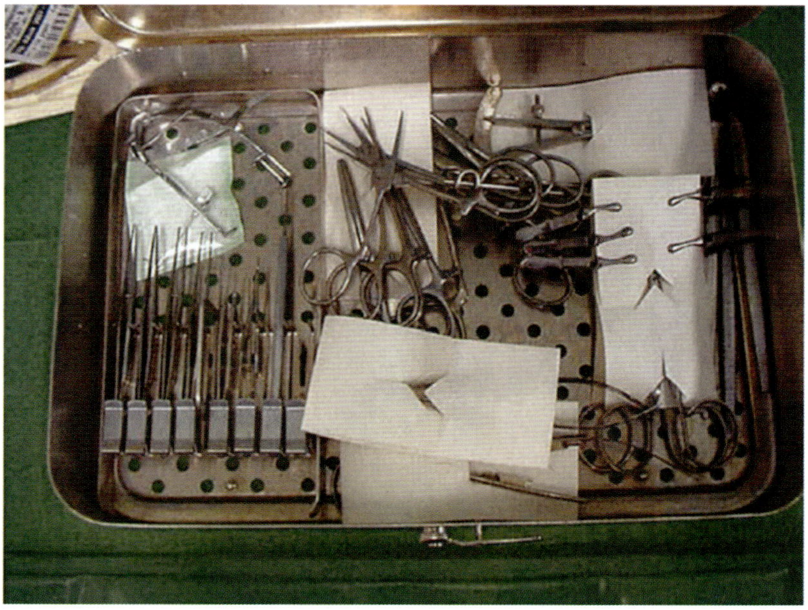

图 11.2 巩膜扣带术手术器械套包。

Westcott Geuder 剪刀 19750×1（图 11.3）

Vannas Geuder 直剪 19760×1

夹持剪刀

Halstedt 夹持弯剪×2

Hartman 夹持直剪×2

Crile 夹持直剪 14cm×1

持针器

不带锁扣的 Barraquer 持针器×1

带锁扣的 Snowden-Pencer 持针器×1

眼眶拉钩

Helvestone 眼眶拉钩×1

Sautter Geuder 15740 眼眶拉钩×1（图 11.4）

打结器

Rapp 打结器×2

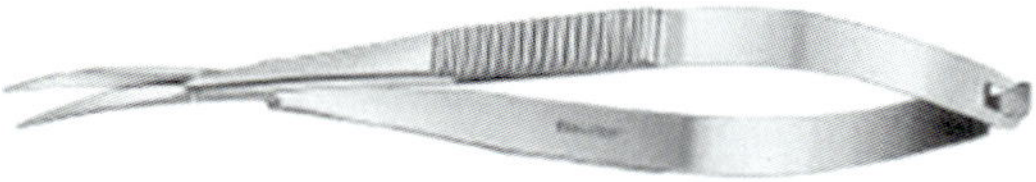

图 11.3 Westcott 剪刀。

其他

Castroviejo 卡尺，直 1~20mm Geuder 19135×1（图 11.5）

尺子×1

Diefenbach 夹×4

带或不带标记的巩膜顶压器×1

带 1mm 小孔的 Bonn 斜视钩，Geuder 15821×1（图 11.6）

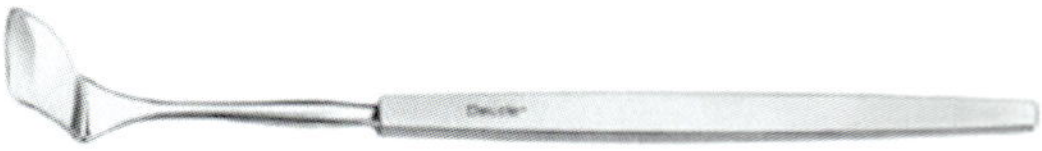

图 11.4 眼眶拉钩。

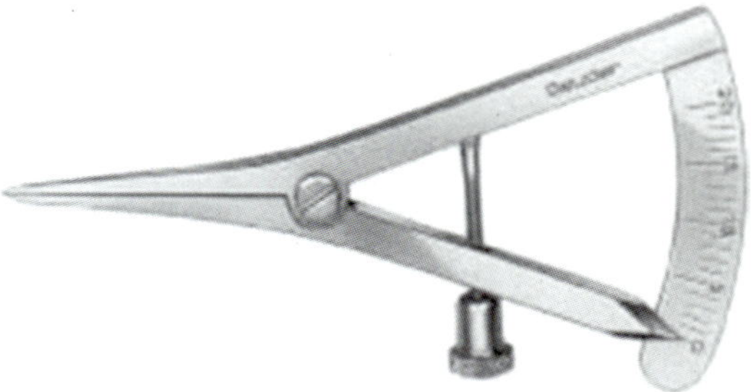

图 11.5 Castroviejo 卡尺。

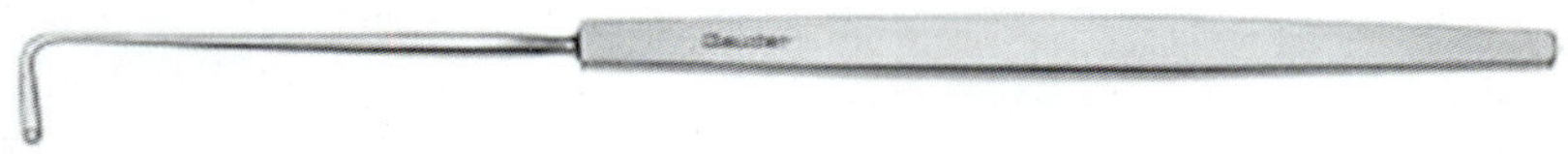

图 11.6 Bonn 斜视钩。

11.2.2 材料

1.硅海绵(图 11.7)

(1)5mm×3.77mm 厚度硅海绵(Labtician,Canada)。这是我们最常用的硅海绵。适应证:锯齿缘截离,所有正常大小的裂孔。这种硅海绵需要 7mm 宽度的缝合标记。

(2)7mm×5.28mm 部分厚度硅海绵(Labtician,Canada)。较少使用的硅海绵。适应证:大裂孔。这种硅海绵需要 9mm 宽度的缝合标记。

2.尖端超细的外科皮肤标记笔(许多厂家,例如,1456XL SR-100,Viscot Medical LLC,USA)。

3.Supramid 4-0 缝线 (PEF SP151399,Serag Wiessner,Germany)。其他选择:聚酯纤维 5-0 缝线(Alcon)。

4.丝线 3-0(Ethicon)。

11.2.3 手术

1.180°角膜缘处球结膜切开。

2.两三根牵引缝线。

3.插入吊顶灯。

4.使用巩膜顶压器寻找视网膜裂孔。

5.冷凝裂孔。

6.巩膜面标记裂孔。

7.标记缝线。

8.缝线缝合。

9.前房穿刺,放出房水。

10.扎紧硅海绵。

11.检查视网膜。

12.如果硅海绵覆盖了裂孔,则将其永久缝合固定。如果硅海绵无法覆盖裂孔,则更换硅海绵。

13.取出吊顶灯,用 Vicryl 8-0 缝线缝合巩膜穿刺口。

14.取下牵引缝线,用 Vicryl 6-0 缝线缝合球结膜。

手术步骤(图 11.8 至图 11.25):

1.180°角膜缘处球结膜切开。

2.两三根牵引缝线。

根据裂孔的位置在角膜缘处环形切开球结膜,并放置 3 根牵引缝线。如果裂孔位于 12:00 钟位,则外直肌、内直肌和上直肌需要牵引缝合,自 9:00 经 12:00,至 3:00 部

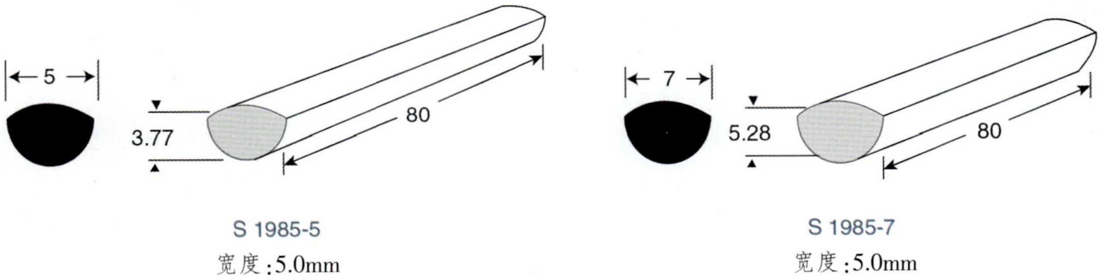

图 11.7 硅海绵。

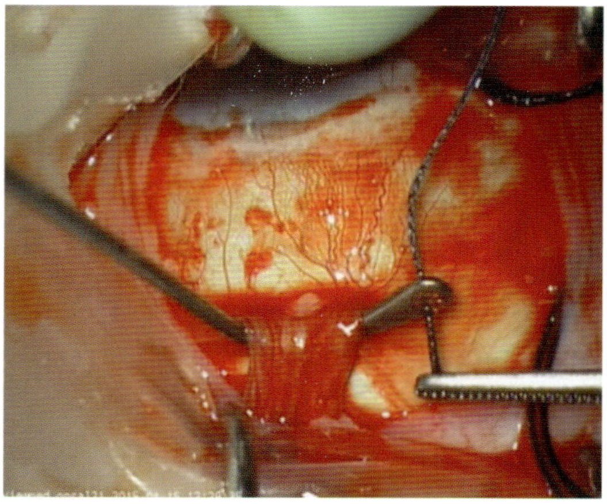

图 11.8 将带孔的斜视钩置于完整的眼外肌下，并插入丝线。

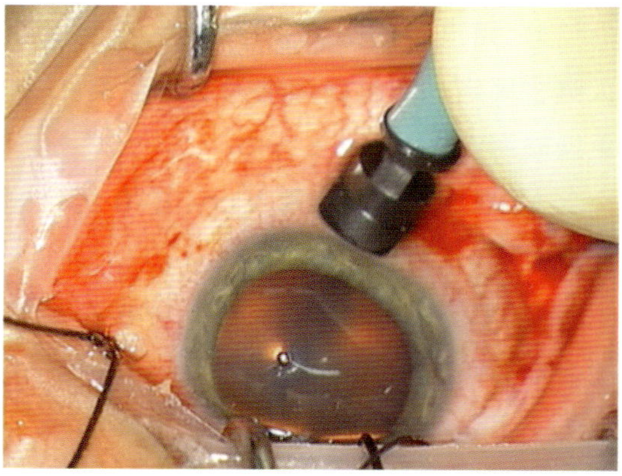

图 11.9 在正对 12:00 钟位裂孔的 6:00 钟位插入吊顶灯。

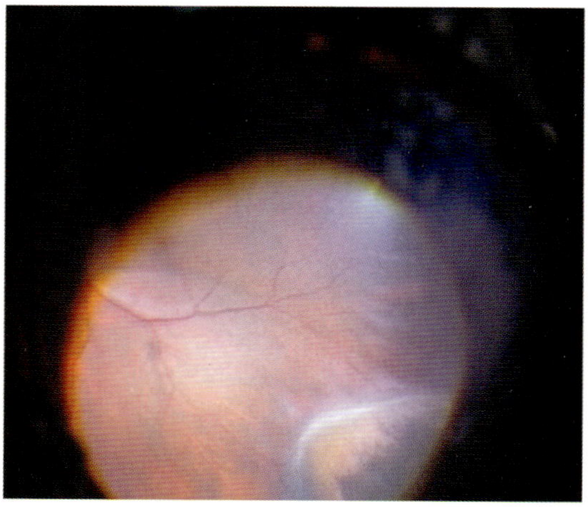

图 11.10 使用显微镜和广角镜系统可以很容易地观察视网膜。

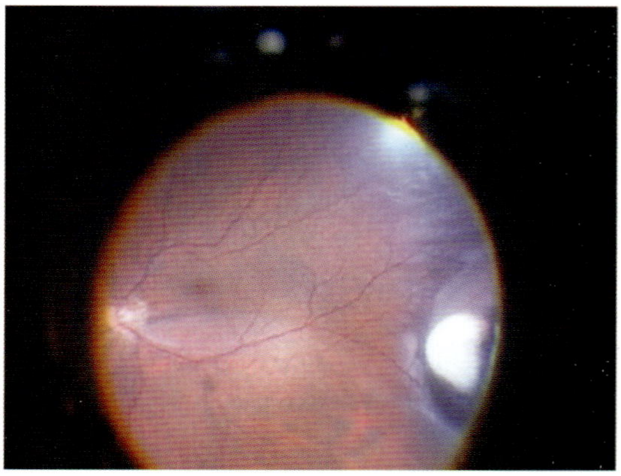

图 11.11 使用冷冻头冷凝视网膜裂孔。

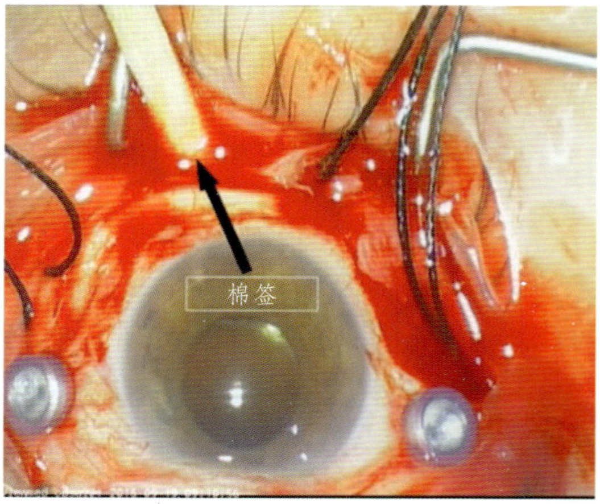

图 11.12 使用棉签或巩膜顶压器定位视网膜裂孔。

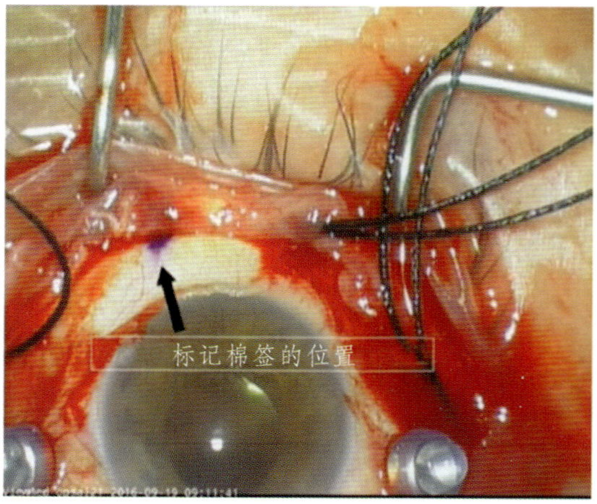

图 11.13 然后在棉签头的位置标记巩膜或角膜缘。

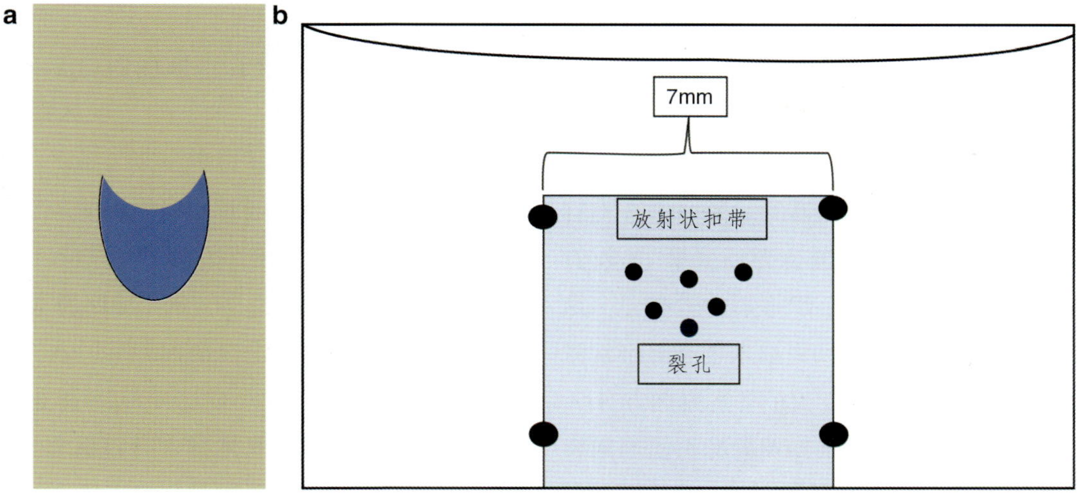

图 11.14　放射状硅海绵。裂孔在硅海绵的中间。

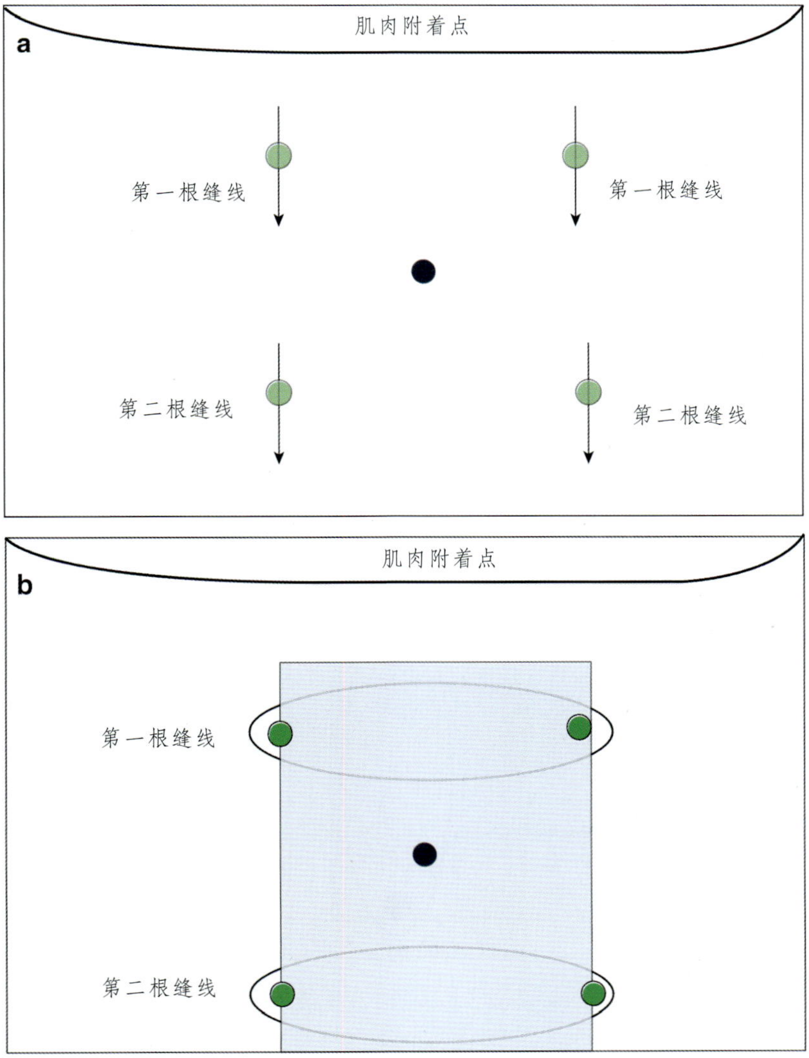

图 11.15　(a)放射状扣带：将第一根缝线置于裂孔上方，第二根缝线置于裂孔下方。(b)放射状扣带。如图所示系紧硅海绵上的缝线。

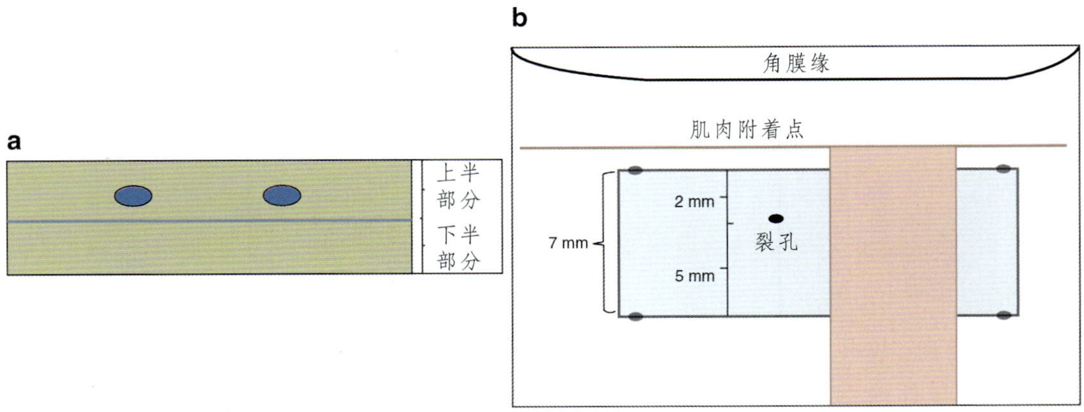

图 11.16 对于环形扣带。(a)裂孔位于硅海绵的上半部分。(b)然后将硅海绵置于下直肌下，系紧缝线。

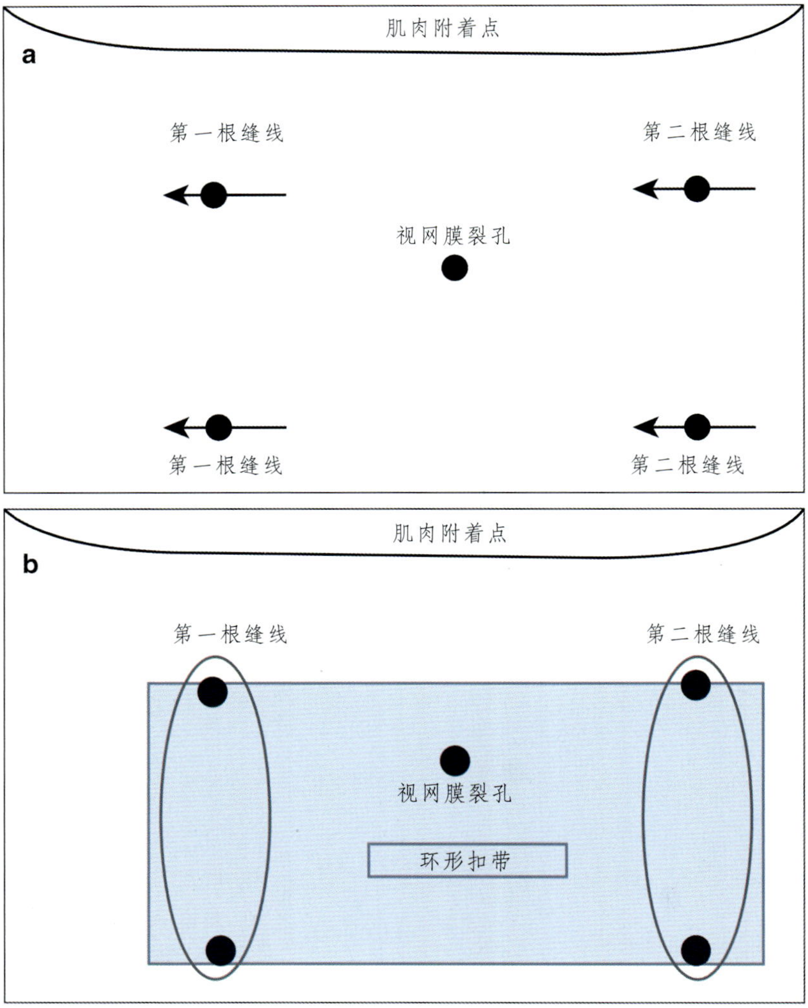

图 11.17 环形扣带。(a)如图所示放置第一根缝线，接着放置第二根缝线。(b) 然后将硅海绵放在缝线下面，用 2-1-1 法系紧线结(Supramid 缝合)。

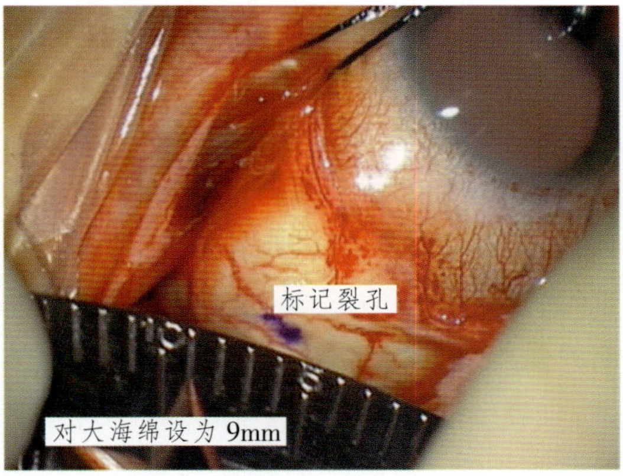

图 11.18　对于大海绵，将卡尺设为 9mm，对于普通海绵，将卡尺设为 7mm。

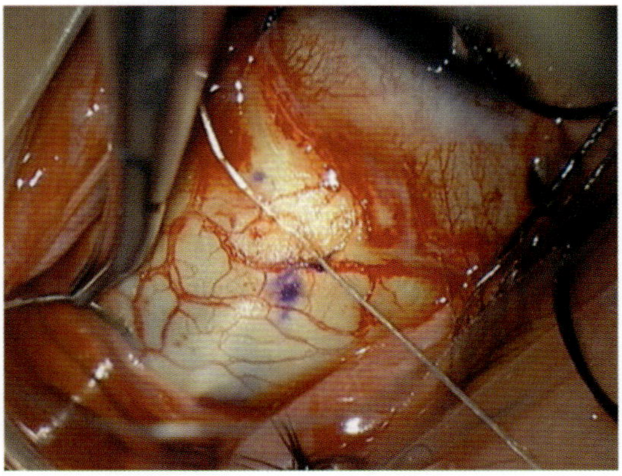

图 11.21　在第二个标记点处穿入第二针。

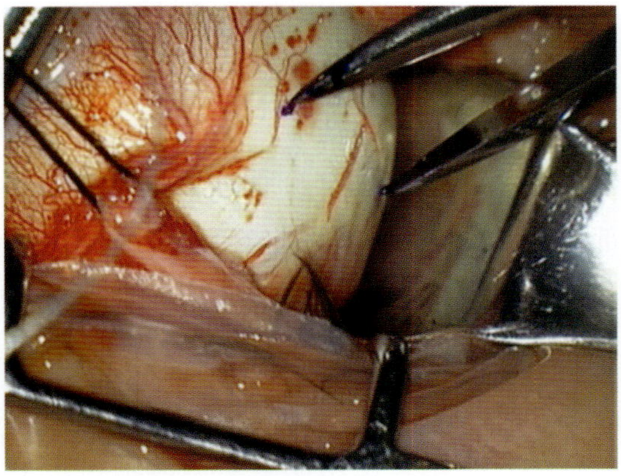

图 11.19　然后用卡尺标记巩膜。

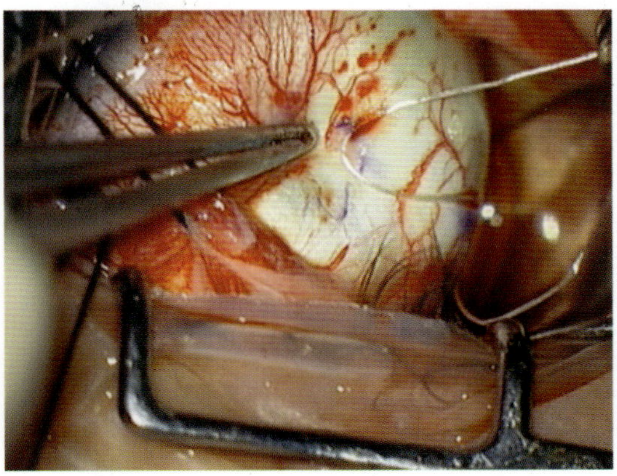

图 11.22　缝合第一根缝线。

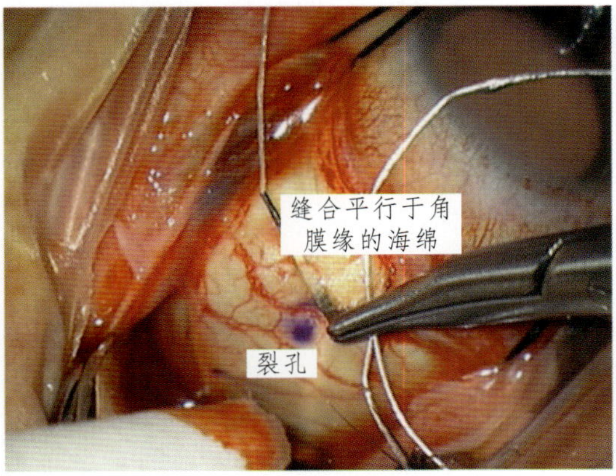

图 11.20　入针平行于角膜缘(=环形)扣带的第一根巩膜缝线。

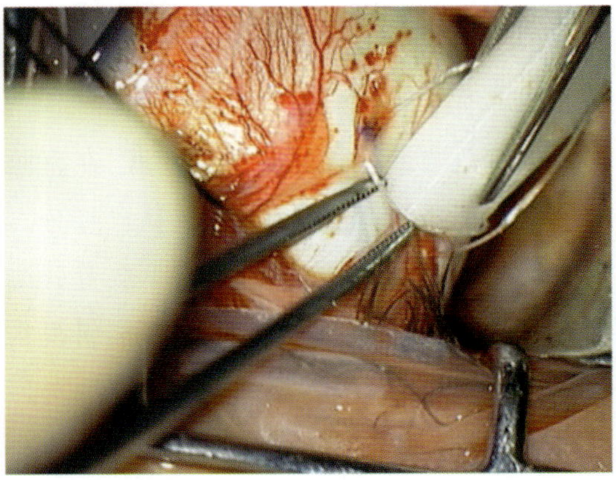

图 11.23　将硅海绵置于直肌下方，然后放在缝线下方。

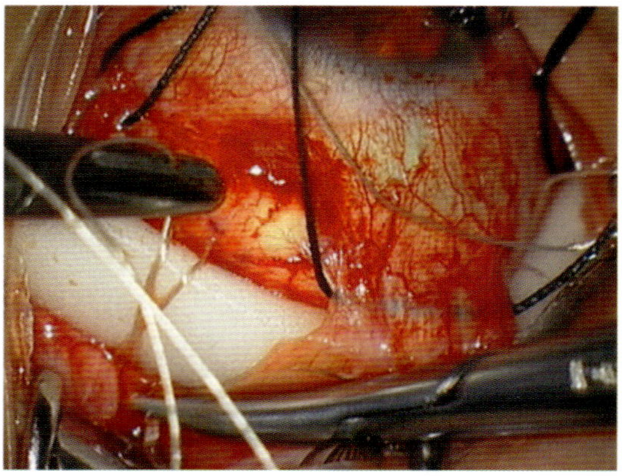

图 11.24 按照 2-1-1 法打结缝合。

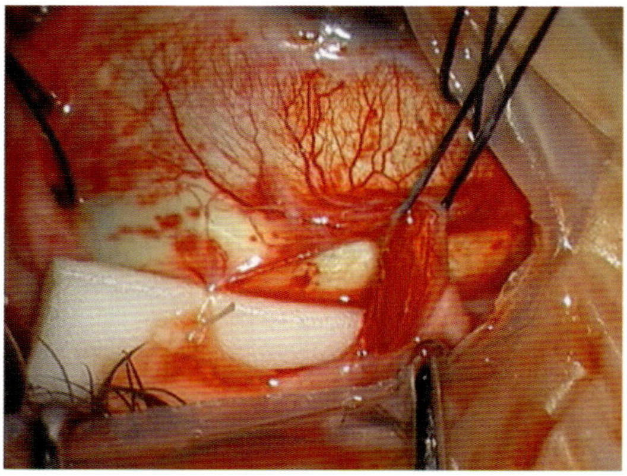

图 11.25 把两边的缝线系紧。

位在角膜缘处环行切开球结膜。

如果裂孔位于 1:30 钟位，则自 12:00~3:00 行角膜缘处球结膜切开，并在上直肌和外侧直肌下放置两根牵引缝线。

进行角膜缘处球结膜环形切开，在直肌后放置带小孔的斜视钩。必须确认已经分离了整块肌肉，因为可能会在肌肉下放置硅海绵。将丝线插入小孔，然后将缝线和斜视钩一起退回（图 11.8）。在缝线上打个结。对另外两块直肌重复这一操作。

3.插入吊顶灯（图 11.9）。

继续插入吊顶灯。最佳位置是裂孔的对面。如果裂孔位于上方，则在下方插入吊顶灯。

4.使用巩膜顶压器寻找视网膜裂孔（图 11.10）。

弹开 BIOM 广角镜并寻找裂孔。与在玻璃体切割术中寻找裂孔相比，这一步难度更大，因为眼球更难以转动。寻找视网膜孔的过程如下：例如，自 6:00 到 10:00 钟位的视网膜脱离中，将巩膜顶压器放置在 10:00 钟位，自锯齿缘向后极部缓慢直线移动，寻找裂孔或孔盖。然后在 9:30 钟位继续放置顶压器，继续向后极部直线移动，以此类推，就像割草坪一样。

5.冷凝裂孔（图 11.11）。

6.巩膜面标记裂孔（图 11.12 和图 11.13）。

现在冷凝裂孔（图 11.11），把冷冻手柄放在合适的位置，收起 BIOM。旋转眼球，助手在 Tenon 囊/结膜和巩膜之间插入眼眶深部拉钩来识别冷冻点。用棉签擦干冷冻点并用手术标记笔进行标记（图 11.12 和图 11.13）。巩膜面必须保持干燥，才能进行标记。

7.标记缝线（图 11.14 至图 11.17）。

现在决定要使用放射状硅海绵还是平行于角膜缘的（环形）硅海绵（图 11.14 至图 11.17）。如果裂孔位于肌肉下方，建议采用平行锯齿缘（=环形）的方式，因为很难在肌肉下方缝合。用外科皮肤标记笔在卡尺的尖端涂色。用卡尺（Geuder）标记巩膜。要多宽？比硅海绵的宽度多 2mm。如果硅海绵的宽度为 5mm，则标记 7mm（表 11.1）。

在哪里标记？如果是放射状硅海绵，使裂孔位于卡尺中间（图 11.14）。在裂孔前约 2mm 和裂孔后约 2mm 处做两个标记（图 11.15）。

如果是平行角膜缘（环形）的硅海绵，裂孔位于 6:30 钟位，在 5:30 和 7:00 钟位各做两个标记（图 11.16a，b 和图 11.17a，b）。将硅海绵置于下直肌下。肌肉的力量将有助于顶压硅海绵。

8.缝线缝合(图 11.18 至图 11.22)。

你需要用一根缝线穿过两个标记点。将缝线剪成两半,这样就有了两根缝线,每根缝线有一根针。如何缝合?缝合是整个手术中最危险的操作,因为你可能会穿透巩膜。将针头在巩膜内移动较浅但更长程的路径。针必须通过巩膜可见。在第二个标记处重复这一操作(图 11.19 和图 11.20)。

11.2.3.1 技巧和建议

肌肉下的视网膜裂孔。除了采用平行于角膜缘(=环形)的硅海绵,也可以使用放射状硅海绵。如果在肌肉下使用放射状硅海绵,可将肌肉移除,缝合硅海绵,然后将肌肉缝合回原位。或将硅海绵缝在肌肉上。如果患者术后出现复视,可在 3~4 周后取出硅海绵。

9.前房穿刺,从前房释放房水。

需要一个柔软的眼球以实现硅海绵的适当顶压。进行前房穿刺并从前房释放房水。

10.扎紧硅海绵(图 11.23 至图 11.25)。

将硅海绵置于缝线下方(图 11.23),绕两圈,稍微收紧缝线,然后释放牵引缝线的张力,再次收紧缝线(图 11.24 和图 11.25)。线结为 2-1-1。在第二个缝线处进行同样的操作。重要提示:为了获得良好的顶压,在扎紧硅海绵时不要拉紧牵引缝线(图 11.26)。

11.检查视网膜。

弹开 BIOM,检查视网膜。如果硅海绵没能覆盖裂孔,则调整硅海绵的位置。调整手术通常比第一次手术快。

12.取出吊顶灯。

13.取下牵引缝线,用 Vicryl 6-0 缝线缝合球结膜。

取出吊顶灯,用 Vicryl 8-0 缝线缝合巩膜穿刺口。剪断并取出牵引缝线。用 Vicryl 6-0 或 8-0 缝线缝合结膜。

11.2.4　简要的病例报告

1.<u>90°环形扣带</u>(图 11.27 和图 11.28)

年轻近视患者的下方 RD 是巩膜扣带术的良好适应证(图 11.27a,b)。需要在一条直肌下植入 90°环形扣带(图 11.28)。在这些病例中,我们总是应用节段性巩膜扣带。

例:27 岁男性患者,-3.5 sph=0.4,下方视网膜脱离伴 6:00~7:00 钟位的 6 个视网膜裂孔。进行冷凝,在 5:00~8:00 钟位(下直肌下方)放置节段性巩膜扣带。

2. <u>180°节段性巩膜扣带</u>(图 11.29 和图 11.30)

即使是高度近视性视网膜脱离的中年患者,也是巩膜扣带术的良好适应证(图 11.29a,b)。例:47 岁男性患者,-8.5sph=0.6,颞侧视网膜脱离,在同一高度上有 5 个裂孔。进行冷凝,在 7:00~11:00 钟位(上直肌和外直肌下方)放置节段性巩膜扣带(图 11.30)。

3.<u>锯齿缘截离</u>:90°环形扣带(图 11.31和图 11.32)

锯齿缘截离介于简单型和复杂型视网膜脱离之间(图 11.31)。巩膜扣带术的视网膜复位率可达 99%。如果选择玻璃体切割术,你很难达到同样的复位率。例:42 岁男性患者,伴外伤导致的 6:00~7:00 钟位锯齿缘截离和下方慢性视网膜脱离。进行冷凝,在 5:00~8:00 钟位(下直肌下方)放置节段性巩膜扣带(图 11.32)。

4.<u>外伤性视网膜脱离</u>:90°环形扣带(图 11.33 和图 11.34)

儿童患者的外伤性视网膜脱离是一种

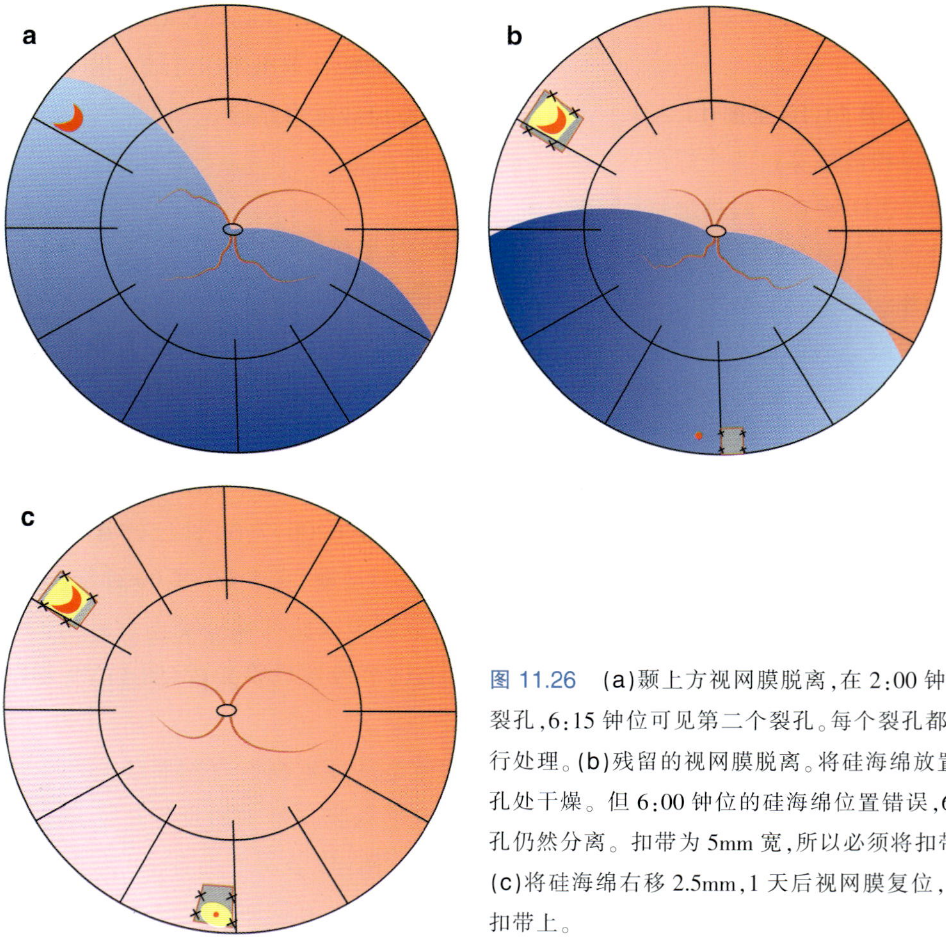

图 11.26 (a)颞上方视网膜脱离，在 2:00 钟位可见视网膜裂孔，6:15 钟位可见第二个裂孔。每个裂孔都用一个扣带进行处理。(b)残留的视网膜脱离。将硅海绵放置在裂孔上，裂孔处干燥。但 6:00 钟位的硅海绵位置错误，6:15 钟位的裂孔仍然分离。扣带为 5mm 宽，所以必须将扣带右移 2.5mm。(c)将硅海绵右移 2.5mm，1 天后视网膜复位，裂孔现在位于扣带上。

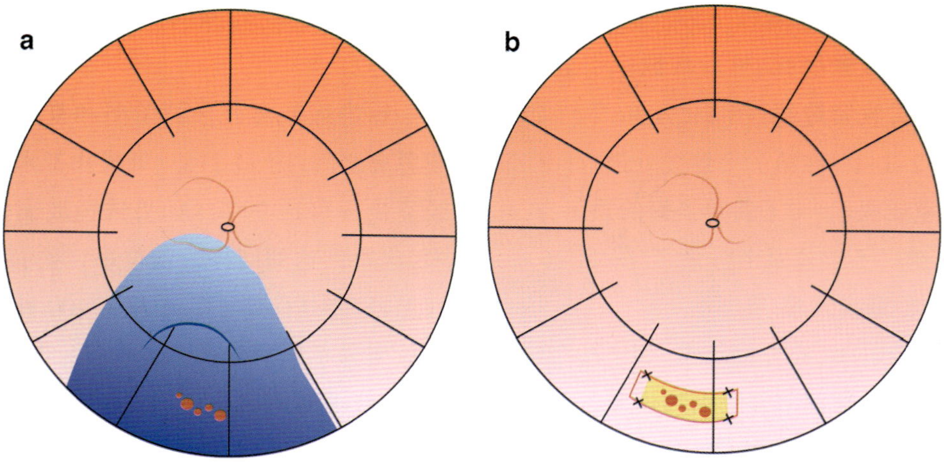

图 11.27 (a)一例年轻的近视患者，6:00~7:00 钟位存在多个视网膜裂孔。(b)在 5:00~7:00 钟位放置环形扣带，1 天后视网膜复位。

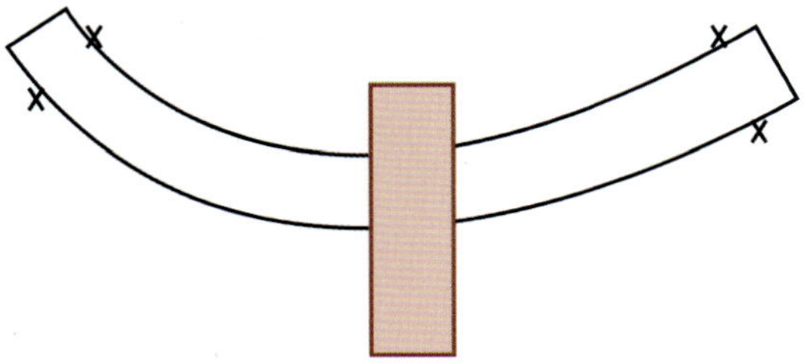

图 11.28　在直肌下放置 90°环形扣带。

复杂型视网膜脱离(图 11.33)。但与玻璃体切割术相比,利用巩膜扣带术复位视网膜要容易得多。玻璃体切割术在技术上非常困难,因为你首先需要做的很可能是 Phaco+IOL,然后对炎症期患眼行玻璃体切割术,导致 PVR 和复发性脱离的风险增加。如果选择巩膜扣带术,情况会容易得多。儿童的玻璃体透明且黏附紧密。致密的小儿玻璃体可充当支架。这些特点有利于检眼镜的使用以及利用巩膜扣带复位视网膜。例:6 岁男孩,伴 5:00~7:00 钟位眼球破裂和外伤性下方视网膜脱离。进行冷凝,在 4:00~8:00 钟位(下直肌下方)放置节段性巩膜扣带(图 11.34)。

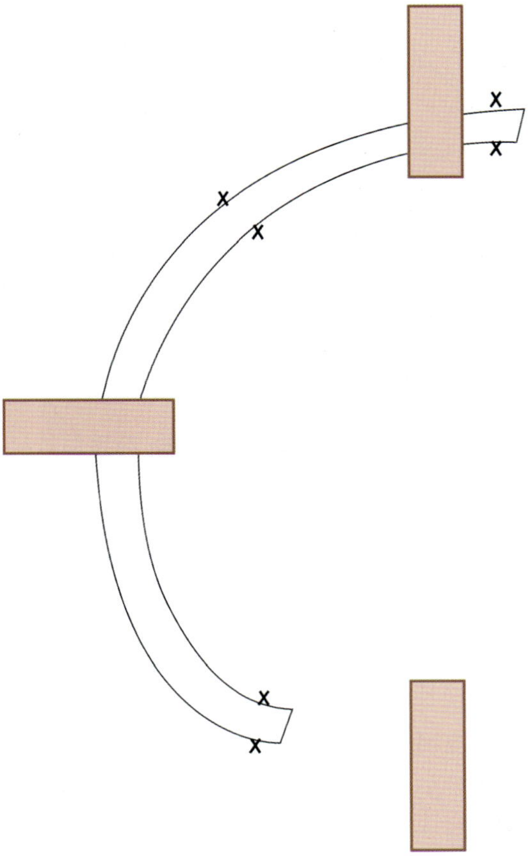

图 11.30　将 180°环形扣带置于两块肌肉下方。在外直肌和上直肌之间需要额外缝线。

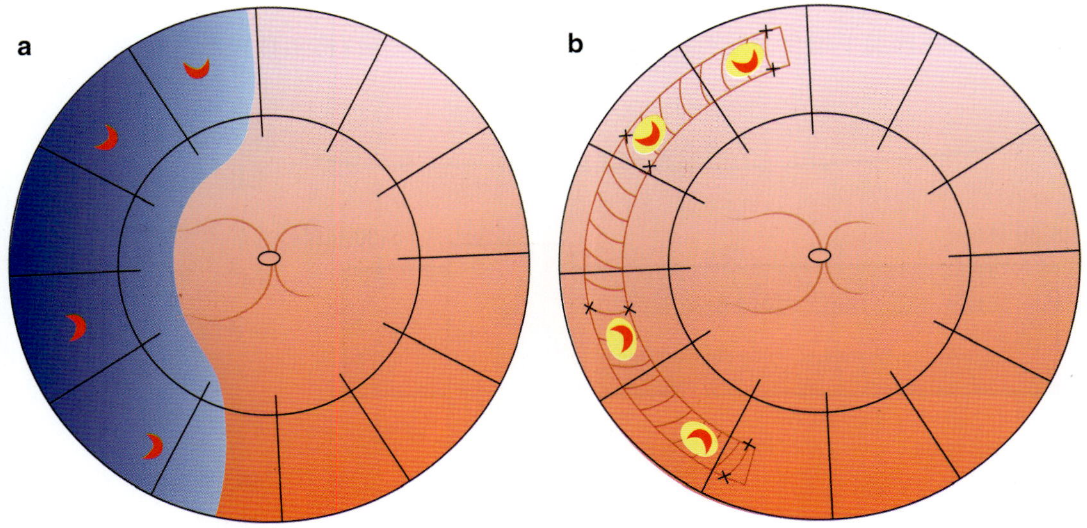

图 11.29　(a)一例中年近视患者,伴有颞上方视网膜脱离和 4 个裂孔。(b)将 180°环形扣带置于两块肌肉下方,视网膜在 1 天后再次脱离。

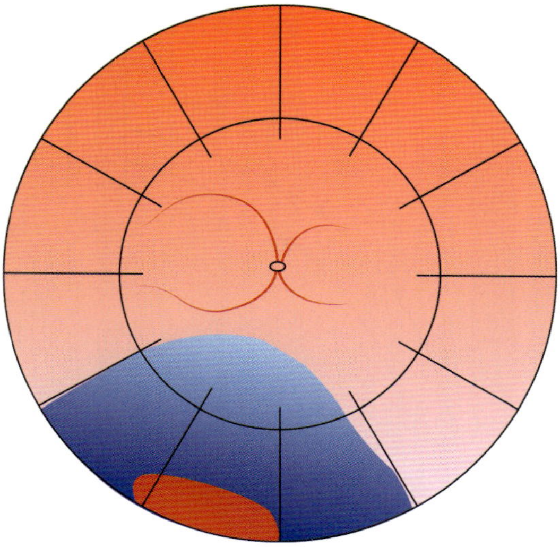

图 11.31 6:00~7:15 钟位的锯齿缘截离。

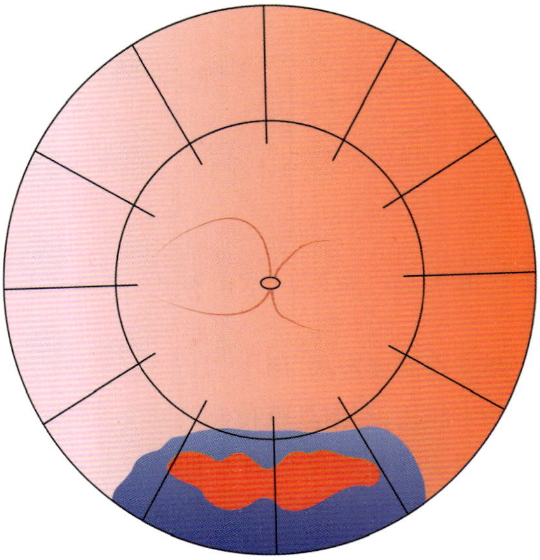

图 11.33 自 5:00 ~7:00 钟位的外伤性局限性视网膜脱离。

5.慢性视网膜脱离:放射状扣带

慢性局限性视网膜脱离无疑是一种复杂型视网膜脱离。但在裂孔明确和应用巩膜扣带术的情况下,这种复杂型视网膜脱离就变得容易了。玻璃体切割术要困难得多。为什么?因为脱离区色素上皮薄弱,视网膜下增生使脱离更加严重。巩膜扣带可在视网膜和薄弱的色素上皮之间形成良好的顶压,并能封闭裂孔。在玻璃体切割术中,你需要去除周边部的视网膜下增生,然后用气体填充推压视网膜使之贴附到色素上皮。例:34 岁女性患者,慢性颞上象限视网膜脱离伴视网膜下增生,10:30 钟位存在裂孔,进行冷凝和节段性巩膜扣带术(图 11.35 至图 11.37)。

11.2.4.1 技巧和建议

放射状扣带:将扣带准确放置在巩膜面标记处。

环形扣带:将扣带放置在标记点稍靠后

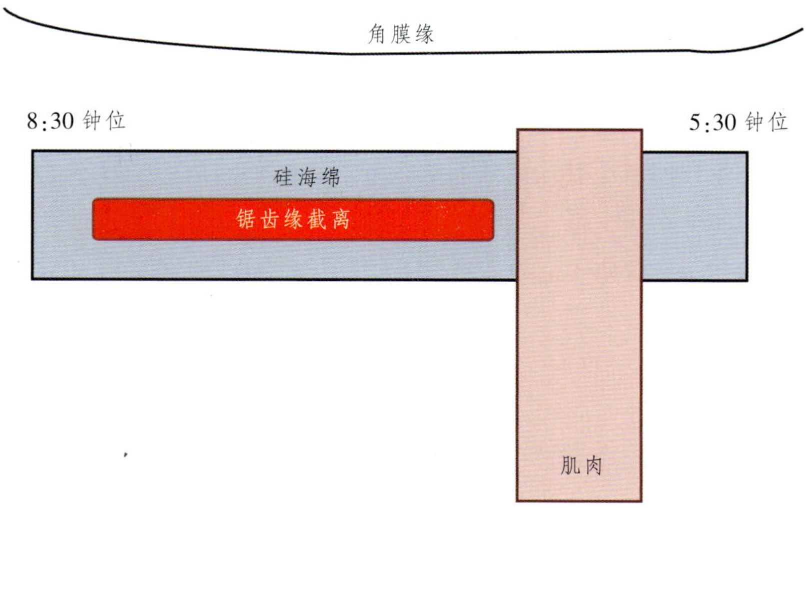

图 11.32 自 5:30~8:00 钟位放置一个环形扣带。注意硅海绵放在直肌下方会增加顶压嵴。

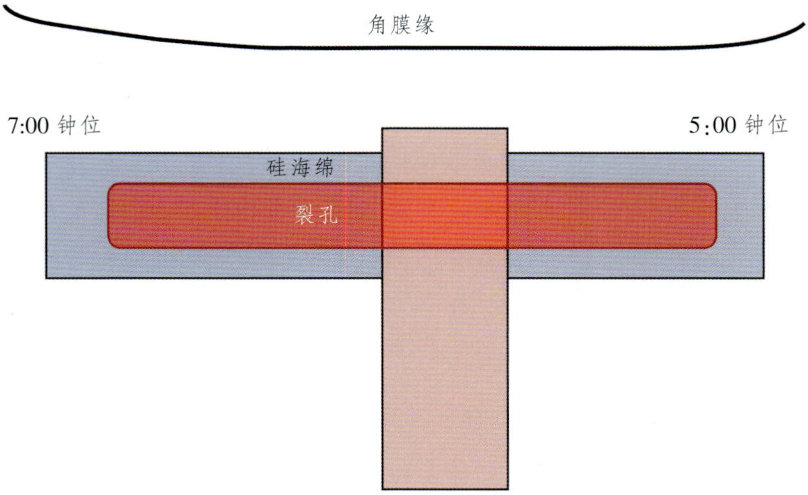

图 11.34　在下直肌下方自 4:30~7:30 钟位放置一个环形扣带。

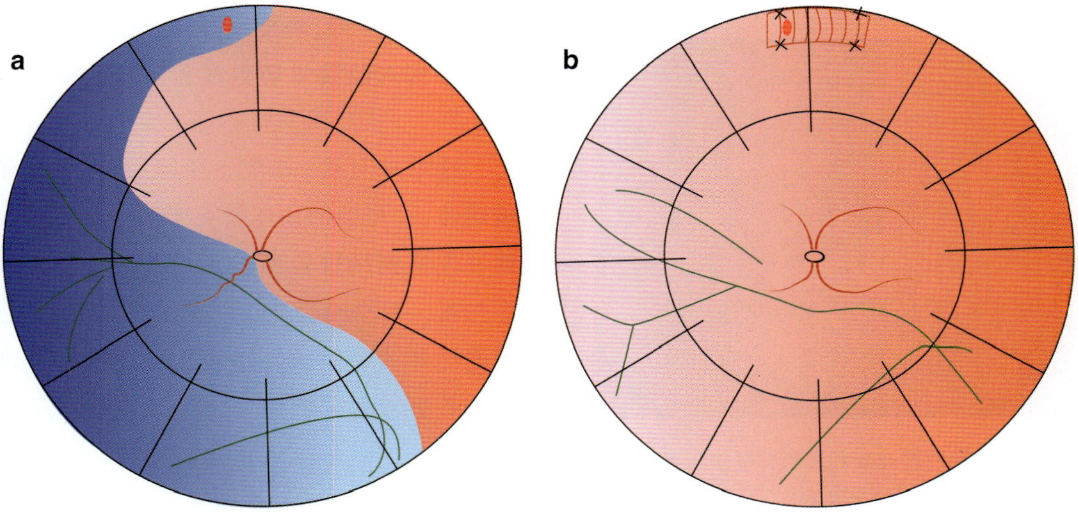

图 11.35　(a)一例病史约 4 年的慢性视网膜脱离,伴视网膜下增生条索和 11:00 钟位视网膜裂孔。(a)VA=0.7。(b)放射状扣带封闭裂孔 1 天后,视网膜复位。可见视网膜下增生条索。

的位置。

单独裂孔:放射状扣带。

同一高度的多个裂孔:环形扣带。

肌肉下方裂孔:肌肉下的环形扣带。

环形扣带:通常长度约为 90°,最大长度为 180°,位于 2 块直肌下。如果长度超过 180°,位于 3 块直肌下,则应选择环扎。

11.2.4.2 技巧和建议

环扎带可适用于所有患眼,节段性巩膜扣带也有同样的适应证。节段性硅海绵可用于所有患眼:有晶状体眼、人工晶状体眼、伴 PVD 患眼、不伴 PVD 患眼和玻璃体切割术后眼。

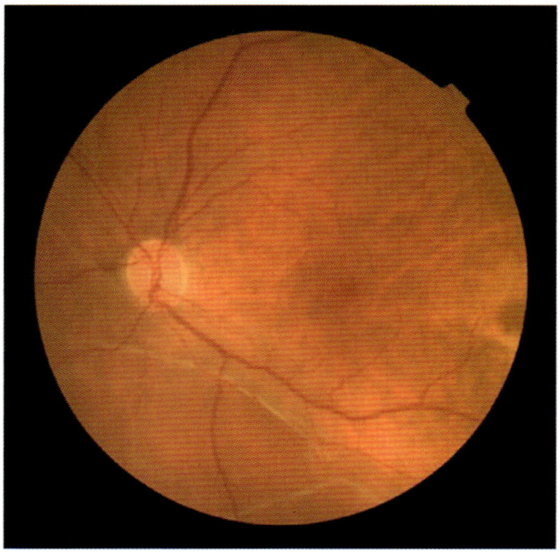

图 11.36 自 2011 至 2014 年未被发现的视网膜脱离。

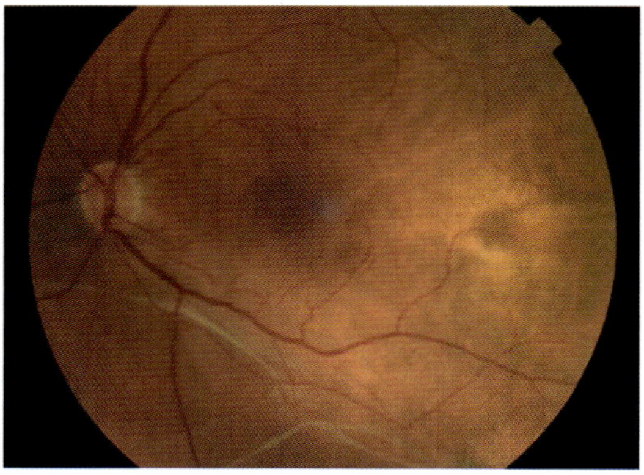

图 11.37 视网膜冷凝和巩膜扣带术后复位的视网膜。注意视网膜下增生条索。

11.2.5 并发症

巩膜穿孔

巩膜穿孔可通过眼内液的渗出来判断。重新拔出针头，使用冷冻头冷凝渗漏点，在另一位置重复缝合。

扣带的重新定位(图 11.26)

这很简单。事实上，在技术上重新定位放置错误的扣带非常容易(图 11.26a)。在某些情况下，在围术期清楚地观察扣带上的裂孔是不容易的。然而，一天后在裂隙灯下观察裂孔效果更好。如果裂孔位于扣带旁边，而不是扣带上，那要试着估计裂孔在旁边多少毫米(图 11.26b)。请记住，扣带的宽度为 5mm。例如，如果裂孔位于 5:30 钟位，扣带在 6:00 钟位(图 11.26b)，则取出旧的硅海绵，在旧的缝线旁 2.5mm 处预置新的缝线，然后重新固定同一海绵(图 11.26c)。

11.2.6 常见问题

可以在玻璃体切割术中放置硅海绵吗?

是的。如果想要行巩膜扣带术，例如，裂孔位于 6:00 钟位，可在下直肌下方放置一块平行于角膜缘(环形)的硅海绵。

如何对玻璃体切割术后眼行巩膜扣带术?

这不是问题。事实上更容易，由于没有玻璃体，硅海绵的顶压嵴更明显。对于局限性复发性视网膜脱离，我们通常放置节段性扣带。视网膜裂孔往往难以找到，通常是激光性坏死导致的微小裂孔。在激光导致的裂孔处放置硅海绵，第二天视网膜就会复位。

硅海绵的重新定位困难吗?

这很简单。事实上，在技术上重新定位放置错误的扣带很容易，无论第一次还是第二次手术都一样。

扣带(硅海绵)的顶压嵴不够。

有 3 种方法可以提高硅海绵的顶压嵴：

(1)降低 IOP：进行前房穿刺，释放房水。

(2)在硅海绵上打结时，手术助理护士必须放松牵引缝线上的张力。

(3)如果是 5mm 的硅海绵：不要将缝线宽度设置为 7mm，而是设置为 9mm，可以提高顶压嵴。

何时选择硅海绵或者环扎带?

少于眼球全周 90°时，推荐使用硅海绵；超过眼球全周 90°时，推荐使用环扎带。在单个裂孔的情况下，首选放射状硅海绵。

常见问题：

1.赤道部后的单个裂孔：赤道部后单个裂孔难以用扣带顶压。可尝试使用放射状扣带。如果仍然顶压不到，那就选择玻璃体切割术。

2.硅海绵暴露：锯齿缘位于肌止端的高度。因此，可以切掉超过肌止端的硅海绵，然后将硅海绵的末端缝到巩膜上(图 11.38)。

3.去除硅海绵：硅海绵在最初几周会引起不适；之后，不适感通常会消失。硅海绵可在一个月后取出。3 个月后，如果硅海绵仍然引起不适或暴露在外，我会取出它们。

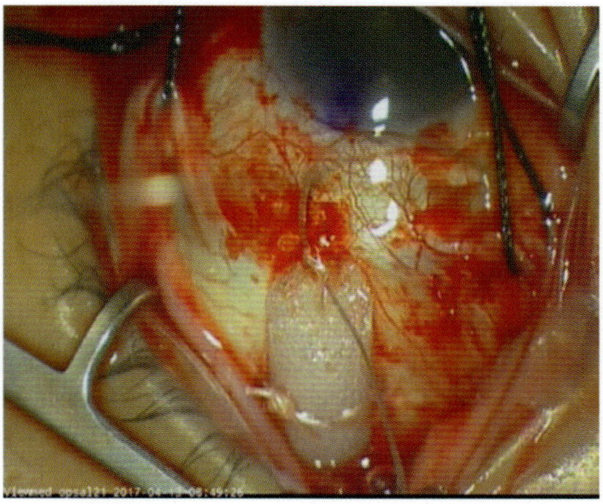

图 11.38　将硅海绵末端缝合在巩膜上。

参考文献

1. Kreissig I. Minimal surgery for retinal detachments. Stuttgart: Thieme; 2000. isbn:3131110619.

第 12 章

巩膜扣带联合玻璃体切割术

Ulrich Spandau，Zoran Tomic

12.1 引言

作者 Ulrich Spandau 开始使用这种技术是因为一例 74 岁男性患者的慢性全视网膜脱离的手术失败。视网膜裂孔位于 7：00 钟位。在重水×空气交换过程中，空气通过裂孔被挤压到视网膜下，下方视网膜明显缩短。因此，我在赤道部放置环扎带，但空气再次进入视网膜下。在这种情况下，必须进行重水×硅油交换，因为硅油会进入视网膜下，唯一的选择是视网膜切开。因此，我进行了 180°视网膜切开术，但最后，黄斑区皱褶仍然存在。

这一失败促使我采用了一种更容易掌握的技术：玻璃体切割+节段性巩膜扣带术。所以回顾过去，我会在 7：00 钟位放置一个放射状或环形节段性扣带。

对于伴视网膜缩短的下方视网膜脱离，手术目的是将视网膜复位到色素上皮，可通过视网膜切开术或巩膜外扣带术来实现。视网膜切开术在手术上困难，并发症更多。此外，在大多数情况下，需要进行永久性硅油填充。相比之下，扣带术的并发症更少，即使失败，仍然可以继续行视网膜切开术。

我为什么使用节段性扣带而不是环扎带？主要原因是节段性扣带相比环扎带能产生更明显的顶压嵴。为什么会这样？因为环扎带能对视网膜产生 360°匀称地顶压，而节段性环形扣带能不对称地顶压视网膜，因为它不会产生反作用力（图 12.1 和图 12.2）。

12.1.1 技巧和建议

扣带的作用：封闭裂孔。

环扎带的作用：支撑玻璃体基底部。

环形扣带的作用：复位色素上皮和缩短的视网膜。

巩膜扣带术的第二个缺点是用头戴式

电子补充资料 本章的在线版本（https://doi.org/10.1007/978-3-319-78446-5_12）包含补充资料，可供授权用户使用。

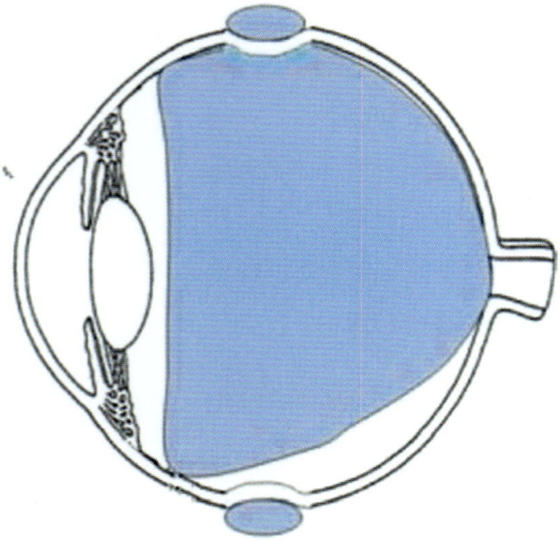

图 12.1　环扎带可产生较低的顶压嵴，难以复位缩短的视网膜。

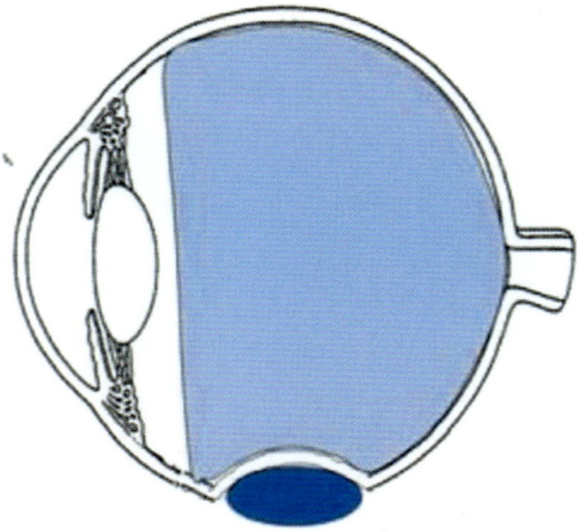

图 12.2　节段性扣带较宽，可形成更高的巩膜顶压嵴，在多数情况下足以复位缩短的视网膜。

表 12.1　节段性巩膜扣带术、环扎术及玻璃体切割术的优缺点

	优点	缺点
节段性巩膜扣带术	可能准确地封闭裂孔	技术上困难
	对视网膜裂孔更强的顶压嵴	屈光异常
	使用吊顶灯和显微镜易于观察	用间接检眼镜下观察较困难
	很少发生 PVR	
	无须联合玻璃体切割术	
环扎术	只能定位赤道部高度上的裂孔	技术上并不困难
	大多数情况下联合玻璃体切割术	
	中度的顶压嵴	产生大约-3D 的近视
	很少发生 PVR	
玻璃体切割术	使用显微镜易于观察	技术上并不困难
	加重 PVR	
	联合惰性气体填充封闭裂孔的效果不如扣带术	

检眼镜难以观察。由于扣带术可在显微镜和观察系统下进行，所以这个缺点已克服。在巩膜顶压器的帮助下，我们很容易标记裂孔，可在显微镜下缝合硅海绵。表 12.1 列出了不同技术的优缺点。

这项技术结合了玻璃体切割术和巩膜扣带术的优点。玻璃体切割术中进行巩膜扣带术比在吊顶灯下操作容易得多。为什么？因为裂孔的标记更加容易。

我将此技术推广应用于伴 PVR 的下方复发性视网膜脱离术。今天，这项技术是我治疗复杂型视网膜脱离和复发性视网膜脱离最喜欢的技术。

巩膜扣带/玻璃体切割联合手术的适应

证有：

(1)失败的视网膜脱离手术。

(2)下方复发性视网膜脱离。

(3)合并视网膜缩短的下方视网膜脱离。

(4)PVR C 级。

12.2 手术

12.2.1 手术工具

1.25G 或 27G 四通道玻璃体切割术，配备灌注头和吊顶灯。

2.视网膜脱离手术套包。

3.硅胶海绵：5mm×3.77mm 部分厚度海绵(Labtician，Canada)(图 12.3)。

12.2.2 手术步骤

1.下方沿角膜缘结膜切开术(如果为下方视网膜脱离)。

2. 3 根牵引缝线。

3.插入套管。

4.Phaco+IOL。

5.曲安奈德对玻璃体染色。

6.玻璃体基底部切除。

7.台盼蓝染色增殖膜。

8.膜剥离。

9.注入重水。

10.移除下方套管

11.标出裂孔的位置。

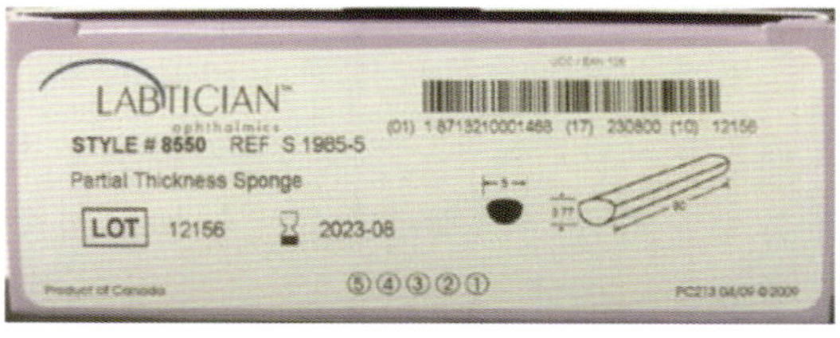

图 12.3 硅海绵 5mm×3.77mm(Labtician，Canada)。

12.标记缝线的位置。

13.放置缝线。

14.扎紧扣带。

15.重新放置下方套管。

16.激光光凝。

17.重水×空气交换和眼内填充。

18.缝合结膜。

12.2.3 手术步骤详述

1.下方沿角膜缘结膜切开术(如果为下方视网膜脱离)。

2.3 根牵引缝线。

3.插入套管。

自 3:00~9:00 钟位用 Westcott 剪刀沿角膜缘打开下方球结膜，用斜视剪从巩膜面分离 Tenon 囊，然后在外、下和内直肌处放置 3 根牵引缝线(图 12.4)。之后插入套管和吊顶灯。

4.Phaco+IOL。

5.曲安奈德对玻璃体染色。

6.玻璃体基底部切除。

如果晶状体存在，则首先进行超声乳化和人工晶状体植入术。继续进行彻底的周边玻璃体切割术。为什么?为了避免前节 PVR

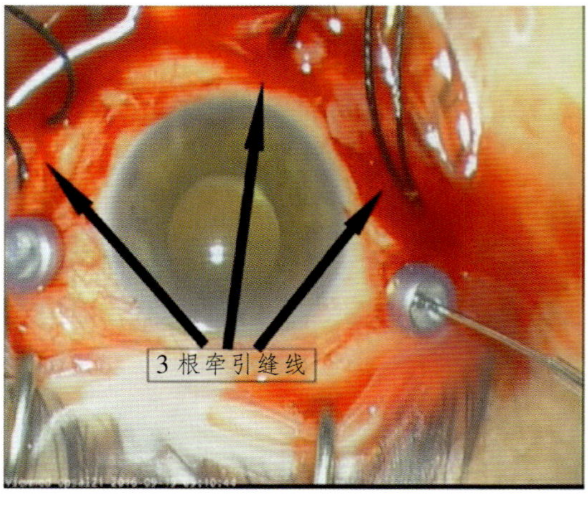

图 12.4 在外、下、内直肌处放置 3 根牵引缝线。

的发生，必须将前节玻璃体完全切除。此外，如果曾行硅油填充，玻璃体会被推压到睫状体上，导致纤维膜增生，产生低眼压。用曲安奈德（1:3）对玻璃体基底部进行染色，一手持巩膜顶压器顶压玻璃体基底部，一手持玻切头，对玻璃体基底部进行细致的切除。玻璃体染色必须重复几次，因为曲安奈德只能染到玻璃体皮质的外部。必要时，注入重水以稳定视网膜。

7.台盼蓝染色增殖膜。

8.必要时膜剥离。

如果看到增殖膜，用台盼蓝染色。如果增殖膜位于周边部，可在气体下染色。然后去除所有的视网膜前增殖膜。在下一步注入重水前，检查是否所有的增殖膜都被去除，并且视网膜是否活动度良好。如果牵拉持续存在，重水会通过裂孔进入视网膜下并在后极部聚集。

9.注入重水。

10.移除下方套管。

注入重水直至裂孔的高度以稳定视网膜。然后去除下方的套管（灌注头和吊顶灯均位于下方象限）。重水将保持眼球稳定和低的眼球压力可帮助产生很好的顶压嵴。

11.标记裂孔的位置（图 12.5 和图 12.6）。

12.标记缝线的位置（图 12.7 和图 12.8）。

13.放置缝线（图 12.9 和图 12.10）。

14.扎紧扣带（图 12.11 至图 12.14）。

首先决定是使用放射状还是环形扣带（图 12.11 和图 12.12）。在大多数情况下，我使用环形扣带。首先在环形扣带的两端做标记。使用一根光纤并弹开广角镜，决定在哪里放置扣带。如果 9:00 钟位存在裂孔，10:00 钟位存在 PVR，那么在 8:00~11:00 放置扣带。8:00 钟位用巩膜顶压器顶压巩膜，去除光纤，仍保留巩膜顶压器。弹开 BIOM 系统，并在 8:00 钟位角膜缘处进行标记（图 12.5 和图 12.6）。11:00 钟位重复此动作。备注：我不在巩膜面标记裂孔。

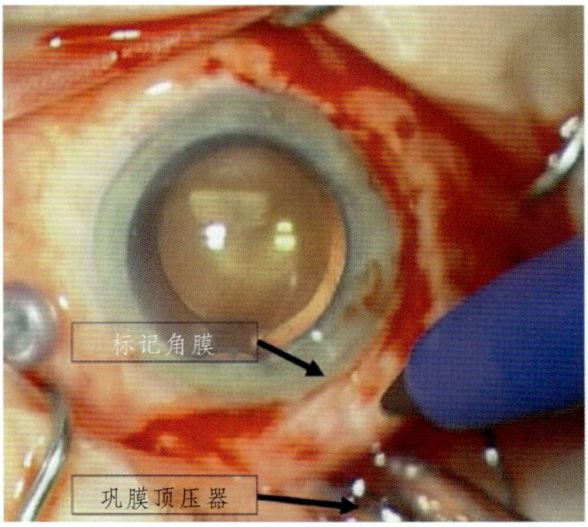

图 12.5　用棉签或巩膜顶压器定位视网膜裂孔。

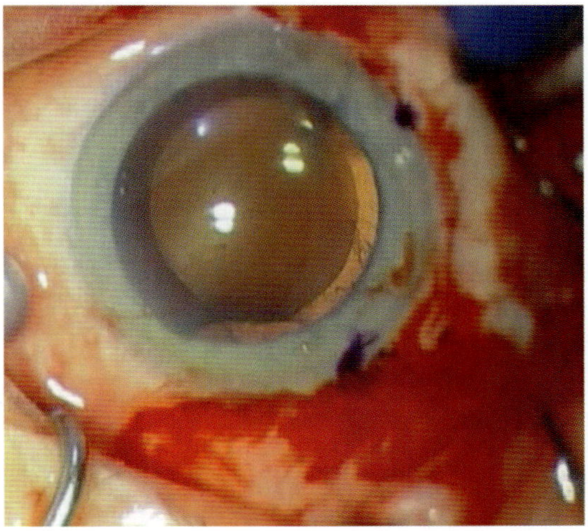

图 12.6　在棉签或巩膜顶压器的位置标记巩膜面。在 8:00 钟位重复上述动作。

下一步，标记缝线的位置。缝线的标记取决于扣带的宽度，通常每侧加 1mm。我们几乎总是使用相同的 5mm 扣带（Labtician, Canada）。标记的卡尺因此设为 7mm。4:00 钟位的第一针缝线标记在肌止端后 1~2mm

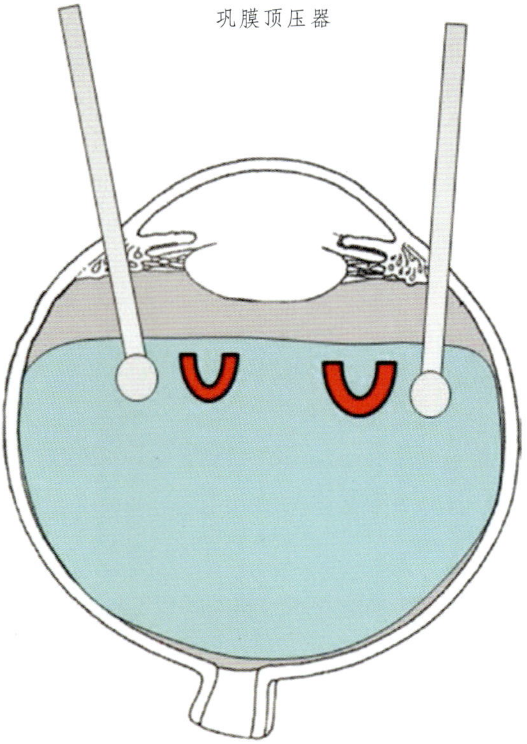

图 12.7 在存在两个视网膜裂孔的情况下，用巩膜顶压器顶压左侧裂孔的左侧，然后标记巩膜面。之后对右侧裂孔重复这一操作。

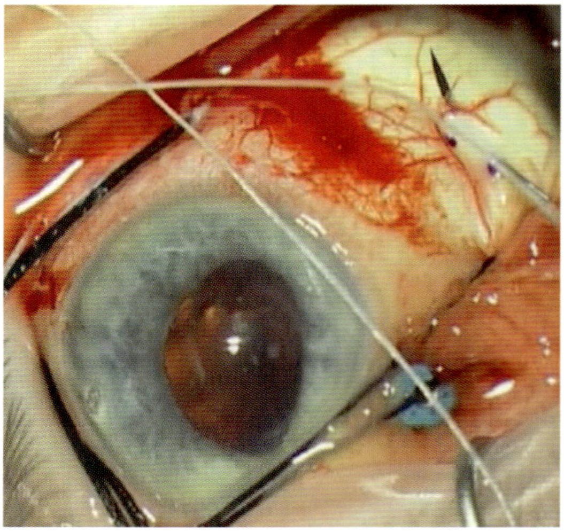

图 12.9 将针在巩膜层间穿行 3~4mm。

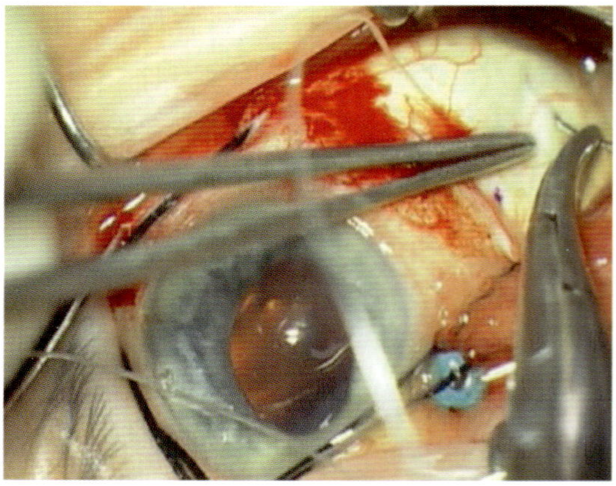

图 12.10 然后在后部的标记点第二次入针。

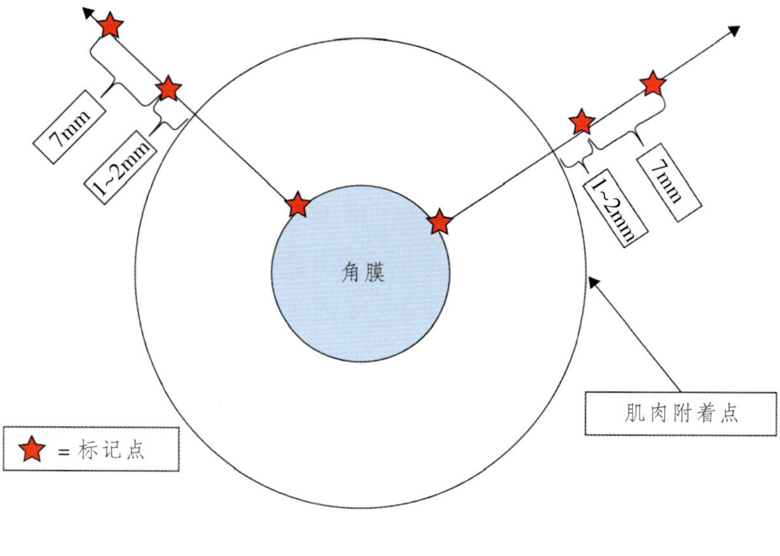

图 12.8 示意图显示了角膜缘处标记点的位置，以及巩膜面缝线的两个标记点的位置。

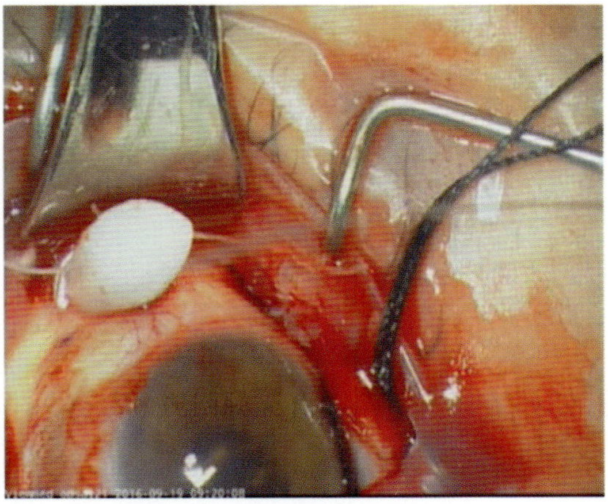

图 12.11　放射状硅海绵。

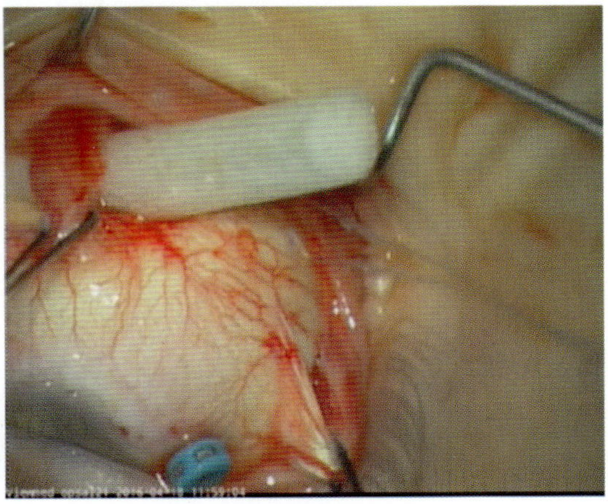

图 12.12　环形硅海绵。首先将硅海绵置于下直肌下。

(图 12.8)。4:00 钟位的第二针缝线标记在第一针缝线后 7mm 处。在 8:00 钟位重复同样的动作。备注:环形扣带大约在赤道部的高度上。如果你放置放射状扣带,则在巩膜面标记 7mm 宽的范围,让裂孔位于中间(图 12.7 和图 12.8)。

下一步是放置预置缝线。由于灌注头被移除,缝合时眼球是软的。好处是可形成很好的顶压嵴;缺点是缝合可能会很困难。如果眼球太软,可重新插入灌注头,直到眼球张力正常。由于缺乏空间,在下方放置预置缝线很困难。在许多情况下,缝线不能按计划放置在后部。没关系,尽量放置到眼后节往往足够了。

最后缝合硅海绵。放射状硅海绵的放置如图 12.11 所示。在大多数情况下,使用环形扣带。将环形扣带位于下直肌下(图 12.12 至图 12.14)。首先用手术钳将扣带置于整条肌肉下,把硅海绵放在预置缝线下,用 2-1-1 法打结。在另一侧重复这个动作,在这时,对眼球的顶压似乎过高。但我从不重新缝合,在手术结束时,顶压嵴总是完美的。

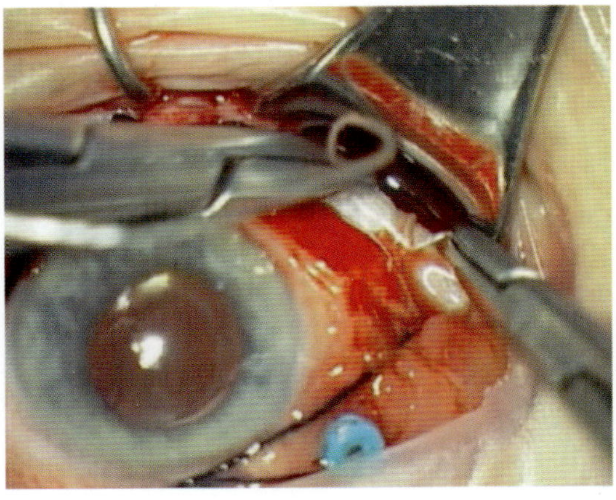

图 12.13　环形硅海绵。在 8:00 钟位缝合。

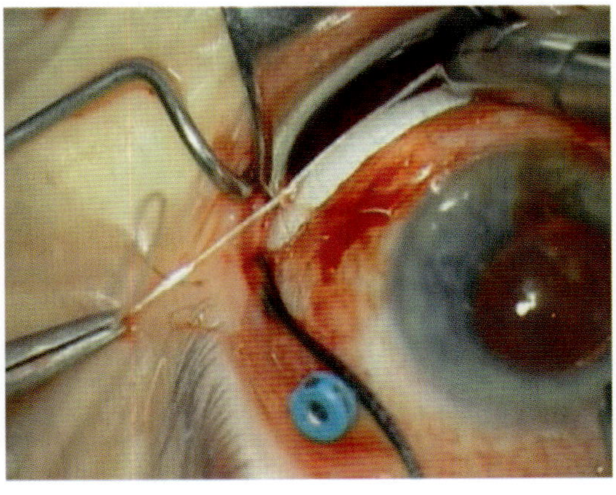

图 12.14　环形硅海绵。在 4:00 钟位缝合。

15.重新放置下方套管。

16.激光光凝。

17.重水×空气交换和眼内填充。

18.缝合结膜。

重新插入灌注头和灌注管。然后插入吊顶灯。检查扣带的位置(图 12.5 和图 12.6),用重水或空气清除视网膜下液。对于重水×空气交换,我们使用带主动吸引的真空抽取器。然后继续激光治疗,我们在裂孔边缘进行两排激光,在环形扣带上进行两排平行激光。用什么填充?如果裂孔位于扣带上,我们选择气体填充。如果下方周边部存在一个裂孔并伴星形皱褶,我们用 Densiron 68 填充。最后用 Vicryl 6–0 闭合球结膜。

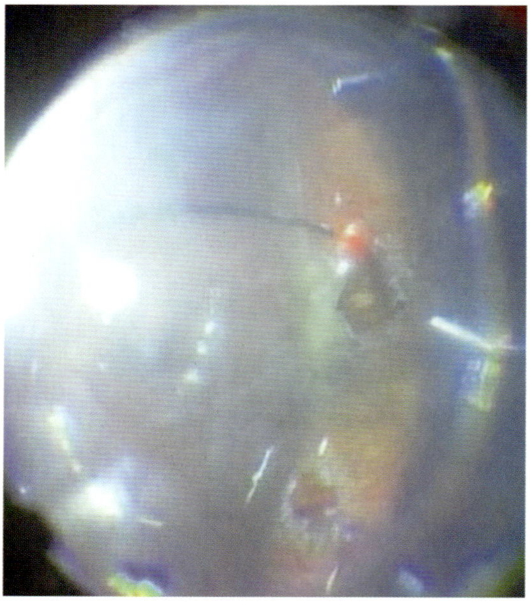

图 12.16 围绕扣带上的两个裂孔行激光光凝。

12.3 简要的病例报告

12.3.1 病例报告 1

一例 72 岁男性患者,伴颞上方 B3 期视网膜脱离合并 6:00 钟位视网膜裂孔,进行玻璃体切割术及 6:00 钟位放射状巩膜扣带术(图 12.17)。两周后,发现上方视网膜再脱离。自 10:00~2:00 钟位放置上方环形扣带。2 周后,5:00 钟位发生下方视网膜脱离,进行玻璃体切割联合 Densiron 68 填充。两个

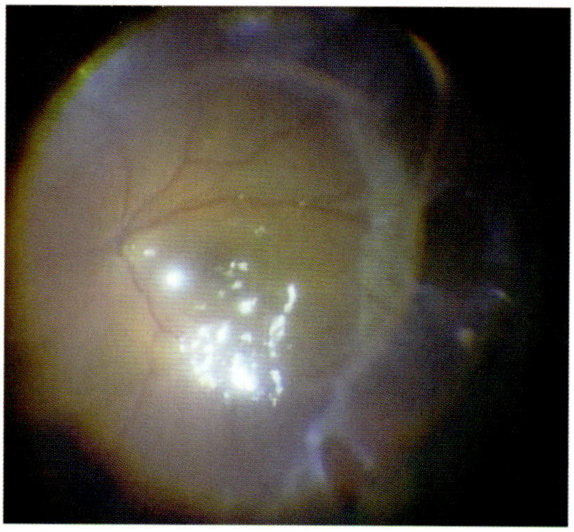

图 12.15 观察环形扣带和 10:00 钟位的裂孔。

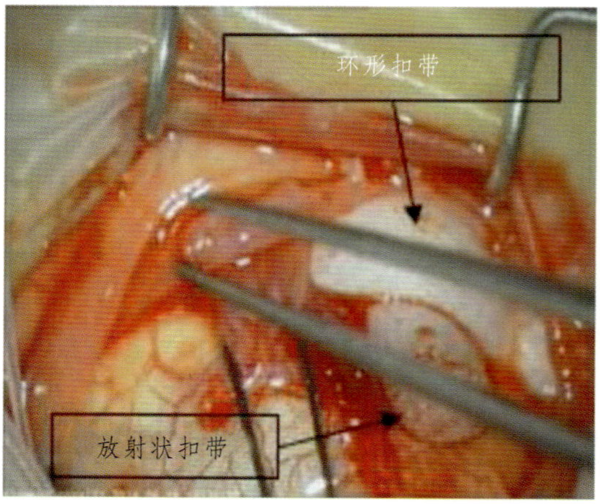

图 12.17 将 5mm×3.77mm 的硅海绵剪成两半,将其中一半作为放射状扣带置于环形扣带的下面。

月后取出硅油，术后 2 个月随访显示视网膜复位（图 12.18）。

12.3.2　病例报告 2

一例 45 岁男性患者，因 6 个月病程的视网膜脱离于 5 年前行巩膜扣带术，未出现并发症。患者因全视网膜脱离再次就诊（图 12.19）。进行玻璃体切割联合下方节段性扣带术（图 12.20）。两周后，下方视网膜再次脱离，在硅海绵前发现一个小孔。取出硅油，激光封闭裂孔，用 Densiron 68 填充。两个月后取出硅油，视网膜仍然复位。术后 1 个月患者的视力为 0.1~0.2。

12.3.3　病例报告 3

一例 67 岁女性患者，伴有颞上方视网膜脱离。9:00 钟位可见视网膜内增生和视网膜下囊肿，10:00 钟位可见一视网膜裂孔。进行了玻璃体切割联合视网膜前膜剥离术，并在 9:00 钟位放置了扣带。

两个月后，观察到下方视网膜再脱离（图

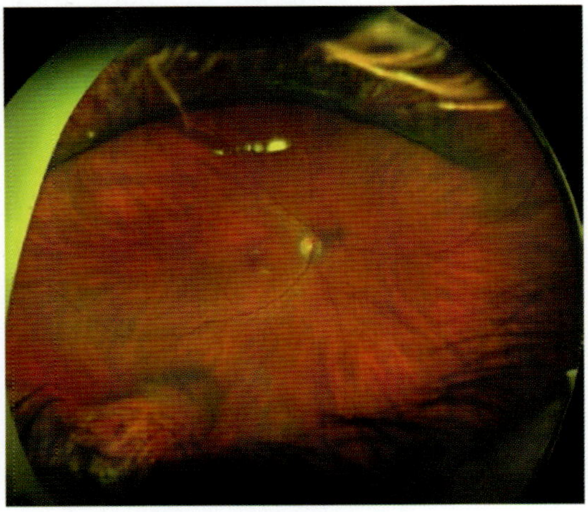

图 12.18　第一次玻璃体切割术中在 6:00 钟位放置扣带。在复发性视网膜脱离中，在 10:00~2:00 钟位放置节段性环形扣带。

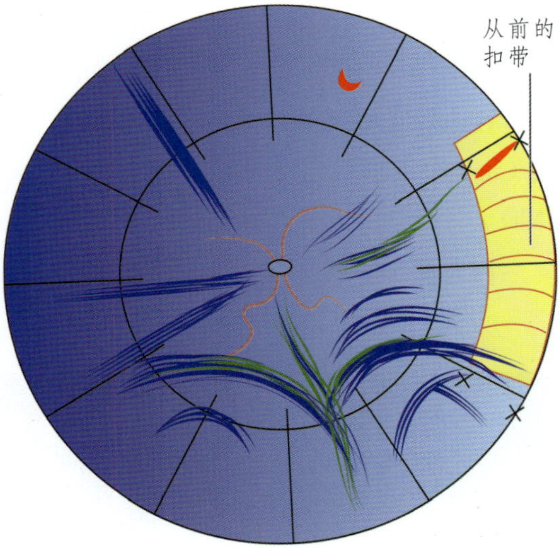

图 12.19　慢性视网膜全脱离。患眼几年前做过巩膜扣带术。

12.21）。于是取出 1000cSt 硅油，剥离周边增殖膜，最后注入重硅油。

12.4　常见问题

问题 1：眼球在扣带手术过程中很柔软。我该怎么办？

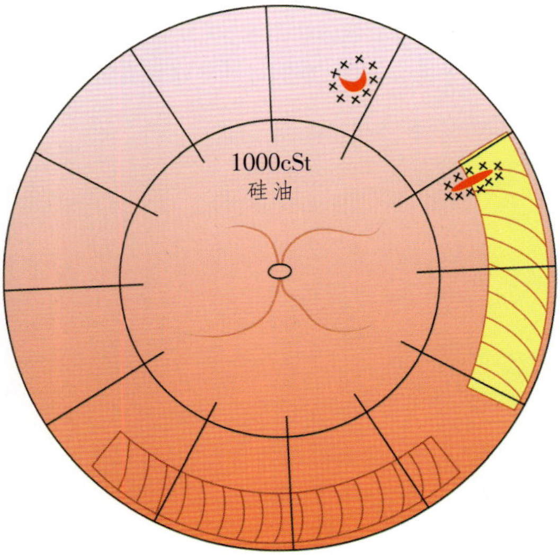

图 12.20　经过两次手术和下方节段性扣带，视网膜复位。

回答 1：低眼压：尤其是在玻璃体切割术后的眼中，可出现低眼压和巩膜皱褶。用30G针头经平坦部注射BSS至眼压正常，或用Charles笛形针经套管将BSS注入玻璃体腔。

问题 2：如果因为裂孔位于扣带后方，导致环形扣带不能完全覆盖裂孔，如何处理？

回答 2：有两种可能的办法：①使用Densiron 68填充；②将这一硅海绵剪成两段，其中一半放在环形扣带的下方。这样就覆盖了裂孔（图12.17）。

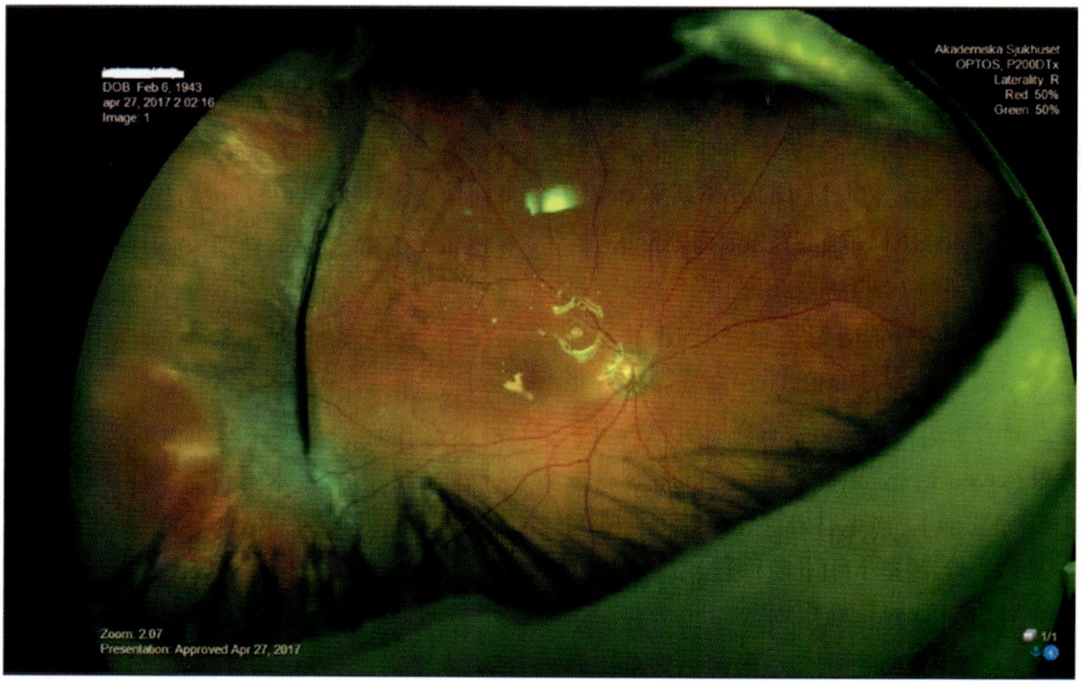

图 12.21　经过玻璃体切割术，联合视网膜前膜剥离和节段性扣带术，2个月后的眼内情况。黄斑区上方可见视网膜下重水小泡，颞侧可见良好的巩膜顶压嵴，6:00~7:00钟位发生局限性PVR复发性脱离。

第 **13** 章

PVR C 级视网膜脱离的玻璃体切割术

Ulrich Spandau, Zoran Tomic

13.1 引言和定义

硅油研究小组于 1989 年提出了增生性玻璃体视网膜病变(PVR)这一名称[1]。这一名称来源于视网膜色素上皮细胞和胶质细胞的增生,玻璃体视网膜病变累及了玻璃体和视网膜(图 13.1)。

目前的治疗方法是通过手术去除玻璃体、视网膜前和视网膜下的牵拉,最终目的是复位视网膜和重建视功能。

治疗原则:①封闭全部的视网膜裂孔;②松解牵拉;③维持长期的视网膜稳定。表 13.1 显示 PVR 视网膜脱离的治疗原则和手术方式。

关于手术时机,早期手术治疗是有利的,因为它可以防止感光细胞的丢失,进而改善视功能。延迟手术(6 周后)不利于视功能的恢复,但此时手术更容易;因为增殖膜变得“成熟”,易于在手术中剥离。

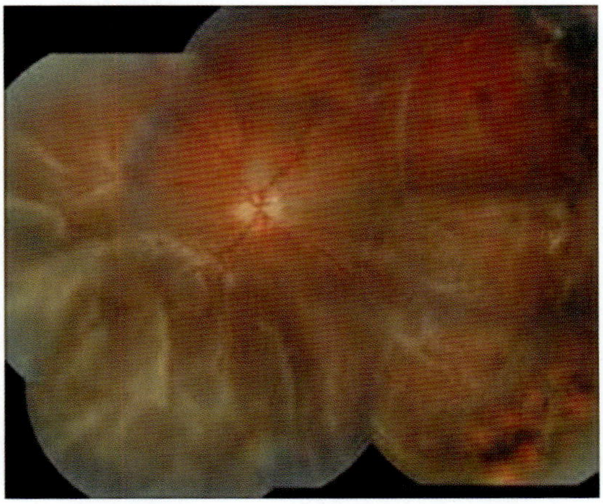

图 13.1 PVR C3 视网膜脱离。

适应证:PVR C2、C3 和 D 级视网膜脱离的首次手术。

电子补充资料 本章的在线版本(https://doi.org/10.1007/978-3-319-78446-5_13)包含补充资料,可供授权用户使用。

表 13.1 PVR 视网膜脱离的治疗原则和手术步骤

治疗原则	手术步骤
封闭所有的视网膜裂孔	• 定位 • 封闭
解除牵拉	• 膜剥离 • 视网膜切开/视网膜切除
维持长期的视网膜稳定	• 激光光凝 • 巩膜扣带 • 眼内填充

13.2 手术步骤详述

13.2.1 环扎带(巩膜外扣带)。

13.2.2 超声乳化抽吸和 IOL 植入。

13.2.3 经睫状体平坦部玻璃体切割术。

13.2.4 曲安奈德进行玻璃体染色。

13.2.5 玻璃体基底部切除。

13.2.6 用台盼蓝进行增殖膜染色。

13.2.7 剥离视网膜前膜。

13.2.8 注入重水(PFCL)。

13.2.9 去除视网膜下膜。

13.2.10 激光光凝。

13.2.11 眼内填充之前进行前房情况准备。

13.2.12 眼内填充。

13.2.1 环扎带(环扎、硅压)

引言:环扎松解了对玻璃体基底部的牵拉,也有助于封闭周边部视网膜裂孔。环扎带也能在前节切除时支撑玻璃体基底部。但如今,越来越少的人使用环扎。在我们医院,可能每年仅使用 4 次。我们为 PVR C3 患者进行环扎。

13.2.1.1 手术

设备

Mersilene 5-0 聚酯缝线

丝线 3-0

环扎带(S2987,Labtician,Canada)(图 13.2)和袖套(S3083,Labtician,Canada)(图 13.3)

斜视钩(Gass)

眼眶深钩

环扎手术步骤

(1)360°角膜缘结膜切开。

(2)将 Tenon 囊从巩膜面分离。

(3)将 4 根牵引缝线(3-0 丝线)放置在直肌下。

(4)将环扎带置于 4 条直肌下。

(5)检查环扎带是否扭曲。

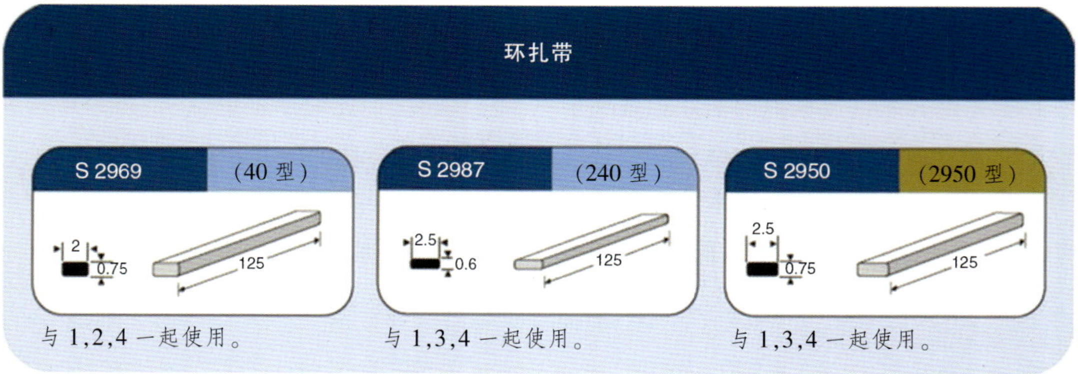

图 13.2 环扎带。

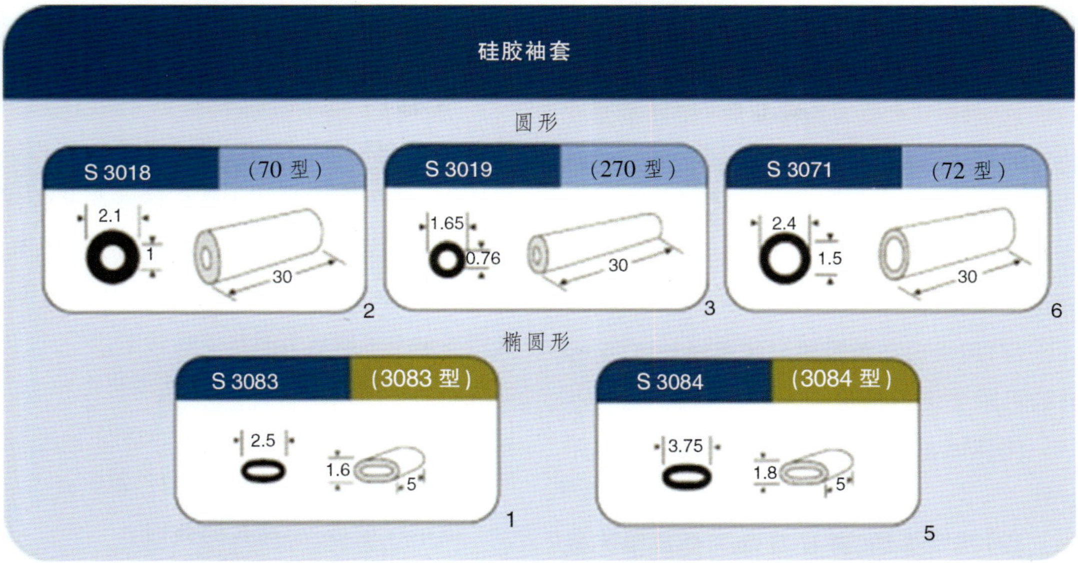

图 13.3　硅胶袖套。

(6)在颞下象限将环扎带两端插入袖套。

(7)用卡尺在角膜缘后的眼轴长度/2mm 处的巩膜面进行标记。

(8)Mersilene 5–0 聚酯缝线固定环扎带一针。

(9)系紧缝线并在其余 3 个象限完成这一操作。

(10)扎紧环扎带。

手术细节

(1)360°角膜缘结膜切开。

(2)将 Tenon 囊从巩膜面分离。

(3)将 4 根牵引缝线(3–0 丝线)放置在直肌下。

使用 Westcott 剪刀和解剖镊沿角膜缘 360°打开球结膜，使用斜视颞将 Tenon 囊从巩膜面分离直至赤道部。然后在直肌下方放置一个带孔的斜视钩，并插入 3–0 丝线。将丝线拉出并打结，在 4 条直肌上重复此步骤。

(4)将环扎带置于 4 条直肌下。

(5)检查环扎带是否扭曲。

从颞下象限开始，拉住下直肌和外直肌的牵引缝线，并插入眼眶深钩，并在颞侧直肌后面插入硅胶带，反复检查环扎带是否位于完整的肌肉后面。然后拉住外直肌和上直肌的牵引缝线，插入眼眶深钩，然后将环扎带置于上直肌的后面(图 13.4)，依此顺序操作，直到再次回到颞下象限，环扎带两端都位于颞下象限。然后检查所有象限的环扎带

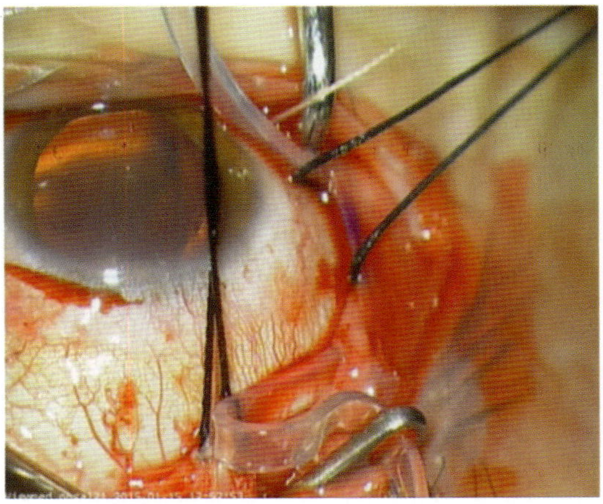

图 13.4　通过带孔的斜视钩，将环扎带放置在 4 条直肌的下方。

有无扭曲。

(6)在颞下象限将环扎带两端插入袖套。

这是该手术最困难的步骤:将袖带套在特殊的镊子(Labtician, Canada)上,然后将袖套插入环扎带的一端(这一步容易),然后插入环扎带的另一端(这一步较棘手)。最后稍微拉紧环扎带。

(7)用卡尺在角膜缘后的眼轴长度/2mm处的巩膜面进行标记。

(8)Mersilene 5-0 聚酯缝线固定环扎带一针。

(9)系紧缝线,并在其余 3 个象限完成这一操作。

我们从颞上象限开始,拉紧牵引缝线并插入眼眶深钩,然后在巩膜面标记 AXL/2(例如,患眼的 AXL=23mm,则在巩膜面的 11.5mm 处进行标记)。标记点应位于环扎带的中间,然后固定。先用镊子在标记线前固定住环扎带,将第一针(Mersilene 5-0 聚酯缝线)置于标记线后 1.5mm 处,然后在第一针后缘用镊子固定住环扎带,在标记线前 1.5mm 处放置第二针,之后系紧缝线,在剩下 3 个象限继续这一操作,在袖套处缝合最后一针。

(10)扎紧环扎带。

现在扎紧环扎带,眼球应该维持轻度低眼压,大约 8mmHg,以达到良好的顶压效果。你可以扎紧硅胶带,直到硅胶带在巩膜面上拉紧或将硅胶带缩短,最长达 8mm。

技巧和建议

环扎带太紧可能导致眼前节缺血坏死和眼球疼痛。剪断环扎带,则疼痛会立即消失。另外,环扎带会减少眼部血流和眼球搏动,剪断环扎带则可恢复眼部血液循环[2]。

13.2.2 超声乳化抽吸和 IOL 植入

对于 PVR 视网膜脱离的玻璃体切割术,无论年龄多大,我们都建议进行超声乳化抽吸,并在囊中植入 IOL。摘除晶状体可观察到玻璃体基底部并可以评估前节 PVR,更重要的是,便于手术处理玻璃体基底部。我们尽量不采取后节晶状体咬切术,因为这会破坏晶状体囊袋,晶状体囊可充当后房和前房之间的阻隔,比如在硅油填充的情况下,硅油可能会进入前房,并引起相关的并发症。

提示和技巧:小瞳孔的处理

瞳孔缩小可能是 PVR 手术的主要障碍,因为病变通常位于周边部。在许多情况下,注射肾上腺素(1:10)就足够了,肾上腺素也可以在手术期间给予。如果存在后粘连,则建议进行通过拉伸瞳孔来解除粘连。将两个 Sinskey 钩通过前房穿刺口拉开瞳孔(图 13.5)。也可通过虹膜拉钩做四点固定或植入 Malyugin 环(图 13.6 和图 13.7)。

13.2.3 经睫状体平坦部玻璃体切割术

经睫状体平坦部玻璃体切割术的主要

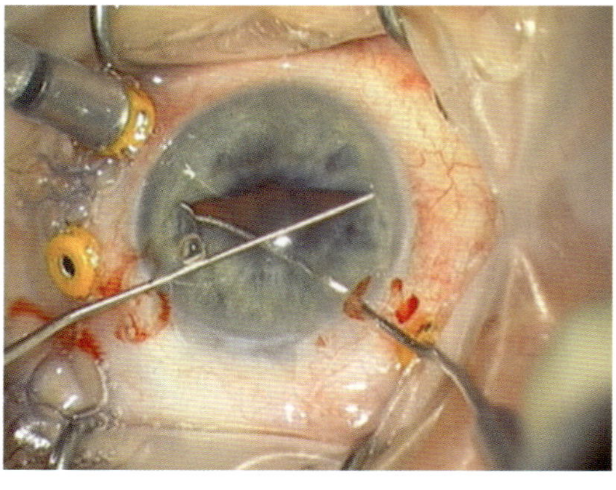

图 13.5 使用 Sinskey 钩扩开虹膜。

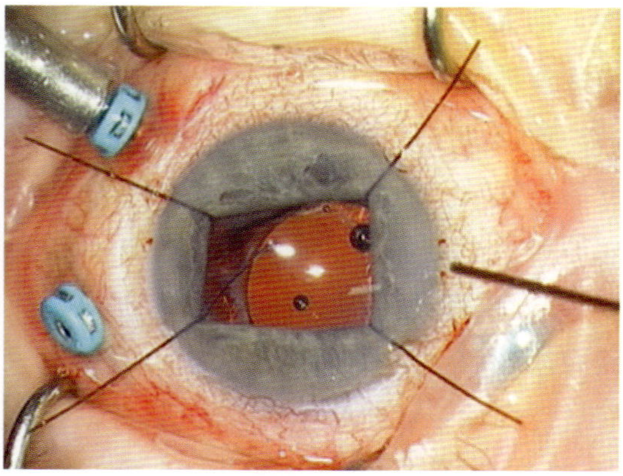

图 13.6 虹膜拉钩。

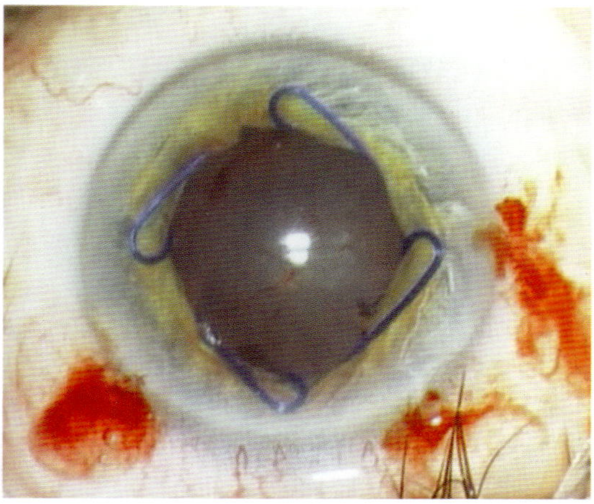

图 13.7 Malyugin 环。

步骤是去除核心玻璃体，从而减轻玻璃体对视网膜的牵拉。

我们进行配备 25G 套管的标准三通道玻璃体切割术。使用 25G 而不是 23G 是因为较小的套管针需要较小的仪器，可以减少创伤并减少套管针部位的漏水。如果是人工晶状体，则将巩膜穿刺口置位于角膜缘后方 3.5mm 处，如果是有晶状体眼则为 4.0mm。将灌注管插入没有前节牵拉的象限中，以免灌注管会进入视网膜下。在复杂的玻璃体切割术中，我们会使用吊顶灯（四通道 PPV），以进行双手剥膜，双手操作注入重水和硅油。

成功且能避免并发症的玻璃体切割术的关键是拥有良好的视野。广角观察系统的视野为 60°~130°，能够在不必顶压巩膜的情况下进行前节玻璃体切割。空气填充下的可视性也得到改善，但立体感会有下降。传统的接触镜系统的视野只有 20°~30°，而且需要顶压巩膜。我们将 Zeiss 的 Resight-Biom 系统与 Zeiss Lumera 显微镜一起使用。

13.2.4 曲安奈德进行玻璃体染色

用曲安奈德对周边部玻璃体染色可以明显提高玻璃体可视性。可以 1:3 比例稀释曲安奈德，并通过两侧套管向周边部注射。

13.2.5 玻璃体基底部切除

特发性 PVR 中通常存在玻璃体后脱离（PVD），相反，糖尿病和创伤性 PVR 中不易发生 PVD。术中诱导玻璃体后脱离，尽可能向前分离至玻璃体基底部。PVR 中的玻璃体存在炎症反应，因此，彻底清除玻璃体很重要。我们建议用曲安奈德对玻璃体进行染色，以评估是否存在 PVD，并辅助对玻璃体基底部进行精细切除。“切除”是指去除玻璃体皮质直至周边部视网膜的表面。玻切头的设置为高切速（5000~7500cuts/min）和低负压（200mmHg）。成功切除的关键是广角观察系统和巩膜顶压。理想的巩膜顶压是术者在吊顶灯下双手操作进行的。

13.2.6 膜剥离

通常，去除视网膜前膜可以松解视网膜前的牵拉。全部视网膜前膜都必须去除。即使在进行视网膜切开的情况下，也要去除所有前膜，直到视网膜切口的边缘。如果遗留视网膜前膜，它们将继续增生并引起牵拉性视网膜脱离。相反,只有在重水注入后视网膜未复位的情况下,才需去除视网膜下增殖膜。首先去除后极部增殖膜,然后进行周边部视网膜的膜剥离(图 13.8)。

膜染色技术:我们将染色剂装入一个常规的 3mL 注射器,因为染色剂可以以更可控的方式喷射(图 13.9 和图 13.10)。在 PVR 视网膜脱离中,增殖膜位于中央和周边部。在 BSS 填充眼中,染料会落在后极部,这种方法对周边部增殖膜染色效果不佳。

所以,我们会在空气填充下染色。当眼内充满空气时,在染色剂滴落到后极部之前,增殖膜和染色剂之间的接触时间更长且更集中。进行空气×液体交换并将几滴染色剂直接滴在增殖膜上(图 13.11 和图 13.12)。等待 30 秒,然后从后极部吸出染色剂,再进行空气×液体交换。用这种方法可以提高染色剂浓度,使得增殖膜能够更好地染色。

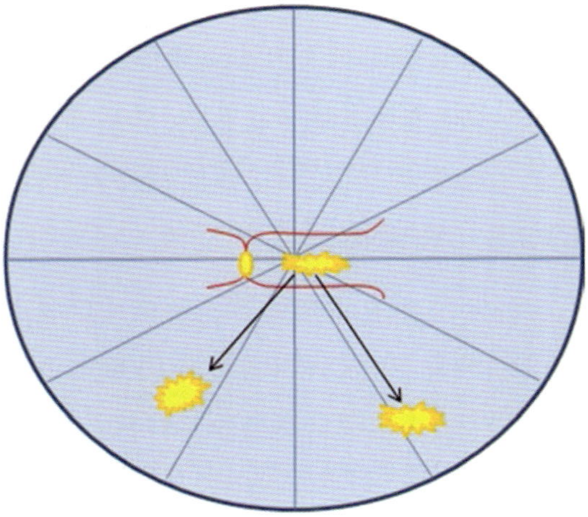

图 13.8 在 PVR 视网膜脱离中,膜剥离从中央后极部开始,然后向周边部进行。

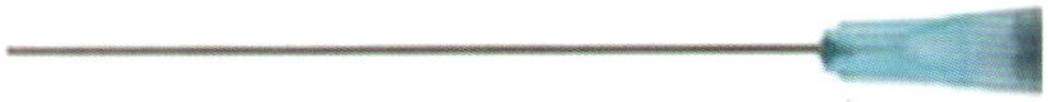

图 13.9 Charles 笛形针。

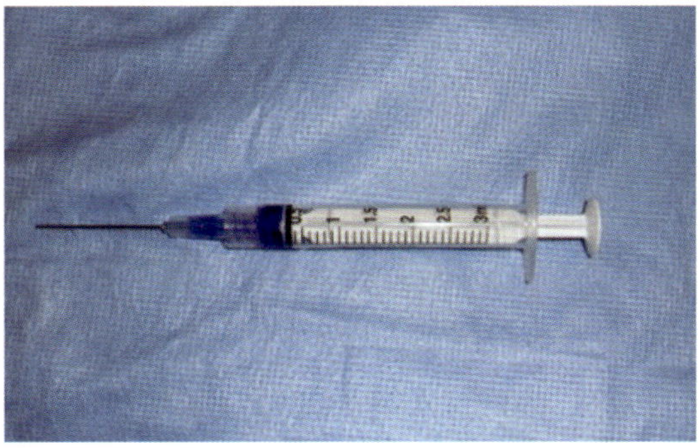

图 13.10 装有台盼蓝的 3mL 注射器比原有注射器更易于使用。

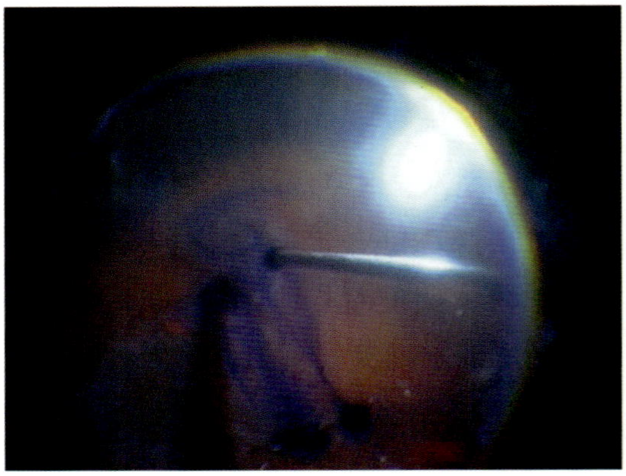

图 13.11 将染色剂滴在增殖膜上。

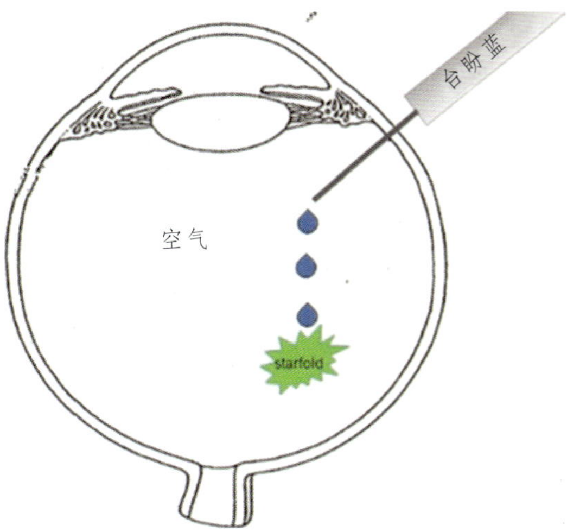

图 13.12 玻璃体腔内填充空气,这种方法增加了染料的浓度,并使周边的增殖膜染色。

膜剥离技术：剥离 PVR 的增殖膜在技术上非常困难。它需要耐心、良好的可视化和良好的工具。可以用一只手去除位于中央的增殖膜，但有时候也需要双手剥膜。我们的配置是带有 3 个套管针和一个吊顶灯的四通道玻璃体切割术。

13.2.7　剥离视网膜前膜

即使你是经验丰富的玻璃体视网膜外科医生，成功地膜剥离很大程度上也取决于设备情况，你需要好的分层器械和好的镊子。因此，需要使用不同的剥膜镊，以找到最适合你的那一个。

为了使膜分层，我们使用 25G 或 27G 钝头的球后针管(Atkinson，Beaver Visitec)。也可使用剥膜钩(DORC)。根据剥离的增殖膜情况：可以使用 DORC 的 3 种不同的镊子。根据我们的经验，27G 末端抓持镊(DORC)适用于从 ILM 到厚的增殖膜的各种组织。黏附力强的膜需要抓力更强的镊子，例如锯齿镊或强力末端抓持镊镊。可以用 25G 显微直剪(图 13.13)(DORC，NL and Eye Tech，UK)和 27G 显微弯剪(OPRC)剪开玻璃体视网膜的牵拉。

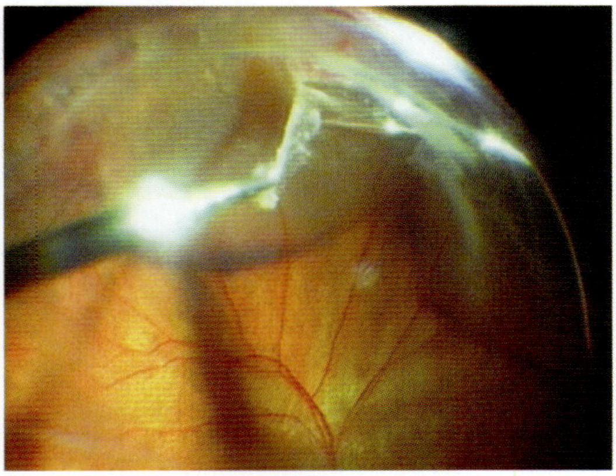

图 13.13　用末端抓持镊和直剪去除周边部增殖膜。

去除 PVR 增殖膜最困难的操作是将增殖膜从视网膜表面分离开。硅油填充后的膜剥离尤其困难，因为填充硅油后，增殖膜会更紧密地黏附于视网膜。先用 Atkinson 针管对膜进行分层，并在膜和视网膜之间形成一个开口，然后在此处用镊子提起膜，并同时在这个开口处前后移动剥膜针管或 25G 球形钩(Eye Tech，UK)。

周边部增殖膜非常难以去除，因为视网膜已脱离，并且器械难以到达周边部增殖膜。注入重水来稳定后部视网膜并有助于去除增殖膜。此外，重水也可将玻璃体基底部向后拉，这些作用都有利于处理前节，并减少在巩膜切口处视网膜或玻璃体嵌顿的机会，而且也有助于通过前节的裂孔引流出视网膜下液。重要提示：在接触重水前，所有裂孔都必须完全松解牵拉。否则就会存在重水在视网膜下残留的风险。

在近一半的 PVR 病例中存在视网膜下增生，但很少会阻碍视网膜复位。是否所有的增生都必须去除？不，只去除主要的。主要的视网膜下增殖膜是指如果没有去除就会阻碍视网膜平伏的增殖膜。注入重水时就会很明显，仅在重水下视网膜未平伏的情况下，才需要去除视网膜下增殖。一种特殊类型的视网膜增殖是“餐巾环”。餐巾环是指视盘附近的紧密环形条索，将其移除需要 360°视网膜切开术，详情参阅第 21~23章。

13.2.8　去除视网膜下增生

在去除视网膜下膜之前，要进行完全的后节和前节的视网膜前膜剥离。

器械：

(1)20G 视网膜下刮刀 DORC 1295-10995。

(2)20G 视网膜下镊子 DORC 1286 01 1095。

(3)20G 或 23G 锯齿镊。

手术步骤:

(1)明确哪些视网膜下膜应被去除,哪些可以保留:注入重水并确定能够拉起视网膜的视网膜下增殖膜。

(2)建立两个 20G 的巩膜穿刺口,取下两个套管并用 V 型刀扩大巩膜穿刺口,或建立两个新的巩膜切口(图 13.14)。

(3)插入吊顶灯。

(4)在视网膜下膜的中部行视网膜切开。

(5)插入视网膜下刮刀,刺穿视网膜,将视网膜下膜与视网膜分离开(图 13.15)。

(6)同时使用锯齿镊和视网膜下镊进行双手操作:将视网膜下镊穿过视网膜切口,抓住视网膜下膜,然后将其拉出(图 13.16)。然后在两把镊子的配合下拉出视网膜下膜。如果不熟练双手操作,那就可能扩大视网膜切口,造成大裂孔。

(7)视网膜下膜虽未完全去除但被断裂,就可不用继续剥膜,因为残留的视网膜下膜不会产生张力。

(8)对于同一片视网膜下膜,需要从鼻侧到颞侧重复进行 5~7 步的操作。

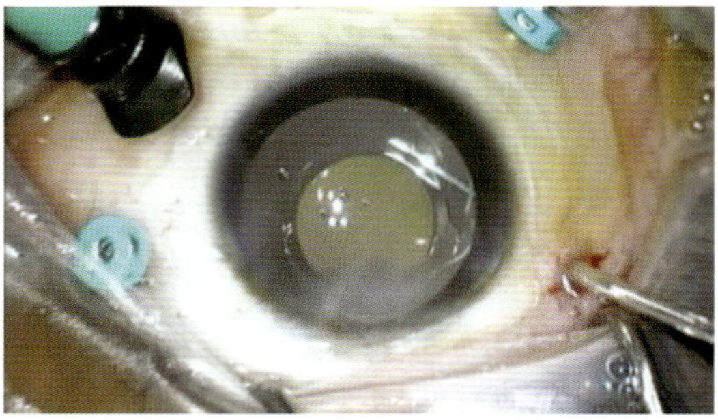

图 13.14 在 10:00 和 2:00 钟位建立两个 20G 巩膜穿刺口,因为视网膜下器械是 20G 的。

13.2.9 注入重水

下一步,我们进行复位试验(图 13.17)。对于复位试验,可以使用重水或空气,重水通过重力贴附视网膜,空气则以其表面张力将视网膜复位。如果视网膜是在重水下复位,进一步行重水×空气交换,检查视网膜是否也在空气下复位。如果复位,那么视网膜在惰性气体填充下也将是复位的。由于硅油的表面张力低于空气,因此视网膜并不一定在硅油填充下也是复位的。

注入重水:我们双手操作注入 PFCL;一手持 PFCL 注射器,另一手持 Charles 笛形针。将重水针头的尖端置于玻璃体腔中间,

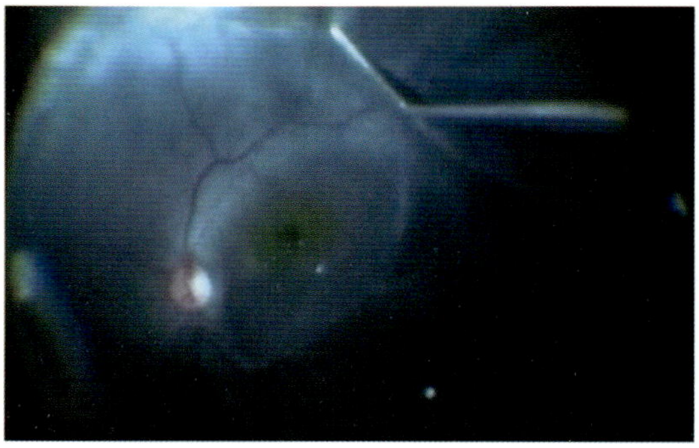

图 13.15 用视网膜下刮刀刺穿视网膜,并松解视网膜下膜。

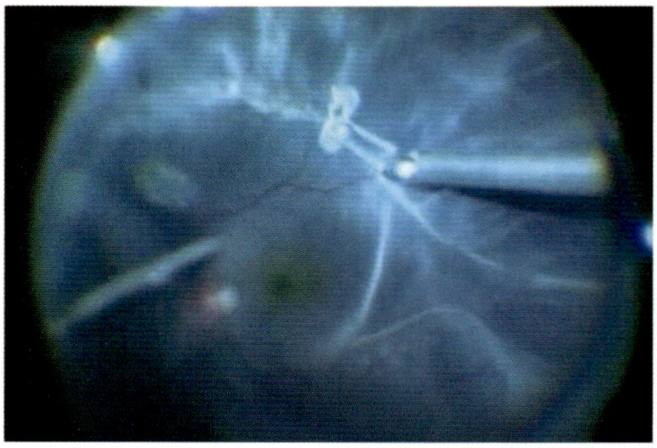

图 13.16 用视网膜下镊夹住增殖膜,并联合应用锯齿镊将增殖膜取出。

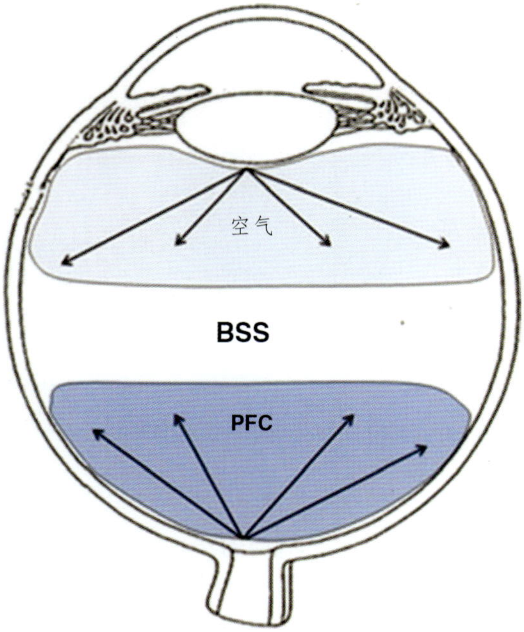

图 13.17　BSS 填充眼中重水和空气的反向作用原理。空气自前向后填充眼球，重水(PFC)则自后向前填充眼球。

注入一小滴，如果有气泡逸出，立即用笛形针吸走。然后开始在后极部注入重水，并将针尖始终保持在重水泡中，以防止出现小液泡(图 13.18)。这些小液泡将在之后与大液泡融合。注意重水针头对准的位置。切勿对准黄斑或视网膜裂孔处(图 13.19)。随着重

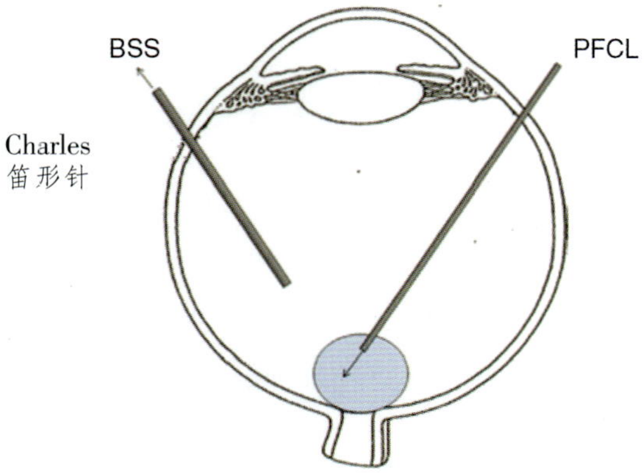

图 13.18　双手工作，首先吸走重水(PFCL)针头里的小气泡，然后注入重水小液泡。

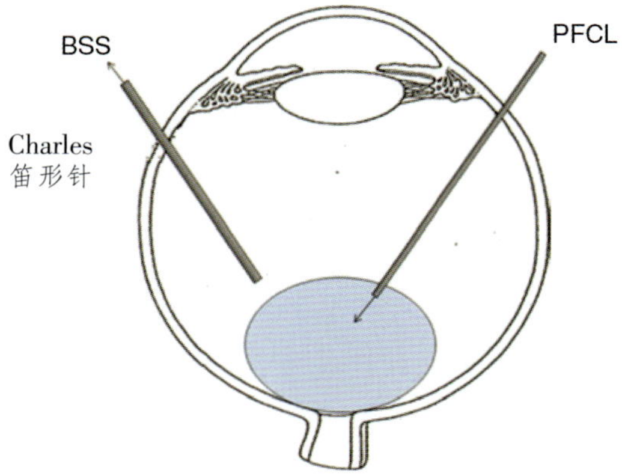

图 13.19　将 Charles 笛形针始终保持在重水液泡中以防止乳化小泡，缓慢将注射针头向前移动至晶状体。

水液泡越来越大，向后缓慢拉动重水针头，但针尖始终保持在液泡内(图 13.20)。

13.2.10　激光光凝

激光光凝的目的是使复位的视网膜处于长期稳定状态。激光光凝相比冷凝，不易导致 RPE 细胞的播散，进而更少引起 PVR。另外，激光光凝不会引起血–房水屏障的破坏。

13.2.10.1 激光光凝技术

可以在重水或空气填充下进行激光光

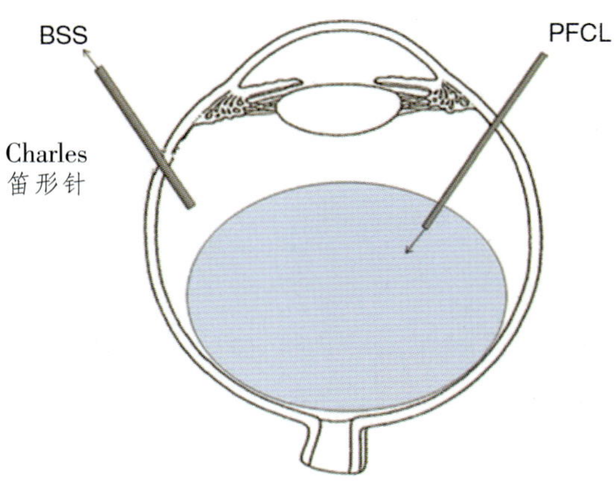

图 13.20　不要对着黄斑或视网膜裂孔注入重水。

凝，围绕视网膜裂孔进行融合激光光凝。我们用氩激光(Iridex,CA)光凝视网膜裂孔的参数如下：能量 100~300mW；持续时间 200ms；间隔 300ms。

技巧和建议

全周激光≠环扎带(图 13.21)。

全周激光和环扎带都是为眼前节的裂孔建立一个屏障。另外，环扎带产生的顶压嵴可以松解缩短的视网膜。然而，全周激光不会产生顶压嵴，因此无助于松解视网膜。这对于伴有视网膜内 PVR 和视网膜缩短的 PVR 视网膜脱离很重要。

技巧和建议

冷凝对比激光光凝：冷凝会引起 PVR，尤其是玻璃体后脱离的病例。因此，在视网膜脱离的玻璃体切割术中，建议行激光光凝，因为会较少引起 PVR。

13.2.11 眼内填充之前进行前房情况准备

在进行眼内填充完成全部手术之前，必须进行眼前节情况的准备(图 13.22 和图 13.23)。如果注入 1000cSt 或 5000cSt 硅油，则需在下方虹膜建立 Ando 周切孔，以使下方的房水能从后房流向前房。在使用重硅油 Densiron 68 填充的情况下，需进行上方虹膜周切，以使上方的房水能从后房流向前房。并非在所有情况下都须进行虹膜周切，在人工晶状体眼情况下，无须进行虹膜周切。然而，无晶状体眼、360°虹膜后粘连和部分悬韧带离断时需要行虹膜周切。在无晶状体眼中，下方虹膜周切可防止硅油前表面造成的瞳孔阻滞，术后 24 小时必须保持面朝下体位，以确保前房重建。

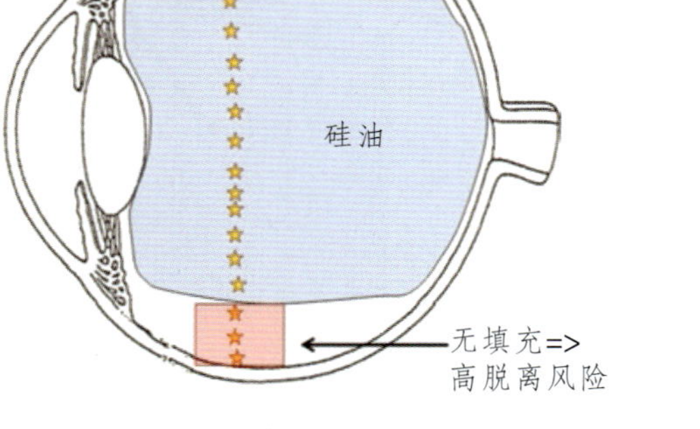

图 13.21 在 360°激光光凝的情况下，则由于缺少眼内填充，下方周边部有发生激光性坏死的风险。

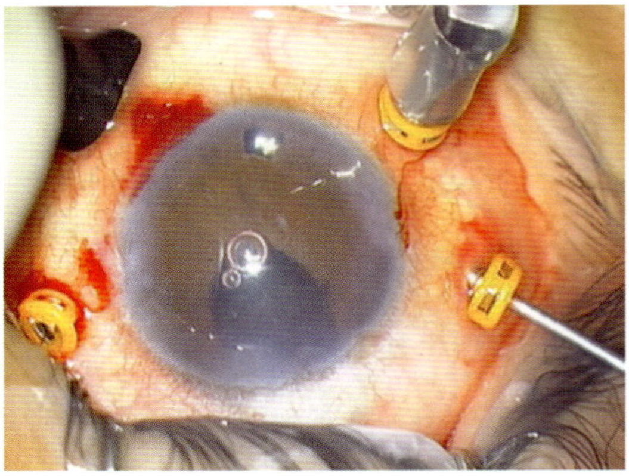
图 13.22 用玻切头行 Ando 虹膜切除。

此外，也可将甲基纤维素注入前房，以防止术后硅油立即流入前房。在硅油填充的情况下，甲基纤维素不会引起眼压增加。

13.2.12 眼内填充

13.2.12.1 去除重水和眼内填填充

对于惰性气体填充，常规进行重水×空气交换。对于硅油填充有两种手术方法：①重水×硅油交换；②重水×空气交换，然后行空气×硅油交换。我们在创伤性视网膜脱离时会使用重水×硅油交换。其他情况，我们通常使用重水×空气交换。

滑坡是巨大裂孔或视网膜切开术后容

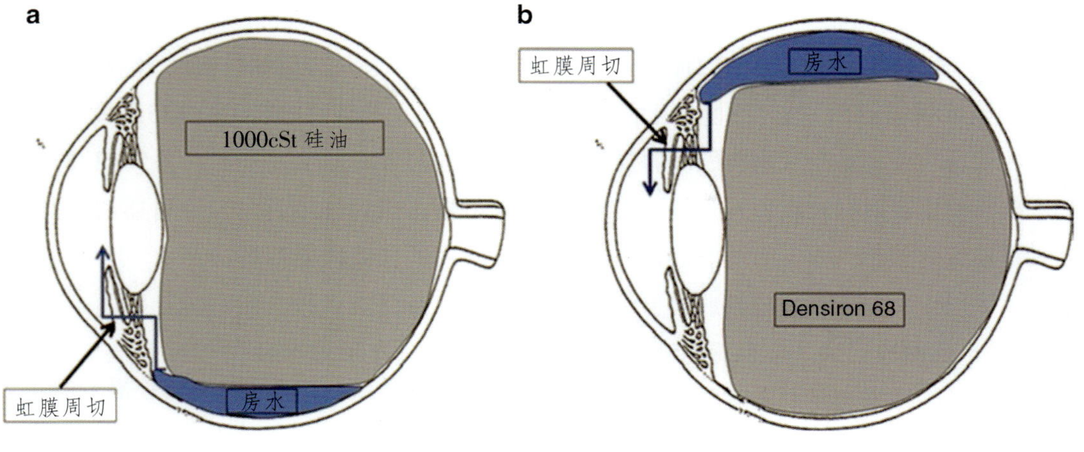

图 13.23　根据硅油情况行下方(a)或上方(b)虹膜周切。

易发生的并发症。如果在后极部存在视网膜下液，眼内填充惰性气体，并且患者在面朝下体位时，后极部就可能出现滑坡，发生黄斑皱褶。为避免滑坡，建议使用重水，在巨大裂孔边缘彻底吸出液体，并避免在手术后直接采取面朝下体位。在硅油填充状态下不会发生黄斑皱褶，这是因为硅油的表面张力压力太低而无法压走后极处的流体。液体会被色素上皮吸收，视网膜缓慢复位。

重水×硅油交换(图 13.24)。这一步无须使用吊顶灯，在进行重水×硅油交换时，一只手抽吸重水，另一只手持光纤，而从灌注管注入硅油。

13.2.12.2 眼内填充

惰性气体或硅油：根据硅油研究，在复杂型视网膜脱离中，C_3F_8 优于 SF_6(更高的复位率和更好的视功能)。硅油研究并未将

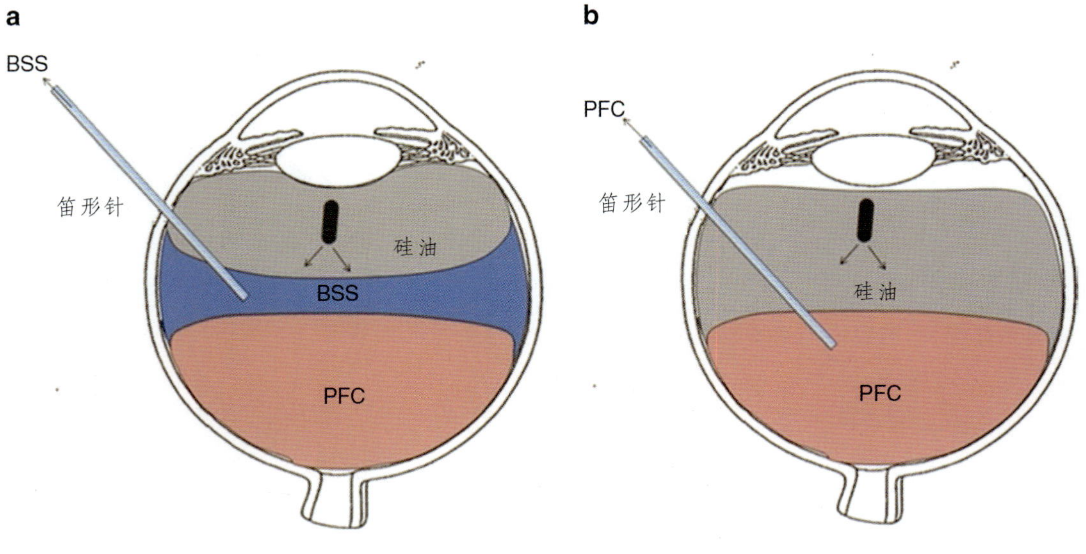

图 13.24　重水×硅油交换：第一步(a)注入硅油，从前到后填充玻璃体腔，首先抽吸 BSS 相。移除 BSS 相(b)后，将笛形针置于重水中将其移除。

C_3F_8与硅油进行比较。表 13.2 列出了 C_3F_8的优缺点,表 13.3 列出了硅油的优缺点。对于复杂型视网膜脱离,我们更倾向于使用硅油。主要原因是复杂型视网膜脱离的复发风险大于简单型视网膜脱离。并且硅油下复发性视网膜脱离要比气体下的复发性视网膜脱离好。为什么?气体下的复发性脱离可迅速发展成 PVR 视网膜脱离,而在硅油下的 PVR 发展缓慢。气体下的复发性网脱需要立即手术,而硅油下的复发性网脱则可择期安排。

惰性气体填充:惰性气体相比硅油有两个优势。气体的表面张力比硅油高得多,从而可以更有效地封闭裂孔。其次,气体是暂时的填充。因此,与硅油相比,惰性气体不存在长期损害作用。

注入惰性气体:SF_6、C_2F_6和 C_3F_8由于存在氟原子,而比空气重。惰性气体因此沉入下方,而较轻的空气停留在上方。将 Charles 笛形针置于晶状体后方以抽吸空气,惰性气体可以从后到前填充玻璃体腔(图 13.25 和图 13.26)。

技巧和建议:注射前晃动 50mL 的气体注射器,因为气体会沉入注射器的底部,导致眼内的气体浓度不当。

13.2.12.3 硅油填充

硅油是极好的临时填充物、很差的永久填充物。它可引起高眼压并发生乳化,最终导致视神经萎缩。在新鲜的和初次病例中应

表 13.2 C_3F_8的优缺点

C_3F_8的优点	C_3F_8的缺点
自行吸收	仅临时填充
高表面张力	特殊头位(不适用于儿童、残疾人)
	航空旅行必须推迟(有气体膨胀的危险)
	视力受到限制(不适用于单眼患者)
	导致白内障

表 13.3 硅油的优缺点

硅油的优点	硅油的缺点
"非临时性"长期填充	需要二次手术
不必要求体位	成为再次增生的支架
早期就可视物(单眼患者的选择)	导致白内障
可以飞机旅行	低表面张力
低眼压风险低	

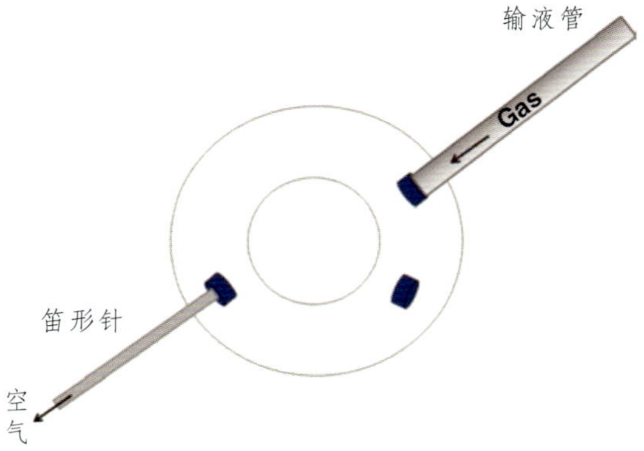

图 13.25 惰性气体注入装置。惰性气体通过输液管注入,通过笛形针排出空气。

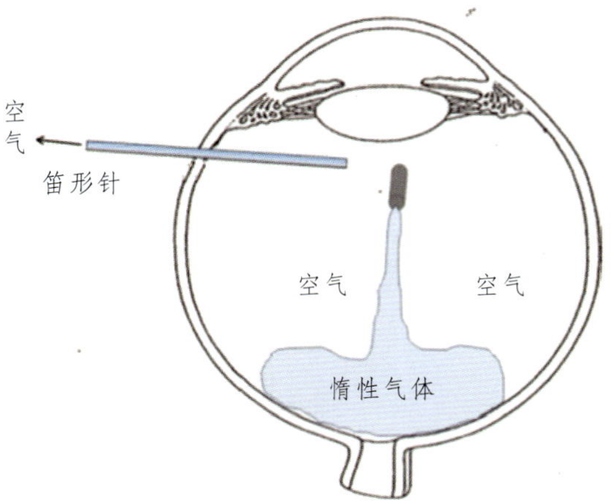

图 13.26 更重的惰性气体从后向前填充玻璃体腔,笛形针吸入更轻的空气。

避免使用硅油。硅油可用于复发性脱离，复杂性 PVR 脱离和糖尿病牵拉性视网膜脱离中，但即使在这些情况下，也要在 3 个月后尝试取出硅油。

直视视网膜时注入硅油：图 13.27 至图 13.29。

无须直视视网膜时注入硅油：图 13.30 至图 13.32。

1000 或 5000cSt 硅油：5000cSt 较少引起 IOP 增加硅油乳化。如果计划长期填充硅油(超过 6 个月)，可使用 5000cSt 硅油。如果计划短期填充(少于 6 个月)，可使用 1000cSt 硅油。表 13.4 中列出了硅油的可填充时间。

手术技巧：

硅油过量填充(图 13.33)：用剪刀剪断灌注管，以便多余的硅油可以逸出。大约 10mmHg 的 IOP 较为适宜，或者等待一段时间，直到没有多余的硅油从灌注管中逸出。

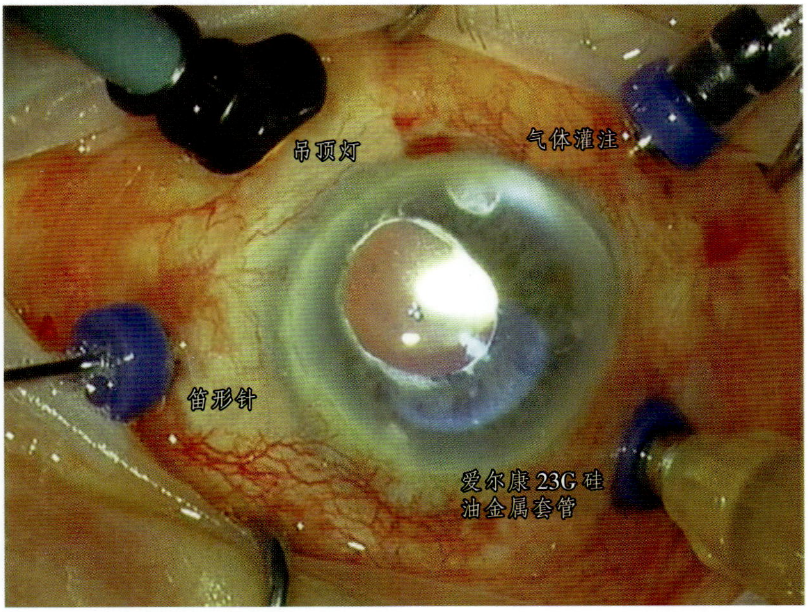

图 13.27　直视视网膜时注入硅油。请注意，需要使用吊顶灯。

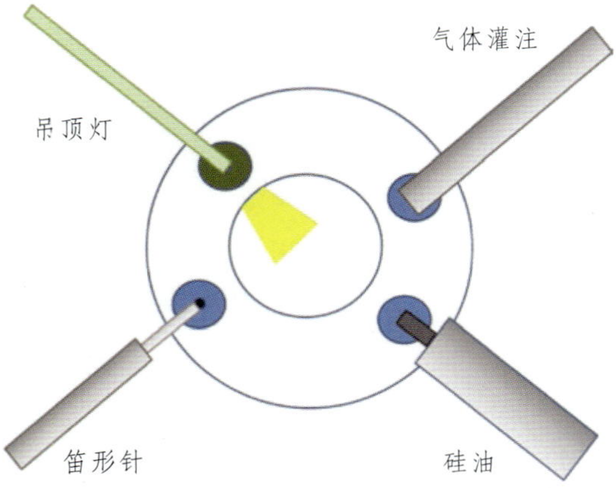

图 13.28　直视视网膜时注入硅油的配置。

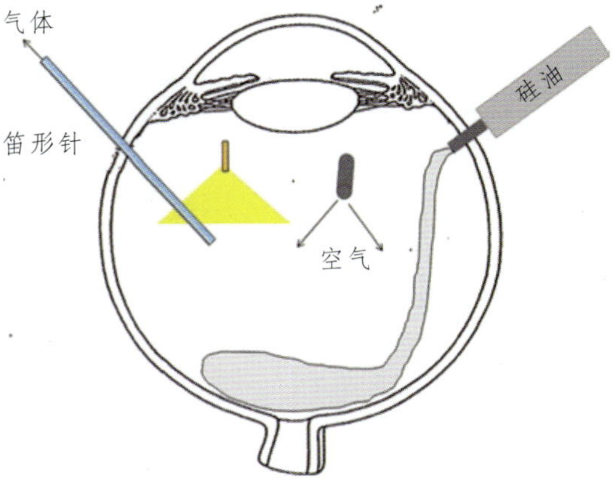

图 13.29　双手操作以便于在直视视网膜时注入硅油。

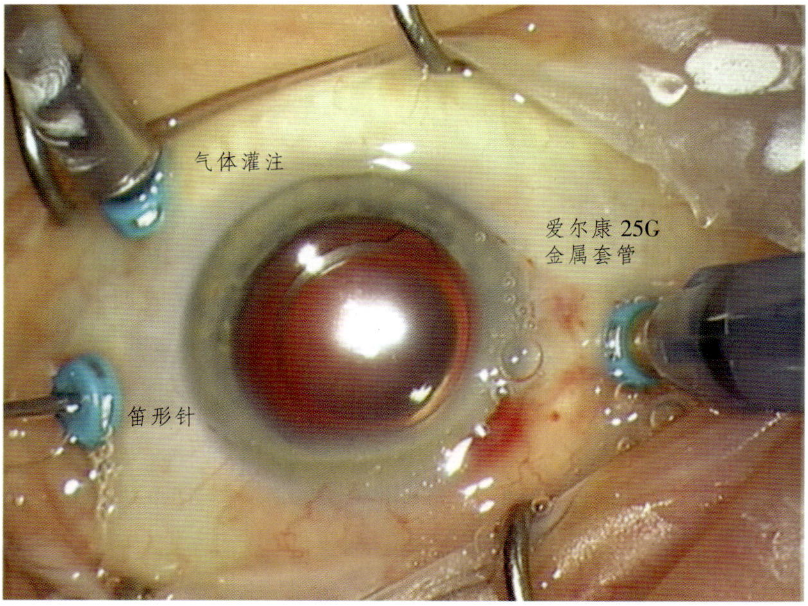

图 13.30 无须直视视网膜时注入硅油。请注意，没有使用吊顶灯。

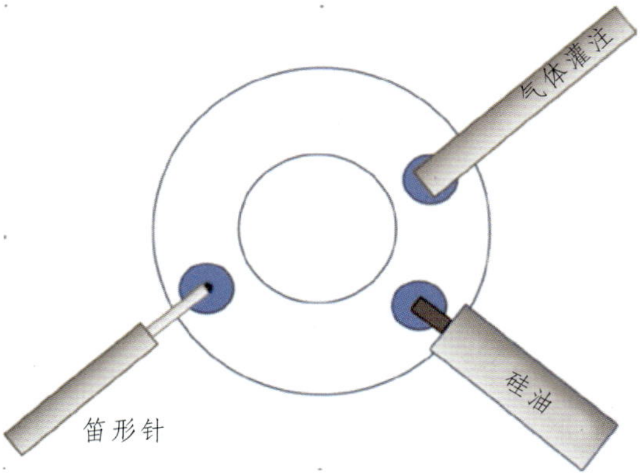

图 13.31 无须直视视网膜时注入硅油的配置。

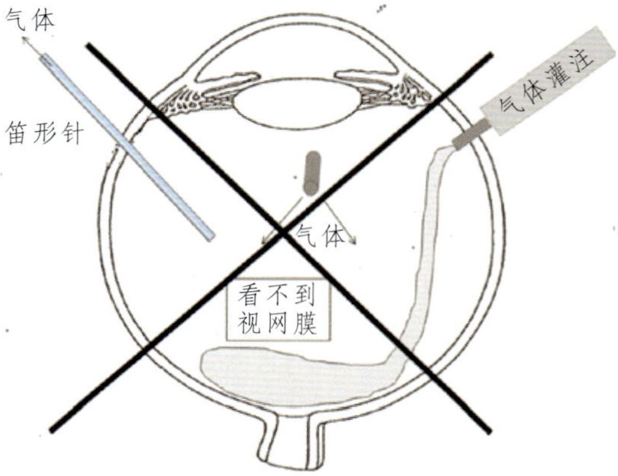

图 13.32 如果不使用吊顶灯,则无法看到视网膜。

表 13.4 在乌普萨拉大学硅油填充的时长

硅油填充的时长	常规病例	年轻患者	外伤患者(低眼压)
1000/1300 cSt 硅油	1.5~3 个月	1~3 个月	6 个月~长期填充
5000 cSt 硅油	3 个月~长期填充	1~3 个月	6 个月~长期填充
重硅油 Densiron 68	1.5~3 个月	1~3 个月	6 个月~长期填充

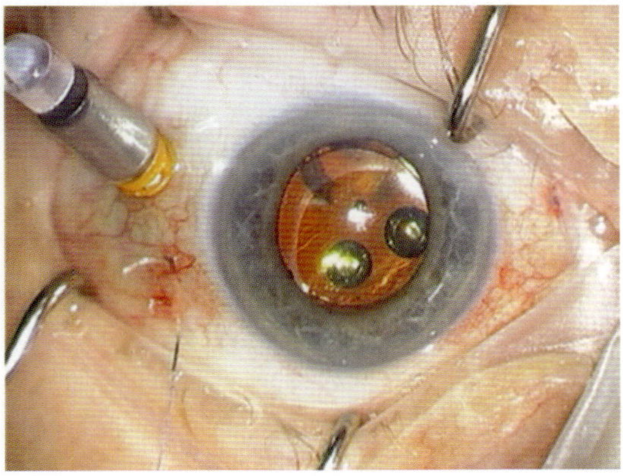

图 13.33　注入硅油后剪断灌注管，以使多余的硅油流出。

结论

乌普萨拉大学的一项回顾性研究（未发表结果）报告，自 1998 年至 2002 年（5 年），50 眼（49 例患者）进行了手术，PVR 分级≥C2，术后视网膜复位率为 96%，视网膜脱离的占 4%，平均手术次数为 2.6 次（1~6 次）。功能性结果显示视力提高者（>2 Snellen 行）占 82%，保持不变的占 16%，视力更差者占 2%。

备注：对于复杂性视网膜脱离，我们会告知患者，一次手术无法实现视网膜复位，往往需要 2~3 次手术才能实现视网膜复位。

参考文献

1. Vitrectomy with silicone oil or sulfur hexafluoride gas in eyes with severe proliferative vitreoretinopathy: results of a randomized clinical trial. Silicone Study Report 1. Arch Ophthalmol. 1992;110(6):770–9.
2. Kreissig I. A practical guide to minimal surgery for retinal detachment. Stuttgart: Thieme; 2000. ISBN: 9783131606914

第 14 章

180°视网膜切开

Ulrich Spandau, Zoran Tomic

14.1 引言和定义

如果进行了仔细的玻璃体内、视网膜前和视网膜下增殖膜剥离，缩短的视网膜仍然阻碍视网膜复位，则手术医生应进行视网膜切开或视网膜切除以松解视网膜。视网膜切开术是指局部切开视网膜，而视网膜切除术是指去除部分视网膜。平行于锯齿缘(180°、270°或 360°)切开周边部视网膜，并用激光光凝固定视网膜切缘，使得视网膜复位。参见图 14.1。

可以放射状行视网膜切开，但最常见的是平行于锯齿缘进行环形切开。多数 PVR 病例无须进行视网膜切开/视网膜切除，除了贯通伤伴 PVR 以及贯通伤口处视网膜嵌顿的情况，我们几乎不在第一次手术中进行该操作。基于常用于初次手术的 1000 cSt 硅油的物理特性，在特发性 PVR 视网膜脱离的再次手术时，对于影响下方两个象限的视网膜持续收缩的区域进行环形视网膜切开。这种硅油比水轻，因此在下方存在液体空间，而上方两个象限由于填充、顶压效果更好，几乎不会发生复发脱离。

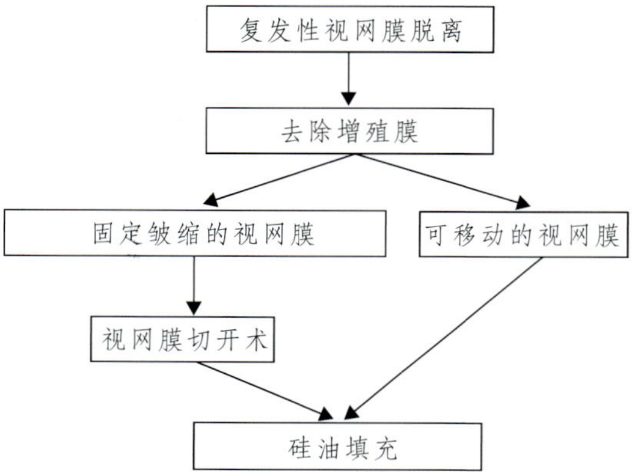

图 14.1 关于视网膜切开的治疗原则。

14.2 手术时机

应该在第二次(或更晚)手术中进行视

电子补充资料 本章的在线版本(https://doi.org/10.1007/978-3-319-78446-5_14)包含补充资料，可供授权用户使用。

网膜切开(图 14.2)。应避免在第一次手术时就进行视网膜切开。通常情况应该如下:PVR 视网膜脱离第一次手术进行硅油填充术,之后下方视网膜再脱离,第二次手术行视网膜切开联合硅油填充术,3 个月后取出硅油。

备注:即使行视网膜切开术,也需要去除所有的增殖膜,直至切除视网膜边缘的增殖膜。如果不剥离增殖膜,则视网膜将在硅油下收缩,视网膜切缘将会卷起。

14.3　并发症

并发症有多种类型,低眼压是视网膜切开术后的常见并发症。视网膜是房水和脉络膜之间的屏障,视网膜切开术和视网膜切除术部分去除了这一障碍,IOP 会下降,结果是低眼压和角膜失代偿,使得无法取出硅油。据报道,硅油取出后的复发率为 17%~25%,在硅油研究中,观察到硅油取出后的复发率为 20%,40%~50%的视网膜切开术眼需要永久性硅油填充[1-10]。

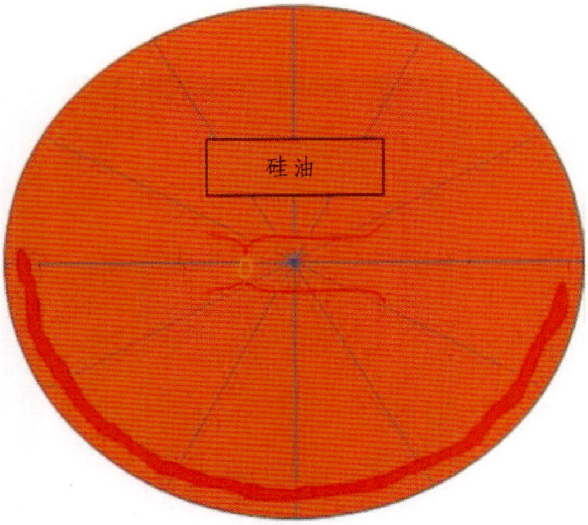

图 14.2　典型的 180°视网膜切开术。

14.4　备注

视网膜切开在技术上是很困难的。视网膜切开术并不是指使用玻切头在视网膜上进行环形切开,之后激光光凝,最后注入硅油。这样的患眼将会发展成 PVR 视网膜脱离,增殖膜不是在视网膜切开之后才发生的,而是从一开始就存在了。如果进行视网膜切开,就必须去除所有增殖膜,否则手术将会失败。在我手上的病例中(Ulrich Spandau 医生),视网膜切开术的效果并不好,我更喜欢在下方赤道部放置一个 90°的环形扣带,作为我的视网膜切开术的最后处理。在掌握黄斑转位技术的 Zoran Tomic 医生手上的病例,视网膜切开术效果较好,术后结果良好。

14.5　结论

视网膜切开术和视网膜切除术是将继发于视网膜内 PVR 的缩短视网膜进行复位的手术技术。该技术对患者有创伤性,并可能导致许多并发症,其中以低眼压为主。因此,视网膜切开术是我们视网膜复位手术中的最后一步。另一种方法是 90°的环形扣带,让我们有机会更晚一些才需考虑视网膜切开术。如果在第一次手术时就行视网膜切开术,之后你可能会为这一决定后悔,因为已经切掉的视网膜不可再生。此外,如果没能完全去除基底部的玻璃体和所有的视网膜前膜,那么在视网膜切缘会发生增生。这将导致需要进行新的、更靠中央区的视网膜切开,这可能引发恶性循环,直到累及颞侧血管弓。另外,如果进行视网膜切开术,则会增加永久性硅油填充的风险。视网膜切口越大,永久性硅油填充的风险越大。

14.6 手术技术

14.6.1 松解性视网膜切开术包括3个主要步骤

1.平行于锯齿缘的电凝。

2.视网膜切开术。

3.去除前节的视网膜(视网膜切除术)。

视网膜切开术最常见的问题是低估了需要切除的组织的大小,使收缩仍然存在。视网膜切开最常见的范围是在下方两个象限180°切开,3:00—6:00—9:00。很少需要360°视网膜切开,只在眼球贯通伤伴视网膜嵌顿和PVR D级时可能需要。在视网膜复位后,视网膜有时会出现一些扭曲,需要使用笛形针的硅胶头进行一些调整、移动,从而恢复其正常的解剖位置。

14.6.2 仪器

1.25G或27G玻切头或垂直剪刀。

2.23G或25G圆形分离钩(Eye Tech, UK)或带硅胶头的笛形针。

3.重水。

4.1000cSt或5000cSt硅油。

14.6.3 手术步骤

1.线状电凝,电凝位于收缩的视网膜内,尽可能靠前。

2.视网膜切开术。

3.视网膜切除术(去除残留的前节视网膜)。

4.视网膜切缘的止血。

5.注射重水。

6.平伏视网膜切缘。

7.复位试验。

8.激光光凝。

9.重水×空气交换。

10.空气×硅油交换。

14.6.4 手术步骤详述

1.线状电凝,电凝位于收缩的视网膜内,尽可能靠前(图14.3和图14.4)。

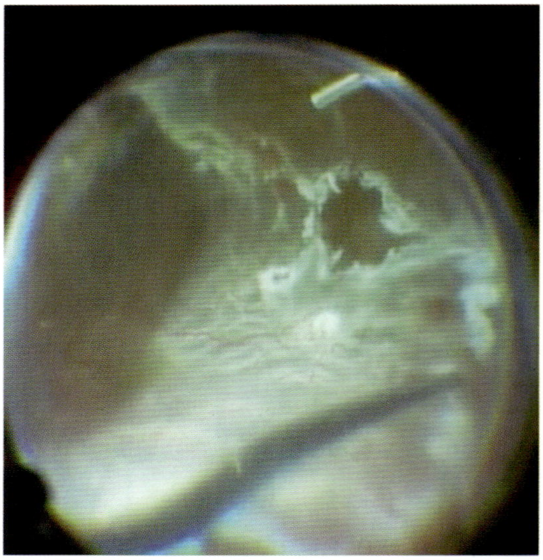

图14.3 在尽可能靠前的位置进行一排电凝。

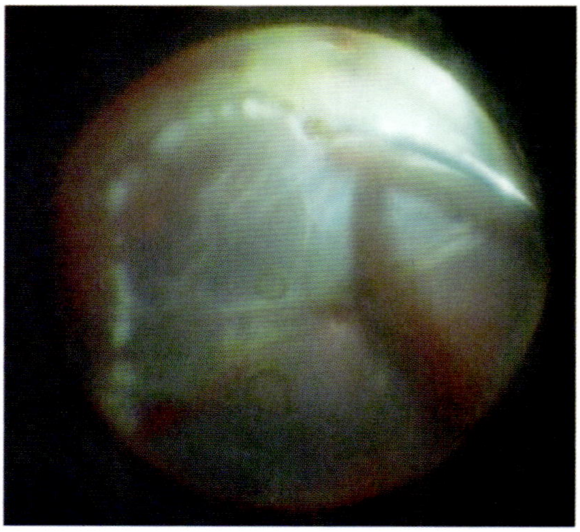

图14.4 在视网膜切开前进行电凝。

视网膜切开应尽量靠前，以保留尽可能多的健康视网膜。切开处应用一排电凝进行标记，视网膜切口应在收缩视网膜的两端逐渐切入正常视网膜。如果无法进行电凝，即在电凝时视网膜未变白，则玻璃体存在残留。用玻切头去除残留的玻璃体并继续电凝（图 14.3 和图 14.4）。如果在切缘发现增殖膜，则立即将其去除；否则它将继续增殖并导致复发性视网膜脱离。

2.视网膜切开术（图 14.5）。

3.视网膜切除术（去除残留的前节视网膜）（图 14.6）。

4.视网膜切缘的止血。

使用玻切头以 100~150cuts/min 的低切速或垂直剪刀进行视网膜切开（图 14.5）。27G 玻切头尺寸小，非常适于视网膜切开。剩余的前节视网膜可用玻切头以 5000~7500cuts/min 的高切速去除，这被称为前节视网膜切除术（图 14.6）。对切缘小心止血非常重要，任何出血都可能导致 PVR 复发。

5.注射重水。

6.平伏视网膜切缘。

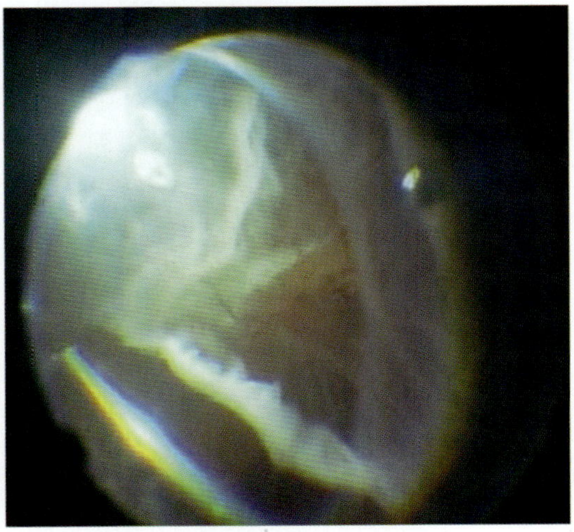

图 14.5　在电凝线之前行视网膜切开。

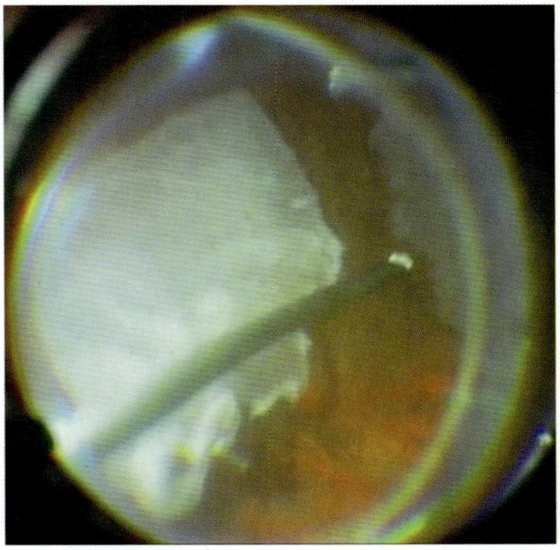

图 14.6　切除前节视网膜。

使用重水使视网膜重新复位，将重水滴注至视网膜边缘，用圆形分离钩或笛形针的硅胶头调整视网膜皱褶或变形的区域。如果残留增殖膜，使用剥膜钩或 CRVO 刮刀去除。重水不会移除，还会产生反作用力。用镊子抓住增殖膜并将其取出。可能需要双手操作，一只手操作镊子，另一只操作分离性器械。小心地提起视网膜，则重水不会溢出边缘、流入视网膜下。

7.复位试验。

8.激光光凝（图 14.7）。

在进行激光光凝之前，检查视网膜切缘是否在重水下完全复位。如果没有，需要去除增殖膜或扩大视网膜切开的范围。如果视网膜复位良好，继续进行激光治疗（图 14.7）。

视网膜切缘的激光光凝，建议使用比平常更高的能量。较高的激光能量通过光热效应导致视网膜外层蛋白的迅速凝结，从而导致更迅速地黏附。对于视网膜切缘的光凝，我们建议使用氩激光（Iridex，CA）：功率100~300mW，持续时间 300ms，间隔 300ms。这是

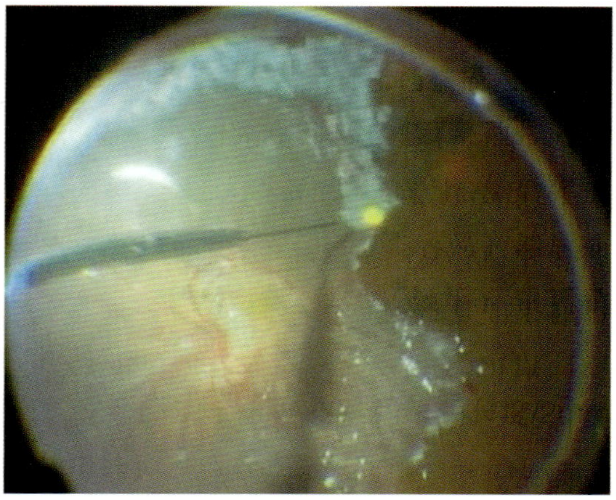

图 14.7 视网膜切缘行激光光凝。

对于视网膜切开的激光治疗参数。对于视网膜裂孔和全周激光光凝,建议降低激光功率。

14.6.4.1 技巧和建议

视网膜切开术中的激光光凝:激光功率比平时更大,持续时间为 300ms 而不是 200ms!

9.重水×空气交换(图 14.8)。

10.空气×硅油交换。

这一步骤可以使用两种方法(图 14.8):①首先进行重水×空气交换,然后注入硅油;②直接进行重水×硅油交换。我们首选第一种方法,因为第二种方法视网膜切缘会发生脱离和卷曲。

自空气接触到视网膜切缘处开始,就开始了重水×空气交换。重要的是,要在视网膜切缘处彻底将液体吸出,以免视网膜滑坡。然后继续抽吸残留的重水,最后以向空气填充的玻璃体腔内注入 1000cSt 硅油结束。绝不在视网膜切开的术眼使用惰性气体填充,因为视网膜脱离复发时会很快进展为 PVR。可以使用重硅油,例如 Densiron 68,但不是必需的,如果视网膜已经松解,则1000cSt 硅油就足够了。

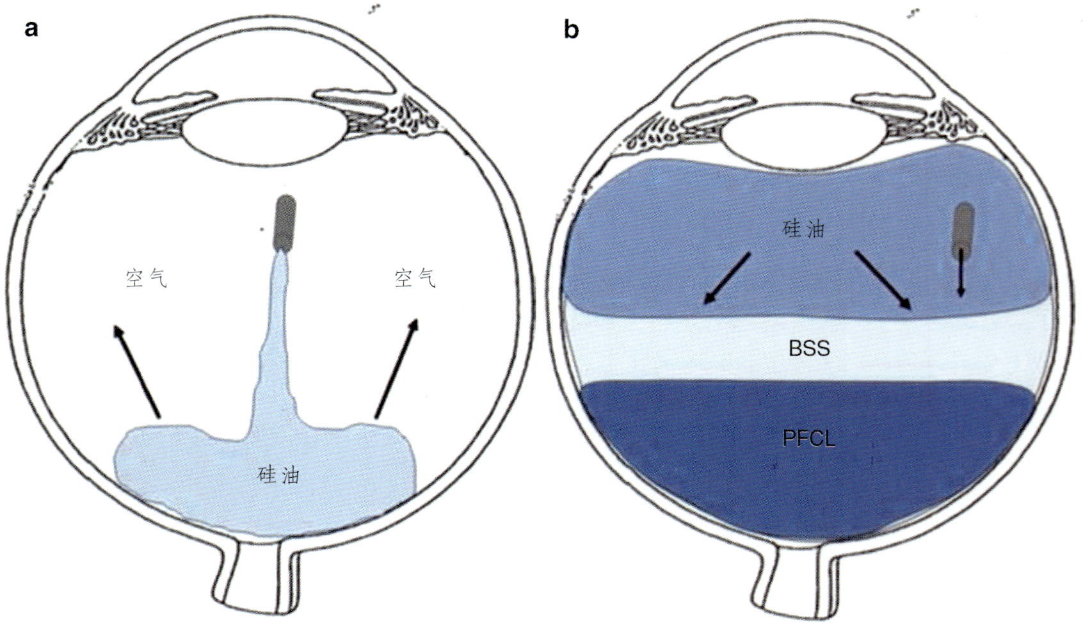

图 14.8 在空气填充眼中注入硅油(a)以及在重水填充眼中注入硅油(b)。在空气填充眼,硅油自后向前填充玻璃体腔(a);在重水填充眼中,硅油自前向后填充玻璃体腔(b)。在视网膜切开的情况下,建议使用(a)而不是(b)。为什么?在(a)的情况下,视网膜切口边缘在空气下复位,硅油填充后也会保持复位。在(b)的情况下,视网膜切口边缘在重水下复位,而在硅油进入后会很快脱离。

14.6.5　常见问题

1)如何避免视网膜滑坡？ 对于大的视网膜切开(>180°),则可能出现滑坡。重点是要进行较强的激光光凝,以在视网膜切缘处迅速产生粘连,并小心吸出视网膜切口处的液体。

2)视网膜切口太短:如果视网膜切开太短(仍存在收缩的视网膜),则视网膜仍有张力,硅油会进入视网膜下。如果发生这种情况,清除硅油,扩大视网膜切口,然后重新注入硅油。

3)复位试验:如果视网膜切口的边缘在重水或空气下没能复位，不要进行硅油填充。硅油的表面张力压力比空气低,视网膜很可能在硅油下仍然脱离,应该扩大视网膜切口。

4)视网膜切口足够大吗？由视网膜缩短导致的下方复发性视网膜,我们建议行 180°视网膜切开,顺序是:3:00—6:00—9:00。

5) 重水×硅油填充或 PFCL×空气×硅油填充？对于硅油填充,存在两种手术技术(图 14.7): ①重水×硅油交换和②重水×空气交换,之后空气×硅油交换。我们在巨大裂孔和创伤性视网膜脱离中使用重水×硅油交换。其他情况则使用重水×空气交换。为什么？①重水和硅油界面的观察判断是很困难的。②重水和空气都能有效复位视网膜。重水通过重力作用复位视网膜，空气则以很高的表面张力复位视网膜。但是,硅油的表面张力低。如果将重水换成硅油，则是去除了复位效能高的液体,而换成了复位效能低的液体。如果在 180°视网膜切开的术眼进行重水×硅油交换,则视网膜边缘会翘起。使用空气时则不会发生这种情况。在空气填充眼中,硅油会落在后极上,并从后到前填充术眼。

6)激光光凝术中/术后,视网膜切缘翘起:在对视网膜切缘激光光凝,特别是高能量的激光光凝之后,视网膜切缘一般不会翘起。然而,如果存在增殖膜,边缘就可能翘起。为防止这种情况,必须清除所有增殖膜。如果增殖膜粘连紧密、纤维化严重而无法去除,可使用剪刀在切开边缘做一些小的放射状切开,这样可使得切口边缘复位。

参考文献

1. Vitrectomy with silicone oil or sulfur hexafluoride gas in eyes with severe proliferative vitreoretinopathy: results of a randomized clinical trial. Silicone Study Report 1. Arch Ophthalmol. 1992;110(6):770–9.
2. Han DP, Lewis MT, Kuhn EM, et al. Relaxing retinotomies and retinectomies: surgical results and predictors of visual outcome. Arch Ophthalmol. 1990;108:694–7.
3. Federman JL, Eagle RC Jr. Extensive peripheral retinectomy combined with posterior 360° retinotomy for retinal reattachment in advanced proliferative vitreoretinopathy cases. Ophthalmology. 1990;97:1305–20.
4. Zivojnovic R. Silicone oil in vitreoretinal surgery. Dordrecht: Martinus Nijhoff/Dr W Junk; 1987. p. 141–52.
5. Blumenkrantz MS, Azen SP, Aaberg T, et al. Relaxing retinotomy with silicone oil or long-acting gas in eyes with severe proliferative vitreoretinopathy. Silicone Study Report 5. The Silicone Oil Study Group. Am J Ophthalmol. 1993;116:557–64.
6. Bovey EH, De Ancos E, Gonvers M. Retinotomies of 180 degrees or more. Retina. 1995;15:394–8.
7. Quiram PA, Gonzales CR, Hu W, et al. Outcomes of vitrectomy with inferior retinectomy in patients with recurrent rhegmatogenous retinal detachments and proliferative vitreoretinopathy. Ophthalmology. 2006;113:2041–7.
8. Grigoropoulos VG, Benson S, Bunce C, Charteris DG. Functional outcome and prognostic factors in 304 eyes managed by retinectomy. Graefes Arch Clin Exp Ophthalmol. 2007;245:641–9.
9. Shalaby KA. relaxing retinotomies and retinectomies in the management of retinal detachment with severe proliferative vitreoretinopathy (PVR). Clin Ophthalmol. 2010;4:1107–14.
10. Adelman RA, Parnes AJ, Sipperley JO, Ducournau D. Strategy for the management of complex retinal detachments: the European Vitreo-Retinal Society retinal detachment study report 2. Ophthalmology. 2013;120:1809–13.

第 15 章

硅油取出术

Ulrich Spandau, Zoran Tomic

15.1 引言

15.1.1 1000cSt 硅油

几乎所有情况下都可以使用 1000cSt 或 1300cSt 硅油。填充时间为 2~6 个月。硅油乳化时，可以用降眼压滴眼液治疗 IOP 升高。

15.1.2 5000cSt 硅油

与 1000cSt 硅油相比，5000cSt 硅油可减少高眼压和硅油乳化的发生。因此，它适合永久性填充。对于低眼压、外伤和复发性 PVR 视网膜脱离的病例可使用 5000cSt 硅油永久性填充。

15.1.3 重硅油

重硅油(Oxane HD, B&L)和 Densiron 68 (Fluoron)难以去除，因为硅油会黏在视网膜上，最终油泡会落在后极部。注入 6~12 周后，我们将 Densiron 68 取出。

15.1.4 硅油取出术

预防晚期并发症，例如硅油乳化和继发性青光眼，并恢复手术患者的双眼视力。视网膜完全复位，已形成脉络膜视网膜瘢痕且无低眼压时，可以取出硅油。注入硅油 1.5~6 个月后，我们会取出硅油。对年轻患者会尽可能快(4~6 周)地取出硅油。对 80 岁以上或眼外伤的患者我们会延迟取出硅油。

15.1.5 手术治疗

25G 甚至 27G 系统是取出硅油的最佳选择，因为可大大降低术后低眼压的风险。27G 系统可很容易地除去 1000cSt 和 5000cSt 硅油。从灌注套管上取下一个阀门，并连接硅油灌注管(VFE, DORC)(图 15.1)。在 10 分钟内可以清除 1000 cSt 硅油，在 20 分钟内可以清除 5000 cSt 硅油。更快的方法

电子补充资料 本章的在线版本(https://doi.org/10.1007/978-3-319-78446-5_15)包含补充资料，可供授权用户使用。

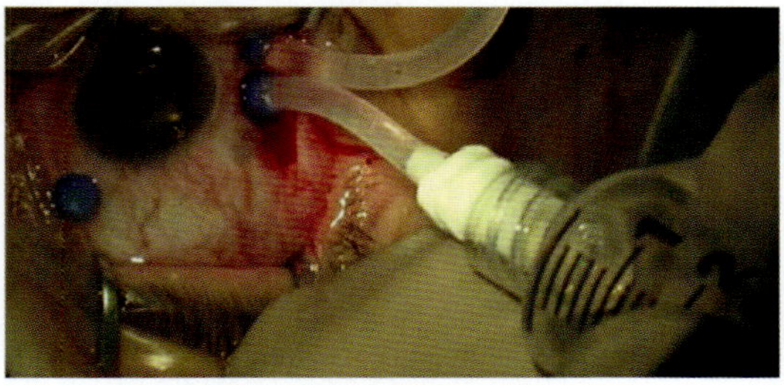

图 15.1 用硅胶管(VFE,DORC)取出硅油。

是用于注入和取出硅油的 25G 金属套管(Alcon)(图 15.2)。

去除重硅油(Oxane HD,Densiron 68)可以用 25G 金属套管(Alcon,图 15.2)或新型 23G 金属套管(10mm,DORC)(图 15.3)。后者特别推荐用于近视眼。

15.1.5.1 技巧和建议

使用 25G,尤其是 23G 时,取出时间当然要快得多。使用 23G 时,1000cSt 硅油的取出时间为 1~2 分钟,而 5000cSt 硅油的取出时间为 5~7 分钟。25G(尤其是 23G)的缺点是术后低眼压。使用 23G 和 25G 系统时,需要填充空气,在近视眼中甚至需要缝合巩膜切口。27G 系统则不需要空气填充和缝线。

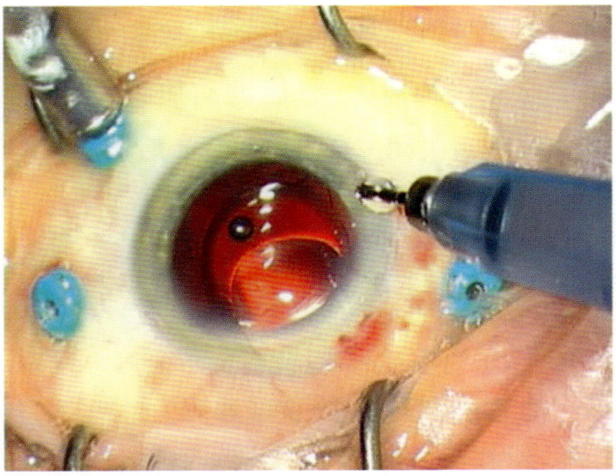

图 15.2 用 25G 金属套管(Alcon)取出硅油或 Densiron 68。

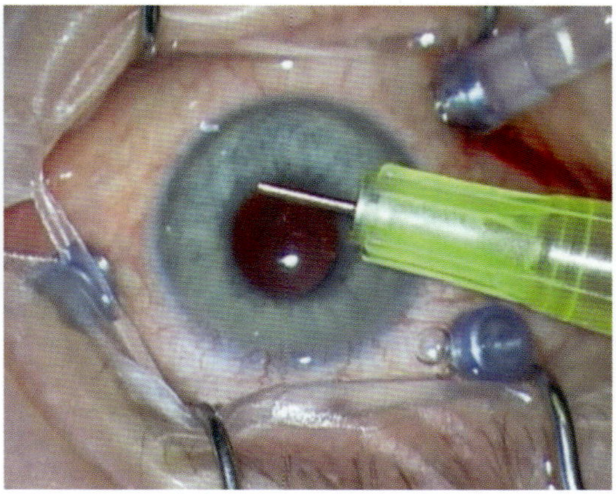

图 15.3 用长的 23G 金属套管去除 Densiron 68,适用于近视眼。

因此建议使用混合系统:灌注和光纤用 27G 套管针,取硅油用 23G 或 25G 套管针。

15.2 轻硅油(1000、1300 和 5000cSt)取出

使用现代玻璃体切割机取出硅油既简单又快速。插入 3 个套管针,将高效灌注管(VFE,DORC)连接到套管针上,主动抽吸硅油(图 15.1)。想更快地移除,可使用 Alcon 的 25G 套管针(图 15.2)。取出硅油时,确保抽吸管的针头始终位于硅油泡中,而不是在 BSS 中。

15.3 重硅油(Densiron68®)取出

使用 27G 系统不能取出重硅油,使用 23G 和 25G 可以取出重硅油。我们首选 25G,因为巩膜切口小,术后较少发生低眼压,最后无论如何,都要进行液体×空气交换。

15.3.1 主动抽吸重硅油(例如 Densiron68®)

可以使用两种抽吸套管:

(1)短的 25G 金属套管(图 15.2,Alcon):该套管可用于现在所有的玻璃体切割机(EVA,Constellation 或 Stellaris)。取出硅油既简单又快速,与去除常规硅油一样,采用主动抽吸模式,套管始终与油泡保持接触(图 15.4)。残留的小泡通过"虹吸"效应保持与短套管的接触,通过套管向上移动,很容易将其去除。需要注意的是,套管须一直与 Densiron 68 油泡接触。若失去接触,则残留的油泡将落到后极部。这种情况下,将 25G 的 Charles 笛形针连接在硅油注射器上并吸出残留的油泡,后极部残留的小油泡可通过笛形针器械抽吸掉,取出时间约为 5 分钟。

(2)23G 金属的 10mm 套管(图 15.3 和图 15.4,DORC):更好的选择是来自 DORC 的一种更长的 23G 金属套管,特别是对于近视眼长眼轴的患者,很容易与油泡失去接触,建议使用此套管。

15.3.1.1 技巧和建议

操作开始时灌注管堵塞:原因是用硅油管挤压眼球时,导致硅油进入了灌注管。对策:①请勿用注射器压迫眼球,否则会将硅油压入灌注管;②将 IOP 增加到 40~50mmHg,直到 BSS 流出,然后降低至 25mmHg。

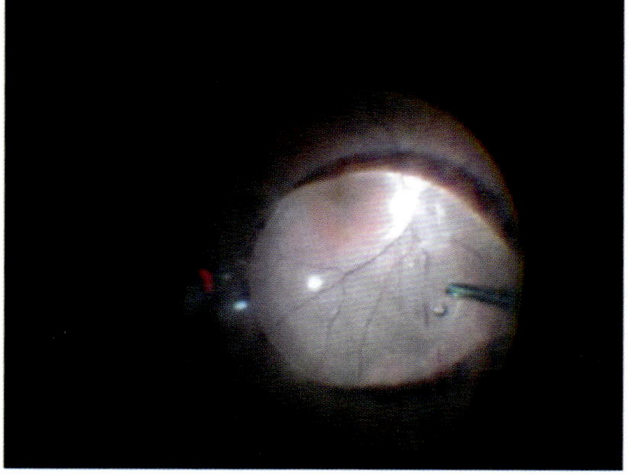

图 15.4 用 10mm 长 23G 金属套管(DORC)去除重硅油 Densiron 68。

15.3.1.2 技巧和建议

当用短套管取出 Densiron68®时,重点是在油泡开始朝套管方向"漂浮"之前,不要与油泡失去接触。若已失去与油泡的接触,并且油泡太小以致短套管无法接触到,则需要使用笛形针(这需花费很长时间)。

15.4 并发症

1.取出硅油后通常会发生术后低眼压,为了避免这种情况,可采取以下预防措施:

23G:使用空气填充,缝线缝合巩膜切口。

25G:使用空气填充,巩膜切口的缝合不是必需的,但近视眼的除外。

27G:即使在近视眼中也无须缝合;在正常的眼睛中,不需要空气填充。在近视眼中建议使用空气填充。

2.一种严重的并发症是由灌注液引起的视网膜甚至脉络膜损害,这发生在空气×BSS 交换时:玻璃体腔填充空气,然后切换回 BSS。如果还用 Charles 笛形针主动抽吸空气,则会产生过低负压,灌注液将以很大的力量注入眼内,从而损伤视网膜和脉络膜。为了避免这种情况,只能被动抽吸,术者可以使用示指关闭 Charles 笛形针的侧面开口主动控制眼内压力。

15.5 常见问题

能够用 25G 去除重硅油吗?

可以,没问题。

第 4 部分

特殊和疑难病例

第 **16** 章

慢性全视网膜脱离

Ulrich Spandau,Zoran Tomic

慢性全视网膜脱离的复发脱离风险很高,手术难度大,不进行永久性硅油填充则视网膜复位难以实现。我们只对病史不超过1年的患眼进行视网膜复位手术。对于累及黄斑的视网膜脱离患者,可以提供哪些关于视力结果的信息(图16.1和图16.2)?

累及黄斑的视网膜脱离的预后因素[1]如下:

- 黄斑脱离的范围和高度。
- 黄斑脱离的持续时间。
- 患者的年龄。
- 近视。

–视网膜脱离持续不到1周的患者视力明显好于病程1~2周的。持续2周的视网膜脱离患者视力并不优于病程持续1年的。

–术后恢复时间可以长达1年。60岁以下的患者术后恢复情况好于60岁以上的患者。

–对于近视患者,–6D或更高度数的患者视力恢复最差。

手术方式大体上包括从360°视网膜切开联合放射状切开及硅油填充到环扎联合C_3F_8气体填充这些手术方法。我们的方法如下:我们会告知患者,在大多数情况下,需要2~3次手术才能实现视网膜复位。作者ZT会使用环扎、玻璃体切割术、膜剥离和1000cSt硅油填充。作者US建议采用玻璃体切割联合节段性硅胶垫压的方法来治疗慢性全视网膜脱离。节段性巩膜扣带术可以对下方视网膜裂孔做放射状硅胶垫压,也可以针对下方PVR行环形硅胶垫压。

有时会发生下方的复发性视网膜脱离。在第二次手术中,我们再次进行膜剥离,并使用Densiron 68进行眼内填充。如果下方视网膜缩短,我们可以使用两种不同的技术:ZT,一位擅长黄斑移位手术的专家,倾向于行下方180°视网膜切开术,而US更倾向于行下方环形(或平行于锯齿缘)巩膜扣带术。节段性扣带相比环扎,其顶压嵴更高,顶压效果更强。

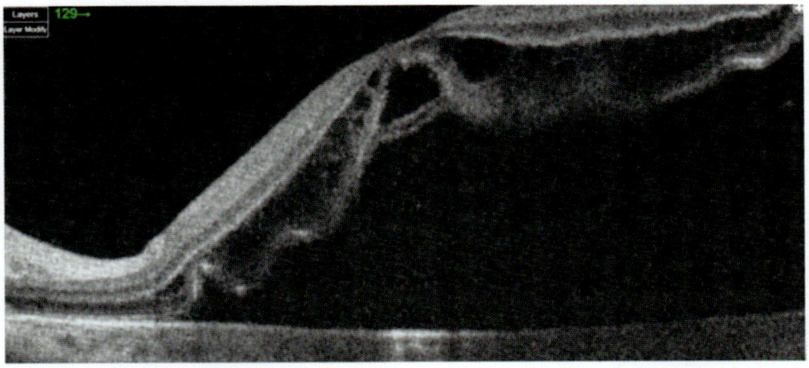

图 16.1 OCT 显示继发于视网膜脱离的黄斑部脱离。

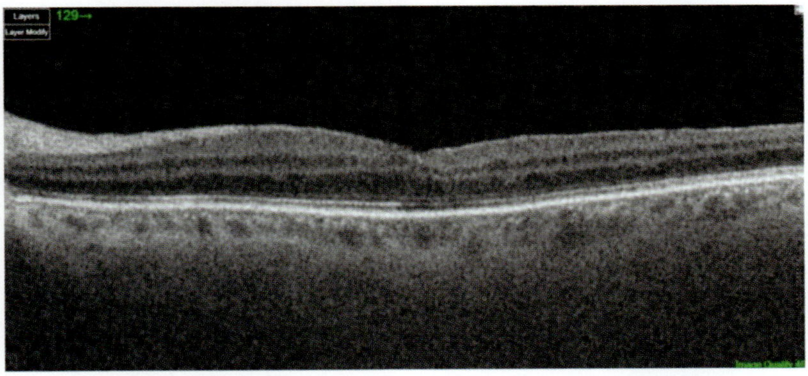

图 16.2 图 16.1 中的同一只患眼。OCT 显示玻璃体切割术后黄斑区成功复位。

16.1 病例 1(图 16.3)

患者,男,45 岁,视网膜脱离 6 个月。进行了玻璃体切割术,下方巩膜扣带和硅油填充。3 个月后取出硅油,视力为 0.1~0.2。详细的病例报告请参阅第 12 章。

16.2 病例 2(图 16.4 和图 16.5)

患者,男,72 岁,慢性全视网膜脱离。主孔位于 12:00,其余 3 个孔位于 6:00。手术方式有几种:①巩膜扣带术,11:30~12:00 环形扣带,5:00~6:30 第二个环形扣带;②环扎、玻璃体切割、C_3F_8 填充;③5:00~6:30 节段性硅胶垫压、玻璃体切割、眼内填充。我们选择了第三种方法。

16.3 病例 3(图 16.6)

患者,女,35 岁,妊娠 17 周,陈旧性下方视网膜脱离伴闪光感。陈旧性伴色素沉着的下方视网膜脱离,5:00 钟位可见两个裂孔,进行了冷凝联合放射状巩膜扣带术。9 年后随访视网膜在位。

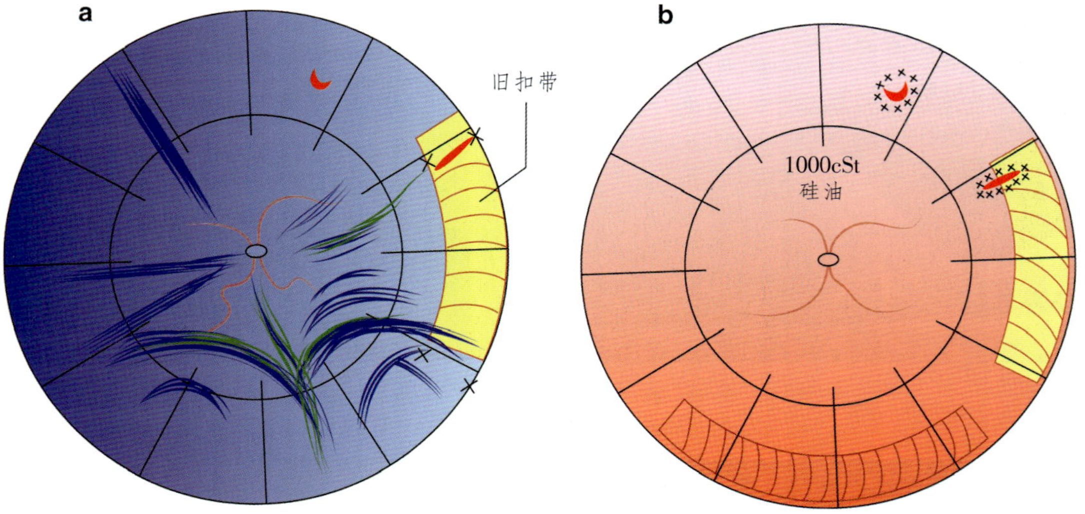

图 16.3 (a)慢性全视网膜脱离伴下方 PVR。几年前,患者曾行巩膜扣带术。(b)玻璃体切割联合下方环形巩膜扣带术后视网膜复位。

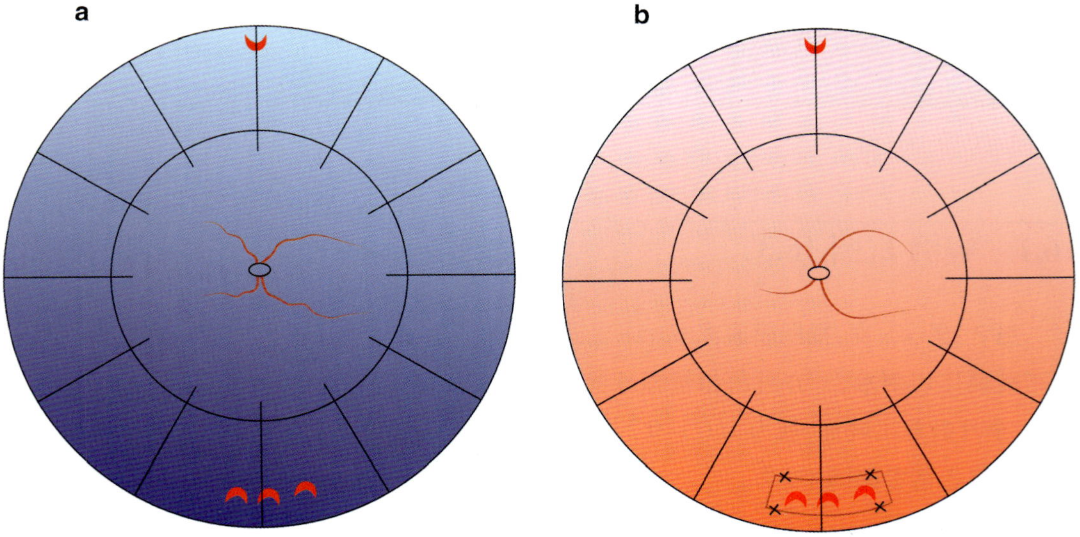

图 16.4 慢性全视网膜脱离。主孔位于 12:00 钟位,导致全视网膜脱离,6:00 钟位有 3 个裂孔(a)。进行了玻璃体切割联合巩膜扣带术,6:00 钟位视网膜裂孔处行节段性硅胶垫压,并填充硅油。两个月后取出硅油,视网膜平伏(b)。

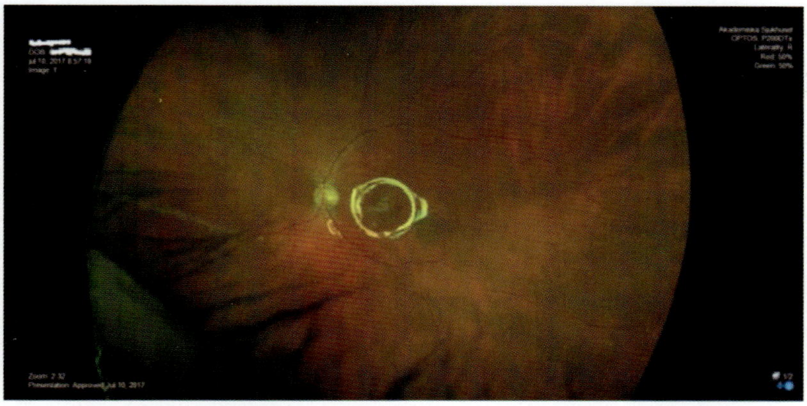

图 16.5　图 16.2 中的同一患者。硅油取出前的状态。随访 2 个月，视网膜平伏。

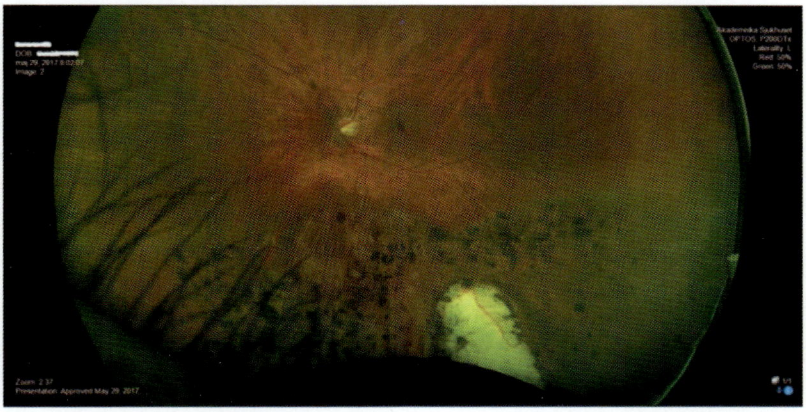

图 16.6　患者，女，33 岁，慢性下方视网膜脱离。一个放射状巩膜扣带放置在 5:30 钟位的两个裂孔处。这张照片是术后 9 年拍摄的。

参考文献

1. Kreissig I. A practical guide to minimal surgery for retinal detachment. Stuttgart: Thieme; 2000. ISBN: 9783131606914

第 17 章

复发性视网膜脱离

Ulrich Spandau, Zoran Tomic

17.1 引言

检查复发性视网膜脱离的主要问题是:裂孔在哪儿?如果出现一个新孔,我们会把这种情况视为原发性视网膜脱离来处理吗? 但是,在很多情况下,找不到视网膜裂孔。在这种情况下,必须寻找到一个小孔。这个小孔一般是激光过度光凝引起的视网膜坏死穿孔,位于激光瘢痕的边缘。为了定位裂孔,必须记住 Lincoff 规则,并使用以下技巧:在可疑裂孔的后方注入重水,并寻找 Schlieren 现象。Schlieren 是视网膜下液通过裂孔进入玻璃体腔的现象。用光纤和巩膜顶压器来辅助寻找裂孔。

如果发现了这个孔, 就进行激光光凝。如果不确定孔的位置, 那么根据 Lincoff 规则进行巩膜扣带。

但如果一个已经用激光处理过的孔重新张开,我会在裂孔处放置节段性扣带。为什么?虽然裂孔边缘被激光光凝过,为什么孔缘会重新张开?孔缘的牵拉力?色素上皮萎缩?总之,这个裂孔出了问题,常规的惰性气体填充没能起作用。如果惰性气体不能封闭裂孔,那就需要更强的封闭。巩膜扣带是一种更有效的封闭方法。或者,在旧的激光瘢痕周围再打 2~3 排激光,最后再进行眼内填充。

如果找不到裂孔,我就会按照 Lincoff 规则进行节段性扣带,或者永久填充硅油。

17.2 硅油下复发性视网膜脱离的手术技术

有两种选择:①留下硅油,在硅油下去除视网膜前膜。这种所谓的交界面玻璃体手术只适用于经验丰富的医生(参见来自伊朗的 Ghasemi 博士的章节)。②取出硅油,检查 BSS 下的视网膜。这种方法的优点在于 BSS 下可以对整个视网膜进行评估,以发现可能在硅油下遗漏的增殖膜和裂孔。

17.3 结论

如果发生硅油下复发性视网膜脱离,我们建议首先完全去除硅油,然后对视网膜上的增殖膜进行染色，接着剥离增殖膜，最后填充硅油。

17.4 复发性视网膜脱离的手术处理

17.4.1 两种手术方式

当发生复发性视网膜脱离时，作者选择两种不同的手术方式：作者 Zoran Tomic 选择玻璃体切割术，联合激光和硅油填充。作者 Ulrich Spandau 建议采用玻璃体切割术，联合激光和巩膜扣带术。

17.4.2 病例

复发性全视网膜脱离（图 17.1 和图 17.2）。

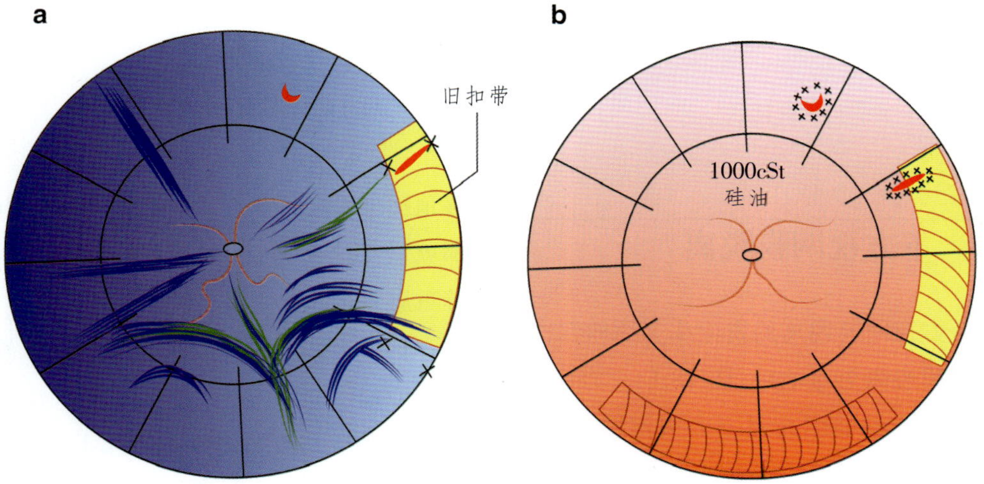

图 17.1 最初为慢性 PVR C2 视网膜脱离，采用巩膜扣带/玻璃体切割联合手术，填充 1000 cSt 硅油。术后两周，在 6:00 钟位(a)出现一个小的裂孔，导致下方视网膜脱离。取出硅油，激光封闭裂孔，并使用 Densiron 68 填充。2 个月后取出重硅油，视网膜复位(b)。

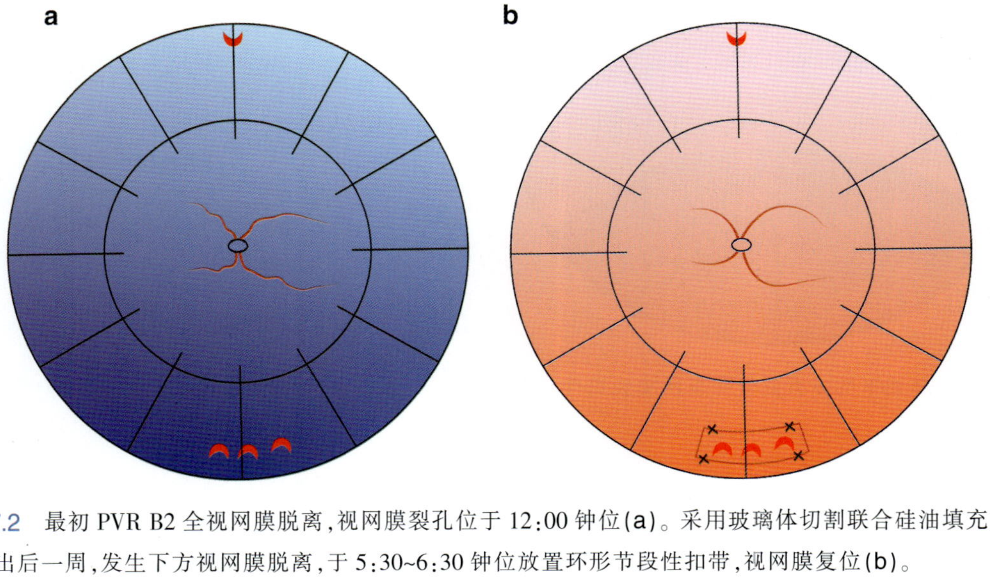

图 17.2 最初 PVR B2 全视网膜脱离，视网膜裂孔位于 12:00 钟位(a)。采用玻璃体切割联合硅油填充。硅油取出后一周，发生下方视网膜脱离，于 5:30~6:30 钟位放置环形节段性扣带，视网膜复位(b)。

第 18 章

下方和下方复发性视网膜脱离

Ulrich Spandau, Zoran Tomic

18.1 下方视网膜脱离

下方视网膜脱离的发生率为 20%，比上方视网膜脱离更难治疗(图 18.1)。为什么？因为气体和硅油填充对下方视网膜的顶压是不充分的。只有重硅油 Densiron 68 是能够顶压下方视网膜。如果没有 Densiron 68，那就需要准备环扎和(或)节段性硅胶垫压等巩膜扣带术的设备。

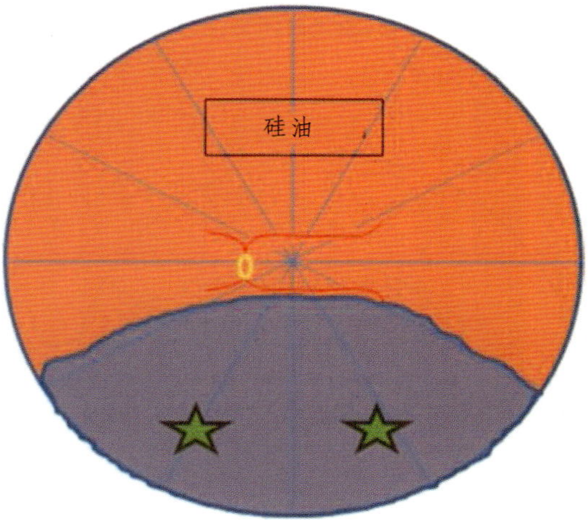

图 18.1 硅油下的下方复发性视网膜脱离伴星形皱褶。

手术方式的选择取决于裂孔的位置(见图 18.2)。

玻璃体切割联合 C_2F_6 或 C_3F_8 填充可用于 3:00~5:00 的裂孔，但不适用于 5:00~7:00 的裂孔。对于 5:00~7:00 的裂孔，建议采用巩膜扣带术或 Densiron 68 填充。最难处理的位置是 6:00 的裂孔。用 C_3F_8 无法顶压，需要巩膜扣带术或 Densiron 68 填充。6:00 钟位的裂孔。这种情况需要 Densiron 68 填充或巩膜外扣带。

18.2 下方复发性视网膜脱离

18.2.1 病理特点

下方复发性视网膜脱离的发生率高于

电子补充资料 本章的在线版本(https://doi.org/10.1007/978-3-319-78446-5_18)包含补充资料，可供授权用户使用。

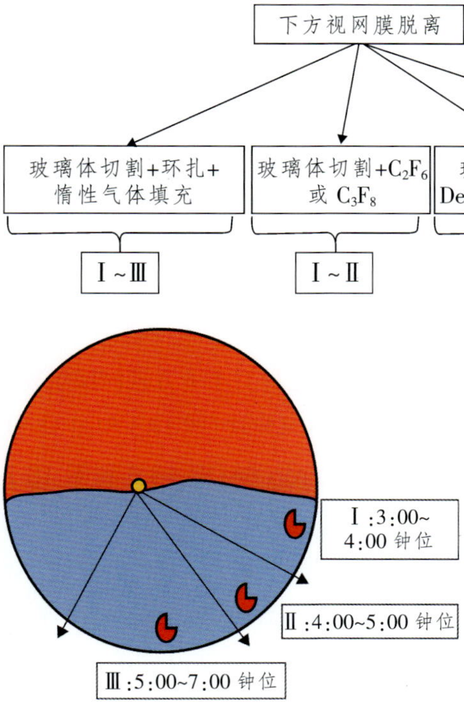

图 18.2　下方视网膜脱离的手术选择。

上方复发性视网膜脱离。这是因为所有的增殖细胞在重力作用下聚集在下方，引起 PVR 反应，导致 PVR 脱离。在去除视网膜前和视网膜下的 PVR 后，视网膜内 PVR 持续存在并导致视网膜缩短。

18.2.1.1 下方复发性视网膜脱离

下方复发性视网膜脱离（图 18.3）经常发生，尤其是在硅油取出后。根据硅油研究(Silicone Oil Study)，硅油去除术后发生复发性视网膜脱离的发生率为 20%[1]，其他研究的则为 17%~25%[2-7]。复发性视网膜脱离的原因可能是未被发现的裂孔（孔源性视网膜脱离）或牵拉性脱离。

可行的手术技术见于图 18.4。最常用的手术技术是环扎带联合 C_3F_8 填充；其他的方法包括视网膜切开和下方环形扣带术。然而，最简单的方法是用重硅油 Densiron 68 顶压下方视网膜裂孔。

手术技术的正确选择取决于视网膜内 PVR 的程度，例如，下方视网膜缩短了多少。

如果存在轻度的下方视网膜缩短，可以

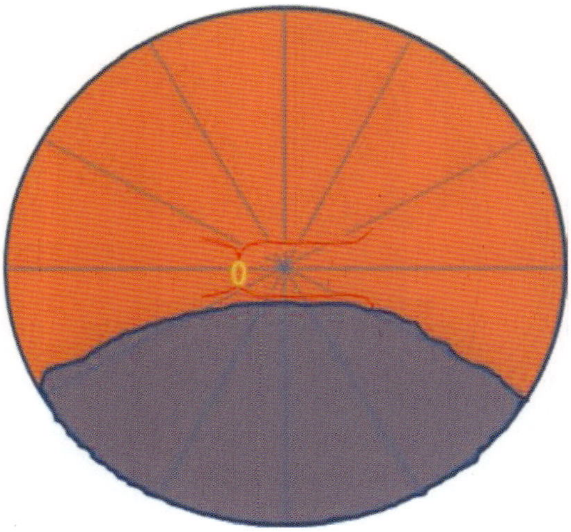

图 18.3　下方复发性视网膜脱离，仅有轻度的视网膜内 PVR。

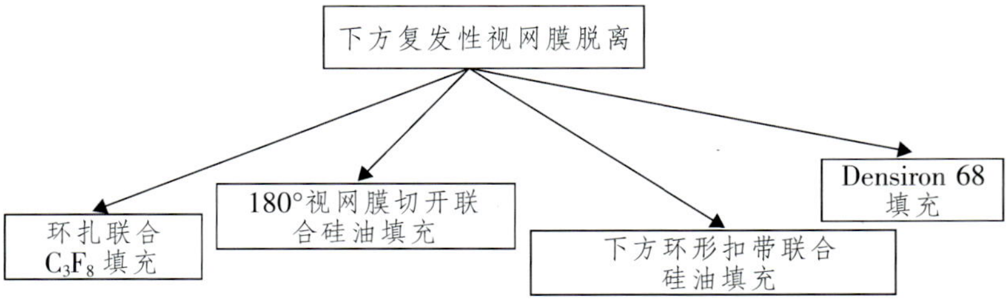

图 18.4 下方复发性视网膜脱离手术方式的选择。

采用以下手术技术：

(1)环扎联合 C_3F_8 填充。

(2)用 Densiron 68 填充。

(3)视网膜切开术(可行，但不推荐)。

如果存在严重的下方视网膜缩短，可以采用以下手术技术：

(1)视网膜切开术。

(2)下方环形扣带。

18.2.1.2 下方视网膜轻度缩短的手术治疗

环扎带和 C_3F_8 填充(图 18.3 和图 18.5)

与硅油相比，气体的优点是具有更高的表面张力。此外，C_3F_8 能够保持在良好的眼内填充状态达 2 个月。缺点是对下方视网膜的顶压效果不好。这种对于下方视网膜脱离的劣势可以通过环扎来解决(图 18.3 和图 18.5)。

Densiron 68(图 18.6 和图 18.7)

Densiron 68 对于下方视网膜脱离，是一种很好的填充物。手术简单快捷。术后大部分病例下的方视网膜是复位的。根据我们的经验，Densiron 68 可以复位视网膜的轻度缩短，但不能复位严重缩短的视网膜。

环扎带联合 C_3F_8 填充对比 Densiron 68 填充

我们从未使用过环扎带联合 C_3F_8。原因在于根据硅油研究，C_3F_8 相当于硅油，SF_6 弱于硅油[1]。根据我们的经验，环扎带联合气体填充相当于硅油，硅胶垫压联合硅油填充优

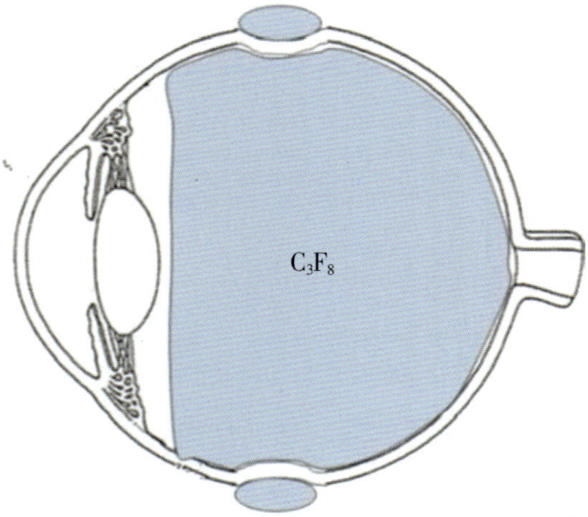

图 18.5 环扎带的顶压效应和 C_3F_8 的高表面张力可以将轻度缩短的视网膜重新复位。但如果下方视网膜严重缩短，下方视网膜会重新脱离。

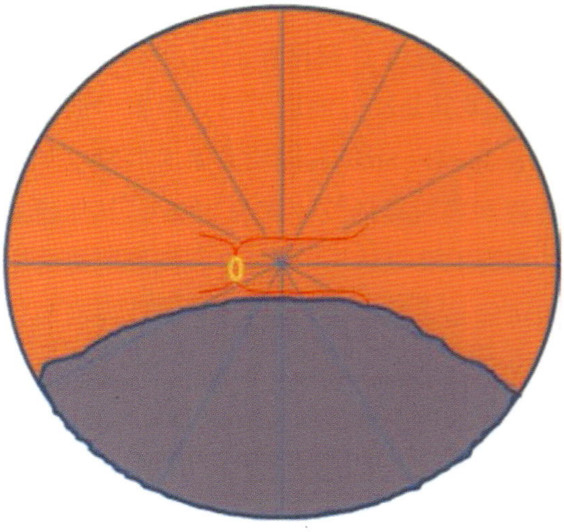

图 18.6 下方复发性视网膜脱离伴轻度视网膜内 PVR。

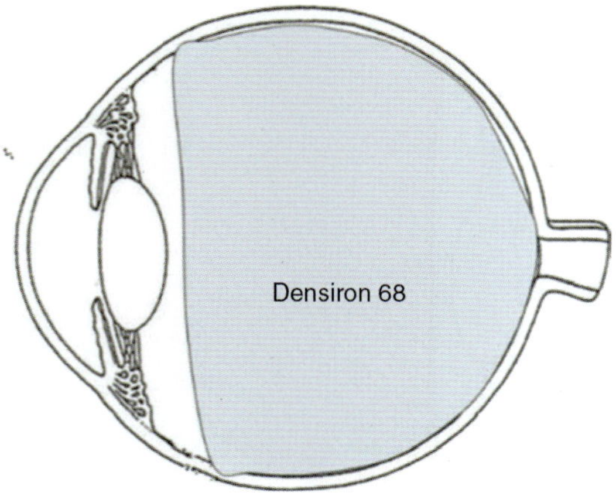

图 18.7　在大多数病例中，Densiron 68 填充可以复位伴轻度视网膜内 PVR 的下方视网膜。

于硅胶垫压联合气体填充。因此，我们从未使用环扎带联合惰性气体填充的技术，而是单纯使用硅油。用于下方复发性视网膜脱离最佳的硅油是 Densiron 68。此外，与环扎带联合 C_3F_8 相比，我们更喜欢使用 Densiron 68 填充，因为 C_3F_8 下的再脱离会很快发展为 PVR 视网膜脱离，需要尽快手术。相反，Densiron 68 下的再脱离进展缓慢，不需要立即手术。

18.2.1.3 下方视网膜严重缩短的手术治疗

下方节段性环形扣带术（图 18.8 和图 18.9）

在下方脱离的视网膜区域，大概从 4:00~8:00 放置节段性环形扣带。如果视网膜缩短，位于赤道部的下方扣带可使视网膜复位。如果视网膜严重缩短，我们增加 Densiron 68 填充。如果下方视网膜缩短较少，使用 C_3F_8 或 1300cSt 硅油填充就足够了。完全去除视网膜前膜不是必需的。

视网膜切开术（图 18.10 至图 18.13）

对于下方视网膜缩短，最常用的手术方法是下方 180°视网膜切开术。这项技术比较困难，因为必须小心翼翼地去除所有视网膜前膜，否则视网膜会再次脱离（图 18.10）。因此，该技术的并发症较多，大多数患眼需要永久性硅油填充。

18.2.2　乌普萨拉大学对于下方 PVR 视网膜脱离的治疗原则

目前可用的最简单的顶压下方视网膜的

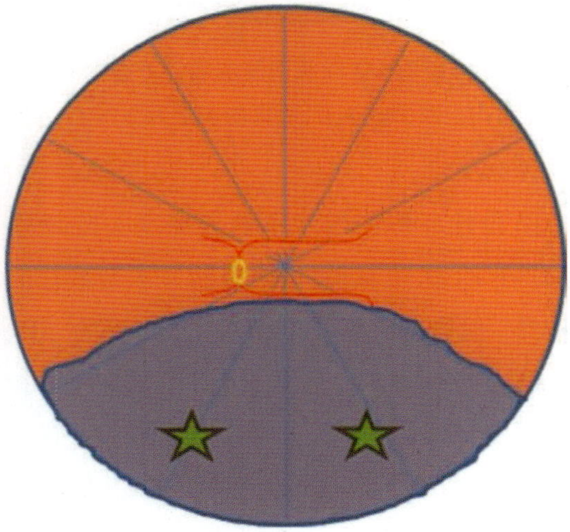

图 18.8　下方复发性视网膜脱离伴严重的视网膜内 PVR。

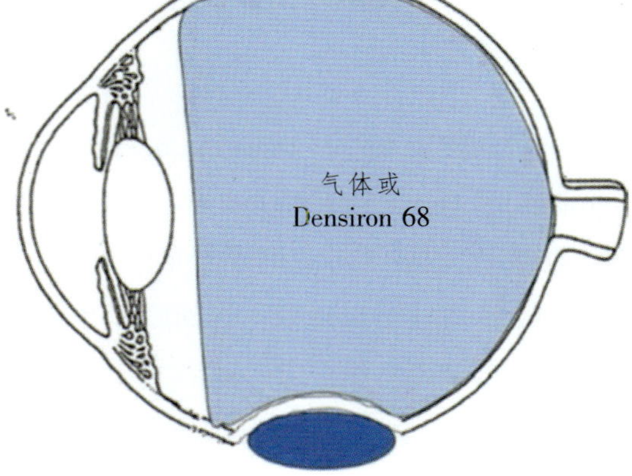

图 18.9　下方节段性扣带比环扎带能够更有效地顶压巩膜。如果你增加 Densiron 68 填充，你就有了第二个保障，复位视网膜。

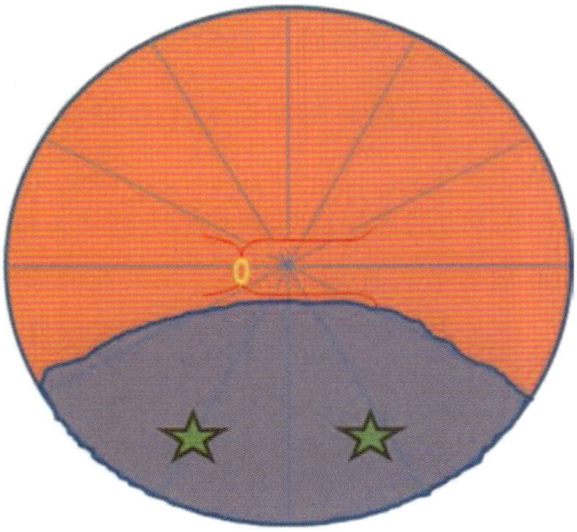

图 18.10 伴严重 PVR 的下方复发性视网膜脱离。

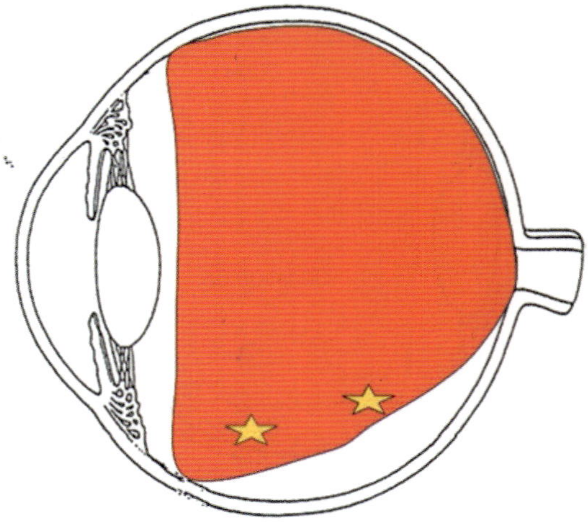

图 18.12 伴严重视网膜内 PVR 的下方复发性视网膜脱离。

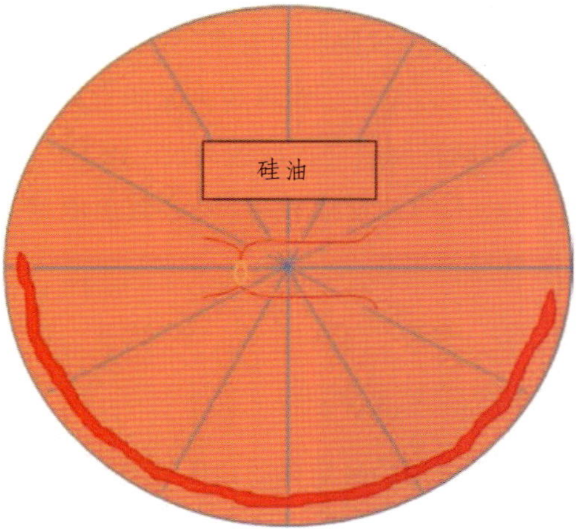

图 18.11 如果将视网膜前膜去除，则下方视网膜将会复位。

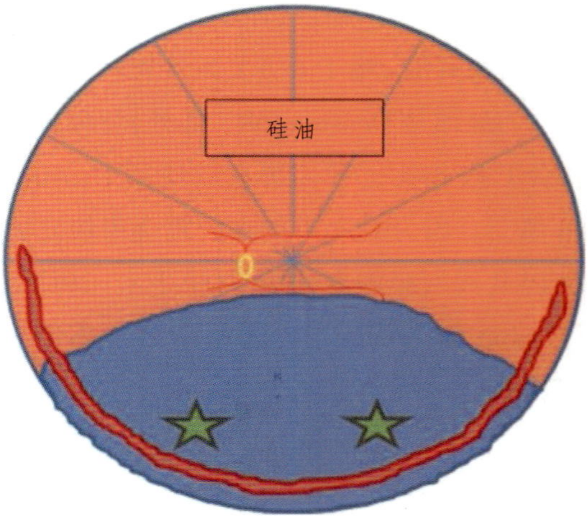

图 18.13 如果未去除视网膜前膜，下方视网膜会重新脱离。取出硅油后，脱离的风险为 20%。

手术方法是使用重硅油 Densiron 68(Fluoron, Germany)和 Oxane HD(Bausch & Lomb)。如果该方法失败，或者下方视网膜严重缩短，那么有两种手术方法可以选择：视网膜切开术或下方赤道部节段性扣带术。见图 18.14。

18.2.3 视网膜切开术对下方节段性扣带术

视网膜切开术需要完全去除增殖膜。下方节段性环形扣带术不需要完全去除增殖膜。在 ZT 医生看来，视网膜切开术是最好的选择。他通过黄斑转位手术完美地掌握了这项技术。在 US 医生看来，下方节段性环形扣带术是最好的选择。他将一段环形扣带置于下极，覆盖裂孔及其附近的 PVR。US 更倾向于使用具有更高顶压嵴的节段性扣带，而不是中度手术嵴的环扎带。下方节段性环形扣带术不仅仅用于裂孔的封闭，还可使存在星形皱褶的下方视网膜复位。万一失败，US 还可行视网膜切开术。视网膜切开术的最大缺点是远期并发症多：约 20%低眼压，约 20%角膜失代偿，约 40%永久性硅油填充，约 20%硅油取出后视网膜脱离[2-7]。表 18.1 列出了不同技术的优缺点。在下一章中，我们将详述我们最喜欢的 3 种技术。

技巧和建议

手术时机：第一和第二次手术均可使用 Densiron 68；你可以在第一次和第二次手术时进行下方扣带术；第一次手术时避免视网膜切开术；只在第二次手术中进行视网膜切开术；除了 PVR D 级。

18.2.4 结论

如果是下方视网膜脱离伴轻度视网膜

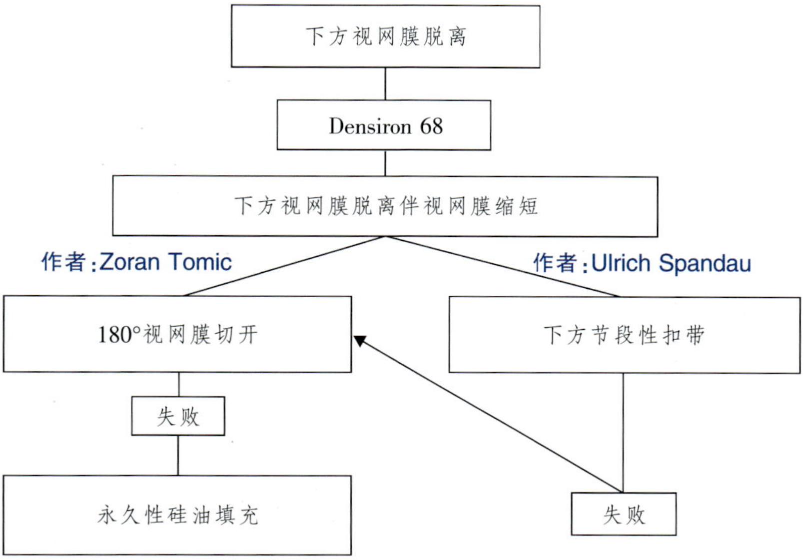

图 18.14 我们对于合并视网膜缩短的下方复发性视网膜脱离的治疗原则。

表 18.1 180° 视网膜切开术对比节段性巩膜扣带术[下方环形(= 平行于锯齿缘)从 4：00~8：00 钟位]

	优点	缺点
环扎带(环扎术)	中度顶压嵴，适合轻度视网膜缩短 容易操作 松解 PVR 中的玻璃体基底部	对于严重的视网膜缩短，顶压强度不足 导致屈光异常
90°环形扣带	顶压嵴高，可适用于严重的视网膜缩短 技术简单，不需要完全去除增殖膜	导致屈光异常
视网膜切开术	是处理严重视网膜缩短的好方法 没有屈光异常	手术难度大，需要完全去除视网膜前膜 视网膜滑坡 视网膜切开处边缘发生增殖 远期并发症多：低眼压(25%)、角膜失代偿(25%)、永久性硅油填充(40%)、去除硅油后复发性视网膜脱离(20%)[2-7]

内 PVR，我们倾向于使用 Densiron 68 填充。对于下方视网膜脱离伴严重视网膜内 PVR，US 医生倾向于选择下方 90°巩膜扣带术，ZT 医生则更倾向于选择 180°视网膜切开术。

18.3 Densiron 68

18.3.1 引言

这项手术简单快捷。手术时间约为 30 分钟，最重要的材料是 Densiron 68(图 18.15)。Densiron 68 比水重。它顶压下方而不是上方视网膜。Densiron 68 可以用 PFCL×Densiron 68 交换的方法注入，但我们更喜欢空气×Densiron 68 交换。即使存在残留的黄斑下液，也可以注射 Densiron 68，视网膜下液被立即挤开而没有黄斑皱褶的风险。我们在 6~12 周后取出 Densiron 68，但即使填充时间长达一年，我们也未观察到任何并发症。

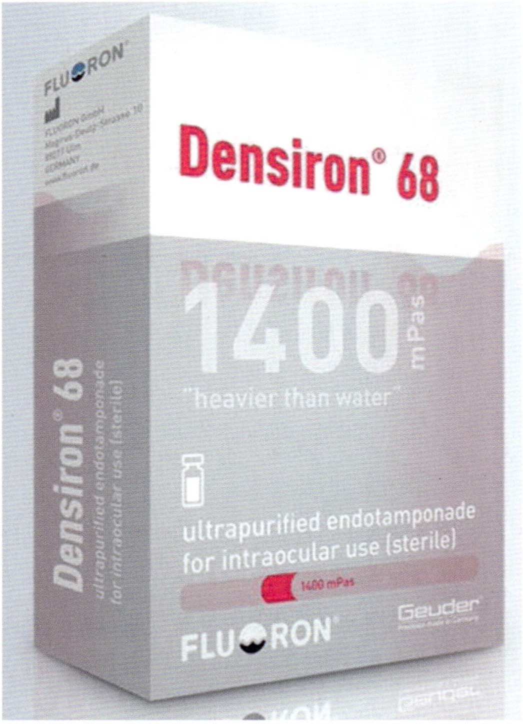

图 18.15 Densiron 68(Fluoron, Germany)。

18.3.2 适应证

如果视网膜不缩短，也不存在 PVR，我们通常使用 Densiron 68 填充。如果视网膜严重缩短或存在 PVR，US 医生采用巩膜扣带/玻璃体切割联合手术，ZT 医生会进行视网膜切开术。

18.3.3 手术技术

18.3.3.1 材料和设备

Densiron 68(Fluoron，Germany)(图 18.15)。

可能：重水。

联合吊顶灯的四通道玻璃体切割术。

18.3.3.2 手术步骤

1.四通道玻璃体切割术。

2.确认视网膜裂孔。

3.液体×空气交换或注入重水。

4.激光光凝。

5.向空气填充眼中注入 Densiron 68。

18.3.3.3 详细步骤

1.四通道玻璃体切割术

2.确认视网膜裂孔。

插入 3 个套管针和一个吊顶灯。

备注：如果计划在直视视网膜的情况下注入硅油，就必须使用吊顶灯。然后手持光纤去寻找裂孔。通过眼内电凝标记裂孔位置。必要时进行玻璃体基底部的切除。

3.液体×空气交换或注入重水。

4.激光光凝。

如果可能，进行液体×空气交换并吸出视网膜下液。黄斑的浅脱离是没有问题的，因为 Densiron 68 会很快将其挤开。如果视网膜下液太多，则注入重水至视网膜裂孔前缘，然后激光光凝，只需治疗裂孔，全周激光光凝是没有必要的。备注：全周激光光凝可通过激光坏死处导致复发性视网膜脱离，且难以找到激光瘢痕内的裂孔。

5.向空气填充眼中注入 Densiron 68(图 18.16)。

如果眼内填充重水，则进行重水×空气交换。残留的黄斑下液是没有问题的。然后注入 Densiron 68。一手注射 Densiron 68，另一手拿着 Charles 笛形针。备注：如果想在注入硅油时观察眼底情况，需要使用吊顶灯，如果你没有吊顶灯，那么注入硅油时就不能观察眼底情况。

18.4 视网膜切开术

如果尽管在小心剥离除视网膜前膜后，下方视网膜仍然缩短，阻碍视网膜复位，那有两种手术方式选择(见图 18.14)：①180°视网膜切开术；②下方节段性巩膜扣带术。

我们通常从 3:00 开始，经 6:00~9:00 行视网膜切开(图 18.17)。使用 1000 cSt 硅油或 Densiron 68 进行眼内填充。手术技术详见第 14 章。

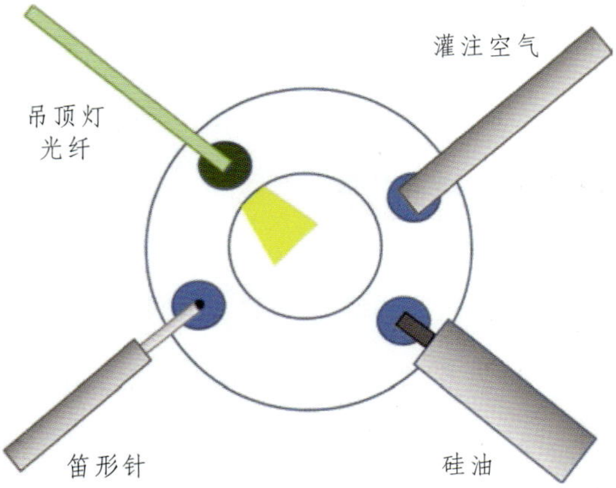

图 18.16　注入硅油的手术设置。需要使用吊顶灯。

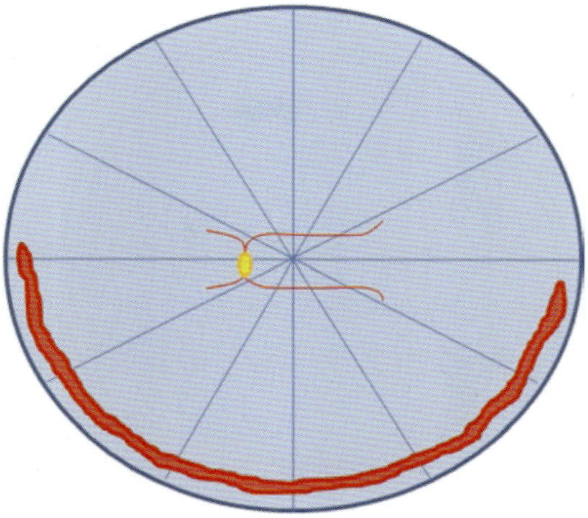

图 18.17　下方 180°视网膜切开术。

18.5 巩膜扣带/玻璃体切割联合手术

如果在彻底剥离视网膜前膜后，下方视网膜仍然活动度不好，即在重水或空气下也不能复位，则需行视网膜切开术或巩膜扣带术，以便使视网膜复位。US 医生通常在下方赤道部放置一个 90°的节段性环形扣带。为什么是 90°的节段性扣带而不是 360°环扎？因为节段性扣带没有反作用力，相对于环扎，可以产生更高的顶压嵴(图 18.18 和图 18.19)。

在US 医生看来，这是治疗下方复发性视网膜脱离最安全、最容易的方法。如果下方视网膜缩短，并且没有 Densiron 68，那么这是一个很好的手术选择，术后效果很好。手术在前一章已经介绍过了。在这一章中，我们将只讲述下方节段性环形扣带的放置。通常将扣带置于下直肌下，在 4:00 和 8:00 钟位进行缝合，但也可能根据病变的位置进行调整。

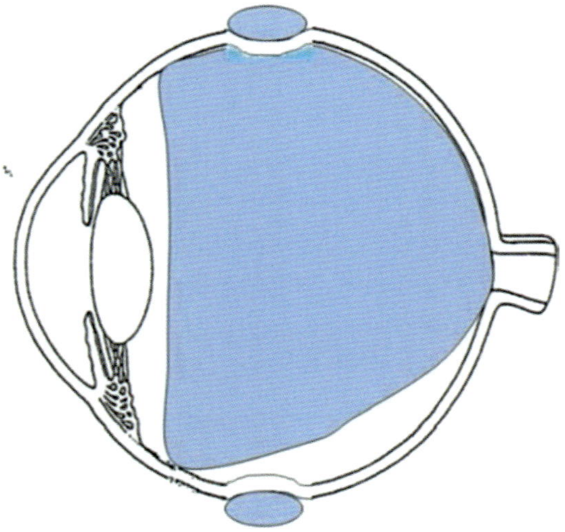

图 18.18 环扎带在巩膜上形成的顶压嵴比节段性扣带低。下方视网膜可能依然不复位。

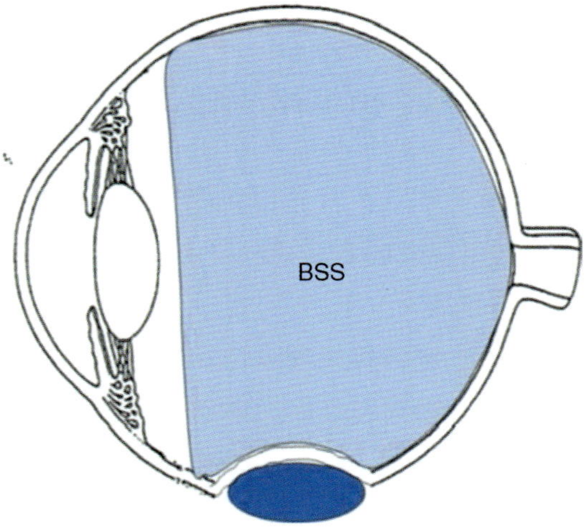

图 18.19 节段性扣带可产生更好的顶压嵴，因为海绵更宽，且不存在反作用力。大多数病例下方视网膜得以复位。

18.5.1 器械和材料

硅海绵：5mm×3.77mm(Labtician, Canada)(图 18.20)。

海绵缝合：Mersilene 5-0 (Alcon)或 Supramid 4-0(Serag-Wiessner, Germany)。

18.5.2 手术步骤

1.下方球结膜剪开。

2. 3 条直肌吊线。

3.三通道玻璃体切割术。

4.识别视网膜裂孔或 PVR。

5.在角巩膜缘或巩膜面上标记扣带的左右两端。

6.标记缝线。

7.放置两端缝线。

8.先将硅海绵置于下直肌下。

9.先固定下直肌右侧的缝线。

10.固定下直肌左侧的缝线。

11.液体×空气交换。

12.激光光凝。

13.眼内填充。

18.5.3 手术细节

1.下方球结膜剪开。

2.3 条直肌吊线。

3.三通道玻璃体切割术。

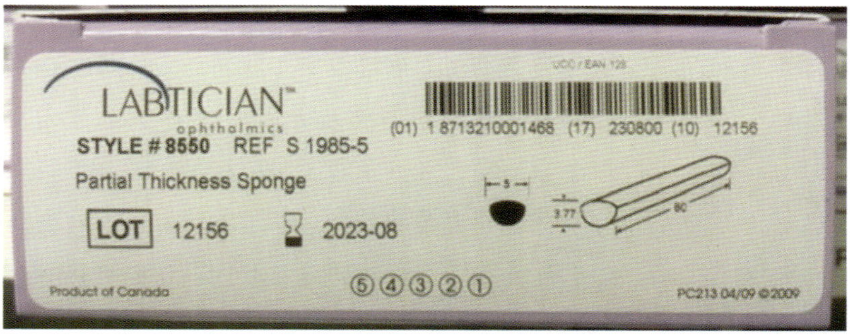

图 18.20 我们倾向于在巩膜扣带/玻璃体切割联合手术中使用硅海绵来治疗下方视网膜脱离。

首先剪开下方球结膜，分离巩膜面的 Tenon 囊。在内、下、外直肌处放置 3 根牵引缝线。然后插入 3 个套管针。这是三通道玻璃体切割术的设置。如果周边部存在玻璃体，则仔细切除残留的玻璃体。用曲安奈德染色有助于观察玻璃体。

4.识别视网膜裂孔或 PVR。

5.在角巩膜缘或巩膜面上标记扣带的左右两端(图 18.21 和图 18.22)。

6.标记缝线(图 18.23)。

第一个重要步骤是定位 PVR 病变和视网膜裂孔的位置。如果存在裂孔，则电凝裂孔边缘。如果没有裂孔，则将扣带置于 PVR 病变下，例如星形皱褶。

一手持光纤，一手持巩膜压迫器来检查下方病变部位。首先用巩膜顶压器或棉签定位 PVR 病变的左边，移开光纤，收起 BIOM，然后在顶压器的位置标记角膜缘。然后同样的操作标记扣带的右边。现在就得到两个角膜缘或巩膜标记点。

将扣带环形(平行于锯齿缘)放置在赤道部的高度。缝线尽可能靠后，就能达到正确的高度。我常使用来自加拿大 Labtician 的标准扣带(5mm×3.77mm)，卡尺设定在7mm。在第一个角膜缘标记点后，第一针在肌止端后 1~2mm 处(图 18.23)，第二针位于第一针后 7mm 处，第二个角膜缘标记点的操作与上述相同。在肌止端后 1~2mm 处巩膜面标记，然后在第一个标记点后 7mm 处巩膜面

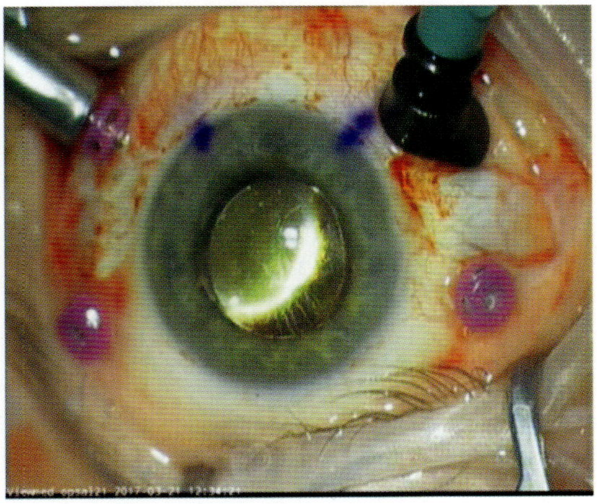

图 18.21 在角膜缘标记拟放置的硅海绵的两端。注意 4:00 钟位的巩膜顶压器。

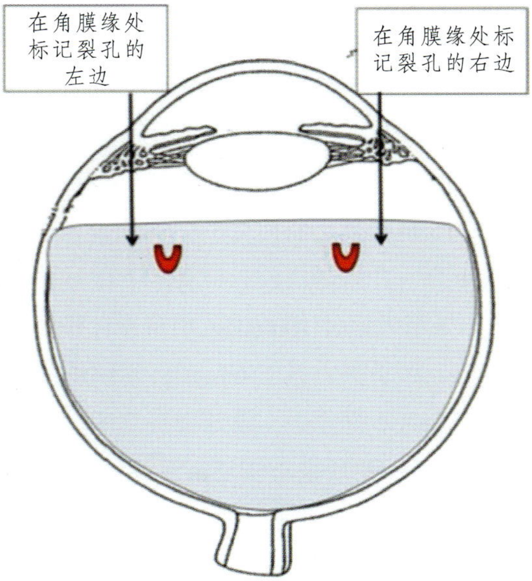

图 18.22 对环形扣带的两端进行标记，先在左侧视网膜裂孔的左侧，然后在右侧视网膜裂孔的右侧。

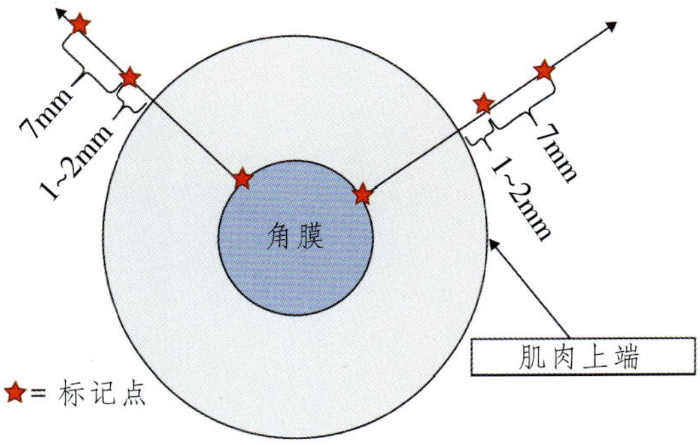

图 18.23 在角膜缘处标记后，必须标记缝线位置。第一个标记点在肌肉上端后 1~2mm，第二个标记点在第一个标记点后 7mm。

标记。备注:在标记前用棉签干燥巩膜面。

7.放置两端缝线(图 18.24)。

8.先将硅海绵置于下直肌下。

9.先固定下直肌右侧的缝线。

10.固定下直肌左侧的缝线。

现在取出灌注管。需要两根带针缝线(Supramid 或 Mersilene)。助手拉住两根牵引缝线,扶住眼眶深钩。现在在显微镜下操作。第一针在靠前的巩膜标记点上,针在巩膜面潜行 3~4mm,后面一针因空间不足而难以操作,如果解剖镊压迫巩膜,操作会容易一些,然后在另一侧重复以上操作。

使用两把手术镊将硅海绵置于下直肌下方(图 18.24)。然后将海绵的一端放置在预置缝线下方。在系紧之前,检查一下眼球的张力。如果张力超过 10mmHg,用笛形针排出一些 BSS。如果张力低于 6mmHg,则继续扎紧海绵。在这步操作中,眼球会受到明显的挤压。别担心。稍后眼压恢复正常时,看起来就会很完美。然后在另一侧完成同样的操作。

11.液体×空气交换。

12.激光光凝。

13.眼内填充。

重新插入灌注管,继续液体×空气交换,下一步是激光光凝,如果下方视网膜有较多的 PVR 病变和视网膜下液,我们推荐使用 Densiron 68。如果视网膜是干燥的,则使用惰性气体或 1000 cSt 硅油填充。

18.5.4　病例(图 18.25 和图 18.26)

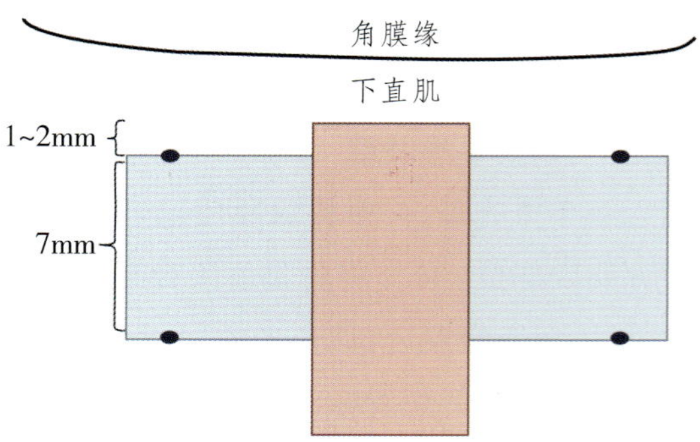

图 18.24　将硅海绵置于直肌和预置缝线下方,然后系紧缝线。

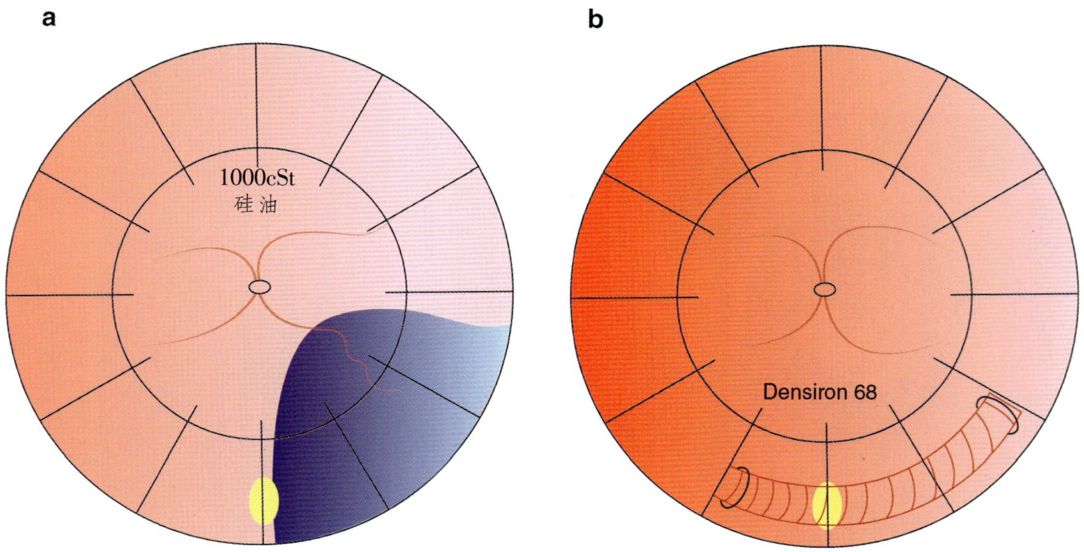

图 18.25　硅油下局部复发性视网膜脱离(a)。取出硅油后,于 4:00~7:00 钟位放置环形扣带,注入 Densiron 68(b)。两个月后取出硅油,视网膜保持复位。

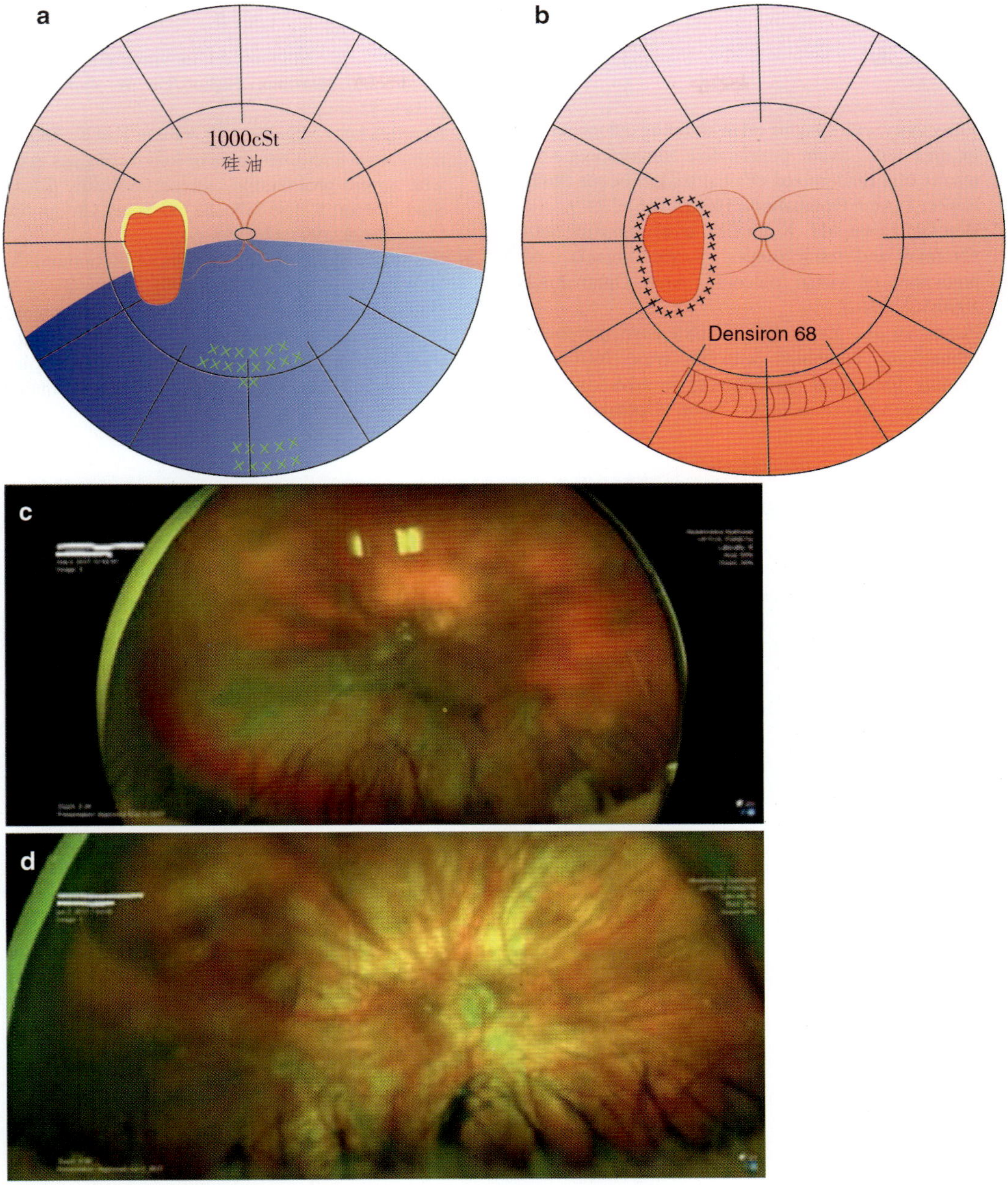

图 18.26　硅油下的下方视网膜脱离(a)。在下方环形放置 5mm 硅海绵扣带并注入 Densiron 68 后,视网膜复位(b)。首次玻璃体切割术前的初始视网膜状态。注意缺血的视网膜(c)。第二次手术,下方扣带联合 Densiron 68 填充术后,视网膜复位(d)。

参考文献

1. Vitrectomy with silicone oil or sulfur hexafluoride gas in eyes with severe proliferative vitreoretinopathy: results of a randomized clinical trial. Silicone Study Report 1. Arch Ophthalmol. 1992;110(6):770–9.
2. Han DP, Lewis MT, Kuhn EM, et al. Relaxing retinotomies and retinectomies: Surgical results and predictors of visual outcome. Arch Ophthalmol. 1990;108:694–7.
3. Federman JL, Eagle RC Jr. Extensive peripheral retinectomy combined with posterior 360° retinotomy for retinal reattachment in advanced proliferative vitreoretinopathy cases. Ophthalmology. 1990;97:1305–20.
4. Zivojnovic R. Silicone oil in vitreoretinal surgery. Dordrecht: Martinus Nijhoff/Dr W Junk; 1987. p. 141–52.
5. Blumenkrantz MS, Azen SP, Aaberg T, et al. Relaxing retinotomy with silicone oil or long-acting gas in eyes with severe proliferative vitreoretinopathy. Silicone Study Report 5. The Silicone Oil Study Group. Am J Ophthalmol. 1993;116:557–64.
6. Bovey EH, De Ancos E, Gonvers M. Retinotomies of 180 degrees or more. Retina. 1995;15:394–8.
7. Quiram PA, Gonzales CR, Hu W, et al. Outcomes of vitrectomy with inferior retinectomy in patients with recurrent rhegmatogenous retinal detachments and proliferative vitreoretinopathy. Ophthalmology. 2006;113:2041–7.

第 19 章

前节 PVR

Ulrich Spandau, Zoran Tomic

19.1 引言

前节 PVR 是玻璃体切割术后 PVR 视网膜复位失败最常见的原因。前节 PVR 通常不会发生在原发性视网膜脱离中。它通常发生在玻璃体切割术后的复发性脱离中。前节 PVR 是发生在周边部视网膜和玻璃体基底部的 PVR。前节 PVR 中存在 3 种主要的牵拉力。第一种是前后方向的牵拉力，第二种是环形牵拉力，第三种次要一些的力是垂直方向的牵拉力。

增生细胞向玻璃体基底部迁移，将周边部视网膜向前（前后牵拉），导致玻璃体基底部的前移（前节沟槽）和视网膜的前移（视网膜前移位）。

玻璃体基底部的缩短和收缩导致视网膜放射状皱褶（扇状；环形收缩），最后，经玻璃体的增生导致垂直牵拉和漏斗状脱离。

手术目的在于去除这些牵拉力。

19.2 局部前节 PVR 手术治疗（1~2 个象限）：（图 19.1 至图 19.3）

先用重水稳定前节视网膜。此外，重水会向后拉玻璃体基底部。

（1）用剪刀或 25G/27G 玻切头切入并环形打开前节沟槽。然后用玻切头将已经打开但仍然压缩的玻璃体基底部切除。

（2）如果存在放射状视网膜皱褶，用台盼蓝对环形增殖膜染色（空气染色技术），然后用分层器械和眼内镊去除增殖膜。

（3）如果去除所有的牵拉力，视网膜在重水下复位，然后进行激光光凝和硅油填充。如果视网膜在重水下没有复位，则需要进行节段性巩膜扣带或视网膜切开术。

电子补充资料 本章的在线版本（https://doi.org/10.1007/978-3-319-78446-5_19）包含补充资料，可供授权用户使用。

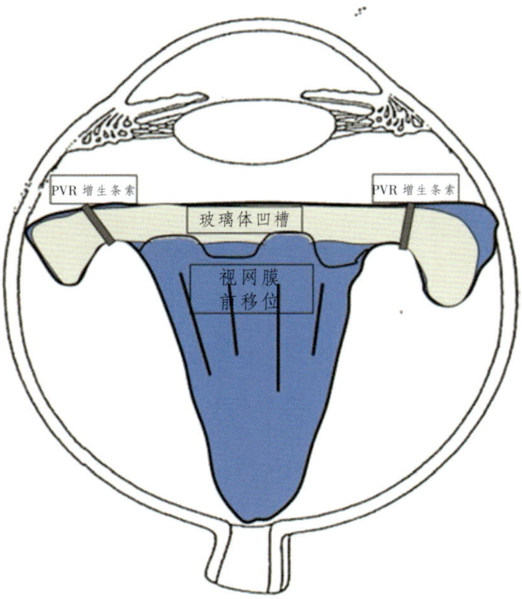

图 19.1 一例局部性前节 PVR。慢性全视网膜脱离伴 6:00~7:00 钟位的前节 PVR。前节 PVR 由向前牵引引起的沟槽和视网膜前移位组成。

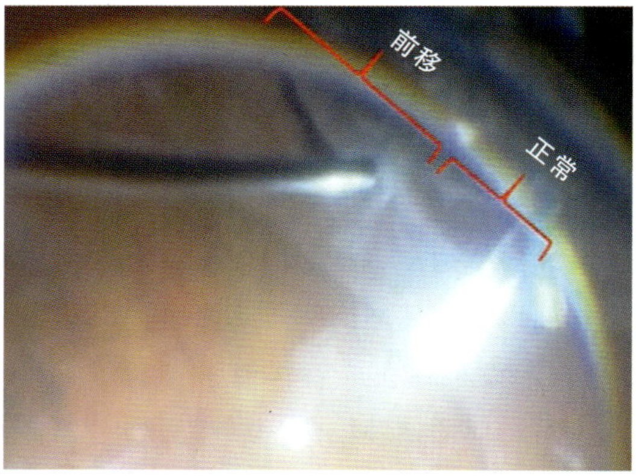

图 19.2 用玻切头打开挤压的玻璃体基底部(沟槽)和视网膜增生条带，松解视网膜。

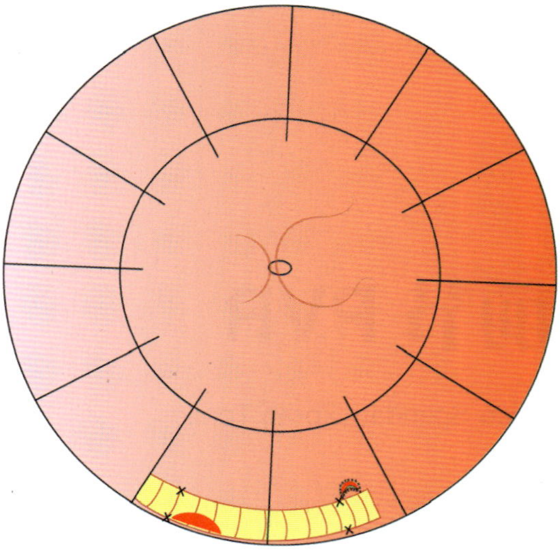

图 19.3 在松解移位的视网膜后，于 5:00~7:00 钟位放置环形扣带。在剥离增殖膜过程中在 5:30 钟位产生视网膜裂孔。

19.3 局部前节 PVR 手术治疗(3~4 个象限)：(图 19.4 和图 19.5)

有两种手术选择，分别是环扎和视网膜切开术。问题是，在沟槽处有时无法完全去除增殖膜，因此，环扎可能导致复发。若行视网膜切开术，可将沟槽和前节视网膜完全去除，复发率较低。

如果前节 PVR 分布达 3~4 个象限，我们将选择 270°~360° 视网膜切开术 (图 19.4)。长度取决于前节 PVR 的范围。有时，由于经常存在前节沟槽，甚至可能覆盖睫状体，所以难以进行前节视网膜切开术。如果不能完全去除它，可能发生低眼压，导致眼球萎缩，眼球丧失其生理功能及解剖结构。

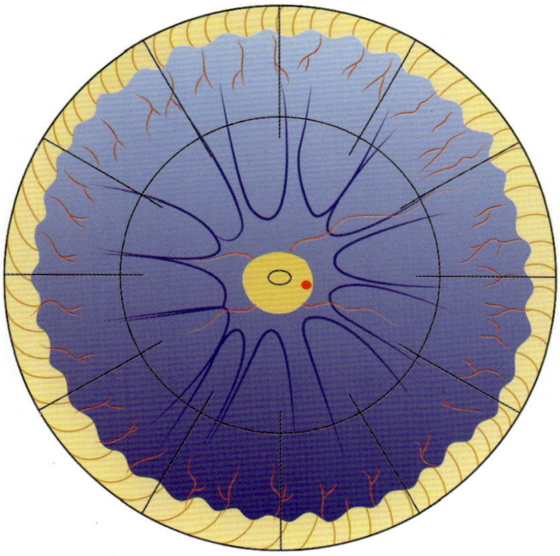

图 19.4　360°前节 PVR 的病例。继发于牵牛花综合征的慢性全视网膜脱离。存在 360°前节 PVR。

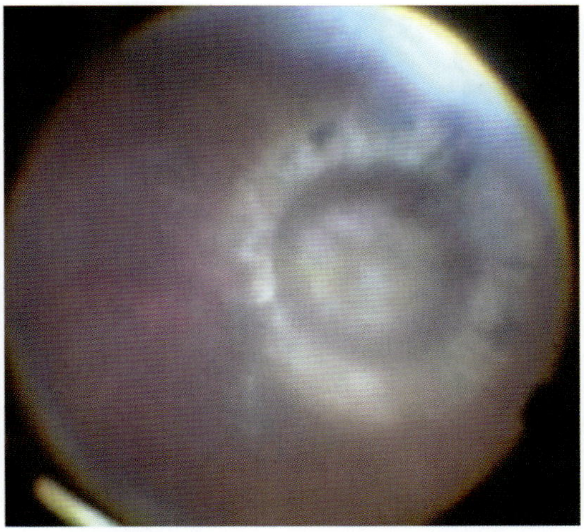

图 19.5　玻璃体切割联合 360°视网膜切开术后，视网膜复位。

第 20 章

PVR D 级

Ulrich Spandau, Zoran Tomic

PVR D 级呈闭合漏斗状，窥不见视盘(图 20.1)，是 PVR 视网膜脱离中手术难度最大、最困难的病变。视网膜僵硬、存在全层皱褶，环形牵拉力可导致荷包绳样的漏斗状脱离。手术目的是去除这些牵拉力，并松解视网膜。

由于广泛的环形牵拉，PVR D 级视网膜脱离不能通过巩膜扣带术治疗。PVR D 级是玻璃体切割术的明确适应证。PVR D 级的玻璃体切割术在大多数情况下包括 180°~360° 视网膜切开术。你也可以使用环扎。在我们的经验中，环扎并不能产生足够的顶压力来复位僵硬的视网膜。

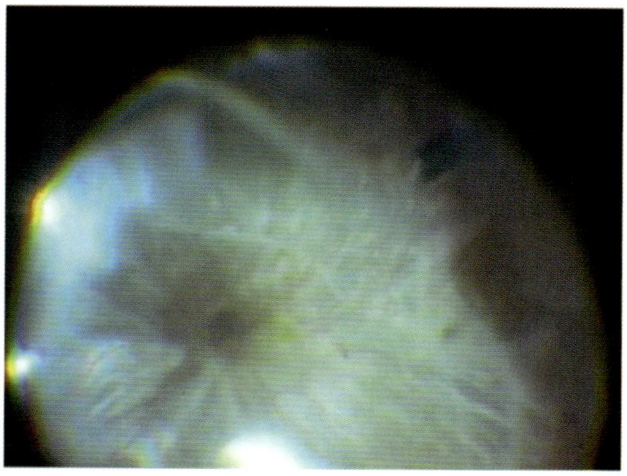

图 20.1 漏斗状视网膜脱离，窥不见视盘。先进行轴心部玻璃体切割术。

预后：视力预后差，因此我们只对病程短于 1 年的 PVR D 级视网膜脱离进行手术。

20.1 360°视网膜切开术

20.1.1 器械

1.剥膜器械。

2.视网膜切开器械。

3.重水。

4.5000 cSt 硅油。

20.1.2 手术步骤

1.联合吊顶灯的四通道玻璃体切割术。

2.玻璃体切割术，完全去除玻璃体基底部。

电子补充资料 本章的在线版本(https://doi.org/10.1007/978-3-319-78446-5_20)包含补充资料，可供授权用户使用。

3.剥离从后极部到锯齿缘的视网膜前膜。

4.平行于锯齿缘的(环形)眼内电凝。

5.270°~360°视网膜切开。

6.对视网膜边缘仔细电凝烧灼止血。

7.切除前节视网膜。

8.去除视网膜下膜。

9.注入重水。

10.压平视网膜边缘。

11.复位试验及旋转试验。

12.激光光凝。

13.重水×硅油交换。

20.1.3 手术细节

1.联合吊顶灯的四通道玻璃体切割术。

2.玻璃体切割术,完全去除玻璃体基底部。

建议采用三通道玻璃体切割术,并使用吊顶灯照明。先进行轴心部玻璃体切割,然后进行周边玻璃体切割(图 20.1 和图 20.2)。

3.剥离从后极部到锯齿缘的视网膜前膜(图 20.3 和图 20.4)

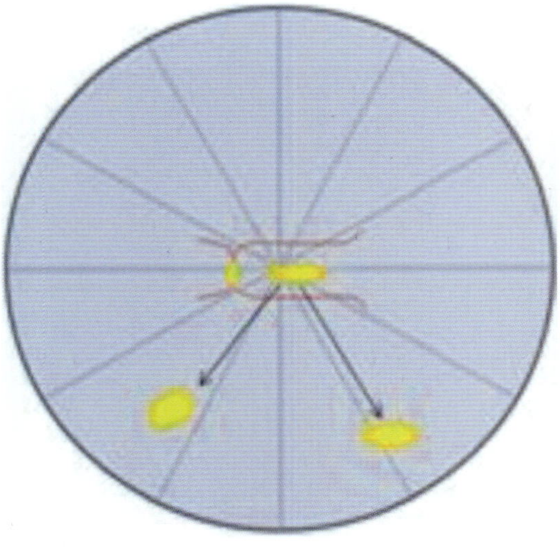

图 20.2 在 PVR 视网膜脱离中,先进行中央区膜剥离,然后行周边部膜剥离。

这一步非常耗时。为了使缩短的视网膜松解,需要对后节及前节的视网膜前膜彻底剥离。用台盼蓝或曲安奈德对增殖膜染色,从后极部开始剥离增殖膜(图 20.3),然后向锯齿缘方向分离。使用末端抓持镊、分离器械(球形分离钩,Atkinson 钩)以及弯剪或直剪(图 20.3)进行双手操作。

4.平行于锯齿缘的(环形)眼内电凝。

5.270°~360°视网膜切开(图 20.5)。

6.对视网膜边缘仔细电凝烧灼止血。

去除所有视网膜前膜后,继续进行眼内电凝。用一排平行于锯齿缘的环形电凝斑烧

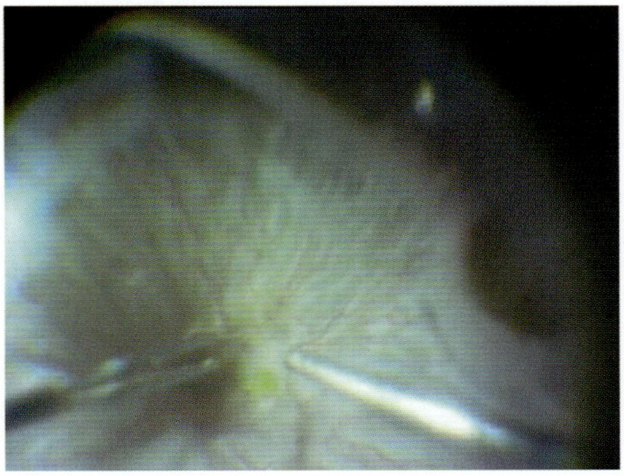

图 20.3 从中央区膜剥离开始。

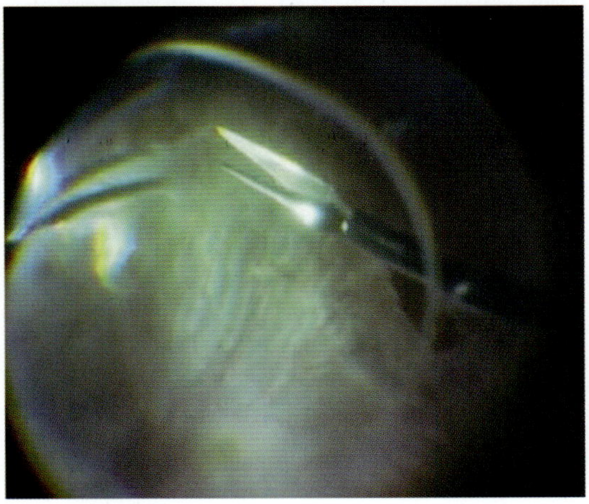

图 20.4 然后剥离周边部增殖膜。

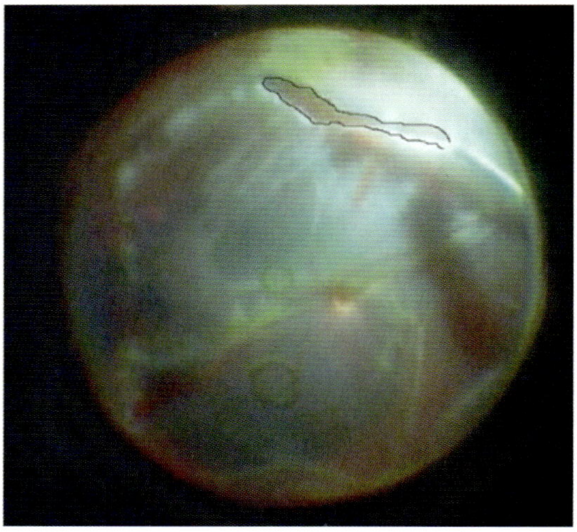

图 20.5 使用 25G 玻切头行视网膜切开。

灼周边部视网膜。如果视网膜没能产生电凝斑,则仍存在玻璃体,去除玻璃体,再次电凝视网膜。同样的操作适用于残留的增殖膜。下一步是视网膜切开。使用垂直钳或更好的 25G,甚至更好的 27G 玻切头(图 20.5)。为防止复发性 PVR,须对视网膜切缘的出血处进行细致的烧灼。

7.切除前节视网膜(图 20.6)。

使用玻切头去除残留的前节视网膜(图 20.6)。

8.去除视网膜下膜。

检查是否存在视网膜下膜并去除,还要检查是否存在“餐巾环”。“餐巾环”是视盘周围视网膜下的纤维增生环(见第 22 章“继发于开放性眼外伤的外伤性视网膜脱离”)。

9.注入重水。

10.压平视网膜边缘。

11.复位试验及旋转试验。

12.激光光凝(图 20.7)。

现在注入重水,直到视网膜边缘完全平伏。如果视网膜边缘卷曲,则将其展平;如果观察到视网膜皱褶,则将其按摩抚平;如果没有作用,那就寻找可能存在的增殖膜,将其剥离。在重水下,这种操作要小心。如果视网膜边缘 360°贴附良好,则观察黄斑是否在正确的位置上。如果没有,用一个或两个笛形针旋转视网膜。然后激光光凝(图 20.7)。我们需要高能量激光光凝视网膜的边缘,以防止术后滑坡。激光的持续时间设置为 300ms。

13.重水×空气交换,然后进行硅油交换。

使用重水×空气交换,当重水到达视网膜边缘时,小心地从视网膜边缘抽吸视网膜

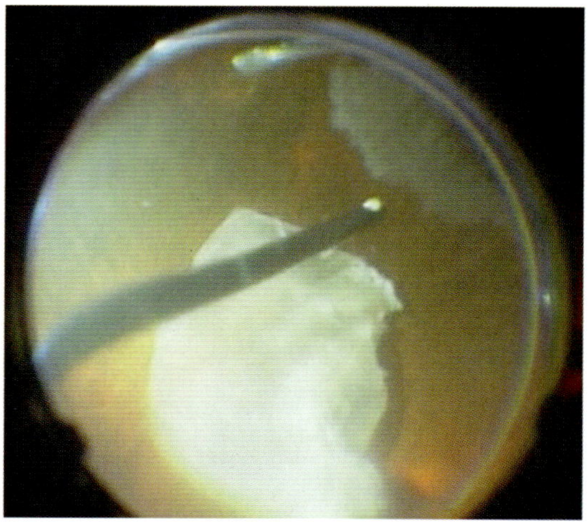

图 20.6 前节视网膜切除(视网膜切开术)。

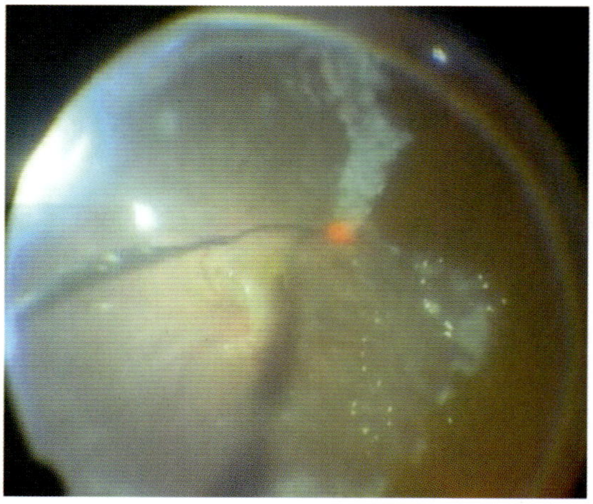

图 20.7 激光光凝视网膜边缘,增加激光功率;持续时间为 300ms。

下液，然后抽吸全部重水。之后，向玻璃体腔内注入 1300cSt 或 5000cSt 硅油。

20.1.4 技巧和建议

激光光凝术中或术后视网膜切缘翘起

通常情况下，如果已经进行了激光光凝，特别是高激光功率的情况下，视网膜切缘不会翘起。而当存在增殖膜时就会出现这种情况。为了防止视网膜边缘翘起，必须除去所有的增殖膜。因为如果增殖膜纤维化、粘连紧密，不能被去除，可以在视网膜切缘用剪刀进行一些放射状切开，这样可以使视网膜切缘复位。

20.1.5 常见问题

问题：放射状视网膜切开可行吗？

答：是的，可以做放射状视网膜切开。例：25 岁女性患者，外伤性 PVR D 级视网膜脱离。在第一次手术，采用白内障超声乳化抽吸/玻璃体切割联合手术，行 360°视网膜切开术。术后 4 周，她出现全视网膜脱离(图 20.8)。在第二次手术中，进行了数个放射状视网膜切开以复位视网膜(图 20.9 和图 20.10)。视网膜切缘之后又脱离了 2 次。这例 25 岁女性患者，经过 5 次手术后视力无改善。

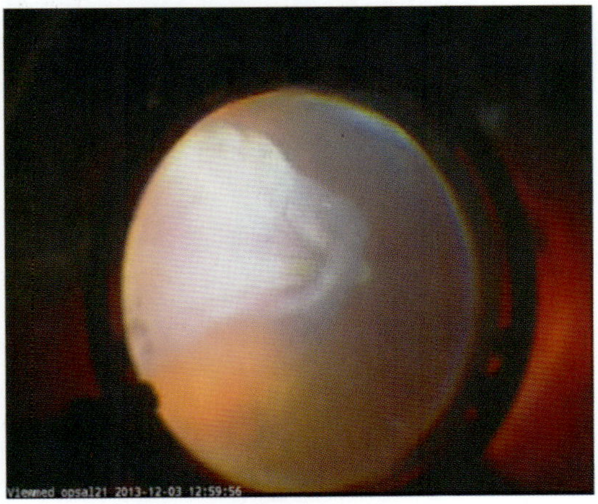

图 20.8 PVR D 级视网膜脱离在玻璃体切割术后出现复发性全视网膜脱离。

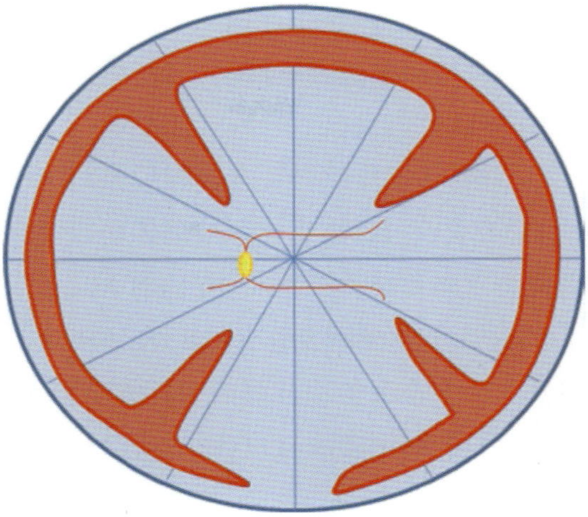

图 20.9 放射状视网膜切开术。

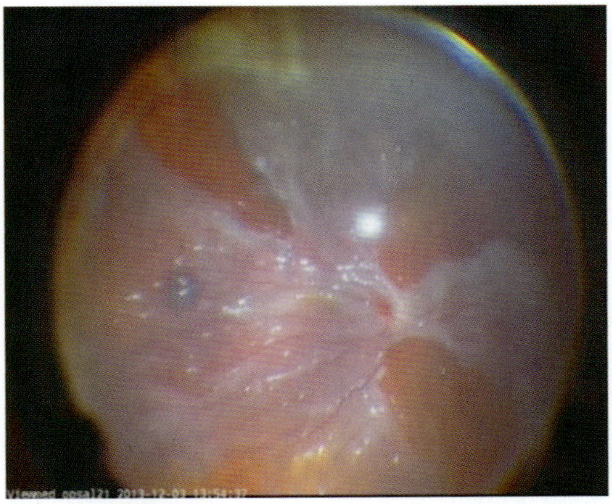

图 20.10 放射状视网膜切开术后的眼底情况。由于视网膜边缘的脱离和再增生，这只患眼又做了两次手术。

20.1.6 病例报告(图 20.10、图 20.12 和图 20.13)

PVR D 级视网膜脱离合并前节 PVR 是所有复杂型视网膜脱离中手术难度最大的病例。环扎不能解决这个问题，因为视网膜前移位仍然存在。在大多数情况下，唯一的手术选择是 180°~360°视网膜切开术，去除所有的视网膜前膜和视网膜下膜，然后使用 1000cSt 硅油填充。

一例 17 岁女孩存在全视网膜脱离（图 20.11）和 PVR D 级，进行了玻璃体切割联合增殖膜剥离和硅油填充术。在硅油下又出现了 PVR D 级全视网膜脱离。此外，还出现了继发于牵牛花视盘综合征的 360°前节PVR、沟槽形成和视网膜前移位（图 20.12）。手术在全麻下进行，持续时间为 3 小时。采用 1000cSt 硅油填充。在最后一次手术中，取出 1000cSt 硅油，在手术中观察到后极部视网膜再次脱离，因此注入 5000 cSt 硅油作为永久性填充（图 20.13）。

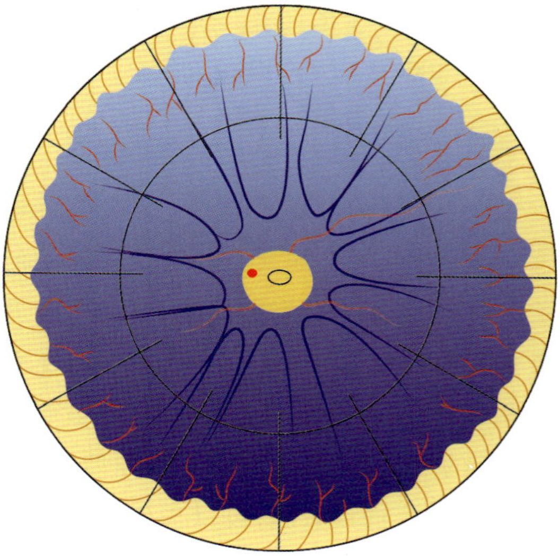

图 20.12 复发性视网膜脱离伴 PVR D 级和 360°前节 PVR。

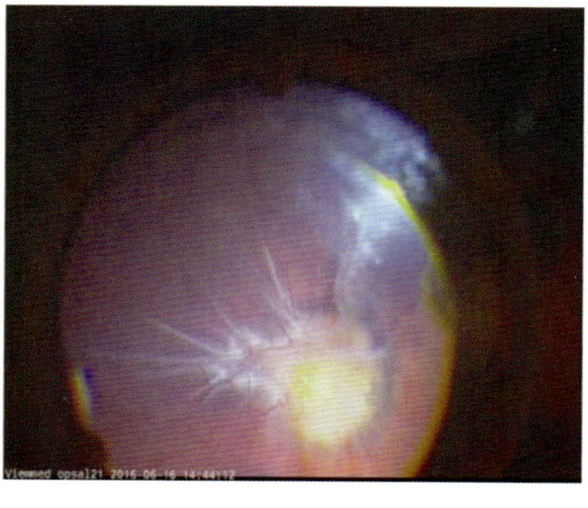

图 20.11 初始状态，中央和周边部存在增殖膜。视盘边缘出现视网膜裂孔。

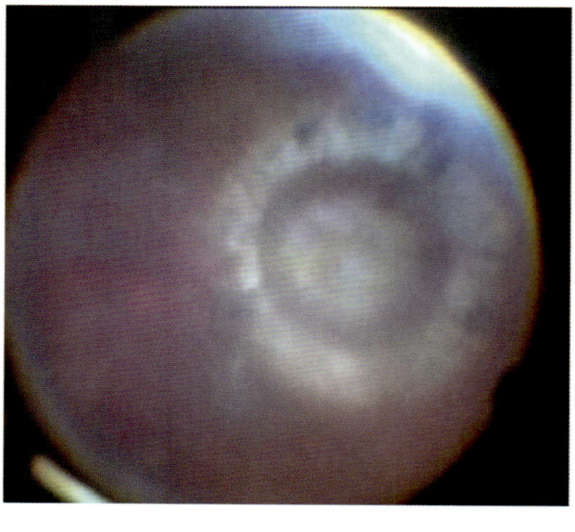

图 20.13 360°视网膜切开术后视网膜复位，在视盘周围行激光光凝。

第 21 章

儿童外伤性视网膜脱离

Ulrich Spandau, Zoran Tomic

在儿童外伤性视网膜脱离中行玻璃体切割的手术是非常困难的，发生 PVR 再次脱离的风险很高，多次手术的可能性也很高，最后的结局比较差。相比之下，对于儿童外伤性视网膜脱离，采用巩膜扣带术治疗更容易，并且绝大多数病例的结果比较好。为什么？这是因为外伤后通常会发生锯齿缘截离，锯齿缘截离通过巩膜扣带术治疗可以达到 100%的复位率。其他常见的儿童视网膜脱离包括伴有或多或少局灶性脱离的巨大裂孔，巨大裂孔附近的玻璃体可能已经后脱离，通过玻璃体切割术去除在位粘连的玻璃体只会产生更多的问题和并发症。儿童的玻璃体致密且粘连紧密，可以起到支撑视网膜的作用。巩膜扣带术不会去除玻璃体，在巩膜表面放置扣带封闭裂孔就可以解决问题。

手术技术：

对于儿童视网膜脱离，我们可以利用传统的双目间接检眼镜进行手术，因为视野非常好，角膜、晶状体和玻璃体都是透明的。对于硅海绵的缝合，我们使用显微镜。

手术步骤：

(1)角膜缘处结膜切开。

(2)3 条牵引缝线。

(3)冷凝视网膜裂孔。

(4)标记裂孔。

(5)根据视网膜裂孔的大小选择硅海绵。

(6)缝合硅海绵。

(7)检查视网膜。

(8)如果视网膜边缘翘起，注入 0.5mL 空气。

材料：硅海绵

(1)5mm×3.77mm 局部厚度的硅海绵(Labtician, Canada)，这是我们最常用的硅海绵。适应证：锯齿缘截离，所有常规大小的裂孔。该硅海绵需要 7mm 的标记点。

(2)7.0mm×5.28mm 局部厚度的硅海绵(Labtician, Canada)，这种硅海绵并不常用。

电子补充资料 本章的在线版本(https://doi.org/10.1007/978-3-319-78446-5_21)包含补充资料，可供授权用户使用。

适应证：大裂孔。该硅海绵需要9.0mm的标记点。

手术步骤：

(1)角膜缘处结膜切开。

(2)3条牵引缝线。

这部分是用显微镜完成的：从角膜缘切开球结膜，分离Tenon囊，然后在最靠近裂孔的3条直肌上放置牵引缝线。

(3)冷凝视网膜裂孔。

(4)标记裂孔。

(5)根据视网膜裂孔的大小选择硅海绵。

这部分是通过间接检眼镜完成的：在视网膜裂孔出处放置冷冻头进行冷凝，直到裂孔处视网膜变白。将冰冻头留在巩膜面上，在冰冻头的后面放置眼眶拉钩，将眼球向自己旋转，将冷冻头周围的巩膜干燥，取出冷冻头，标记巩膜面。在儿童中，冷冻后的巩膜通常会发蓝。继续进行冷冻并标记完整的视网膜裂孔，最后，在巩膜表标记好视网膜裂孔的位置，然后选择合适的硅海绵。如果觉得不放心，可以使用卡尺测量裂孔的宽度。如果裂孔宽3mm，使用5mm宽的硅海绵就足够了。如果裂孔宽5mm，则需要7mm宽的硅海绵。

技巧和建议

冷凝也可以用于发现裂孔：当视网膜因冷冻而变白时，可见到白色视网膜内的暗孔。

(6)缝合硅海绵。

这部分在显微镜下完成：将硅海绵缝合在巩膜面上，使其完全覆盖整个裂孔。首先用卡尺标记缝线的位置。技巧：用笔标记卡尺的尖端，这样卡尺就能在巩膜面直接标记。

然后放置两根缝线。在放置硅海绵之前，我们需要一个低眼压状态的眼球。取一支带有30G套管的注射器，抽取前房液。如果使用穿刺刀，则必须缝合穿刺口，因为这是小孩的眼睛。

然后放置硅海绵，如果使用Supramid缝线，以2-1-1法打结，如果使用Mersilene缝线，则使用3-1-1法打结。

(7)检查视网膜。

(8)如果视网膜边缘翘起，注入0.5mL空气。

这部分是通过间接检眼镜完成：检查硅海绵是否覆盖裂孔，并观察裂孔边缘是否明显翘起，如果发现有视网膜边缘翘起，则需注射0.5mL空气。

备注：空气进入眼内可以维持3~5天的时间，这足以填充裂孔。SF_6不是必须使用的，因为它在眼内停留的时间过长，会引起眼部刺激和PVR，并可能导致牵拉性视网膜脱离。

21.1 病例系列报告

21.1.1 病例1(图21.1和图21.2)

一例18岁男性患者被曲棍球棒击中左眼。由于视力下降，他第二周去找视光医生就诊，检查视力下降至0.2，不能矫正，将其转诊到当地眼科诊所。3周后，他在当地眼科诊所检查发现存在PVR视网膜脱离，并伴有大的锯齿缘截离。黄斑区浅脱离，锯齿缘截离处的视网膜边缘卷曲。矫正视力为0.1(+3.0DS)，IOP为0mmHg。他因此转诊给我们进行了手术(图21.1a)。

我决定为这例患者行巩膜扣带术。对于年轻的患者，我通常会选择巩膜扣带术，因为他们的屈光介质透明，并且玻璃体完整、

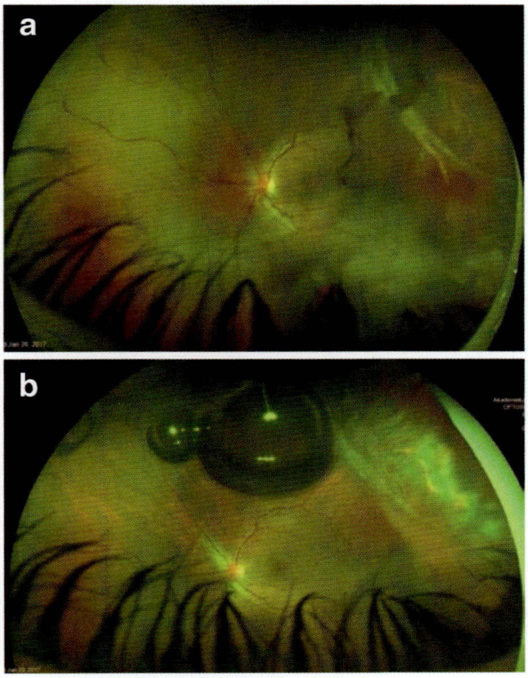

图 21.1 (a)一例 18 岁男性患者，出现继发于锯齿缘截离的外伤性视网膜脱离，病程为 4 周，裂孔边缘卷曲。(b)术后 4 天的眼底情况。进行巩膜扣带术并注入空气。

没有后脱离，可以为巩膜扣带术提供很好的支撑。在我看来，这样年轻的患者进行玻璃体切割术，手术会很困难而且会带来很多并发症。相比之下，对外伤性视网膜脱离行巩膜扣带术就很容易，即使手术失败，也可以行玻璃体切割术。

手术中使用双面间接检眼镜，冷凝，和一块 9mm×5.77mm 的硅海绵(Labtician，Canada，图 21.2)。术中检查视网膜，发现 11:45 钟位有一个小孔，12:00~3:00 钟位存在大的锯齿缘截离，3:00~6:00 钟位存在 PVR。我在上直肌和外直肌下方放置扣带，在 11:30、1:30 和 3:30 钟位缝线固定，其中 1:30 位置的缝线是必需的，以达到足够的顶压。我注入 0.5mL 空气以复位卷曲的视网膜边缘，并在结膜下注射了曲安奈德以减少 PVR 的风险，并增加眼内压。

3 天后随访显示视网膜完全复位，裸眼视力为 0.2，残留 20% 的气体，IOP 为 18mmHg。裂孔边缘仍存在卷曲，可见脉络膜(图 21.1b)。

术后 1 个月随访，视网膜完全复位，矫正视力 0.2(-3.00DS)，IOP 为 16mmHg，卷曲的裂孔边缘仍然存在。

21.1.2 病例 2(图 21.3 至图 21.5)

1 例 5 岁男孩被棍击伤，检查发现下方视网膜脱离，5:00~7:00 钟位可见大的视网膜裂孔。对裂孔边缘进行冷凝，将硅海绵放置在 7:30 至 9:15 钟位，其中硅海绵上缘位于肌止端后 1~2mm 处，2 天后视网膜复位。如果选择玻璃体切割术，手术将会变得困难。为什么？①儿童天生的晶状体，如果去除，术眼将出现严重的弱视；②儿童致密的

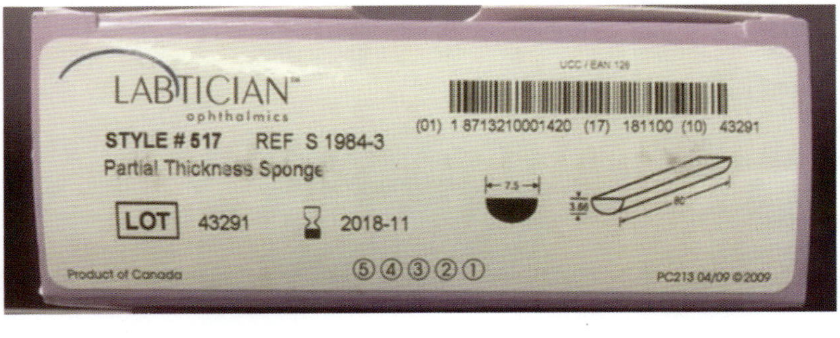

图 21.2 这一病例使用了 7.5mm 宽的硅海绵(Labtician，Canada)。

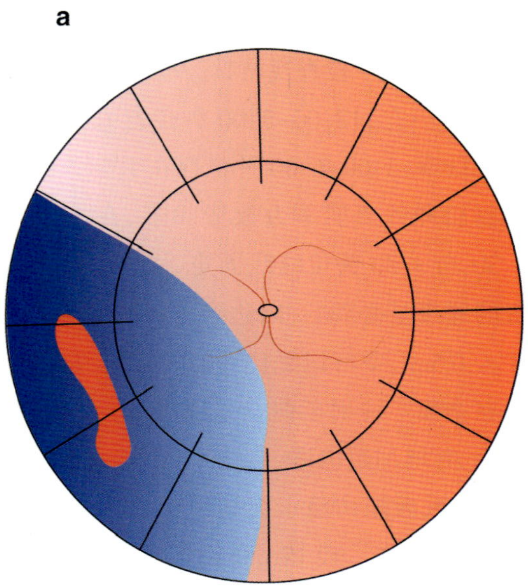

图 21.3 (a,b)一例 4 岁男孩,出现外伤性视网膜脱离(a)。7:30 至 9:15 钟位出现巨大裂孔。对这种病例进行玻璃体切割术会很困难,存在很多并发症。第一次手术尝试巩膜扣带术,大多数情况一次手术就会成功。视网膜在术后第二天复位。

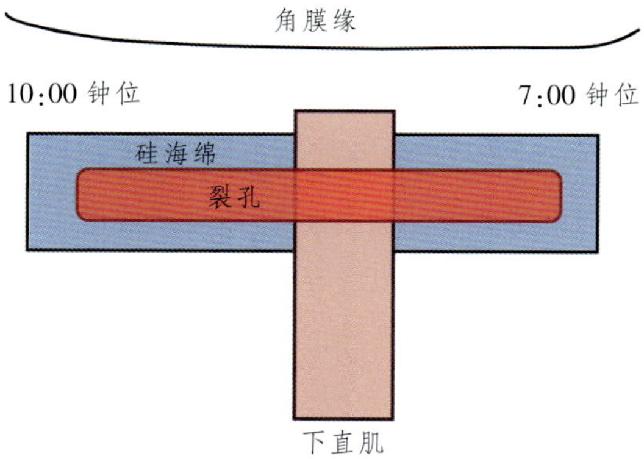

图 21.4 将硅海绵置于下直肌下方。

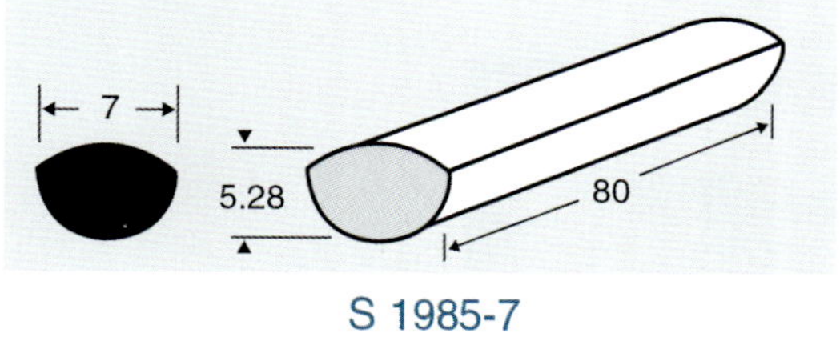

图 21.5 术中使用的硅海绵(Labtician,Canada)。

玻璃体是对于视网膜的支撑,如果去除,将可能造成下方 PVR 视网膜脱离。

21.1.3 病例 3(图 21.6 至图 21.9)

一例 11 岁男孩被足球击中左眼。眼科检查显示锯齿缘截离。将硅海绵置于下直肌下方,硅海绵的上缘位于肌止端,无须外放液。

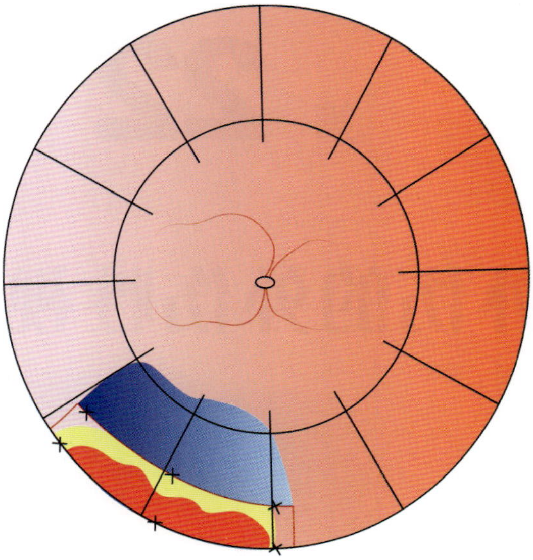

图 21.6　一例 8 岁男孩被足球击伤后出现锯齿缘截离。

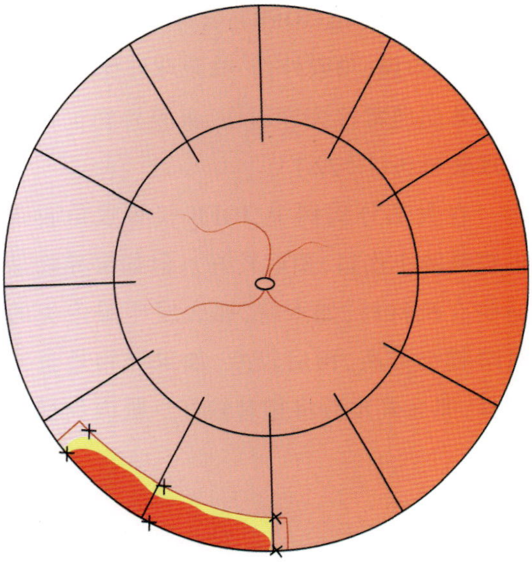

图 21.7　视网膜在术后 2 天复位。

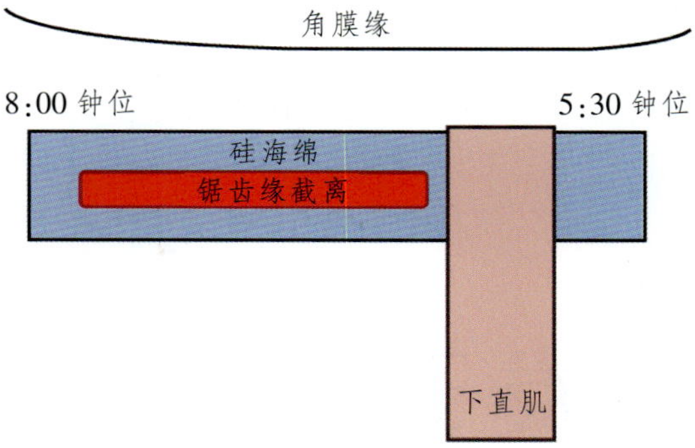

图 21.8　将硅海绵置于下直肌下方，用肌肉压住海绵。

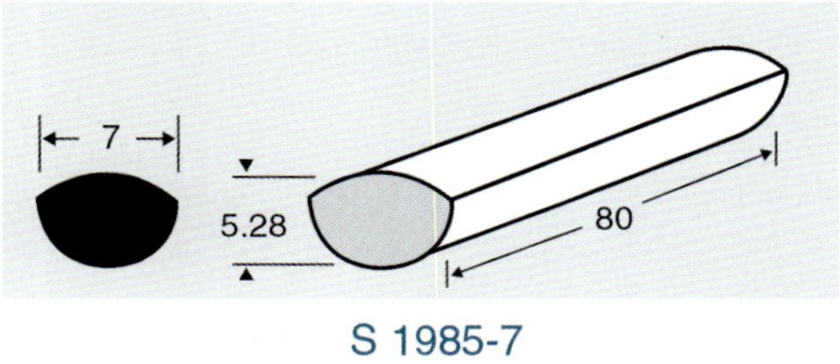

图 21.9　术中使用的硅海绵(Labtician,Canada)。

第 22 章

继发于开放性眼外伤的外伤性视网膜脱离

Ulrich Spandau, Zoran Tomic

22.1 引言

眼外伤表现多种多样。没有一个外伤病例与其他病例相同。这使得外伤手术极具挑战性、具有高难度，也使得难以对手术步骤提出建议。一般来说，眼外伤可以分为开放性眼外伤和闭合性眼外伤两种。在这里，我们仅讨论开放性眼外伤。对于开放性眼球外伤，可能有两种主要的外伤形式：①伴有眼内异物的眼外伤(IOFB)；②累及巩膜(巩膜外伤)或角膜(角膜外伤)的眼球外伤。备注：角膜外伤通常称为穿通伤，巩膜外伤也称为眼球破裂伤(图 22.1)。

在大部分病例中，IOFB 仅导致角膜或巩膜面的小伤口，预后较好。但如果异物是一些有机材料，如木材，那么发生眼内炎的风险就会升高，预后较差，如果异物是金属材料，那么其预后将相对较好。眼内炎很少发生。

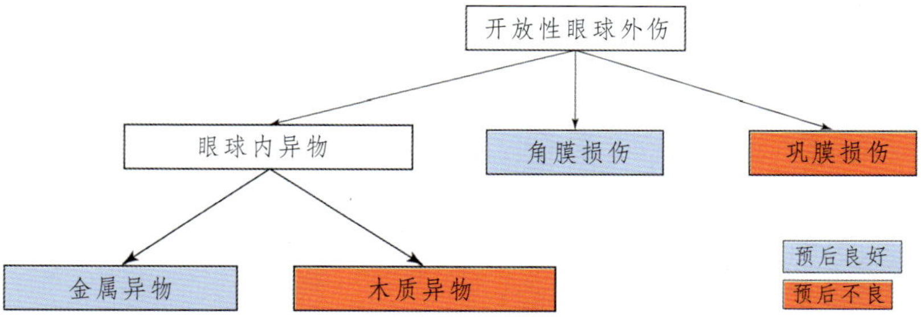

图 22.1 开放性眼外伤和不同的预后。

电子补充资料 本章的在线版本(https://doi.org/10.1007/978-3-319-78446-5_22)包含补充资料，可供授权用户使用。

如果穿通伤累及角膜,因为眼内炎的风险低而后节不受影响,因而预后较好。在巩膜损伤的情况,预后通常比较差,因为视网膜可能发生嵌顿,或者可能出现脉络膜下、视网膜下或玻璃体腔的积血。很多患眼可能因低眼压而发生眼球萎缩。

22.2　玻璃体切割术的适应证

手术的适应证是视网膜脱离。并非所有的开放性眼外伤患眼都会发生视网膜脱离。如果巩膜伤口位于角膜缘,则不会累及视网膜。如果不确定,可以用卡尺测量角膜缘和巩膜伤口之间的距离,如果距离<4mm(睫状体平坦部),那么视网膜是不可能受累的,进行术前超声检查也将会帮助我们判断病情。此外,检查是否各个方位都存在光感。

为什么不进行预防性玻璃体切割术?受伤眼往往炎症反应较重。在炎症组织(玻璃体和视网膜)中进行玻璃体切割术将会增加视网膜脱离的风险。例:开放性眼外伤后的玻璃体积血。12:00~3:00 的角膜缘伤口缝合成功。2 天后,进行超声检查,怀疑视网膜脱离。进行了玻璃体切割术,术中发现视网膜在位。一周后,手术眼极有可能发生 PVR 视网膜脱离。

22.3　手术时机

在最初的手术中,我们闭合了眼球伤口,2 周后,我们进行了玻璃体切割术(请参阅图 22.2 中的处理原则)。有些作者建议 5~7 天后进行第二次手术[1]。即使是仅有微弱光感或无光感的伤眼也可以尝试手术治疗,因为在手术后视力经常会提高。进行超声检查:是否存在脉络膜出血(SCH)?有无玻璃体积血?是否存在视网膜脱离?这些信息将有助于之后的玻璃体手术。

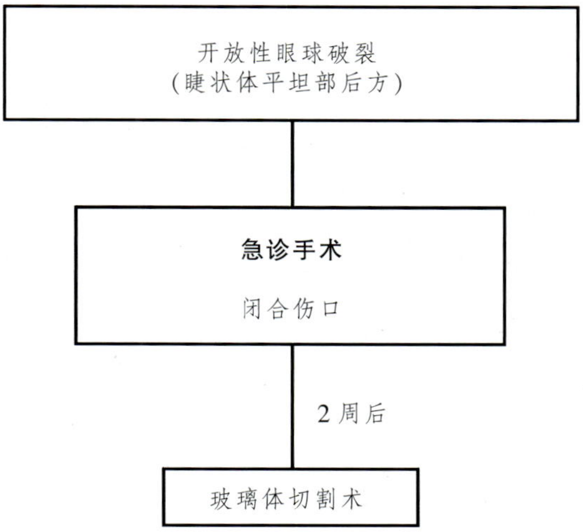

图 22.2　开放性眼外伤的治疗原则。

但是预后往往很差。从长远来看,失败的主要原因是低眼压和角膜失代偿,但是创伤的范围很大,难以概况总结。我们告知患者预后非常不好,但在大多数情况下,结局要比没做手术时要好。根据我们的经验,相比于慢性全视网膜脱离患者,眼球破裂伤患者的术后满意度更高一些。

22.4　解剖特征

开放性眼球外伤时,眼后节的解剖特征包括黏着的后节玻璃体、嵌顿的视网膜和餐巾环(视盘周围的视网膜下增殖环)(图 22.3 至图 22.5)。

22.5　手术规划

手术的主要适应证是视网膜脱离。硅油是最常用的眼内填充物。因此,前房的情况

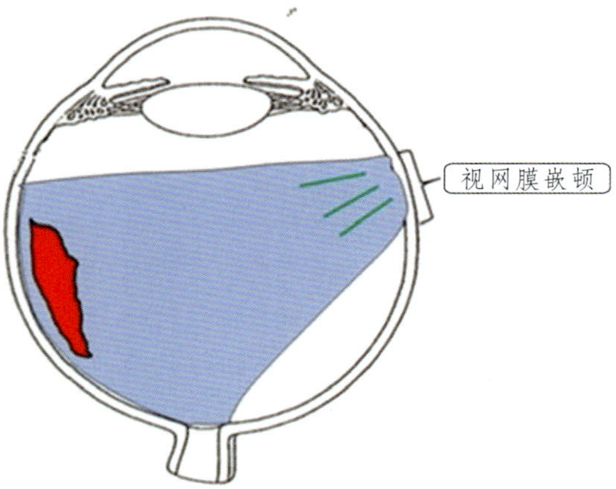

图 22.3 视网膜嵌顿在右侧的巩膜伤口处，左侧存在视网膜大裂孔。

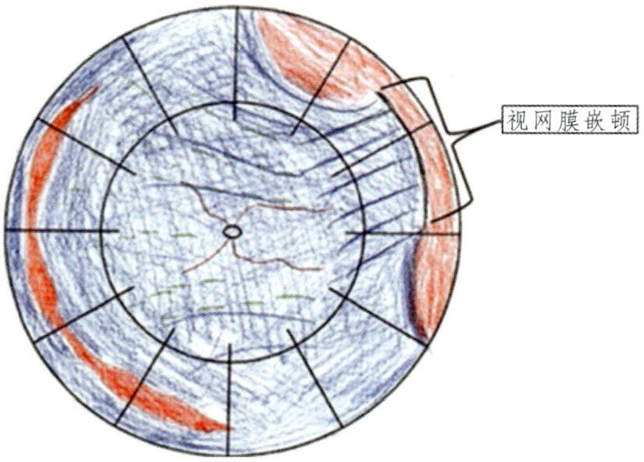

图 22.4 左侧存在视网膜大裂孔，而视网膜嵌顿在右侧。

对于手术的正常实施非常重要。要评估是否进行过白内障手术。在很多情况下，存在由晶状体或 IOL 脱位导致的无晶状体状态，有时甚至是无虹膜。无虹膜和无晶状体对于玻璃体腔硅油填充来说是一个很大的障碍。无晶状体眼中，Artisan IOL 可以阻止硅油进入前房。在无晶状体、无虹膜的情况下，虹膜-IOL 假体（Ophtec，NL）或网状缝合是一个不错的选择。

22.6 手术特点

由屈光介质的混浊和出血导致视野模糊，手术非常困难。由于广泛的玻璃体内、视网膜下和脉络膜下出血，难以分辨血液、玻璃体、视网膜和脉络膜。视网膜可能嵌顿在伤口处，需要通过视网膜切开术从伤口处松解视网膜。通常没有发生 PVD。

在视盘周围视网膜下可能形成餐巾环。它呈环形并收缩箍紧视网膜（图 22.5）。这种环形的增殖膜多发生在慢性视网膜脱离之后。为了去掉餐巾环，需行 360°视网膜切开术。手术应在全麻下进行，手术需要 2~4 小时。

22.7 伴巩膜破裂的开放性眼外伤的手术治疗

22.7.1 材料及器械

1.23G 或 25G 外伤套管针（Alcon）。

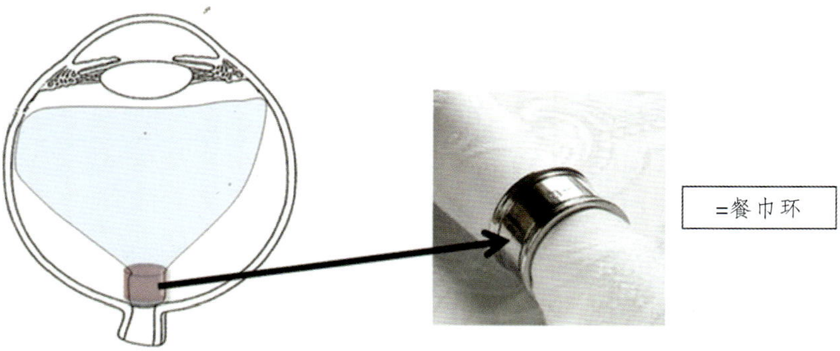

图 22.5 围绕视盘处视网膜的视网膜下纤维增殖环=餐巾环。

2.吊顶灯。

3.可能：Artisan IOL。

4.重水。

5.硅油。

22.7.2 手术步骤

1.插入前房维持器。

2.去除前房积血。

3.检查眼后节。

4.中轴部玻璃体切割术。

5.插入外伤套管针。

6.周边玻璃体切割术和玻璃体后脱离。

7.视网膜创缘的电凝。

8.嵌顿视网膜切开。

9.去除视网膜下增殖膜。

10.去除餐巾环。

11.注入重水。

12.复位试验和旋转测试。

13.激光光凝。

14.硅油填充前形成前房。

15.重水×空气交换。

16.1000cSt 硅油填充。

22.7.3 手术细节

1.插入前房维持器。

2.去除前房积血。

在很多创伤病例中存在前房积血。可通过灌注和抽吸去除前房积血，如果角膜混浊，可以刮除角膜上皮，如果仍然看不清，那么很可能存在角膜血染，唯一的解决方法是角膜移植。检查虹膜和晶状体的状况。如果虹膜出血，不必强行除去出血，只需用玻切头咬住中央瞳的出血即可。

3.检查眼后节。

4.中轴部玻璃体切割术

通过侧切口插入光纤，并检查视网膜，即尝试检查视网膜。如果什么都看不清，就要谨慎操作，因为视网膜可能已经完全脱离。首先在睫状体平坦部的高度切除中央的玻璃体，尝试分辨视网膜、脉络膜和血性玻璃体。如果没有发现位于平坦部平面后方的中心区任何结构，则继续处理周边部。即使咬切到了周边部视网膜也没关系，因为最终需要行大范围视网膜切开。

5.插入外伤套管针。

6.周边玻璃体切割术和玻璃体后脱离。

7.视网膜创缘的电凝。

评估周边部是否有合适的区域插入套管针。尝试插入至少两个套管针，这样就可以更容易进行眼后节的操作。我们使用爱尔康公司生产的 23G 或 25G 套管针，然后继续进行玻璃体切割术。在许多病例中没有发生 PVD，这就需要首先诱导 PVD，然后注入重水压平后极部视网膜，尽可能切除周边玻璃体。如果周围玻璃体有残留，而使用硅油作为眼内填充，硅油会将周边部玻璃体挤压到睫状体处，导致睫状体功能不全和低眼压。小心对出血的视网膜切缘进行电凝，以防止 PVR 复发。

8.嵌顿视网膜切开(图 22.6 和图 22.7)。

9.去除视网膜下增殖膜。

10.去除餐巾环(图 22.8)。

11.注入重水。

如果视网膜嵌顿在巩膜伤口处，则需在巩膜伤口处行视网膜切开，以松解嵌顿的视网膜(图 22.6 和图 22.7)。接着去除视网膜下增殖膜。最后去除视盘周围的纤维环，然后注入重水漫过视网膜切缘以复位视网膜。检查视盘周围视网膜是否完全复位。如果没

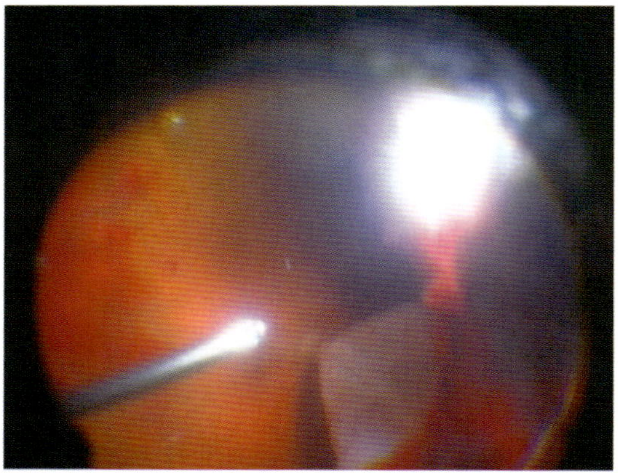

图 22.6 视网膜嵌顿在右侧的巩膜伤口内。

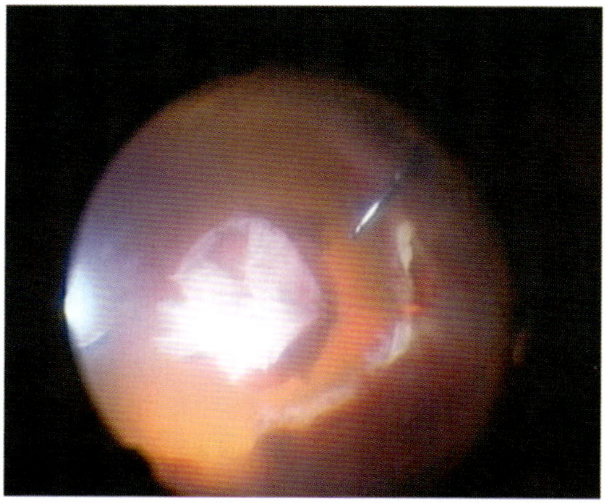

图 22.7 视网膜切开术后:右侧巩膜伤口处残留的视网膜。

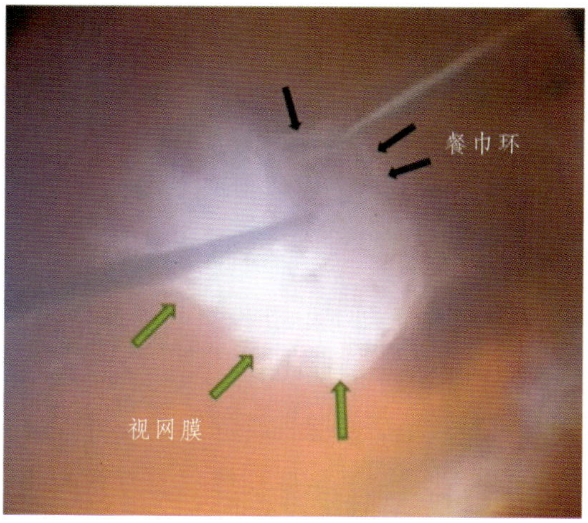

图 22.8 注意位于视网膜下环绕视盘的餐巾环。

有,你可能没有将餐巾环完全去除(图 22.8)。因为视网膜的飘动,这一步操作比较困难。检查视网膜的切缘。它们复位或嵌顿了吗?通过带有硅胶套的 Charles 笛形针或球形钩抚平扭曲的视网膜。若仍有放射状的视网膜皱褶,则需去除增殖膜。

12.复位试验和旋转测试。

13.激光光凝。

检查一下黄斑区有无正确对位或有无错位旋转。若发现存在错位旋转,则使用笛形针或球形钩复位视网膜。沿着切开的视网膜边缘行 3 排激光光凝,这个位置的激光一般需要 300ms 的曝光时间。备注:一般视网膜激光光凝的曝光时间为 200ms。

14.硅油填充前形成前房(图 22.9 至图 22.11)。

15.重水×空气交换。

16.1000cSt 硅油填充(图 22.12)。

在硅油填充前,必须准备好前房。是无晶状体眼吗?若是,则注入硅油,并行虹膜周切术以防止瞳孔阻滞。尽量植入能后向后压瞳孔的虹膜夹型的 Artisan 人工晶状体(图 22.9)。若没有虹膜,则建议植入带有虹膜假

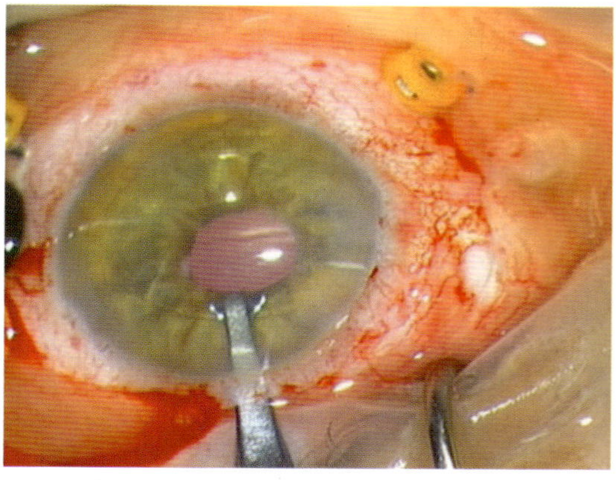

图 22.9 如果是无晶状体眼,植入瞳孔后固定型的 Artisan IOL,可以防止硅油移位进入前房。

体的人工晶状体(Ophtec,NL)(图 22.10),可选择用缝线缝合(图 22.11)。若打算行硅油填充,则可以在前房注入甲基纤维素以防硅油进入前房。接下来就是注入硅油置换重水,如果你倾向于首先行气液×重水交换,就需要小心地抽吸视网膜切缘的液体。填充 1300cSt 或者 5000cSt 的硅油,完成手术(图 22.12)。

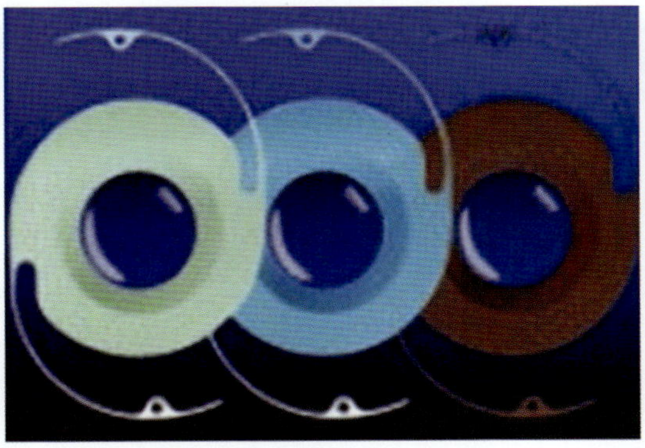

图 22.10 IOL-虹膜假体 (Ophtec,Netherlands),直径 9mm,需要大的切口。假体的颜色在植入眼内后会变鲜艳。我们只使用虹膜颜色为褐色的假体,价格为 400 欧元。

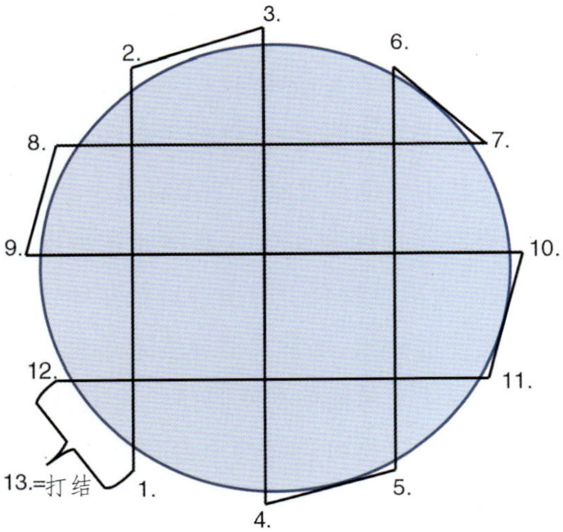

图 22.11 缝线的示意图。从 1 开始,在 12 处结束,在 13 处打结。使用 1 根缝线连续缝合。

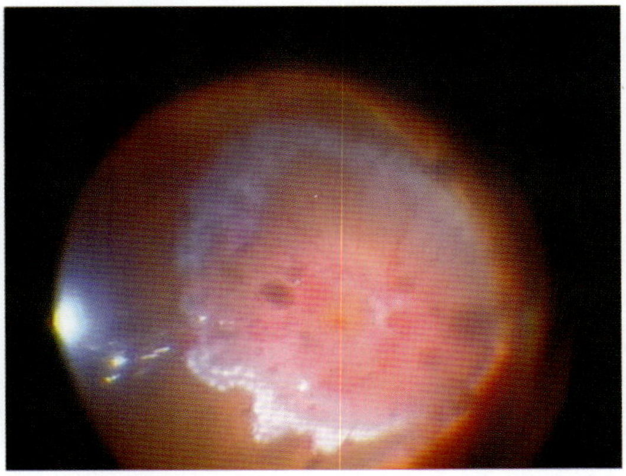

图 22.12 术毕时视网膜情况。视力为 0.1,眼球正常眼压,患者满意。这一类病例很少能达到这样好的术后效果。

参考文献

1. Kuhn F. The timing of reconstruction in severe mechanical trauma. Ophthalmic Res. 2014;51(2):67–72.

第 23 章

眼球贯通伤伴眼内异物

Ulrich Spandau，Zoran Tomic

23.1 由金属眼内异物(IOFB)导致的眼球贯通伤；延期及分步手术

眼球贯通伤应该由有经验的医生行手术治疗，这些病例常常有比较高的并发症发生率，良好的预后与最初的手术治疗密切相关。对于首次治疗的时机和程度(方式)一直以来存在争议。

23.2 延迟玻璃体切割←→立即玻璃体切割

我们倾向于延迟玻璃体切割术。外伤眼常有明显的炎症反应，这些炎症将会增加PVR 的风险，延迟手术将会降低 PVR 的发生风险。对 IOFB 眼进行玻璃体手术时，需要诱导玻璃体后脱离。然而，大多数发生 IOFB 伤的患者为年轻人，玻璃体黏着紧密。但若先等待 4 周，金属 IOFB 将会诱导发生玻璃体后脱离。所以延迟手术会带来 PVD 和更少的 PVR 发生率，我们最长可等待 4 周。此外，行空气填充就足够了，这个方式仅适用于金属异物，若眼内异物为有机物，则需立即手术，因为眼内炎的发生风险很高。

我们不倾向于立即手术，因为：①当这种外伤患者来到诊室时，经验丰富的视网膜团队往往不一定在诊室；②没有发生 PVD；③如果存在视网膜伤口，异物插在视网膜上，立即拔出异物会引起伤口出血并导致伤口边缘发生 PVR；④常常需要填充硅油。

等待 4 个星期使视网膜伤口稳定，异物取出不会造成伤口边缘的出血和 PVR 的发生，这种观点可通过 OCT 检查来证实。视网膜伤口的水肿在伤后 1 个月内减轻(图 23.1 和图 23.2)。

电子补充资料　本章的在线版本(https://doi.org/10.1007/978-3-319-78446-5_23)包含补充资料，可供授权用户使用。

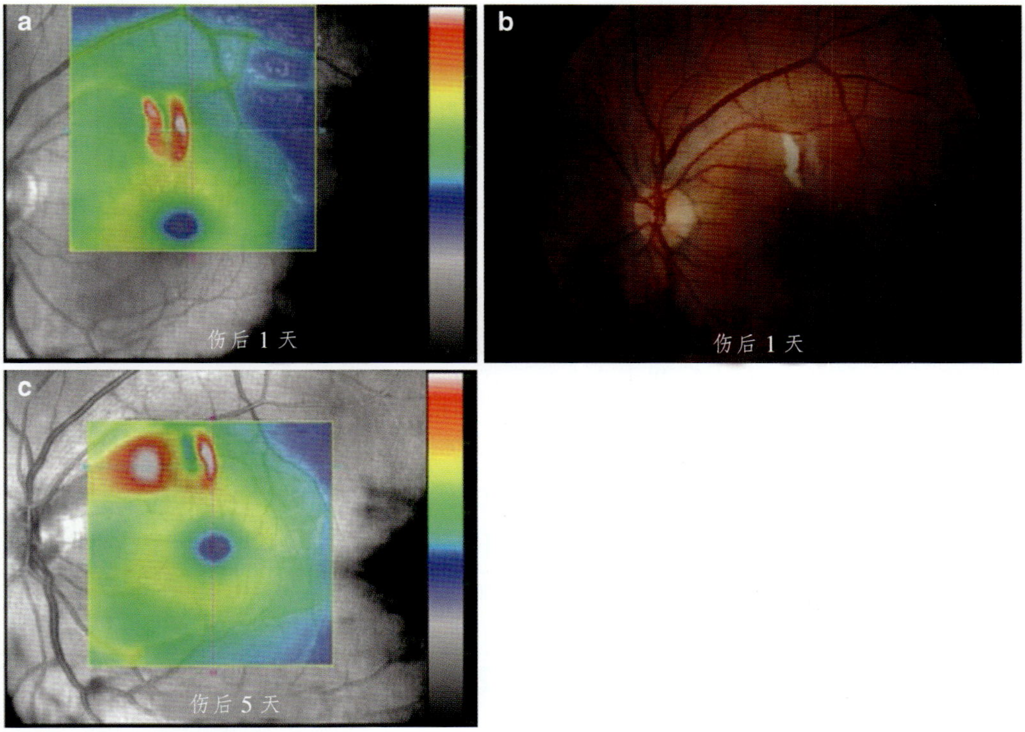

图 23.1　OCT 检查由金属异物导致视网膜伤口。伤后 1 天 OCT 检查显示伤口处中度肿胀(a,b)。5 天后伤口处肿胀明显加重(c)。

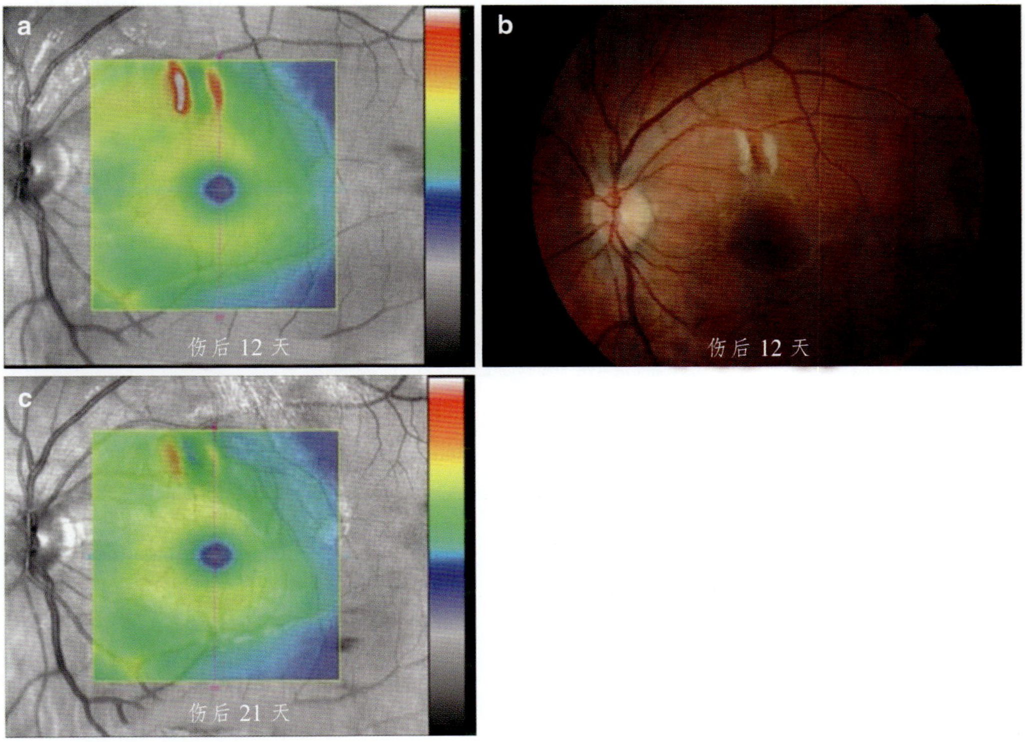

图 23.2　伤后 12 天,伤口处肿胀明显减轻(a,b)。21 天后伤口处肿胀几乎消失(c)。

23.3 在乌普萨拉大学，我们的处理原则如下(图 23.3)

第一步是关闭原发伤口(角膜或巩膜)。在第一次手术中，我们不必摘除外伤性白内障。如果怀疑伤口污染(非无菌伤口)，我们对玻璃体腔注入抗生素，之后予以静脉抗生素治疗 10 天(头孢呋门辛®，1.5g 每天 3 次)。大部分病例能看到眼底。在玻璃体积血的病例中，需要行超声检查。如果视网膜平伏，我们可以继续等待，如果存在视网膜脱离，则需立即手术治疗。但在 IOFB 的自然病程中很少发生视网膜脱离。

2 周以后我们可以行白内障手术并植入 IOL。在很多病例中，晶状体囊可能部分受损。我们尽量将 IOL 植入囊袋或者植入睫状沟。很少需要巩膜层间固定 IOL。白内障术后 2 周，我们再行玻璃体切割术取出眼内异物。这时因为已经发生玻璃体后脱离，且视网膜伤口已经愈合，所以玻璃体切割就变得很容易。视网膜或者脉络膜伤口出血的风险也会减少，伤口边缘发生 PVR 的风险也会明显减少。

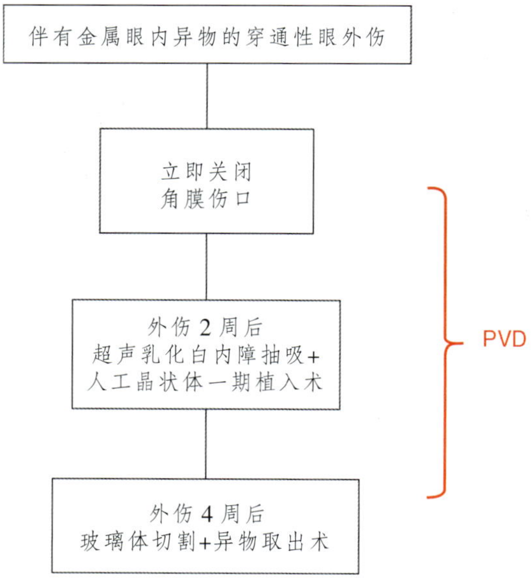

图 23.3 我们对于 IOFB 的分步手术原则。4 周后出现 PVD，眼内情况安静，此时取出 IOFB 发生 PVR 的风险较低。如果发生视网膜脱离，我们立刻手术。

因为晶状体后囊通常已受损，所以我们更倾向于在不同时间行白内障超声乳化手术和玻璃体切割术。如果在白内障手术的同时行玻璃体切割术，会使白内障的手术效果变差。两者同时手术时，广泛地切除玻璃体以及填充的气体会干扰 IOL，气体可能将 IOL 推入前房；玻璃体切割术后也可能造成虹膜后粘连等并发症。

23.4 技巧和建议

避免在炎症期或有活动性出血时行手术治疗。如果视网膜在位，可以等待，并控制炎症和出血；可以使用激素和抗 VEGF 药物。若存在视网膜脱离，则需要手术治疗。

23.5 IOFB 的取出：延迟手术和分步手术

23.5.1 手术

23.5.1.1 器械

1.25G 或 27G 套管针，带有吊顶灯照明。
2.眼内磁铁(Synergetics，USA)。
3.镀有钻石粉的异物钳(图 23.4)。
4.激光光纤。

23.5.1.2 眼内填充

术中：可能需要重水。
术后：空气。

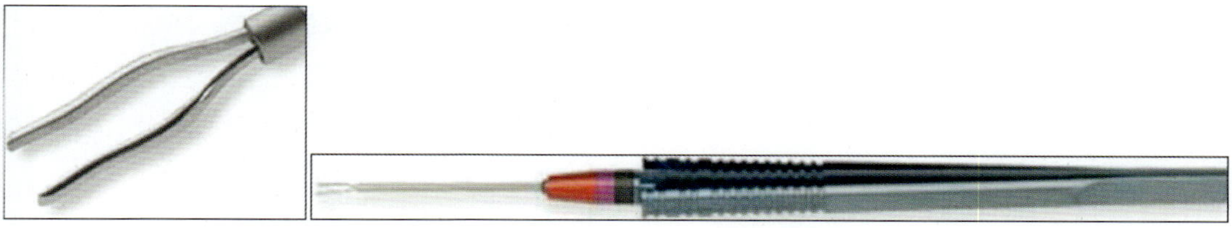

图 23.4　IOFB 镊的末端镶嵌钻石粉。可将异物从 20G 巩膜穿刺口处取出(没有套管)。有 17G、19G 和 20G 的异物镊。需要根据异物的大小扩大巩膜穿刺口。

23.5.2　手术步骤

1.25G 或 27G 三通道系统，联合吊顶灯。

2.玻璃体切割术，PVD。

3.暴露 IOFB。

4.巩膜切开，准备异物的出口。

5.通过巩膜切开取出 IOFB。

6.受损部分的激光光凝。

7.空气填充。

23.5.3　手术步骤评述（图 23.5 至图 23.10）

1.25G 或 27G 三通道系统，联合吊顶灯。

我们使用带有吊顶灯的三通道系统。

2.玻璃体切割术，PVD。

延迟手术的优点是手术时基本已发生 PVD 了。诱导玻璃体后脱离很重要，否则会增加 PVR 的风险。

3.暴露 IOFB(图 23.5 和图 23.6)。

当你看到 IOFB 时，不应立即将其取出。首先要行广泛的玻璃体切割，特别是 IOFB 周围的玻璃体，只有当 IOFB 周围和巩膜穿刺口周围的玻璃体没有黏着时才可以取出 IOFB。

4.巩膜切开，准备异物的出口。

在抓住并取出 IOFB 之前，先决定在何处切开巩膜作为异物取出的出口。打开球结膜，做平行角膜缘的巩膜穿刺口，其宽度应

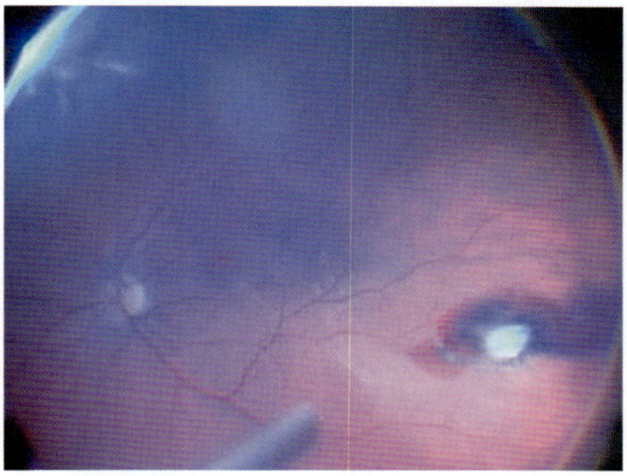

图 23.5　4 周后在贯通伤口处仍可见视网膜出血。

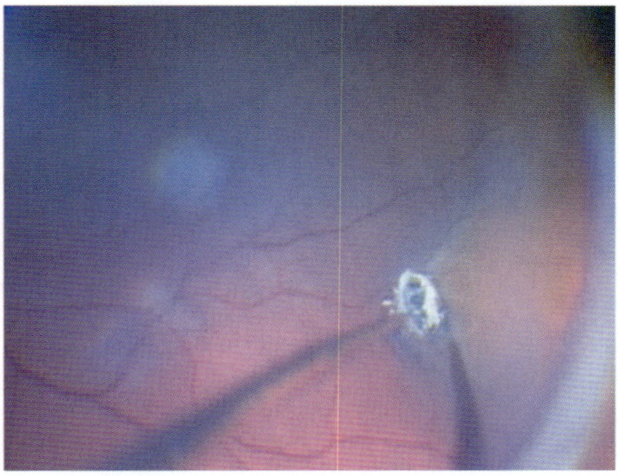

图 23.6　注意在视网膜间隙里存在 IOFB。

与 IOFB 宽度一样。

5.通过巩膜切开取出 IOFB(图 23.7)。

异物可以通过眼内镊(锯齿镊或镶嵌钻石粉的眼内镊)或眼内磁铁取出。在取出异物之前，建议注入重水泡以保护黄斑。然后

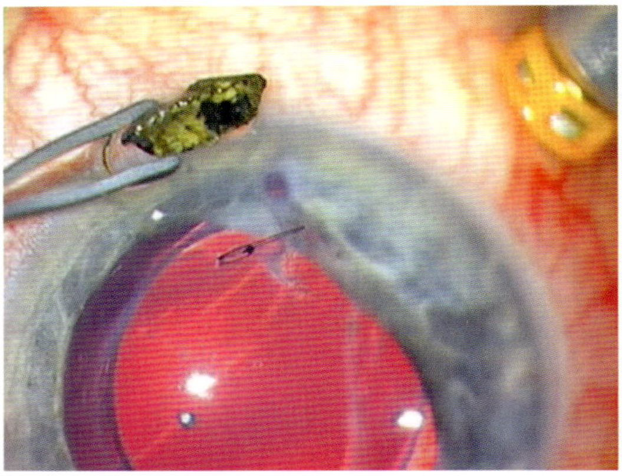

图 23.7 IOFB 在眼内存留了 4 周：没有出血 PVR 和眼内炎。

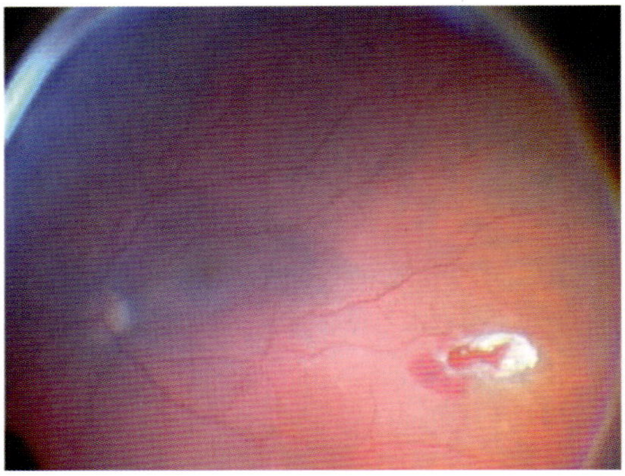

图 23.8 取出 IOFB 后的贯通伤口。

平行角膜缘扩大巩膜穿刺口，自巩膜穿刺口插入眼内镊，抓住异物并通过穿刺口取出。在很多病例中，常常需要双手操作将异物取出。自套管插入用一把镊子(例如 27G 末端抓持镊，DORC)，将 IOFB 从视网膜上取出。另一把 IOFB 镊从巩膜穿刺口进入，接住末端抓持镊上的异物，并将其从巩膜穿刺口处取出。

恭喜！最困难的步骤完成了，可以深呼吸一下，用 Vicryl 8-0 缝线关闭巩膜穿刺口。

6.受损部分的激光光凝(图 23.8 和图 23.9)。

对受损部位的视网膜行激光光凝治疗，如果在激光治疗的区域存在视网膜脱离，则需要首先注入重水以压平视网膜。

7.空气填充(图 23.10)。

在大部分病例，我们使用空气填充。

23.6 IOFB 取出：立即手术

下面是选择立即手术的手术步骤(图 23.11)。因为需要行玻璃体切割和脉络膜视网膜切除联合手术，因此立即手术的难度更大。

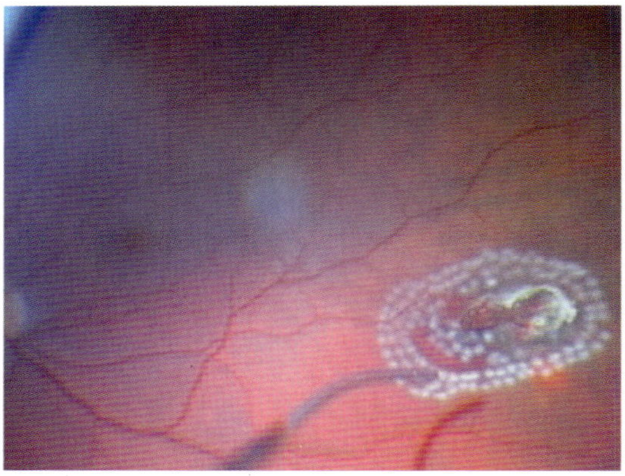

图 23.9 4 周后视网膜伤口边缘没有发生 PVR，进行了 3 排激光光凝。

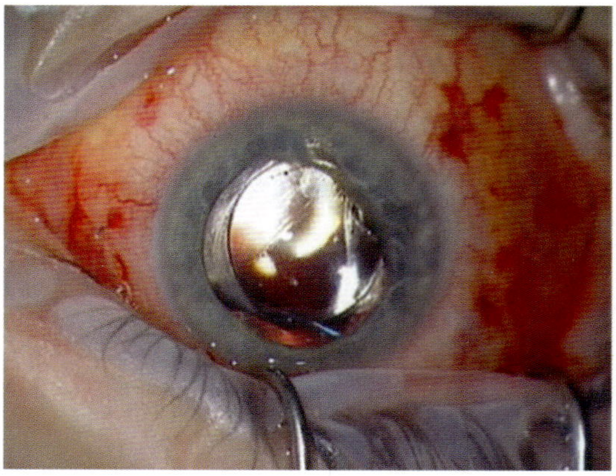

图 23.10 术后空气填充足够。

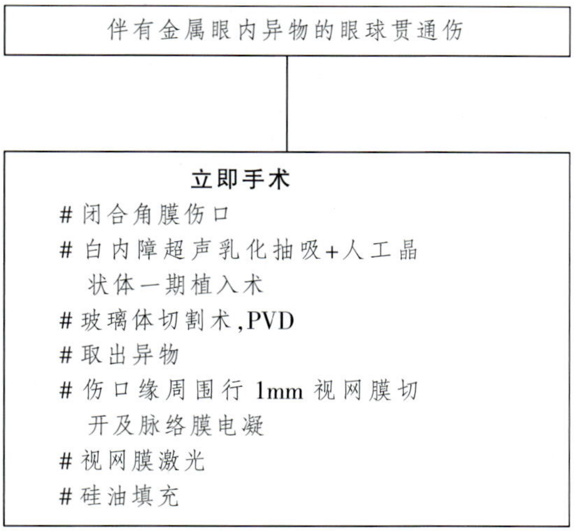

图 23.11 立即手术时我们的治疗原则。主要的不同在于围绕伤口边缘切除 1mm 的视网膜,之后对脉络膜进行电凝(Ferenc Kuhn 技术)。此外,还需要诱导 PVD 的发生,并填充硅油。

23.6.1 手术

23.6.1.1 器械

1.25G 或 27G 套管针,带有吊顶灯照明。

2.眼内磁铁(Synergetics,USA)。

3.镀有钻石粉的异物钳(图 23.4)。

4.眼内电凝。

5.激光光纤。

23.6.1.2 眼内填充

术中:可能需要重水。

术后:1000cSt 或 5000cSt 硅油。

23.6.2 手术步骤

1.25G 或 27G 三通道系统,联合吊顶灯。

2.玻璃体切割术。

3.诱导 PVD。

4.暴露 IOFB。

5.自巩膜穿刺口或角膜取出 IOFB。

6.围绕受损部位行 1mm 视网膜切除,对暴露的脉络膜行眼内电凝。

7.受损部分的激光光凝。

8.硅油填充。

23.6.3 手术步骤评述(图 23.12 和图 23.13)

1.25G 或 27G 三通道系统,联合吊顶灯。

我们使用带有吊顶灯的三通道系统。

2.玻璃体切割术。

3.诱导 PVD。

诱导玻璃体后脱离非常重要,否则就会增加 PVR 的风险, 因为对年轻患者行玻璃体后脱离非常困难,所以建议使用曲安奈德或台盼蓝等染色剂。

4.暴露 IOFB。

当你看到 IOFB 时,不应立即将其取出。首先要行广泛的玻璃体切割, 特别是 IOFB 周围的玻璃体,只有当 IOFB 周围和异物取出的巩膜穿刺口周围的玻璃体没有黏着时才可以取出 IOFB。如果 IOFB 卡在脉络膜或者巩膜上,则需要在其周围行激光光凝,以减少将 IOFB 从巩膜上拉出时造成的眼内出血。

5.自巩膜穿刺口或角膜取出 IOFB。

在取出 IOFB 前, 首先要决定是通过巩膜还是角膜主切口,若有后囊膜破损,则可以从角膜主切口取出,在这种情况下,可在取出 IOFB 后植入 IOL。

6.围绕受损部位行 1mm 视网膜切除,对暴露的脉络膜行眼内电凝 (图 23.12 和图 23.13)。

取出 IOFB 后,围绕受损部位行 1mm 的视网膜切除,并烧灼下方的脉络膜,这样可以减少术后发生 PVR 的概率。首先在距离受损部位边缘 1mm 处电凝, 然后利用 25G/

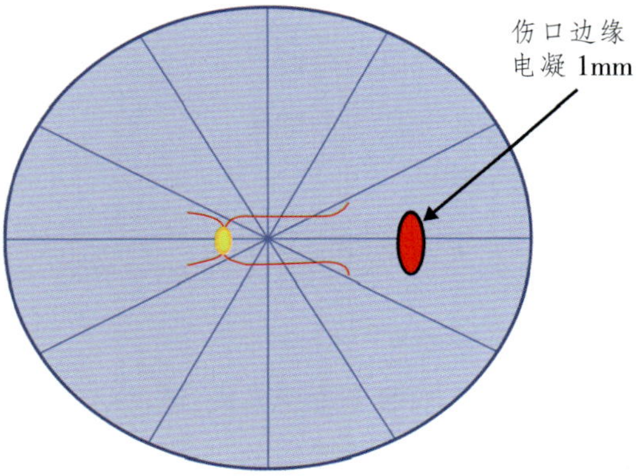

图 23.12 在立即手术时,我们的治疗原则。建议围绕伤口边缘电凝 1mm 的视网膜(Ferenc Kuhn 技术)。

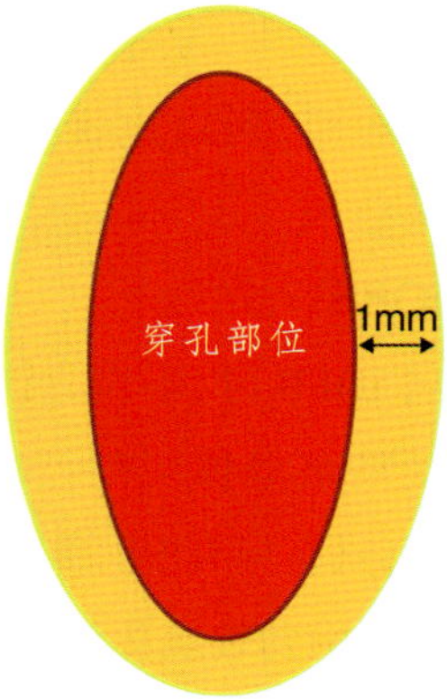

图 23.13 围绕穿孔部位电凝 1mm 的视网膜和脉络膜。

27G 玻切头在低切速下 (大约 200cuts/min) 切开视网膜。最后用电凝或激光烧灼下方的脉络膜。

7.受损部分的激光光凝。

成功行视网膜切开和烧灼脉络膜后,必须激光光凝受损部位周围的视网膜。如果激光光凝处的视网膜存在脱离,就注入重水以压平视网膜。

8.硅油填充。

如果术后立即行玻璃体切割术,我们推荐选择 1000cSt 或 5000cSt 硅油作为填充物,这是因为术后伤口边缘发生 PVR 的风险比较高。

23.6.4 并发症

立即玻璃体切割术的可能并发症:

- 术中伤口处脉络膜出血。
- 术后伤口边缘发生 PVR。
- 术后眼前节炎症,如瞳孔后粘连和 IOL 移位。

23.6.5 常见问题

视网膜脱离的风险如何?

根据我们的经验,视网膜经常受伤但很少脱离。如果视网膜在位,则没有理由立即进行手术。在大多数情况下,视网膜是在位的。如果视网膜脱离,则必须立即手术。每周用裂隙灯或超声检查评估视网膜。

如果等待 4 周进行玻璃体切割术,是否会增加眼内炎的风险?

发生眼内炎的最高风险是在受伤后的第一周内。在 10 年内,我们有 4 例眼内炎:两个异物是木头,两个是金属。在这 4 个病例中,初诊时都已经存在眼内炎。

手术时机是什么(图 23.14)?

贯通伤口必须立刻缝合好。什么时候取出异物?两派观点:立刻。我们的治疗原则是,只要视网膜在位,我们就等待。伴有异物的贯通伤,视网膜常常是在位的。通常我们在 1 个月后取出异物。优点:眼内安静,通常后玻璃体脱离,受伤部位通常非常安静,从而降低了伤口边缘发生 PVR 的风险。使用空气填充已足够。如果等待时间超过 4 周再手术会怎样?IOFB 引起无菌炎症,将会增加 PVR 视网膜脱离的风险。

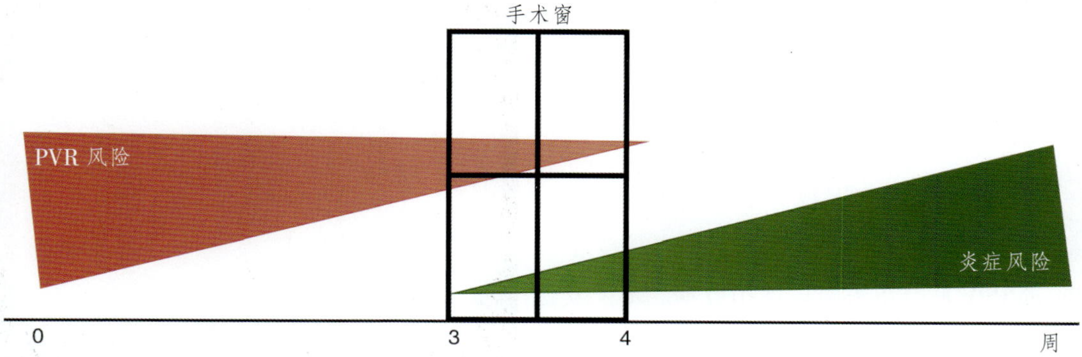

图 23.14　存在 IOFB 的眼球贯通伤的手术时机非常重要。不要太早进行手术,也不能等得太久。IOFB 取出手术的最佳时间点应在伤后 3~4 周。

瑞典乌普萨拉大学 2008—2016 年的一项回顾性研究表明:

伴有IOFB的眼球贯通伤数量:21 例。

IOFB的类型:2 例木质和 19 例金属。

位置:中央和周边部。

我们的治疗原则如下:立刻缝合角膜和巩膜伤口,然后静脉注射抗生素 1 周,每周随访 1 次。2 周后行 Phaco+人 IOL;4 周后行 PPV+异物取出。

眼内炎:2 例木质 IOFB 和 2 例金属 IOFB 的患者。木质 IOFB 的患者受伤后直接来到医院,那时眼内炎已经存在。伴有金属 IOFB 的病例在 3 天后出现眼内炎。其他患者均无眼内炎。

视网膜脱离:1 例眼内炎患者在玻璃体切割术后出现了视网膜脱离。两例木质异物患者则进行了眼球摘除。其他 18 例均无视网膜脱离。

PVR:PVR 多发生在自贯通伤口处。贯通伤处的视网膜肿胀在 4 周内消失,这时可行手术,这样发生 PVR 的风险最小。此外,在 4 周后已经发生了 PVD,对于年轻患者这时手术更加有利。

手术技术:根据 Ferenc Kuhn 的技术,第一例患者立即接受了视网膜脉络膜切除术。3 周后,术眼在伤口处出现了 PVR 反应。所有其他患者在 4 周后接受了延迟玻璃体切割术,没有出现 PVR 这样的术后并发症。只有 1 例患者在术后发生了视网膜脱离,但再次进行玻璃体切割术以复位视网膜。

23.6.6　技巧和建议

23.6.6.1 前房积血

新鲜的 ACH 不容易去除,因为纤维素难以抽吸。开始时先注入 rtPA,等待几分钟,然后便可以轻松地清除积血。

23.6.7　技巧和窍门

23.6.7.1 手术时机(图 23.14)

在第一周发生眼内炎的风险比较高。患者应口服和局部应用抗生素。然后每周进行随访。如果发生视网膜脱离,则立即进行手术。如果视网膜仍然在位,这是这种病变的自然病程,可以在 3~4 周后安排手术。这样,贯通伤口处发生 PVR 的风险最小。不建议等待更长的时间，因为金属 IOFB 会引起视网膜的局部无菌性炎症。

23.6.8 病例报告

一例 5 岁男孩因视力下降到眼科诊所就诊，诊断为全视网膜脱离，患者接受了 Phaco/PPV 联合下方节段性扣带术。术中发现球内金属异物并将其取出(图 23.15)。两周后,视网膜脱离复发。进行了增殖膜剥离和一个放射状扣带术。2 个月后取出硅油,4 个月后进行最后一次随访，视网膜完全在位,视力为 0.3。

备注:患儿父亲报告,他和儿子两个月前在车库工作，有东西打到他儿子的眼睛,但一天后孩子没有抱怨眼痛。

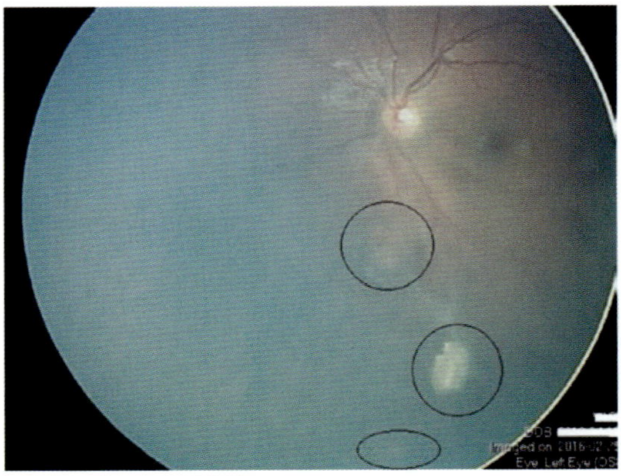

图 23.15 注意 IOFB 位于下极部。其他圆形标记指出的是 IOFB 导致的视网膜裂孔。

第 5 部分

术后措施

第 24 章

术后处理及并发症

Ulrich Spandau, Zoran Tomic

24.1 体位(图 24.1 和图 24.2)

对填充惰性气体和硅油的患者，我们需要指导其保持特殊体位 1 周。对于填充 1000cSt 和 5000cSt 硅油的患者，与惰性气体填充患者的体位要求一样。如果使用 Densiron 68，建议患者仰卧位睡眠，白天时可自由体位。

24.2 滴眼液

对于所有视网膜脱离病例，术后 2 周我们予以 1%阿托品滴眼液每天 1 次和可的松滴眼液每天 5 次。如果存在术后葡萄膜炎，我们会 Tenon 囊下注射倍他米松(整支)。如果 IOP 在 21~30mmHg，我们会予以青光眼滴眼液，当 IOP>30mmHg 时给予乙酰唑胺×2~4。年轻的硅油填充患者的 IOP 通常会升高，需要更长的时间使用乙酰唑胺。

24.3 随访

行玻璃体切割术的视网膜脱离：术后 1 天，术后 1 周行 IOP 测量和术后 2 周。

行巩膜扣带术的视网膜脱离：术后 1 天；如果视网膜附着在位，则在术后 2 周随访。

硅油取出术后注意：有较高的脱离风险，并且会迅速形成 PVR 视网膜脱离。

我们进行术后 1 天、术后 1 周和术后 2 周随访。

电子补充资料 本章的在线版本(https://doi.org/10.1007/978-3-319-78446-5_24)包含补充资料，可供授权用户使用。

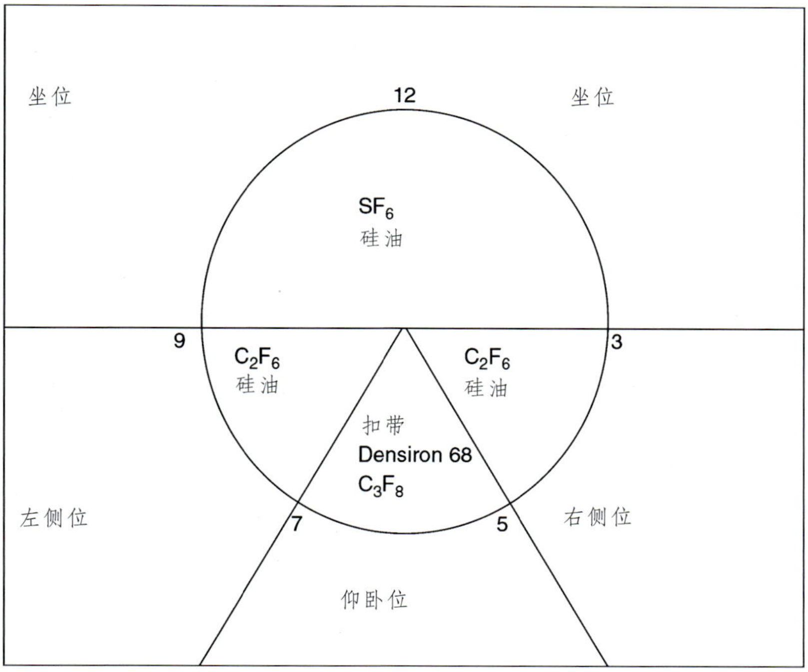

图 24.1　根据视网膜裂孔的位置选择视网膜脱离术的眼内填充物和体位。

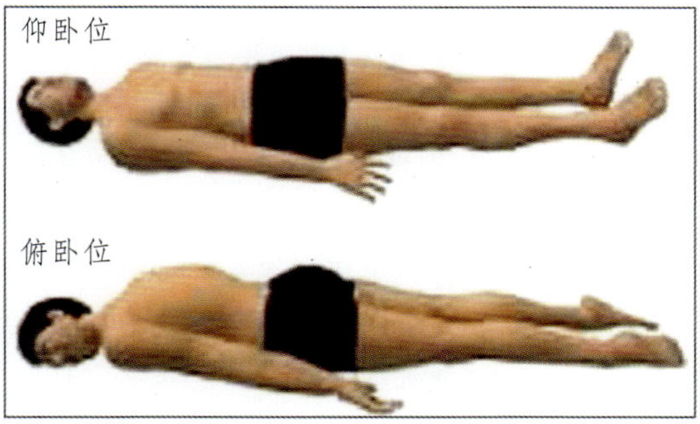

图 24.2　仰卧位和俯卧位。Photocourtesy Wikipedia。

24.4　并发症

以下列出了围术期和术后并发症：

24.4.1　围术期并发症

脉络膜脱离	灌注头位于色素上皮下
预防	• 如果眼压正常，在手术过程中检查灌注头的位置
治疗	• 取出灌注头，从另一个套管插入，然后等待脉络膜脱离逐渐消失 • 如果眼压低，请使用 Alcon 的 6mm 创伤套管针
医源性裂孔	分离粘连的增殖膜
预防	双手剥膜
重水进入视网膜下	视网膜裂孔在仍受到牵拉的情况下与重水相接触
预防	注入重水前先解除视网膜的牵拉
治疗	1.使用 41G 针管主动抽吸 2.向黄斑区注射 BSS,使重水流向下方

24.4.2 术后早期并发症

纤维膜形成	1.在虹膜粘连分离术后；使用虹膜拉钩后 2.Phaco/玻璃体切割联合术后
治疗	1.类固醇滴眼液 2.前房注入 tPA 3~6μg
眼压升高	1.联合手术后黏弹剂残留 2.惰性气体浓度不合适 3.硅油填充过多
治疗	1.通过现有侧切口释放黏弹剂 2.取出部分硅油 3.抗青光眼药物治疗
出血	1.视网膜切口边缘出血 2.下方虹膜周切后的睫状突积血
预防	对视网膜切开边缘仔细止血并检查下方的周切口
治疗	清除视网膜前或眼内的积血
飞机旅行（图 24.3）	空气和惰性气体在 1 万米高空会发生膨胀
预防	在飞机旅行前评估惰性气体的量，如果视盘到气泡的距离达到 4 个视盘直径，那么飞机旅行是安全的

24.4.3 术后晚期并发症

复发性 PVR	PVR 手术最后失败的最常见原因
预防	• 仔细去除所有的增殖膜 • 抗感染药物
白内障	• 长期接触惰性气体或硅油 • 晶状体囊的机械性损伤 • 晶状体囊的灌注液损伤
预防/治疗	Phaco/玻璃体切割联合手术
黄斑皱褶	术后黄斑下存在积液的情况下填充惰性气体，并采取面向下体位
预防	(1)避免黄斑下积液 (2)后极部视网膜切开、引流 (3)手术后避免立即保持面朝下体位
治疗	(1)视网膜下注入 BSS 诱导视网膜脱离 (2)用重水复位视网膜 (3)对黄斑皱褶按摩、抚平

Mateo 医生对于玻璃体视网膜术后干性黄斑皱褶的处理方法：

视网膜下硅油	视网膜裂孔或视网膜切口处仍然存在牵拉
预防	在注入硅油前，通过气液交换或者重水压平视网膜来评估视网膜的牵拉情况
治疗	1.取出硅油，通过扩大视网膜切开或者剥离增殖膜解除牵拉 2.解除牵拉后再次注入硅油
下方复发性视网膜脱离	下极部的睫状体 PVR 增殖膜可以造成下方复发性视网膜脱离
预防	1.去除 PVR 增殖膜 2.通过无创性手术避免发生 PVR 3.巩膜环扎
治疗	• 重硅油(Densiron 68) • 视网膜切开 • 下方硅压
虹膜红变	部分视网膜脱离
预防	预防部分视网膜脱离
治疗	1.Anti-VEGF 注射 2.切除脱离的前节视网膜
硅油状态下低眼压	• 硅油向睫状体方向推压玻璃体，导致纤维增殖膜和睫状体功能不全 • 睫状体平坦部炎症 • 视网膜切开范围过大
预防	仔细切除基底部的玻璃体

治疗	• 去除睫状体处的纤维增殖膜 • 抗感染药物
硅油填充眼的虹膜膨隆	瞳孔后粘连
预防	
治疗	术后使用散瞳药 基底部虹膜切开术和去除瞳孔后粘连
虹膜-IOL 夹持（图 24.4）	• 惰性气体将 IOL 推向前；IOL 位于虹膜面前。虹膜与前囊膜之间形成前粘连。发生瞳孔阻滞
预防	• 撕囊口不要过大
治疗	• 去除前粘连，复位 IOL 至虹膜后方

硅油状态下高眼压	• 继发性青光眼，甚至在硅油填充不足的情况下 • 硅油填充过多
预防	避免填充过多
治疗	去除硅油 房水引流装置(如 Ahmed 阀)
激光所致的视网膜坏死（图 24.5 和图 24.6）	最常发生与下方周边部，可以造成视网膜脱离
预防	降低激光能量(至视网膜变白时的最低能量)和曝光时间=200ms
治疗	重水+坏死后缘的激光光凝+重硅油(Densiron 68)(也可以选择下方巩膜扣带术)

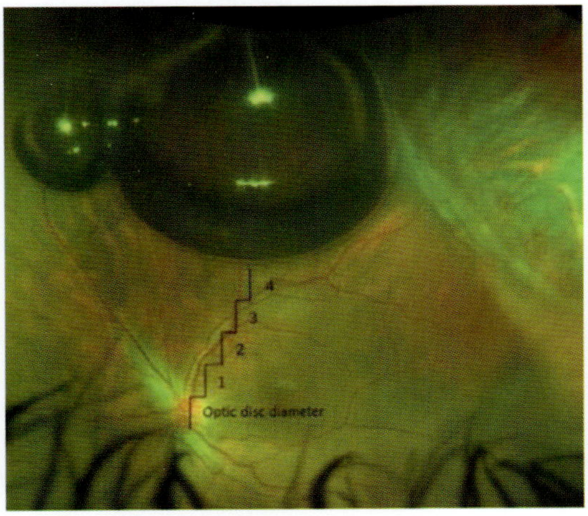

图 24.3　测量视盘到气泡下缘的距离。如果超过 4 个视盘直径，则飞机旅行是安全的。

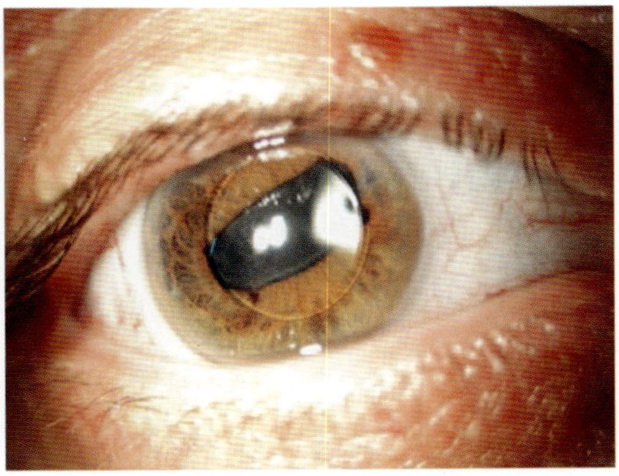

图 24.4　玻璃体切割联合惰性气体填充术后出现虹膜-IOL 夹持。

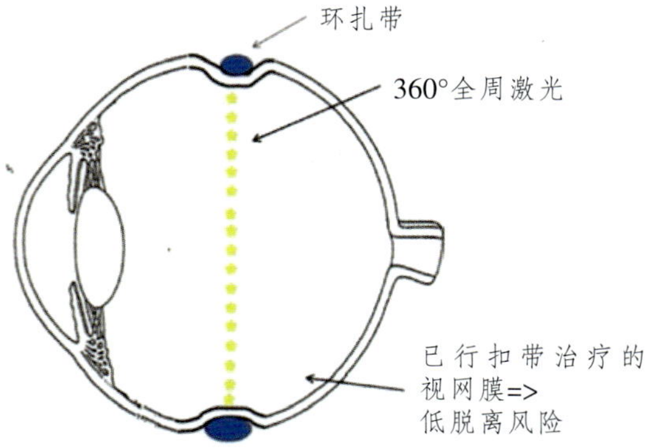

图 24.5 如果存在环扎带并在顶压嵴上进行激光，则 360°全周激光光凝是安全的。不会发生由激光性坏死导致的视网膜脱离。

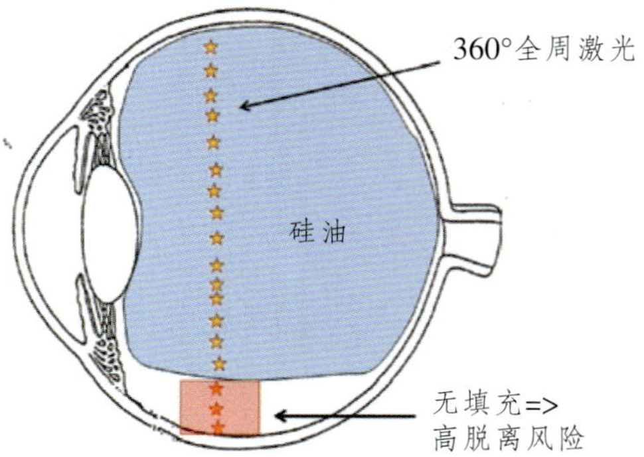

图 24.6 如果没有环扎带，则 360°全周激光光凝是不安全的。可能在下方周边部发生由激光性坏死导致的视网膜脱离。

第 **25** 章

手术技巧小建议

Ulrich Spandau,Zoran Tomic

25.1 前房

25.1.1 手术技巧 1

25.1.1.1 置入 Synergetic 吊顶灯

1. 直接用手置入吊顶灯比使用套管镊更容易,但手术医生必须施加相对较大的力量才能将吊顶灯的尖端穿过巩膜。如果这样做不成功,则手术医生可以使用 23G 套管扩大巩膜穿刺口, 这样置入吊顶灯更容易,但吊顶灯在巩膜穿刺口处会有些松动。

2. 结膜水肿或出血会让识别巩膜穿刺口的位置有些困难。在这种情况下,可使用压板(DORC,NO 2117),或使用剪刀和镊子将结膜局部切开,以便更清楚地看到巩膜穿刺口。

手术技巧2

当使用 27G 系统时,将颞上套管针朝向上方插入。套管针朝向上方减少了器械的弯曲,并在大多数病例中方便更彻底地切除上方周边部玻璃体。

手术技巧3

平衡盐溶液会损伤晶状体: 在人工晶状体眼中,可使用 BSS 作为灌注液,但在晶状体眼中,需要 BSSPlus®(Alcon)以避免晶状体损伤。BSSPlus®中还含有谷胱甘肽、葡萄糖和碳酸氢钠。

手术技巧4

角膜润滑:玻璃体切割术中的主要问题是角膜上皮水肿,尤其是手术时间超过 1 小时的联合手术。通过在角膜上涂抹甲基纤维素 (Celoftal®,Alcon 或 Ocucoat®,Bausch+Lomb),角膜可以保持透明数小时。几乎不需要刮除角膜上皮,必要时可使用宽刀片(月形刀)。

手术技巧5

眼前节玻璃体切割术中的损伤后囊膜:这不是灾难,如果是圆形破损,则无须做任何事情。否则,用玻切头完成一个圆形后囊膜切开(例如,500cuts/min)。这样的后囊切口不会扩大,IOL 在囊中能保持稳定。

手术技巧6

小瞳孔：如果在手术过程中瞳孔收缩，可将0.01%的肾上腺素注入前房，瞳孔应在几秒钟内变大，如果小瞳孔是由后粘连引起的，请使用诸如(Sinskey 钩)之类的推拉器械，或置入虹膜拉钩以扩大瞳孔。

手术技巧7

后脱位的IOL：位于囊袋内的IOL掉入后极部不容易抓住。它通常位于晶状体囊袋内部，然而，晶状体囊膜很难抓住，将光纤和镊子一起抬起IOL，然后从侧面抓住IOL。我们更喜欢使用具有锋利边缘的27G末端抓持镊。

手术技巧8

从后极部取出人工晶状体的困难：尝试以下手法：

(1)用眼内镊抓紧晶状体袢或囊口边缘。

(2)置入吊顶灯，使用眼内镊和27G剥膜钩双手操作，提起IOL。

(3)注入小重水泡以浮起IOL并保护黄斑。再抓住IOL。

(4)注入小重水泡以浮起IOL。然后使用玻切头去除晶状体袢周围的囊膜(图25.1)。如果晶状体袢已游离在囊袋外，可以较容易地使用眼内镊抓住IOL。备注：第四种方法通常能成功。

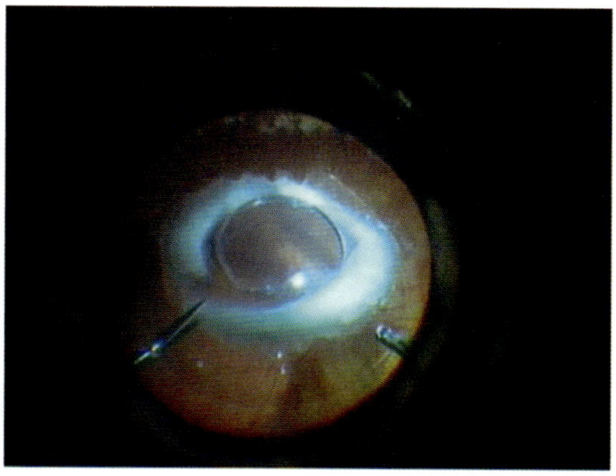

图25.1 位于囊袋内的后脱位IOL。存在一个很大的Soemmering环，很难抓紧IOL。

手术技巧9

虹膜夹型IOL的固定：可以通过一个穿刺口固定IOL，而不是两个穿刺口。铲刀的尖端足够长，可以到达两个虹膜夹。

手术技巧10

虹膜夹植入过程中不要夹持过多的虹膜组织。可能会引起眼球刺激。为了避免这种副作用，请使用Geuder的Sekundo薄铲刀。

手术技巧11

可通过前房穿刺口伸入Eckardt镊轻松去除前房中的纤维素或血凝块。

手术技巧12

没有看到眼内的灌注头时，不要打开睫状体平坦部的灌注。如果没能看到灌注头的内口，可以通过前房维持器开启灌注进行玻璃体切割术。尤其是在伴有脉络膜脱离的低眼压的病例。

手术技巧13

角膜缝线：如果前房不稳定，则在Phaco+IOL术后用10-0尼龙缝线缝合切口。这可避免在顶压眼球时角膜切口的意外开放，进而可能导致前房变浅甚至IOL脱位。术后1周时可拆除缝线。

手术技巧14

囊袋张力环：在抽吸皮质后植入晶状体囊张力环是个好主意。囊袋张力环能够伸展囊袋，使后囊袋不会松弛下垂，这降低了玻璃体切割术中损伤后囊膜的风险。如果使用囊张力环，请确保将其放在正确的位置，因为从玻璃体基底部上取出张力环并非易事。

手术技巧15

对轻硅油眼做6:00钟位的虹膜周切：如果在无晶状体或悬韧带缺损的情况，则应行 6:00 钟位的 Ando 虹膜切除术，以防止眼压升高。Ando 虹膜切除术可防止继发性房角关闭，因为房水可以在 6:00 钟位的虹膜切口处流入前房，并将硅油压回玻璃体腔。双手操作：用眼内镊子在 6:00 钟位抓住瞳孔缘。将玻璃体切割器（低切割速度，约 200cuts/min）的开口于 6:00 钟位时放在虹膜后方向前吸引，吸住虹膜，然后切出一个孔。

手术技巧16

对重硅油眼做12:00钟位的虹膜周切：Densiron68®(Geuder)是重硅油，可以顶压下方视网膜。如果需要行虹膜切开，则必须在 12:00 钟位进行。最好在玻璃体腔内填充重水或水的情况下进行虹膜周切，即注入硅油前。

手术技巧17

前房中的甲基纤维素：如果存在较大的悬韧带缺损，可在前房注入甲基纤维素，可将其留在术后以避免硅油进入前房，但术后 IOP 会有轻微上升。

手术技巧18

硅油进入前房：用 I/A 手柄吸除硅油泡（图 25.2 和图 25.3）。如果玻璃体腔内为 BSS，则吸除很简单，但通常玻璃体腔内充满硅油，风险在于吸除前房的硅油泡后，新的硅油泡又会进入前房，其原因是玻璃体腔硅油过量填充和悬韧带缺损。如果新的硅油泡进入前房，先用 I/A 吸除硅油泡。然后停止抽吸，维持灌注，用另一只手向前房注入甲基纤维素，最后缓慢退出灌注手柄。甲基纤维素不会引起高眼压。

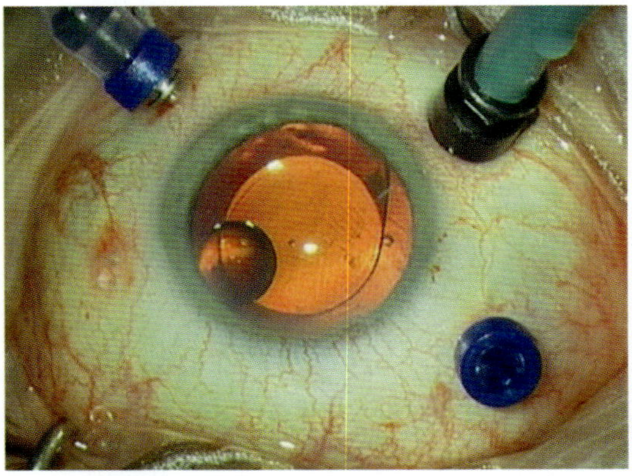

图 25.2 前房中的硅油泡。

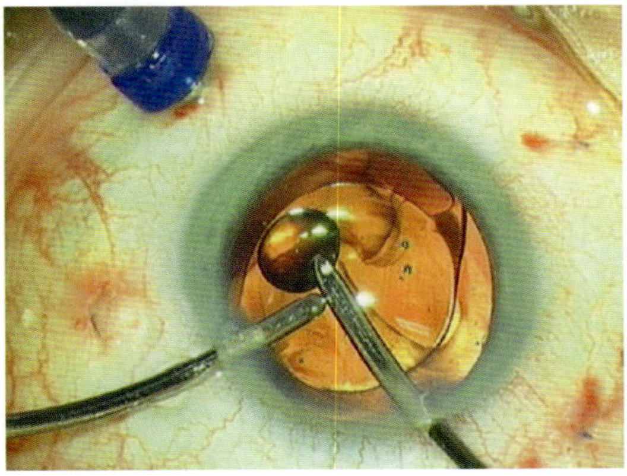

图 25.3 用 I/A 吸除硅油泡，最后向前房注入甲基纤维素。

手术技巧19

一片式IOL对三片式IOL：请勿将一片式 IOL 植入睫状沟，因为晶状体袢会引起虹膜局灶性脱色素，从而导致继发性色素性青光眼。三片式 IOL 不会发生这种情况。原因是，一片式 IOL 的袢比较大且边缘锐利，而三片式 IOL 的袢比较小而且圆。

手术技巧20

瞳孔后粘连：如何分离后粘连？①注入黏弹剂的同时用黏弹剂针管分离；②如果粘连得太紧，可以用（弯曲的）玻璃体剪将其剪开。

手术技巧21

睫状体冷凝术：对下半部睫状体进行3:00~5:00钟位的冷凝，持续时间约为30秒。注意冷冻的量，因为一旦过度可能导致不可逆的低眼压。建议一次进行3个点的冷冻，等待4周观察其效果，必要时可重复冷冻。

手术技巧22

如果前后房之间液流充分，例如在无晶状体眼中，前房维持器可替代睫状体平坦部的灌注，用于玻璃体切割术，但不能用于有晶状体眼，因为前后房之间的液体流动不够。

手术技巧23

角膜切口闭合后的溪流试验。为了检查眼球是否水密，需进行溪流试验。做前房穿刺并向前房注入BSS。如果眼压正常，可以结束手术，如果眼压低，要寻找并关闭渗漏点。

手术技巧24

前房积血：新鲜的前房积血不易去除，因为纤维素难以抽吸。开始时先注射rtPA，等待2~3分钟，然后可更轻松地清除积血。

手术技巧25

巩膜贯通伤口：用卡尺测量创伤性巩膜缺损到角膜缘的距离，如果距离>4mm，则可能存在视网膜缺损，在这种情况下要增加视网膜冷冻术。

手术技巧26

如果同一巩膜缺损位于角膜缘后4mm以外，则在伤口边缘周围进行视网膜冷冻，如果想要绝对的安全，可在巩膜伤口处缝合硅海绵。

手术技巧27

IOL后方的气泡：对人工晶状体眼患者行后囊切开和气液交换术应谨慎。在气液交换时，在后囊切开处重水会在IOL的后表面凝结，从而极大地影响后极部的视野。可以用笛形针将其移除，也可以将黏弹剂涂在IOL的后表面(图25.4和图25.5)。

手术技巧28

我认为，使用IOL推注器植入可折叠虹膜假体和虹膜-IOL联合假体是一种可以选择的方法，因为它很容易操作，并且主切口只有2.4mm宽。

手术技巧29

最终的手术将是使用Scharioth法固定IOL-虹膜假体(图25.6)。

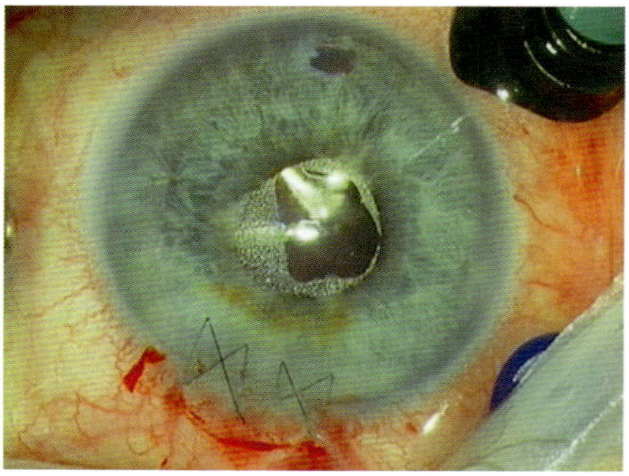

图25.4 IOL后表面的凝结空气。

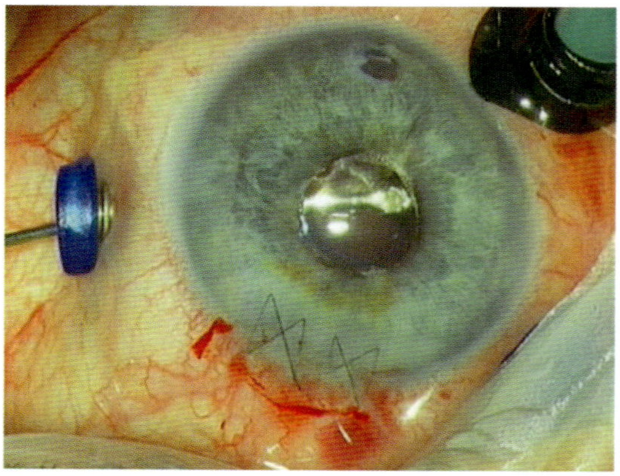

图25.5 用器械去除气泡，或在IOL的后表面注入甲基纤维素。

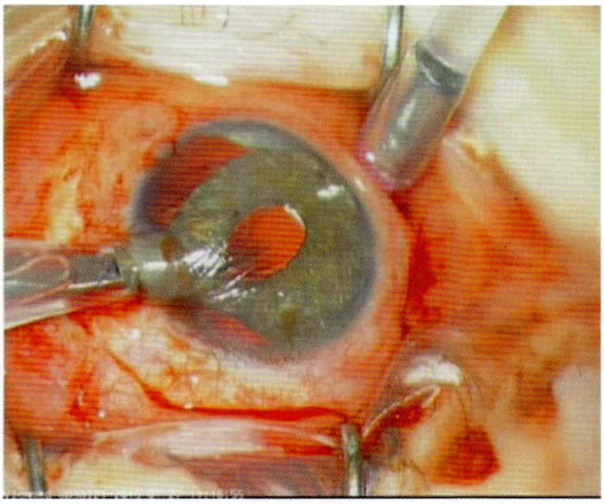

图 25.6 用 IOL 推注器插入虹膜-IOL 联合假体。虹膜假体来自德国的 Human Optics，而人工晶状体来自 Alcon。

25.2 后房

手术技巧30

BIOM和空气：当向玻璃腔中填充空气时，由于折射率不同，图像无法聚焦。如果将 BIOM 透镜稍微向上移动，图像将再次聚焦。

手术技巧31

注入重水：尝试仅注入一个气泡。慢慢地开始，让针管的尖端始终与液泡接触，这避免了液流被冲击成多个小液泡，因为小液泡可能进入视网膜下。

重水注入的并发症

视网膜下重水：①切勿向视网膜裂孔方向注入重水；重水可能流入视网膜下。②使用带阀门的套管针避免/减少重水小泡。

手术技巧32

台盼蓝：如果使用公司配置的注射器，则染色可能会变得困难。如果在注射过程中施加了太大的力，则染色剂会突然喷入眼内，遮挡视野并且难以去除。因此，我们建议改用常规的 3mL 注射器，操作动作可控（图 25.7）。

手术技巧33

重水×硅油交换时液体在玻璃腔中的位置（表 25.1）。

手术技巧34

PVD：如果计划用台盼蓝染色，也可以用它代替曲安奈德用于 PVD，这会让手术变得更容易，但如果打算为玻璃体染色，还需为增殖膜重新染色。

手术技巧35

膜和染色剂：对增殖膜反复染色，因为经常会存在多个增殖膜，只有染色为阴性时，才能排除残留的增殖膜，增殖膜染色越清楚，就越容易剥离。

手术技巧36

在 ERM 的病例中，可以从较平常更周

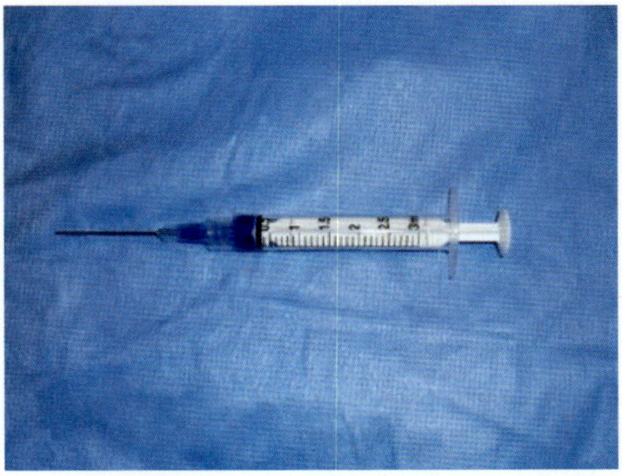

图 25.7 带有台盼蓝的 3mL 注射器。

表 25.1 重水×硅油交换过程中玻璃体腔中液体的位置

术中	术后	
硅油	硅油	玻璃体腔
平衡盐溶液		
重水	眼内液	

边的位置(例如在大血管弓)开始剥离,尝试将 ERM 和 ILM“二合一”剥离。如果试图抓住内界膜,则继续向中央区剥离。ERM 应该位于 ILM 上方,两层都可以通过一次剥离去除。

手术技巧37

在空气下染色

用这种方法染色剂浓度更高,需要的染色剂更少,并且染色更快。进行液体×空气交换,并在后极部留下一小滩水。使用带反冲针的 3mL 注射器注入染色剂。将 2~3 滴亮蓝滴注入水中,等待 15 秒(图 25.8),将笛形针尖端放在水中吸除染色剂(图 25.9)。然后

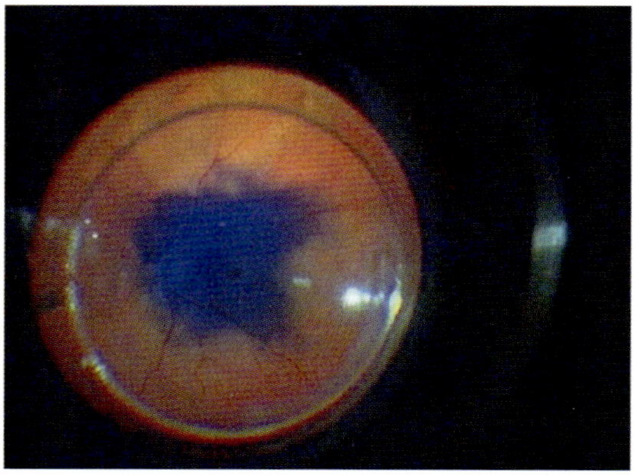

图 25.8 在充满空气的玻璃体腔中向后极部滴入亮蓝。

进行空气×液体交换。该方法的优点是染色剂仅在一小滩水中作用,与分布在整个玻璃体腔中相比,医生可以更快地将其去除。

手术技巧38

ILM剥离和点状出血:小点状出血仅在 ILM 剥离时发生,而在 ERM 剥离时不会出现(图 25.10)。

手术技巧39

用吊顶灯协助膜剥离:置入吊顶灯,协助优势手剥膜,你会惊讶自己的手非常冷静、没有震颤。如果手没有震颤,可用非优势手握住 Charles 笛形针,吸除膜的碎片或内界膜。如果使用负压吸引,甚至可以提起膜的边缘,然后用镊子将其剥离。

手术技巧40

笛形针:使用 27G 时,应进行主动抽吸。使用笛形针的主动抽吸或玻切头,靠近视网膜时要小心。由于开口的位置,用玻切头不可能将水完全吸除。

手术技巧41

治疗裂孔而不是脱离。这听起来很简单,但通常会发生过度治疗。如果你修补自行车轮胎上的孔,那么你只修补这个孔而不

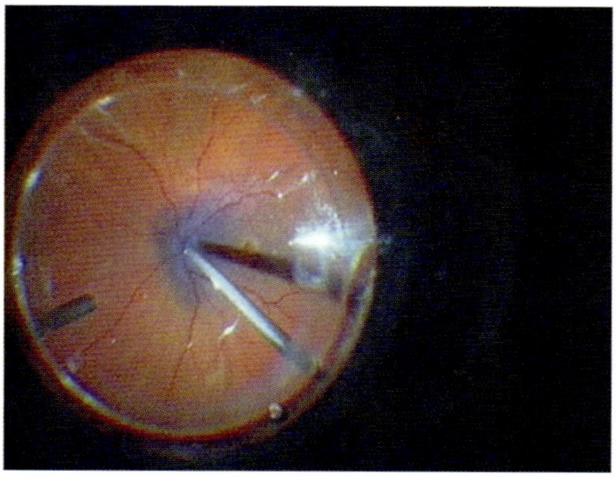

图 25.9 然后吸出染色剂并进行空气×液体交换。

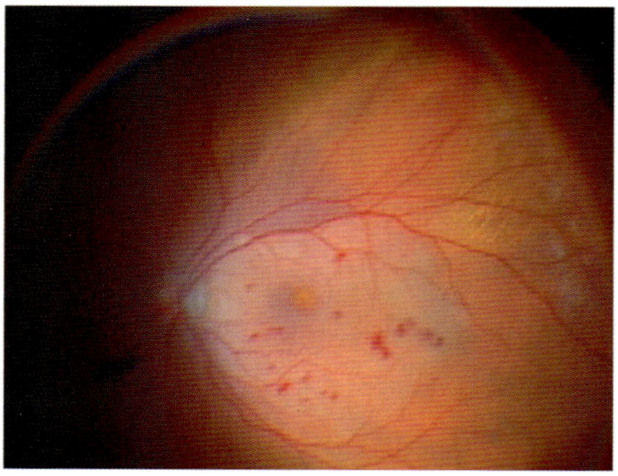

图 25.10 点状出血仅在 ILM 剥离时发生。

是整个轮胎,相同的道理适用于视网膜上的裂孔,仅治疗裂孔的边缘而不是整个视网膜。

手术技巧42

肌肉下的视网膜裂孔。除了角膜缘海绵外,还可以使用放射状海绵。如果要在肌肉下方使用放射状海绵,请移开肌肉缝合海绵,然后将肌肉缝合回原处,或将海绵缝在肌肉上。如果患者术后出现复视,则可在2~4周后移除海绵。

手术技巧43

低眼压：尤其是在玻璃体切割术后眼,眼球可能出现低眼压伴巩膜皱褶。用30G针经睫状体平坦部注入BSS,直到眼压正常。

手术技巧44

PVD

1.正确评估玻璃体后界面与视网膜/视盘之间的关系是掌握玻璃体切割术的关键步骤之一。始终检查是否存在PVD。即使在预计已发生PVD的情况下(例如视网膜脱离),你有时也会惊讶地发现玻璃体后界面尚未与视网膜分离。

2.新鲜脱落的玻璃体后界面具有“捶打金属面”的外观。如果成功诱导玻璃体后脱离,将会在玻璃体后界面看到这样的外观。当PVD发生时,玻璃体腔中会突然出现很多玻璃体,需要被切除。

手术技巧45

PVD和染色剂

1.我们建议初学者在开始的10~20台玻璃体切割术中对玻璃体染色。这样玻璃体更容易识别,玻璃体切割术尤其是玻璃体后脱离的诱导变得相当容易。

2.要用曲安奈德对玻璃体后界面染色,进行轴心部玻璃体切割,以及套管针前的周边部玻璃体切割。将针管插入中间部玻璃体(注意不要插入周边部,否则会将曲安奈德注射到玻璃体基底部并产生牵拉力)。注入少量曲安奈德,其会掉落到后极部,很好地将玻璃体囊染色。不要在玻璃体腔注入过多的曲安奈德。它只会遮挡视线,并且在之后的手术中难以清除干净。少量几滴曲安奈德足以对后玻璃体染色。

3.一旦后极部玻璃体被曲安奈德染色,尝试在视盘上抽吸玻璃体后界面。尝试在视盘鼻侧的玻璃体后界面切开小裂隙,然后用玻切头的负压拉起玻璃体后界膜,向晶状体方向牵拉。注意中周部向前进展的玻璃体后界面,这看起来像潮汐。PVD诱导过程中会在此处产生断裂。

手术技巧46(图25.11至图25.13)

困难的PVD:如果无法诱发PVD,请尝试以下操作:

(1)将负压提高到600mmHg,然后重试。

(2)用台盼蓝或曲安奈德对玻璃体染色,然后重试。

(3)插入一个60D镜片,并用Eckardt镊子夹玻璃体后界膜。如果产生了孔,请尝试使用玻璃体切割器抽吸该部分并引起PVD。

(4)使用27G Atkinson套管(Beaver-Visitec)在玻璃体后界膜制造一个孔。然后用镊子拖动孔的边缘(图25.11至图25.13)。

手术技巧47

RRD中的PVD：大约15%的RRD患者,其后极部的玻璃体尚未后脱离。例如50岁以下合并多个小圆孔的近视患者。在这种情况下,玻璃体可能与视网膜粘连紧密,强行PVD可能导致多个医源性裂孔。这些病

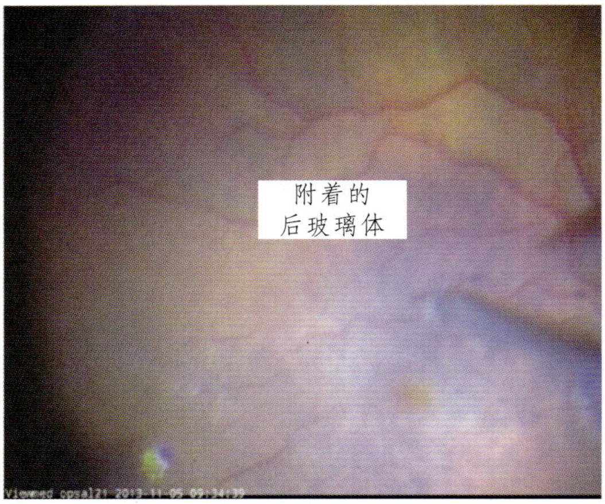

图 25.11 附着的后玻璃体。

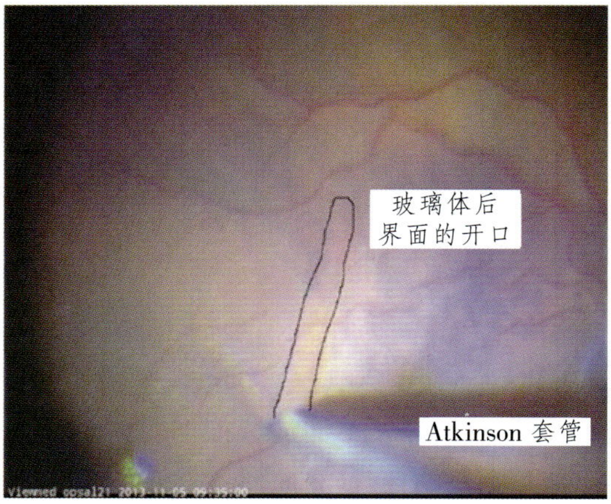

图 25.12 用锋利的器械在玻璃体后界面制造一个开口。

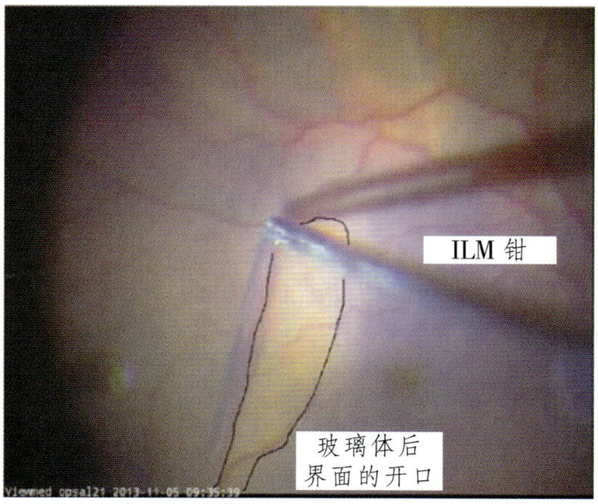

图 25.13 然后抓住开口的边缘，建立 PVD。

例通常适于巩膜扣带术。如不确定，请在决定行玻璃体切割术之前用超声检查判断术前玻璃体是否脱离。

手术技巧48

曲安奈德和RRD：许多 RRD 病例是由紧密的玻璃体视网膜粘连引起的。仅通过玻切头将玻璃体拉离视网膜，是很难将玻璃体与视网膜分开的。在这些情况下，你可能会扩大已有的裂孔或诱发医源性裂孔。如果你发现非常紧密的玻璃体视网膜粘连，建议"停止拉动"并开始"切除"粘连于视网膜的玻璃体。通过用曲安奈德对黏附的玻璃体染色可以促进这一过程。用曲安奈德对玻璃体染色时，应使用最少量，并将注射液注入目标部位。注射过多的曲安奈德可能会干扰你的视线，在之后的手术中将其移除可能会很麻烦。

手术技巧49

看不见的裂孔和Schlieren现象：缓慢注入重水并观察"Schlieren 现象"。特别是在病程较久的 RRD 中，视网膜下液进入玻璃体腔时看起来像泥泞的水流。如果出现这种"Schlieren 现象"，"看不见的裂孔"可能就在 Schlieren 进入玻璃体腔的位置。

手术技巧50

重水很昂贵。在复杂的情况下，可能有必要在重水下进行多种操作，有时需要去除一部分，随后又需要添加部分重水。如果需要将重水吸出，可以很容易地将其吸回原注射针筒，以便在手术的下一阶段重新注射。

手术技巧51

医源性裂孔：如果裂孔和大泡性脱离相距较远，则很难从裂孔处排出视网膜下液。在第一种情况下，可以尝试用巩膜顶压器按摩视网膜下液至裂孔处，或在滞留液体区域制造医源性裂孔。用眼内电凝标记靠近靠近锯齿缘的下方视网膜。然后用玻切头切开一个孔(切速设定:约300cuts/min),用负压吸住视网膜,然后小心地切开,从小孔处引流视网膜下液。

手术技巧52

激光:小心使用激光能量。使RPE中度变白就足够了,太强的热量会使视网膜变薄,是新的视网膜裂孔的好发部位。它们也可能导致脉络膜收缩甚至脉络膜出血。初学者的一个典型错误是为了安全进行过多的激光或冷冻,可能会产生完全相反的效果。

手术技巧53

全周激光:不建议行360°全周激光。发现和治疗所有视网膜裂孔至关重要。全周激光的最大缺点是,在复发性视网膜脱离的情况下,很难在视网膜脉络膜萎缩斑块内发现裂孔。

手术技巧54

激光性坏死:激光的另一种并发症是视网膜坏死。激光强度过高可能会导致视网膜坏死以及难以发现的小孔。这些裂孔经常发生在激光斑的外缘。冷冻治疗也是如此。

手术技巧55

医源性裂孔:当在血管弓内有一个小裂孔时,无须激光治疗,因为中心区域的色素上皮具有足够的泵功能而不会发生脱离。但是,如果裂孔较大,建议使用一排激光包围裂孔。尽管你无意制造了周边医源性裂孔,只要发现了该裂孔,这都不是问题。用3排激光包围裂孔,并进行气体填充。

手术技巧56

激光治疗

1.可以在水(BSS溶液)下、硅油下和重水下进行激光治疗。在空气下,由于可见度差,使用激光较困难。

2.在重水下对裂孔进行激光治疗最容易,因为视网膜神经上皮和色素上皮的对位情况很好。该技术的缺点之一是更加难以看到裂孔的边缘。在用重水覆盖之前,请用电凝或激光斑点标记裂孔的位置。这样更容易在重水下识别它们。

3.小心激光的"连续"功能。你很容易过度治疗。这可能会导致微爆炸、脉络膜出血和视网膜裂孔,或易于出现术后裂孔。周边的视网膜色素沉着能力更强,所以周边视网膜激光所需的能量更少。

4.激光光纤离视网膜越远,视网膜上产生的光斑越大(产生光斑所需的能量越大)。如果你要处理更大的区域,这会非常有用,因为这样的激光边缘更柔和,不会像刀子一样切割视网膜。

5.谨慎使用360°预防性激光。这可能没有必要,也可能导致前节缺血,并且在术后视网膜脱离的情况下很难发现小的裂孔。治疗可以看见的视网膜裂孔即可。

手术技巧57

基底部玻璃体的切除。有多种切除基底部玻璃体的方法:①使用巩膜顶压器的双手操作;②在同轴光下(仅在显微镜照明下)使用棉签或巩膜顶压器顶压巩膜;③使用光纤作为外部巩膜顶压器(提供了聚焦的光束透过巩膜照亮基底部玻璃体)。

手术技巧58

主动抽吸:在23G中,被动抽吸可快速抽吸视网膜下液。在25G和27G中,主动(比被动)抽吸更容易、更快地抽吸视网膜下液。

手术技巧59

去除重水。去除重水的两个技巧:①当使用硅胶头的长笛形针时,接触视网膜或视盘的风险要低得多;②如果不确定重水是否抽吸干净,可向充满空气的玻璃体腔中注入少量水(进行简短的液体×空气交换),然后完全清除残留的重水-水混合物。

手术技巧60

B超:如果发生玻璃体积血,请务必进行详细的术前超声检查。尝试确定玻璃体后界面(附着、部分附着或分离)和视网膜的状态。

手术技巧61

灌注阻塞:积血的玻璃体有时会阻塞灌注管。玻璃体切割术前检查灌注套管,如有疑问,则切除灌注套管内口及其周围的血性玻璃体。

手术技巧62

去除前节玻璃体:如果积血直接位于晶状体后方,则可能需要去除前节玻璃体。这种手术在人工晶状体眼中较简单,但在晶状体眼中,可能损伤到晶状体。我们采用两种技术:在晶状体的边缘(即悬韧带的后面)切除,以避免触碰晶状体。①在锯齿镊的帮助下,将前节玻璃体拉向眼球的中央。从两侧操作。②通过玻切头吸住前节玻璃体,将玻璃体拉向眼球的中心,切除玻璃体,可从两侧操作。

手术技巧63

视网膜上的血液应如何清除?①使用笛形针的硅胶头在视网膜表面扫除、抽吸积血。②按压笛形针的侧面开口数次,水会从笛形针的尖端喷出,将视网膜前的血液向上吹起。然后可以使用玻切头轻松抽吸血液。③可用内界膜钳将血凝块抓起,并用玻切头清除。

手术技巧64

复发性玻璃体积血:因玻璃体积血而进行玻璃体切割术,术后可能会再次出血。如果复发与前房积血有关,则询问患者是否服用抗凝剂,如阿司匹林。患者应停止服用抗凝药物约1个月。在大多数情况下,前房积血会消退。如果前房积血自行消退,请继续等待直到玻璃体腔内的积血吸收。

手术技巧65

取出硅油术开始时灌注管堵塞:灌注管堵塞的原因是硅油进入灌注管。①请勿用注射器压迫眼球。否则会将硅油压入灌注管。②将IOP增加到40~50mmHg,直到BSS出现。然后再次降低到25mmHg。

手术技巧66

膜剥离和脉络膜出血:请勿将糖尿病视网膜病变的增殖膜向前拉至晶状体,这样可能会导致脉络膜出血。应平行于视网膜方向剥离增殖膜。

手术技巧67

术中出血和肾上腺素:如果手术中多条血管不断出血,则在BSS瓶中添加肾上腺素。肾上腺素会收缩血管并减少出血。

手术技巧68

术后玻璃体积血是增生性糖尿病视网膜病变在玻璃体切割术后的首要问题。为了降低这种并发症的发生率,要小心地进行止血。进行PRP后,留意少量渗血的部位。即使是很少量的持续性出血也应在手术结束前进行处理。

手术技巧69

保留晶状体的玻璃体切割术:在年轻

的糖尿病患者中，我们先行保留晶状体的玻璃体切割术，然后再注入 SF_6 气体或 1000 cSt 硅油填充，均取得了良好的效果。即使在10~20 年后，晶状体也几乎没有混浊。

手术技巧70

大多数接受复杂白内障手术的患者不会抱怨并发症，而会抱怨疼痛的手术过程。为什么？因为白内障手术是从表面麻醉开始的，当并发症发生时，以同样的麻醉继续进行手术。我们建议：如果遇到并发症，请决定继续还是推迟手术。如果决定继续手术，建议先行筋膜下或球后麻醉，这样能减轻患者的痛苦。

手术技巧71

掉核：这种情况下的风险在于晶状体核落在后极部，因此容易引起视网膜损伤。有 3 个建议：①注入重水泡以保护黄斑和浮起晶状体核。②双手操作，一只手可以固定晶状体核，而另一只手可以移除核块。③如果玻璃体没有后脱离，则玻璃体皮质就像晶状体核的垫子，导致难以去除晶状体核。在这种情况下，诱导 PVD 以便于处理晶状体。

手术技巧72

基底部玻璃体的切除是重要的步骤，因为残留的晶状体碎片会引起术后无菌性葡萄膜炎。结论：不能满足于清除了大的晶状体核，要完全清除所有小的碎片。

手术技巧73

清除PVR增殖膜：硅油填充后，周边部视网膜上的增殖膜特别难以与视网膜分离。视网膜刮刀（例如 25G/27G Atkinson 钝头针管）非常有用。可以用它提起视网膜前的增殖膜，然后用镊子抓住膜，并用剪刀剪掉粘连的部位（图 25.14）。

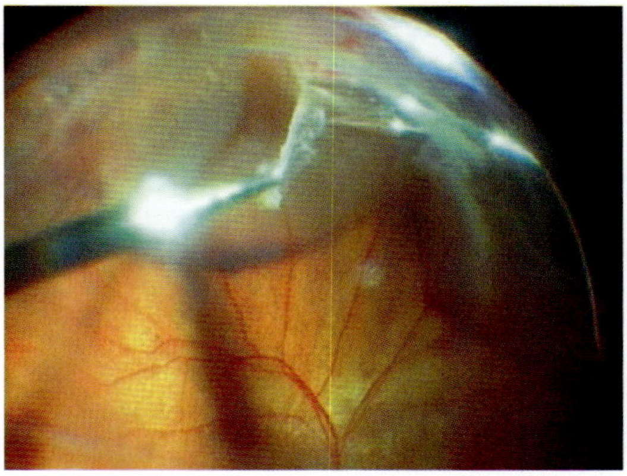

图 25.14 用镊子和剪刀（直剪或弯剪），双手操作去除周边部增殖膜和后节玻璃体。

手术技巧74

传统的 Eckardt 内界膜镊通常不足以去除 PVR 增殖膜。尝试使用更有力的镊子，例如锯齿镊或 Eckardt 镊。

手术技巧75

甜甜圈样的前节视网膜：视网膜切除术的主要风险之一是损伤脉络膜，这将导致严重的出血，可能难以控制，通常是由于在是视网膜切开区域的视网膜与脉络膜过于接近。要将其与脉络膜分离，可填充重水。视网膜下液被推向前端，从而分离前节视网膜，形成甜甜圈样的外观。这样更容易进行视网膜切除术，并且容易识别视网膜的前缘。

手术技巧76

全周激光≠环扎带。环扎带和全周激光都为了形成屏障，阻拦来自前节裂孔的视网膜下液。环扎带形成视网膜的顶压嵴，可以松解缩短的视网膜。此外，沿环扎带的顶压嵴进行全周激光是预防激光坏死的安全保障（图 25.15）。

手术技巧77

尽可能避免使用下方的环形激光（图 25.16）。为什么？由于气体或硅油顶压上方

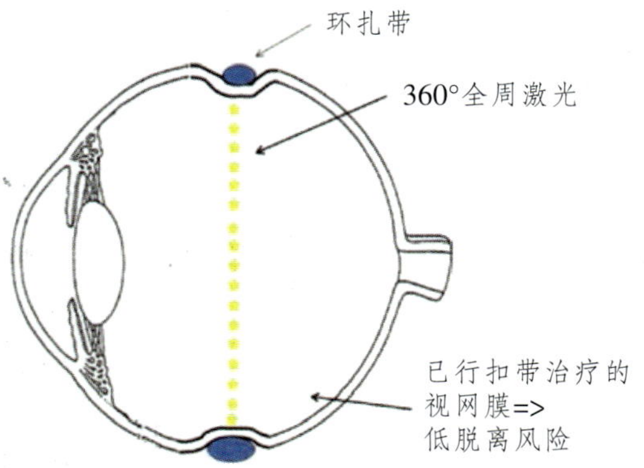

图 25.15 沿环扎带的顶压嵴进行全周激光是预防激光坏死的安全保障。

视网膜，因此下极部通常受到更大的牵拉力。如果在下方行环形激光，激光会削弱视网膜并可能导致沿激光带的脱离。例外：重硅油填充或巩膜外环扎的病例(图 25.15)。

手术技巧78

脉络膜脱离：使用爱尔康(23G)的 6mm 创伤套管。可降低套管针位于色素上皮下的风险。

手术技巧79

脉络膜上腔出血难以清除：尽管持续存在高度泡性脉络膜脱离，但只能抽出极少量的血液，则应将巩膜切口扩大至 4mm。原因是脉络膜出血已凝结，无法通过 3mm 的巩膜切口取出。

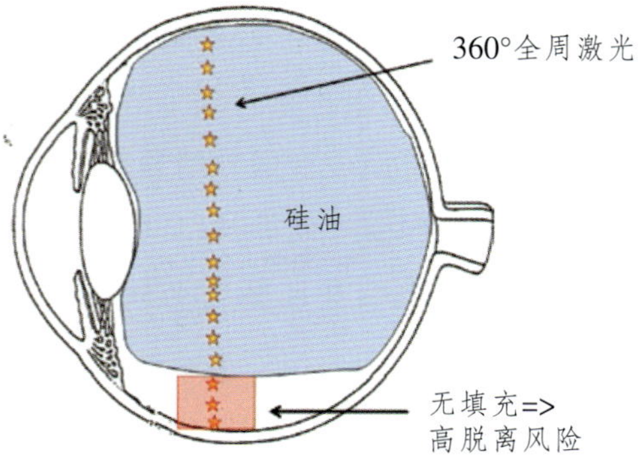

图 25.16 360°全周激光可能导致下极部的激光坏死。

手术技巧80

套管位于色素上皮下：尤其是在脉络膜出血的患眼中，最初放置正确的套管在手术中可能会移到色素上皮下。手术中应多次检查套管针。

手术技巧81

用于脉络膜脱离的吊顶灯：建议使用插入套管针的吊顶灯。置入 6mm 的创伤套管针，然后插入光纤(例如 DORC)。

手术技巧82

如果 IOP <6mmHg，则存在低眼压。如果硅油眼的 IOP <6mmHg，则不能取出硅油，因为眼睛会发生低眼压，最终眼球萎缩。

手术技巧83

注入重水：用 Charles 笛形针和液体针管双手操作。始终将重水针头的尖端保持在重水泡的中央，随着液泡变大逐渐向前移动。

手术技巧84

残留重水？进行短暂的液气交换(2~3 秒)，然后将 BSS 和重水一起吸除。

手术技巧85

残留重水？用 41G 针吸出。视网膜下液？用 41G 针吸出(图 25.17)。无须对针孔进行激光处理。

手术技巧86

对糖尿病视网膜病变患眼剥膜：从周边向后极部剥离。

对PVR患眼剥膜：从后极向周边部剥离。

手术技巧87

位于视网膜下的套管针？检查到角膜缘的距离！如果无误，则可能发生视网膜前移。切除套管针周围的视网膜，电凝边缘，然后激光光凝。

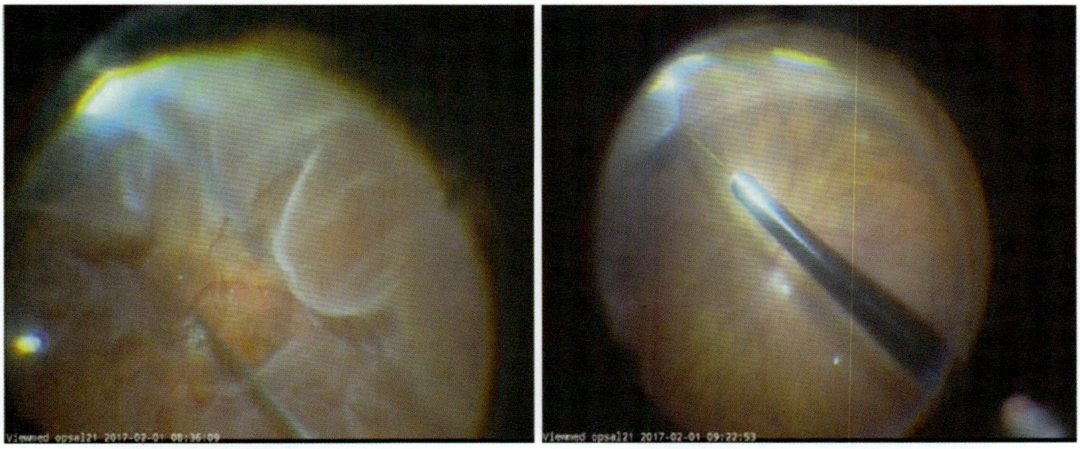

图 25.17　用 41G 针头吸出视网膜下液。

手术技巧88(图25.18)

视网膜裂孔的标记：如果没有眼内电凝，则用激光斑标记裂孔处的锯齿缘。

手术技巧89

带有色素沉着线的孔源性视网膜脱离：色素沉着线是存在视网膜裂孔极好的标记(图 25.19)。

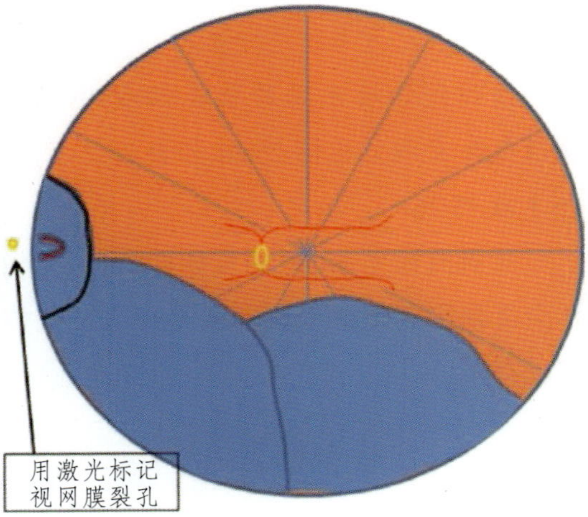

图 25.18　如果无法进行眼内电凝，则可以在锯齿缘上用激光标记视网膜裂孔。

手术技巧90

睫状体增殖膜：如果在玻璃体切割术中未去除基底部玻璃体，并使用硅油填充，则硅油会将基底部玻璃体推压到睫状体，从而导致睫状体增殖膜和低眼压。几乎不可能去除这些膜。因此，必须防止它们的发生。这可以通过在第一次手术中彻底切除基底部玻璃体来完成。

手术技巧91

避免在炎症期或血管反应活跃时进行手术。如果视网膜仍然贴附，请等待并治疗炎症和血管化；使用类固醇和抗 VEGF 治疗，如果视网膜脱离，则必须进行手术。

手术技巧92

开放性眼外伤：如果在睫状体平坦部后出现巩膜伤口，则用卡尺测量角膜缘到巩膜伤口之间的距离。如果距离<4mm，那么伤口中的视网膜嵌顿是不可能的。如果距离>4mm，则可能存在视网膜嵌顿。初次关闭伤口后 2 周再安排行玻璃体切割术；参见图 25.20。

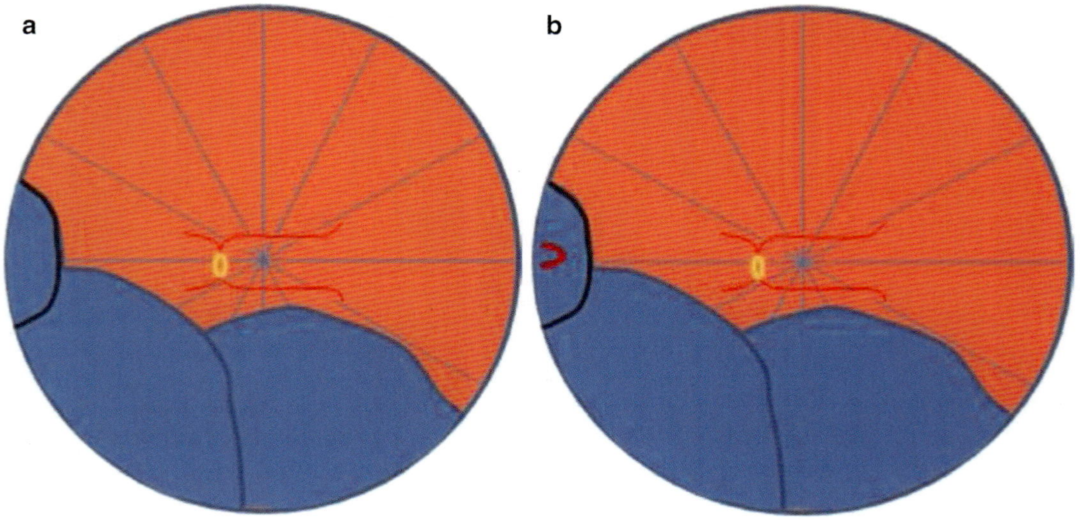

图 25.19 下方视网膜脱离，不明确裂孔的位置(a)。注意 8:30 至 9:30 钟位的色素沉着线。色素沉着线指向视网膜裂孔(b)。

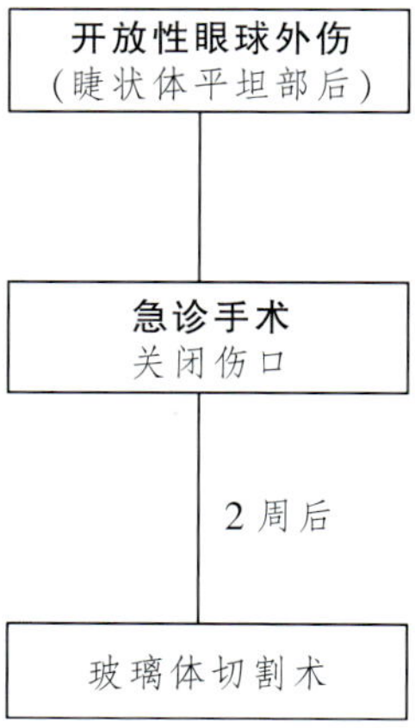

图 25.20 我们对开放性眼外伤的治疗流程。

25.3 眼内填充

手术技巧93

惰性气体填充：将笛形针置于晶状体后面或靠近套管处。不要将笛形针放在玻璃体中间。因为注入的气体比空气重，会流到眼球底部。只有将笛形针放在眼睛的前部(IOL 后面)才能抽出空气。

手术技巧94

27G联合空气填充：27G 的主要优点是巩膜切口更紧密。27G 巩膜切口比 23G 更少发生渗漏，因此气体填充效果更好、时间更长。这个特点对于视网膜脱离手术很重要。在 27G 手术中，对于上方的视网膜脱离，我们通常只使用空气填充。

手术技巧95

惰性气体填充物的物理性质(空气×惰性气体交换)：见图 25.21 和表 25.2。

手术技巧96

注射前摇晃 50mL 的气体针筒，因为气体会沉到注射器底部，从而导致眼内的气体浓度有误。

手术技巧97

气体填充后的飞机旅行：飞机以 10km 的高度飞行；机舱内相当于 2000km 高处的气压。如果视盘与气泡下端之间的距离>4 个视盘直径，则气体填充眼进行飞机旅行是安全的(图 25.22)。

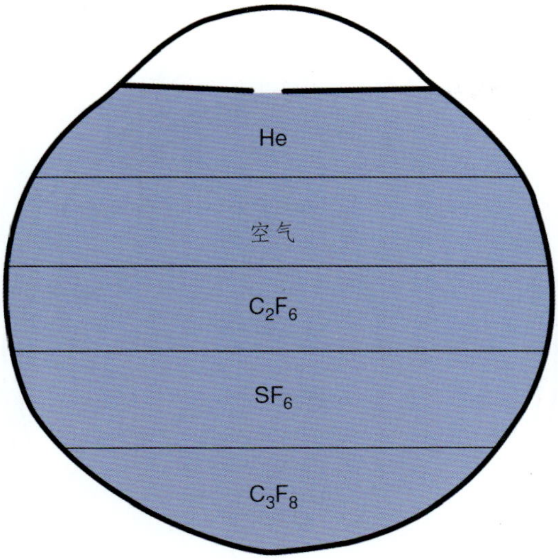

图 25.21　根据气体的分子量(g/mol),气体在眼内的相对位置。He=氦气(SG=2.016);空气(SG=29);C_2F_6(SG=138);SF_6(SG=146);C_3F_8(SG=188)。

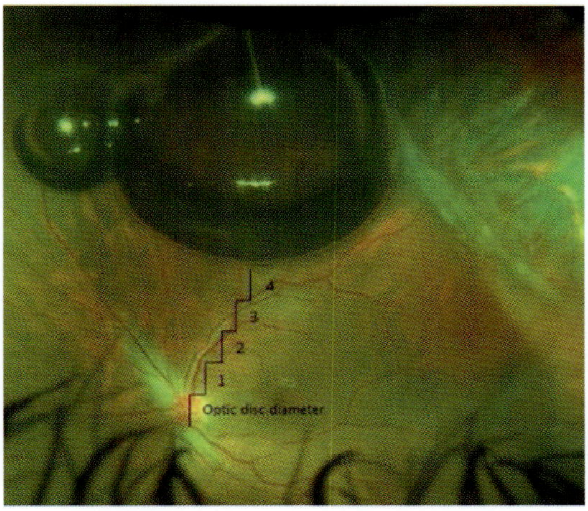

图 25.22　锯齿缘截离的患者进行冷凝、巩膜扣带和空气注入术。该患者可以乘飞机旅行,因为在视盘和气泡之间存在 4 个视盘直径的距离。

手术技巧98(图25.23和图25.24)

灌注管和硅油:注入硅油时,带有金属套管(例如 Alcon)的灌注头可能会松脱。可改用 DORC 灌注管,该灌注头是具有特殊形状的塑料套管。注射硅油时,该灌注头将在套管中保持稳定。

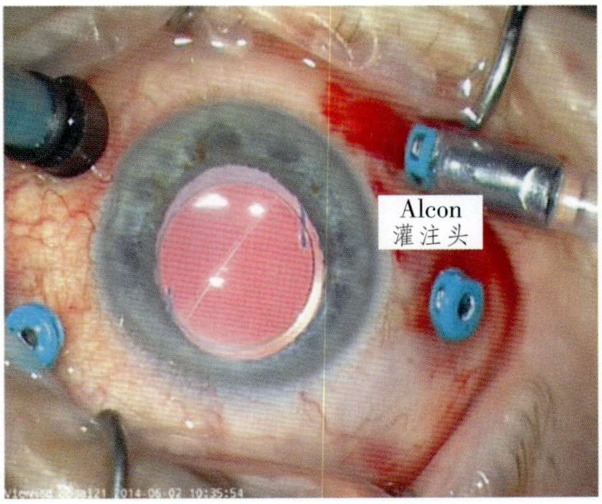

图 25.23　注入硅油时,带有金属套管(例如 Alcon)的灌注头松脱。

手术技巧99

大多数玻璃体视网膜诊室使用 20%SF_6 作为黄斑裂孔的眼内填充物。而某些诊所更喜欢使用 15%C_2F_6、14%C_3F_8 甚至 1000cSt 硅油。对于无法配合俯卧位的患者,硅油是一

表 25.2　根据不同的病变选择眼内填充物。我们很少使用 5000cSt 硅油和 C_3F_8

	简单型视网膜脱离	简单型视网膜脱离伴黄斑下积液	PVR 视网膜脱离
术后眼内填充	SF_6	SF_6	1000 cSt 硅油;如果发生下方脱离:重硅油 Densiron 68
眼内填充的持续时间	2~4 周	2~4 周	硅油和重硅油 Densiron 68 6~12 周
术后体位	视网膜裂孔反方向的侧卧位 5 天	仰卧 3 小时,之后面向下体位	7 天,取决于裂孔的位置

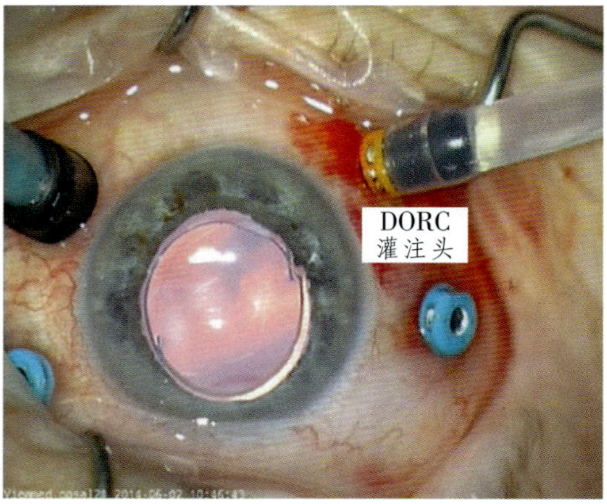

图 25.24 改用带有塑料套管的 DORC 灌注头。在注射硅油时下保持稳定。

个较好的选择。

手术技巧100

27G中的空气填充：对于裂孔位于 11:00 至 1:00 钟位的上方视网膜脱离，我们通常只使用空气填充，27G 的巩膜切口很少漏气。这是很好的填充物，能持续 7~10 天，而激光治疗在 3~4 天后就起效。

为什么这很重要？因为从事专业工作的患者常期望在 1 周后恢复视力。相比之下，C_3F_8 填充后患者视物不清，2 个月内不建议进行飞机旅行等高空活动。

手术技巧101(图25.25)

视网膜脱离的空气检验：当视网膜在空气下完全复位，说明已经完全排出了视网膜下液。空气将整个视网膜下液从周边部压向视盘，在此易于发现。对于重水填充，则不全适用，因为重水将视网膜下液从后极推至周边部，“残留的液体”难以被发现。备注：重水通过比重使视网膜复位（重水的比重=1.75，Densiron 68=1.06）。相反，气体通过其高表面张力复位视网膜。

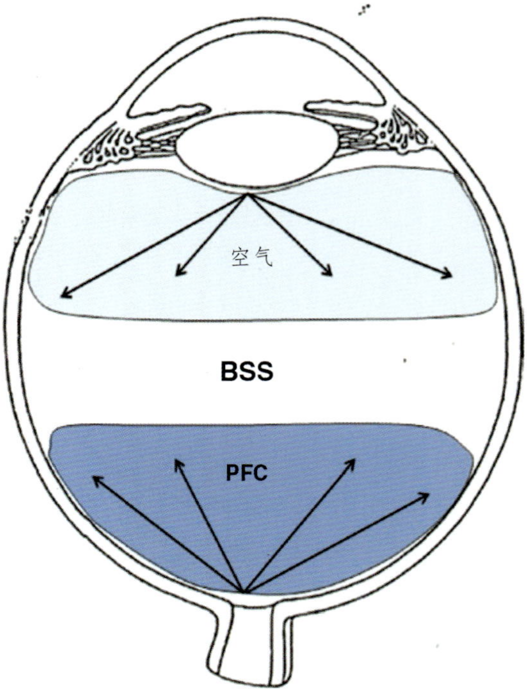

图 25.25 重水和空气在水眼中的作用机制相反。空气从前向后填充眼球，而重水从后向前填充眼球。

手术技巧102(图25.26)

气体对比硅油：在视网膜脱离手术中，如果视网膜在空气下复位，那么它在惰性气体下也会是复位的，但是在硅油下则不一定。为什么？气/水界面的表面张力压最大，因此对于封闭视网膜裂孔（70mN/N）最有效。因此，当视网膜在空气下复位时，视网膜在惰性气体下也是复位的，但这样的说法不适用于硅油。为什么？因为硅油/水界面的表面张力(50mN/N)小于空气/水界面的表面张力。因此，当视网膜在空气下复位时，它可能不会在硅油下复位。

术中	术后	
空气	硅油	玻璃体腔
硅油	水	

手术技巧103

空气×硅油交换过程中液体的位置。

手术技巧104

重水×硅油交换：请勿将此方法与空气×硅油交换混淆(图 25.26)。如果将灌注管中的空气断掉，而连接到硅油注射器，则眼睛会塌陷，空气填充眼需要不断注入空气才能避免塌陷，重水填充眼则不是这样，即使断开灌注，眼球仍然稳定。

手术技巧105(图25.27)

硅油填充物的物理性质。

手术技巧106

重水×硅油交换

1.如果不确定是否还残留重水，请暂停并等待。约 20 秒后，重水会聚集在一起，界面将清晰可见。

2.移走最后的重水滴不是一件容易的事。存在笛形针可能吸入后极部的视网膜或损伤视盘的风险。尝试“一次性”去除最终的重水滴，或让其聚集在视盘上。然后通过注入硅油增加压力，并用笛形针的开口接触重水滴。对于小的残留重水滴，请用无名指按压眼球，与通过脚踏板注入硅油相比，能更好地控制压力、吸出重水滴，并在撤出眼球前立即盖住笛形针的侧开口，否则，重水滴将落回后极部。

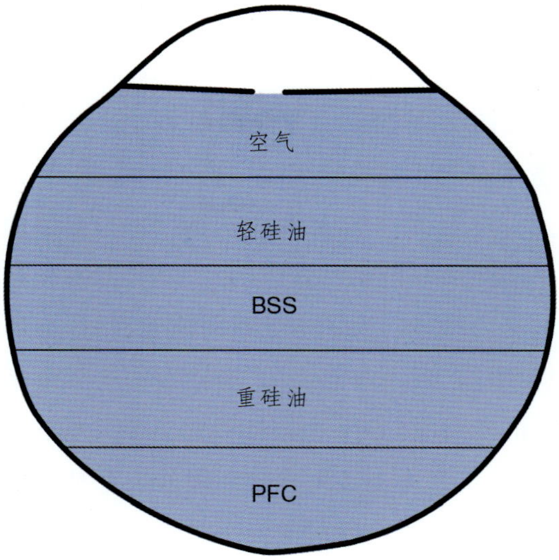

图 25.27　根据比重，液体在眼内的相对位置。空气，SG=0.001；轻硅油，SG=0.97；BSS，SG=1；重硅油，SG=1.06；重水，SG=1.75。

手术技巧107

20G术中的重水×硅油交换：使用不带套管针的 20G 器械时，操作需要花费更多的

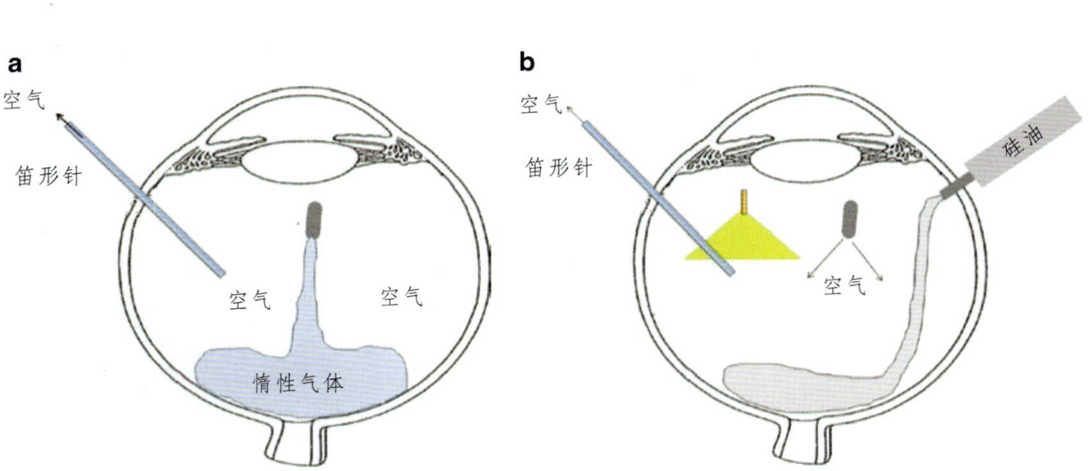

图 25.26　左眼(a)为注入惰性气体，右眼(b)为注入硅油。惰性气体沉入后极部，因为氟原子使得惰性气体比空气重(a)。硅油流到后极部，因为它比空气重(b)。

时间,因为在开放系统中工作,这会导致更低的反压力,相反,带阀的套管系统会产生更高的反压力。

手术技巧108

用短针管移除 Densiron68®时,重要的是在气泡开始向针管“漂浮”之前,不要与液泡失去接触。为了确保不间断地抽吸,在即将“吸取”残余液泡之前,请检查抽吸管中剩余的能抽吸的量。如果抽吸针筒中只剩下几毫升,请切换到注射模式在眼外去除抽吸针筒里的硅油,然后再继续不间断地抽吸来清除残留的硅油泡。如果失去与油泡的接触,并且硅油泡太小而无法用短针管接触,则需要使用笛形针(这需要很长时间)。DORC 公司特制的 Densiron 68 取油管(23G)可用于这种情况。

手术技巧109(图25.28)

在惰性气体或硅油填充期间观察视网膜。在没有直视视网膜的情况下注入惰性气体。硅油的注入通常是在直视视网膜下进行的。如果要在注射过程中观察到视网膜,则需要使用吊顶灯。如果进行空气×硅油交换,则一只手注入硅油,另一只手将空气排出。为了查看眼底,你需要一个吊顶灯。

手术技巧110

注意:在进行空气×液体交换期间,流入的液体可能会损伤视网膜:使用 Charles 笛形针的被动抽吸,不要主动抽吸。

手术技巧111(图25.29)

巩膜穿孔:如果使用 25G 或 23G 的针管,则在球后麻醉时可能刺穿巩膜。请改用钝头的 Atkinson 25G 球后针头,钝针头可防止贯通巩膜。

手术技巧112

套管诱发的视网膜裂孔的机制是什么?这在插入套管时发生。原因是前节 PVR 伴视网膜前移,这是一种非常困难的病变和手术情况。

实用处理方法:

- 避免将套管针放在视网膜前移的区域。
- 如果发生这种情况,请首先检查到角膜缘的距离是否正确。
- 如果发现没有视网膜前移的区域,请在此更换套管针。

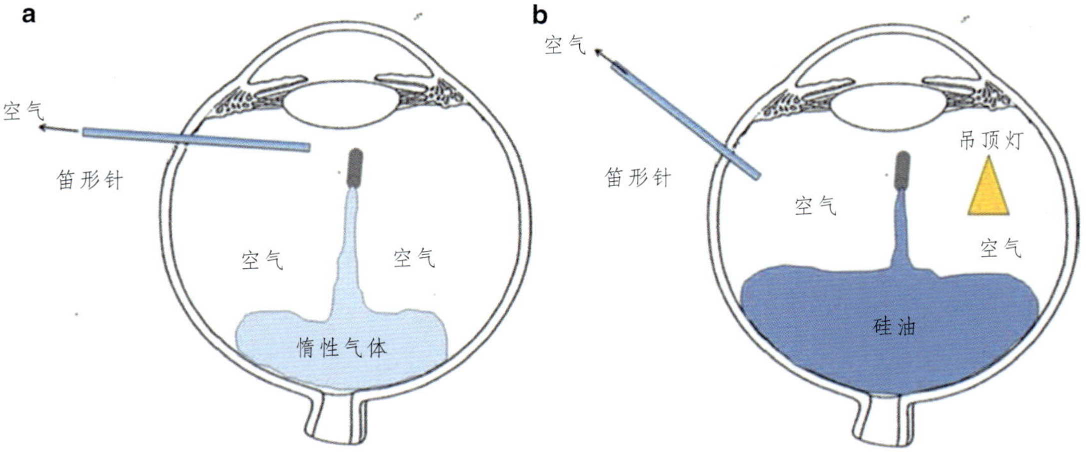

图 25.28 在不直视视网膜的情况下填充惰性气体(a)。在直视视网膜的情况下填充硅油(b),需要一个吊顶灯。

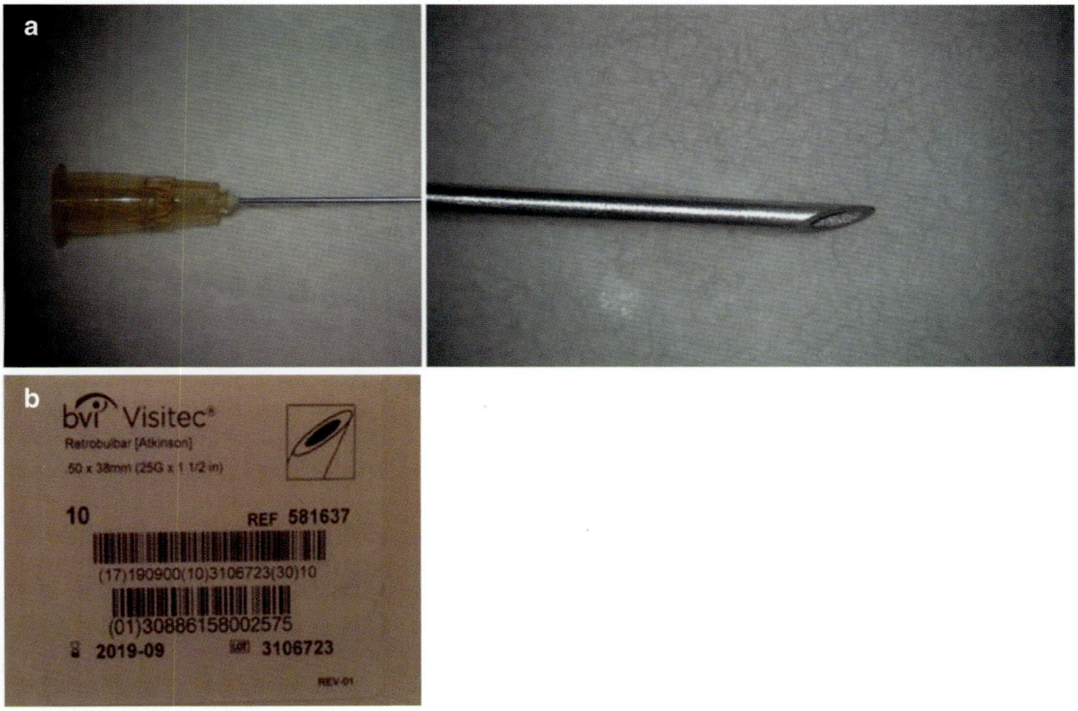

图 25.29　来自 Atkinson 的球后针管。钝针头可防止刺穿巩膜。

• 然后对套管针周围的撕裂孔电凝，将其视为视网膜裂孔来治疗。

• 通常需要在该区域进行局部视网膜切开术。

手术技巧113

继发于低眼压的脉络膜脱离：如果 IOP<6mmHg，则脉络膜脱离发生。需要永久性硅油填充。

第 6 部分

增生性玻璃体视网膜病变（PVR）：国际策略

第 26 章

玻璃体视网膜外科医生评价手术病例：问卷调查

D.Ruiz-Casas, Ulrich Spandau,
Felix Armadá-Maresca, F.Cabrera Lopez,
Jorge I.Calzada, J.M.Cubero Parra,
Felipe Dhawahir-Scala, Mostafa Elgohary,
F.Espejo Arjona, F.Faus Guijarro,
B.Fernandez Arevalo, G.Fernandez-Sanz,
J.R.García-Martinez, Khalil Ghasemi Falavarjani,
F.Gonzalez-Gonzalez, Victor N.Kazaykin,
Philippe Koch, Shunji Kusaka, F.J.Lara-Medina,
Alejandro J.Lavaque, Charles W.Mango,
J.Marticorena Salinero, Marco Mura,
J.Nadal Reus, S.Natarajan, J.C.Pastor Jimeno,
M.I.Relimpio-Lopez, Zoran Tomic,
Marc Veckeneer, Javier Zarranz-Ventura

通过分析 30 份对玻璃体视网膜外科专家的 PVR 调查问卷，我们得到了这份 PVR 总结报告。很多专家都在问卷中分享了自己的手术技巧和建议。感谢他们在本章节的分享与合作。

26.1　视网膜脱离手术方法

26.1.1　56 岁患者，上方局部脱离，有晶状体眼，玻璃体尚未后脱离

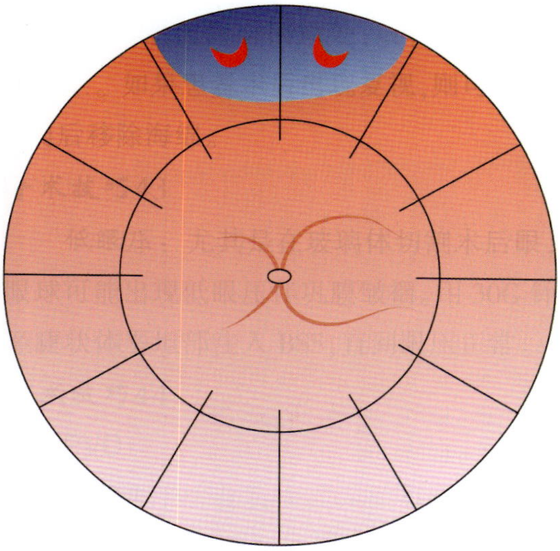

26.1.1.1 在这个病例，你会采取什么手术方法？

许多医生指出，当玻璃体尚未后脱离时，马蹄形裂孔是罕见的，但有可能存在局部的玻璃体后脱离。RD 病例 A 最常见的手术方法是巩膜扣带术（49.8%），其次是充气性视网膜固定术（26.7%）和 PPV，伴或不伴超声乳化白内障抽吸（23.3%）。

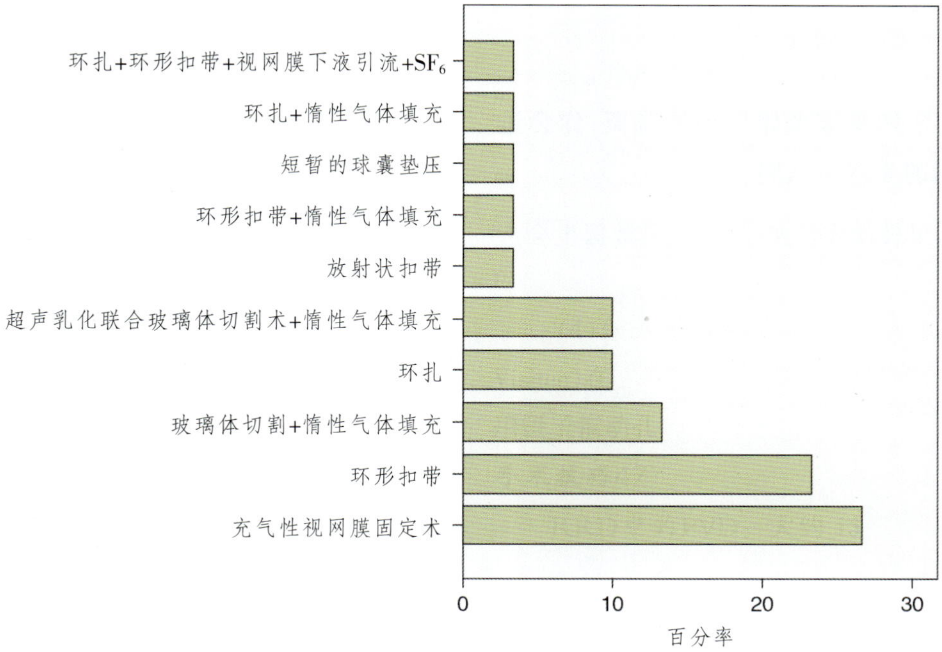

26.1.1.2 如果是人工晶状体眼，你会选择不同的手术方法吗？

对于人工晶状体眼病例，多数医生选择玻璃体切割术(56.7%)，其次为充气性视网膜固定术(20%)和巩膜扣带术(19.9%)。只有3.3%的医生采用联合手术（玻璃体切割联合环扎）。

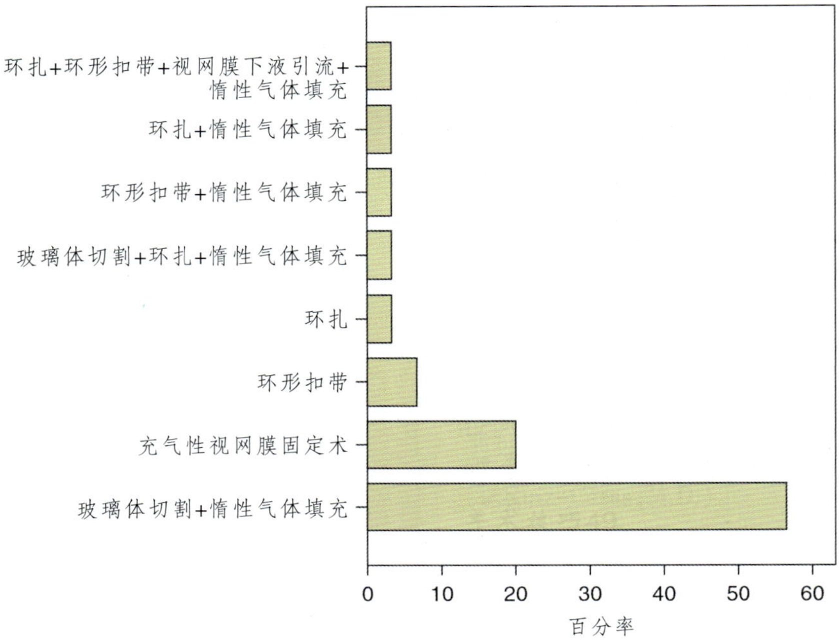

26.1.1.3 如果玻璃体已经后脱离，你会选择不同的手术方法吗？

如果玻璃体已经后脱离，多数医生会选择充气性视网膜固定术(36.7%)，或PPV，伴或不伴超声乳化白内障抽吸（36.6%），只有26.5%的医生仍会选择巩膜扣带术。

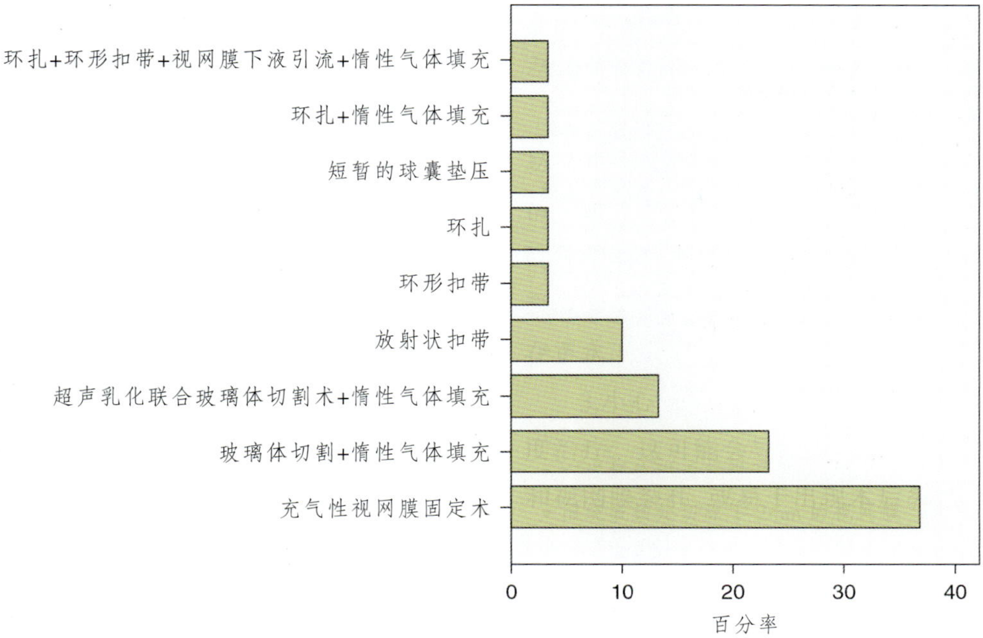

26.1.2　锯齿缘截离，有晶状体眼，无玻璃体后脱离，34 岁男性患者

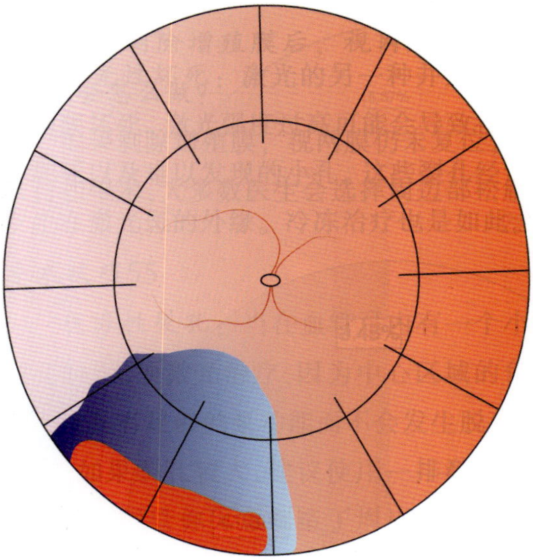

26.1.2.1 这个病例，你会选择什么手术方法？

这个病例的手术方法是一致的，93.3% 的医生选择巩膜扣带术，极少数会选择玻璃体切割术或玻璃体切割联合巩膜扣带术（两者均为 3.3%）。

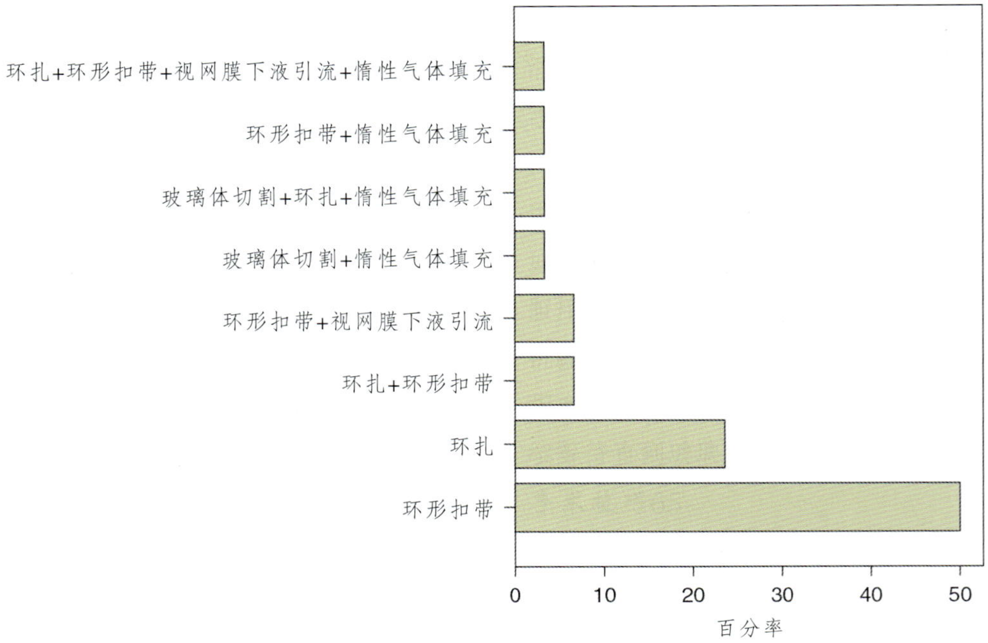

26.1.2.2 如果是人工晶状体眼，你会选择不同的手术方法吗？

如果是人工晶状体，选择巩膜扣带术的医生减少了，但巩膜扣带术仍是最常用的手术方式（56.3%），其次是玻璃体切割术（26.7%）和玻璃体切割联合巩膜扣带术（16.7%）。

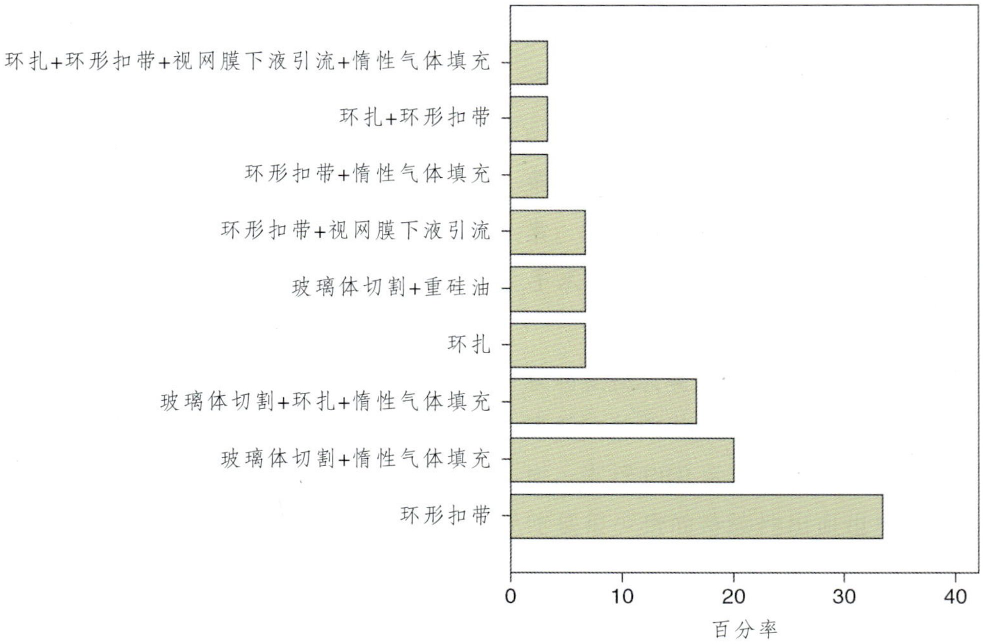

26.1.2.3 如果玻璃体已经后脱离，你会选择不同的手术方法吗？

如果 PVD，选择巩膜扣带术的医生也有所减少，但巩膜扣带术仍是最常见的手术方法（69.9%），其次是玻璃体切割术（20%）和玻璃体切割联合巩膜扣带术（10%）。

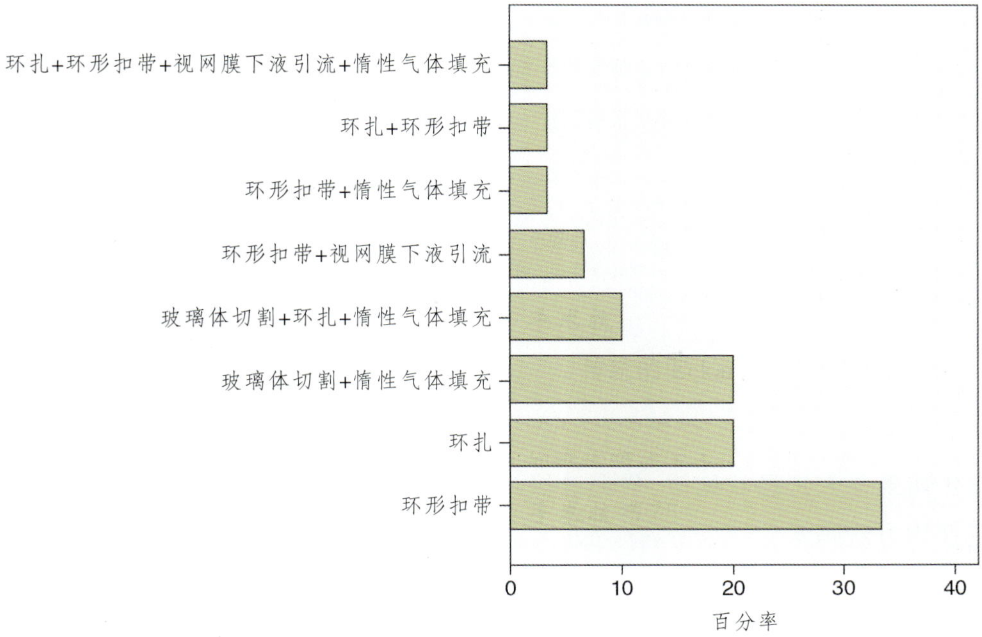

26.1.3　慢性脱离，有晶状体眼，无玻璃体后脱离，26 岁女性患者

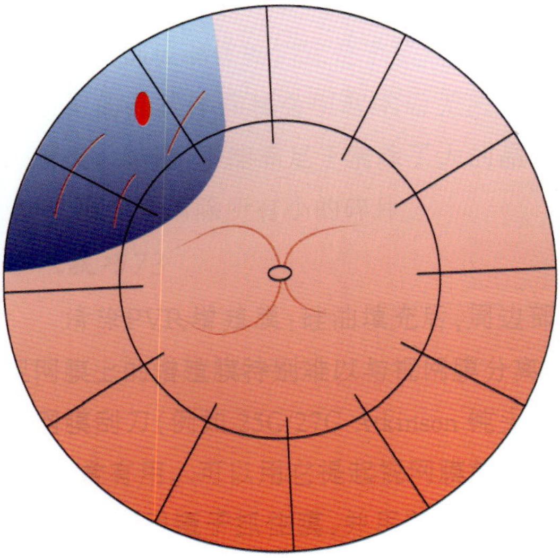

26.1.3.1 这个病例，你会选择什么手术方法？

这个病例的手术方法一致，巩膜扣带术最常用（86.6%）。少数医生选择充气性视网膜固定术或玻璃体切割联合巩膜扣带术（各为 6.7%）。

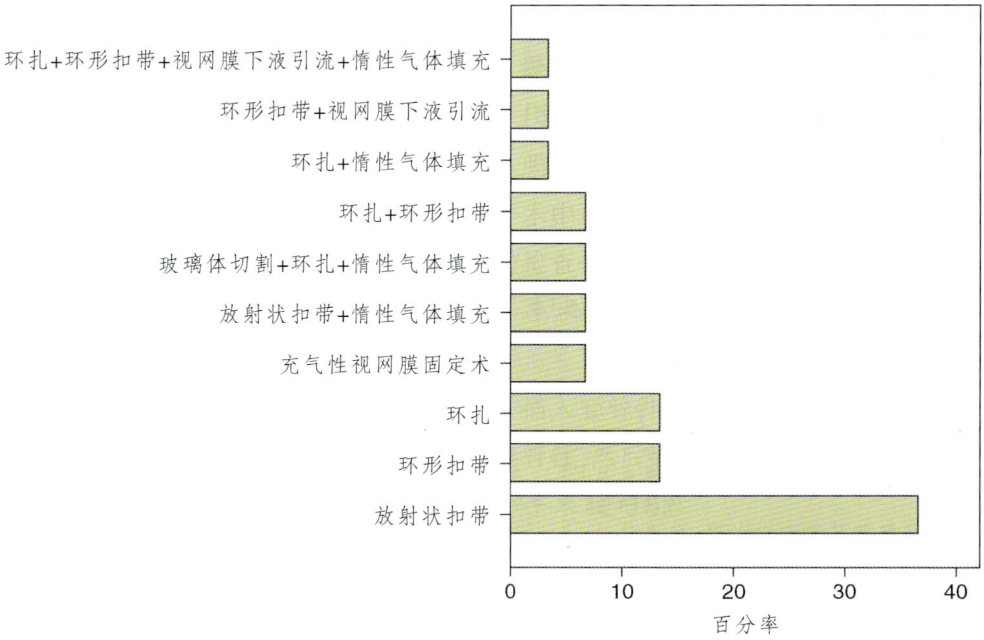

26.1.3.2 如果是人工晶状体眼，你会选择不同的手术方法吗？

如果是人工晶状体患者，手术趋势发生了变化，玻璃体切割术和巩膜扣带术是最常用的手术方法（各为43.3%），其次是玻璃体切割联合巩膜扣带术（10%），少数选择充气性视网膜固定术（3.3%）。

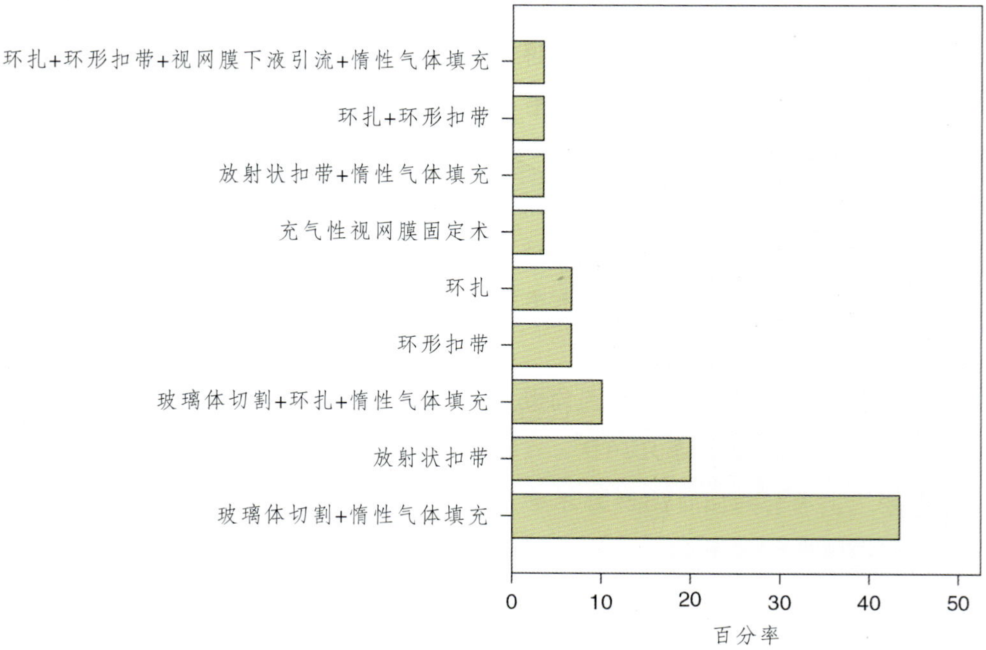

26.1.3.3 如果玻璃体后脱离,你会选择不同的手术方法吗?

如果玻璃体后脱离,巩膜扣带术仍是首选手术方法(69.9%),其次是玻璃体切割(20%)和玻璃体切割术联合巩膜扣带术(10%)。

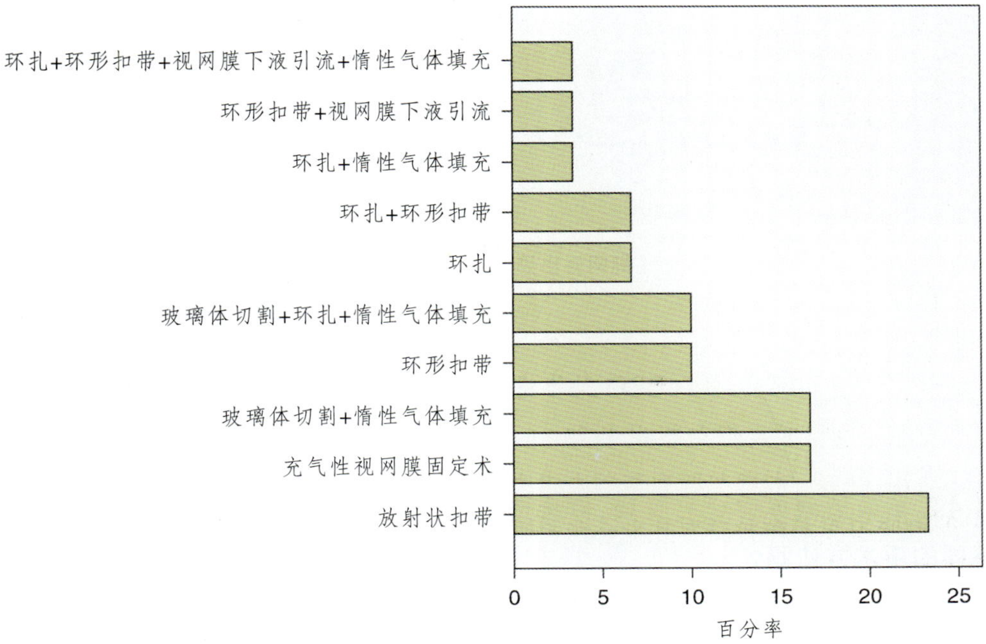

26.1.4 小儿外伤,5 岁男孩,部分玻璃体后脱离

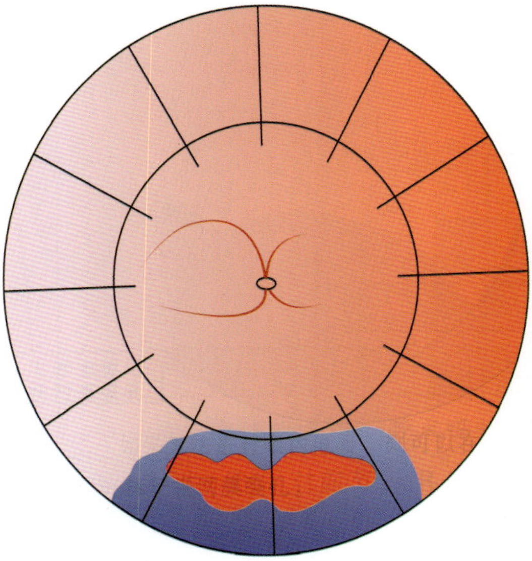

26.1.4.1 这个病例,你会选择什么手术方法?

对于这个病例,最常见的手术方法是巩膜扣带术(82.6%),其次是玻璃体切割术联合巩膜扣带术(10.3%)和玻璃体切割术(6.9%)。

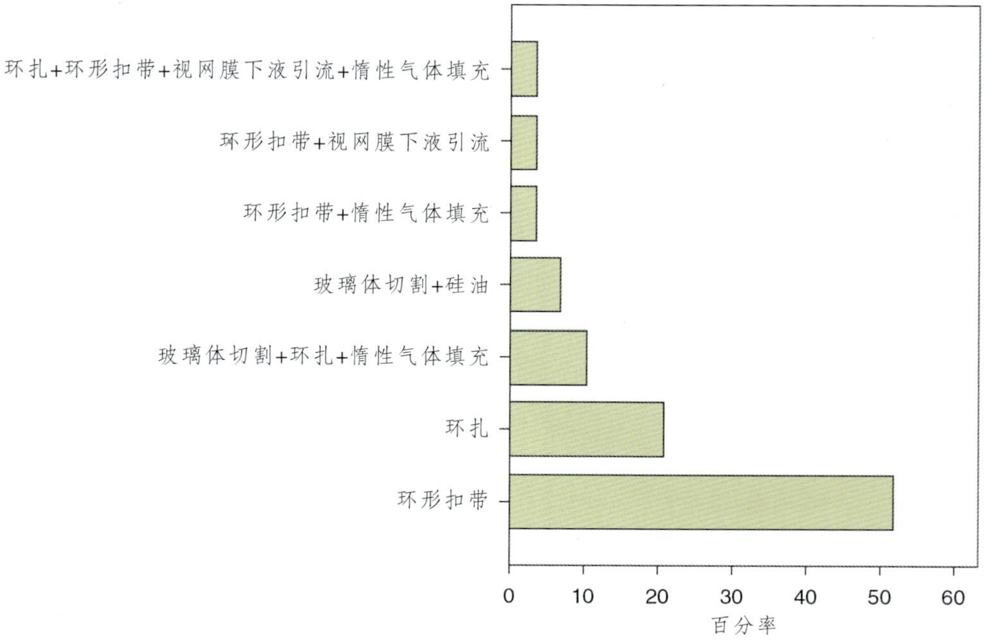

26.1.4.2 如果玻璃体完全后脱离，你会选择不同的手术方法吗？

PVD 似乎没有改变手术方法的选择。

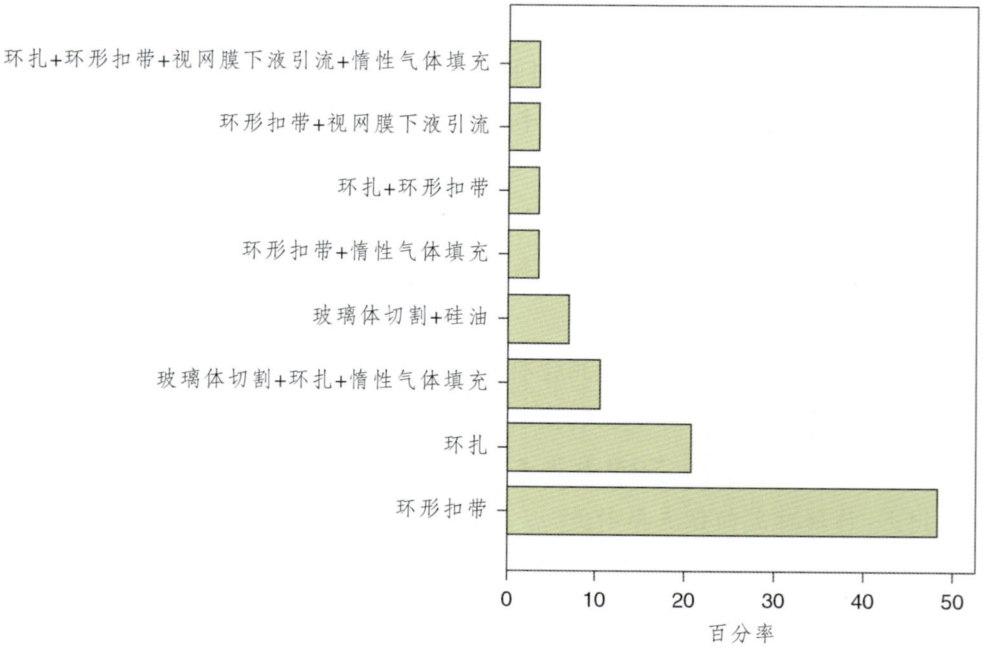

26.1.5　年轻的高度近视患者，有晶状体眼，25 岁

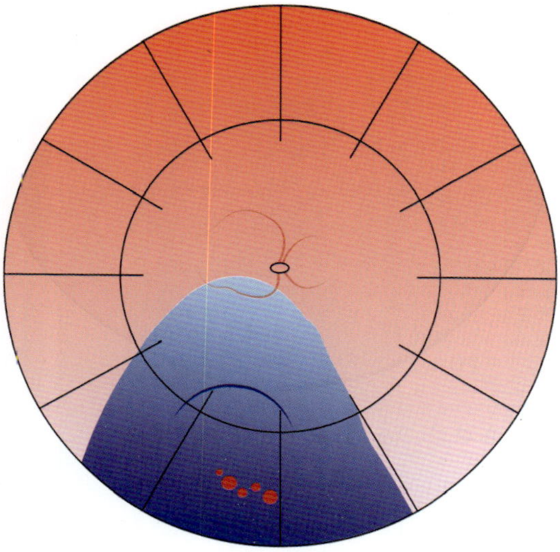

26.1.5.1 这个病例，你会选择什么手术方法？

该病例的手术方法是一致的，大多数医生选择巩膜扣带术(83.3%)，其次是玻璃体切割联合巩膜扣带术(10%)，少数选择玻璃体切割术(6.7%)。

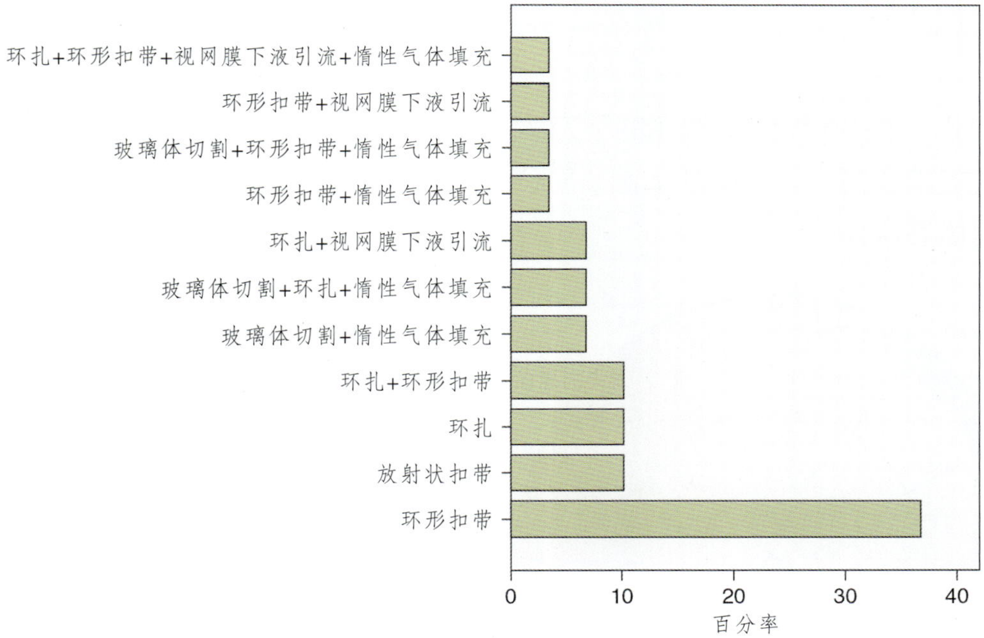

26.1.5.2 如果玻璃体完全后脱离，你会选择不同的手术方法吗？

当发生 PVD 时，最常见的手术方法仍是巩膜扣带术(69.9%)，但选择玻璃体切割术和玻璃体切割联合巩膜扣带术的比例增加了(分别为 16.7%和 13.3%)。

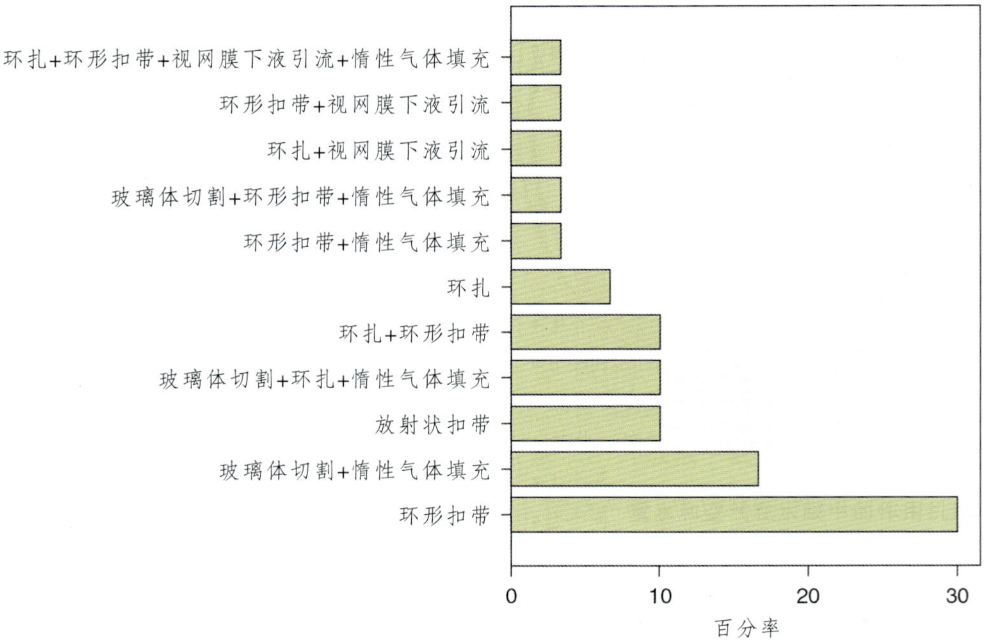

26.1.6 11:00 钟位小裂孔的下方大泡性视网膜脱离。有晶状体眼。部分玻璃体后脱离

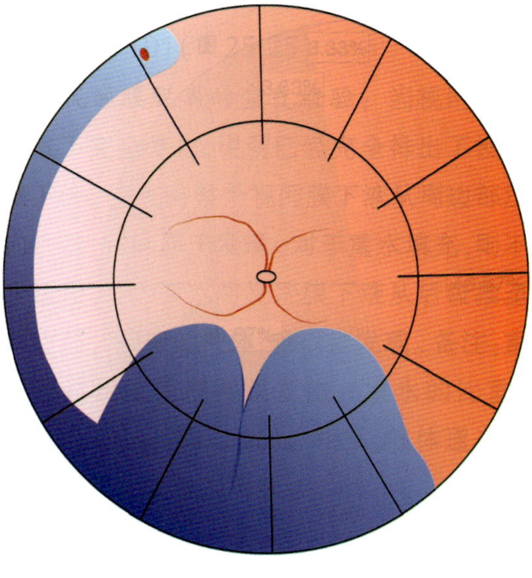

26.1.6.1 这个病例，你会选择什么手术方法？

这个病例没有提及患者的年龄，多数外科医生认为年龄会改变手术的方式。如果患者的年龄在 40 岁以上，最常见的手术方法是巩膜扣带术(39.9%)，其次是玻璃体切割术(联合或不联合超声乳化晶状体摘除术)(36.7%)。充气性视网膜固定术和玻璃体切割联合巩膜扣带术的比例明显减少(分别为 13.3%和 10%)。当患者年龄<40 岁时，巩膜扣带术的比例提高到 57.4%，玻璃体切割术的比例仅为 19.2%。

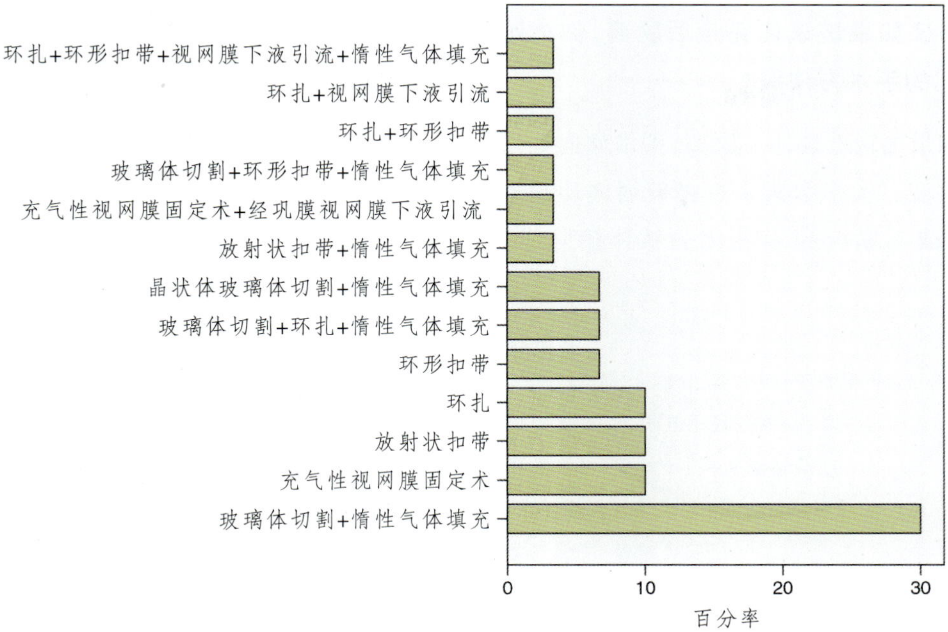

26.1.6.2 如果是人工晶状体眼，你会选择不同的手术方法吗？

如果是人工晶状体眼，大多数医生选择玻璃体切割术(70%)，其次是玻璃体切割联合巩膜扣带术(13.3%)、巩膜扣带术(9.9%)和充气性视网膜固定术(6.7%)。

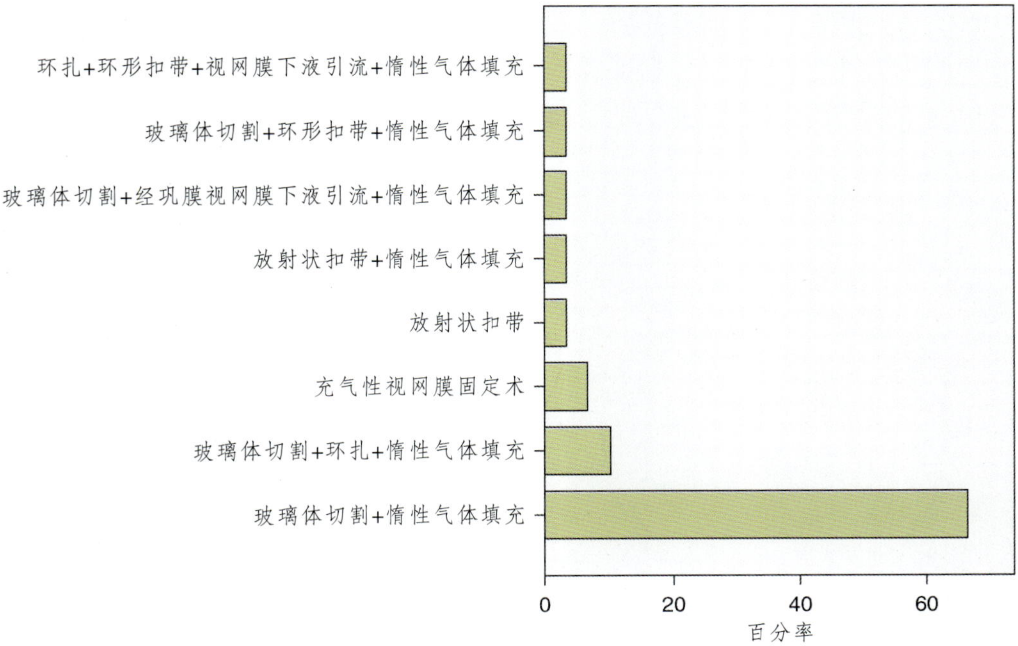

26.1.6.3 如果玻璃体完全后脱离，你会选择不同的手术方法吗？

如果出现玻璃体后脱离，手术倾向性发生了改变，大多数医生选择玻璃体切割术（联合或不联合超声乳化晶状体摘除术）(44.8%)，其次为巩膜扣带术(27.3%)、充气性视网膜固定术(17.2%)、玻璃体切割联合巩膜扣带术(10.3%)。如果患者年龄<40岁，玻璃体切割术比例为27.3%，巩膜扣带术比例为44.8%。

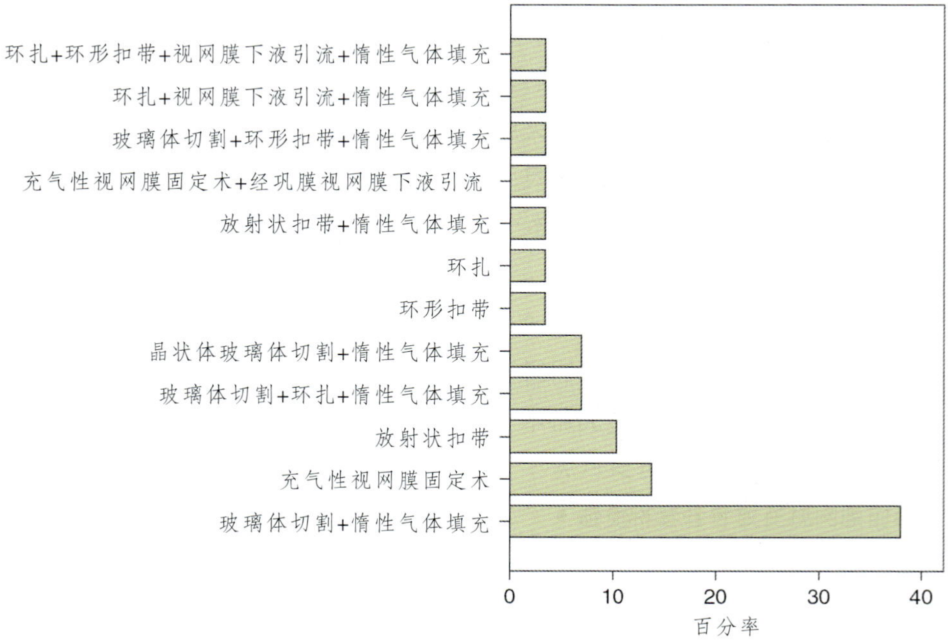

26.1.7　视网膜脱离手术失败伴 PVR，67 岁，首次手术：Phaco/玻璃体切割+惰性气体填充术

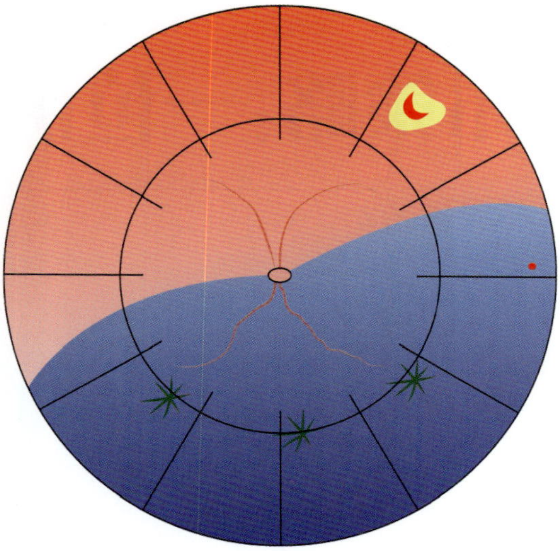

26.1.7.1 你目前的做法是什么？

在这个手术方案中，所有医生都选择玻璃体切割术以清除残留的玻璃体，剥离视网膜前膜，必要时行视网膜切开。玻璃体切割联合巩膜扣带术的比例为 53.3%，其次为单纯玻璃体切割术，占 46.6%。在眼内填充物选择方面，大部分医生使用全氟丙烷(43.3%)或硅油(40%)，少数医生选择重硅油(9.9%)和六氟化硫(6.7%)。

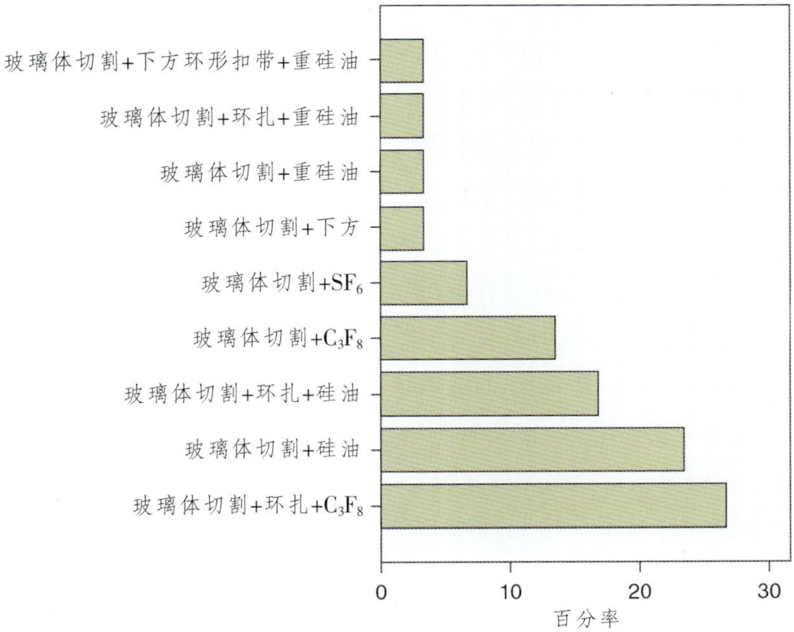

第 27 章

我的视网膜脱离手术策略：一位伊朗医生的观点

Khalil Ghasemi Falavarjani

27.1 引言

近年来，孔源性视网膜脱离(RRD)的治疗取得了显著的进展。器械和技术的进步改善了视网膜脱离的解剖和视功能预后。尽管取得了这些进展，仍有相当多的患者出现复发性视网膜脱离和其他一些影响视功能的并发症。

在这一章中，我将简要介绍我的孔源性视网膜脱离复位手术技巧，特别是合并有 PVR 的病例。本章中的 PVR 的分类参考 1991 年更新的视网膜协会 PVR 分级标准。值得注意的是，我们应该根据眼球的情况、可用的设备以及患者的基本状况和期望值制订个性化的手术方案。

27.2 简单的视网膜脱离（无-PVR C 级）

27.2.1 有晶状体眼

对于有透明晶状体的年轻患者，我更愿意选择巩膜扣带术，采用放射状或环形巩膜扣带术(SB)。尤其是锯齿缘截离的病例，更适合选择环形巩膜扣带术。此外，我也会为下方裂孔的病例选择巩膜扣带术。对于有晶状体眼且合并 PVR CA1 的年轻患者，可能的话，我会倾向于选择巩膜扣带术。另外，对于有晶状体眼，且伴有视网膜下增生条索的年轻 RRD 患者，在行玻璃体切割术前，我会先为患者做巩膜扣带术。

对于大裂孔(>2 个钟位)、后极部裂孔

电子补充资料 本章的在线版本(https://doi.org/10.1007/978-3-319-78446-5_27)包含补充资料，可供授权用户使用。

(距肌止端>7mm)、不同纬度的多个裂孔、明显的屈光介质混浊(玻璃体积血、白内障)、高度隆起的泡性视网膜脱离、黄斑裂孔和黄斑前膜的病例，我更倾向于选择 PPV。

对位于上方 2 个钟位，或位于 3:00 或 9:00 钟位的小裂孔，我会在术前与患者进行充分沟通、详细说明术后可能仍需再次手术的情况下，为患者行充气性视网膜固定术。

对于小的亚临床 RRD，我会选择 3 排视网膜激光光凝进行拦截。

手术技巧：对于常规病例，我通常不在手术显微镜下行巩膜扣带术。局部或 360°角膜缘处球结膜环形切开(分别用于节段性扣带术和环扎术)，用 4–0 丝线游离直肌。通过间接检眼镜定位裂孔，并用双极电凝或标记笔进行标记。对于小裂孔，可直接冷冻整个裂孔；较大的裂孔，则围绕裂孔冷冻一圈。对于大的多发裂孔，通常超过 1 个钟位、需要广泛冷凝的，我会选择只冷冻裂孔的前唇，数周后再行激光封闭裂孔其他部分，以降低后期 PVR 的风险。一般情况下，我会选择节段性扣带(修剪 No. 276 tier，FCI Inc.，Paris，France)，加压宽度超过裂孔侧缘至少 1:00 钟位。如果存在广泛的格子样变性/圆孔，特别是高度近视，以及有视网膜下增生条索的病例，我会选择增加一个环扎带 (No. 240，FCI Inc.，Paris，France)。对于前后方向伸展的大裂孔，首选放射状海绵(No. 505 or 507，FCI Inc.，Paris，France)。少数情况下，例如，位于同一纬度水平上的小裂孔，无明显玻璃体牵拉，且视网膜的其他部分有格子样变性，我只选择行环扎术。除非很浅的 RRD，我都会尽可能引流视网膜下液。

27.2.2　人工晶状体眼/无晶状体眼

通常情况下，我选择 PPV 治疗人工晶状体眼/无晶状体眼的 RRD。对于锯齿缘截离引起视网膜浅脱离，我会选择巩膜扣带术。另外，对于位于上方 2 个钟位，或位于 3:00 或 9:00 钟位的小裂孔，我会在术前与患者进行充分沟通、详细说明术后有再行玻璃体切割术治疗的可能的情况下，为患者行充气性视网膜固定术。

对于小的亚临床性 RRD，我会选择 3 排视网膜激光光凝进行拦截。

手术技术：大多数情况下，我选择 23G 玻璃体切割手术器械，其余的选择 25G 器械。这是考虑到可用的 23G 手术器械更多，以及微创手术器械的花费更高。斜向穿透巩膜。如果未见明显的 Weiss 环，我通常会注入曲安奈德染色玻璃体，使玻璃体可见。所有没有玻璃体后脱离的病例，我都会诱导 PVD。一些年轻患者，单纯使用玻切头吸引难以诱导 PVD。对于这些病例，我会用末端抓持镊轻轻撕开玻璃体后界膜。对于几乎所有的复发性视网膜，我都会使用重水(PFCL)。它价格便宜，并且能确保视网膜复位。对于视网膜裂孔、视网膜变薄区、格子样变性带和玻璃体–视网膜牵拉区，我会选择 3 排激光光凝进行拦截。如果有广泛的格子变性或广泛的玻璃体牵拉，则可能需要行 360°全周激光光凝。对于可以完全切割玻璃体的简单病例，我选择眼内填充 SF_6(20%)。空气×重水交换后，用 20~50mL 的 20% SF_6 灌洗玻璃体腔。如果患者为 PVR 高危人群，或者玻璃体不能彻底切割，或者术后想去高海拔地区，最好填充硅油(1000 CS)。这些病例，我都会行激光光凝封闭裂孔。进行重水×空气交换，然后注入硅油。某些情况下，如晶状体后囊膜破损或悬韧带断裂，空气可能进入前房、大裂孔或巨大裂孔，我选择直接进行重水×硅油交换。23G手术病例，我都会用Vicryl 7-0或8-0缝线经结膜直接缝合巩膜切口。注入硅油的病例，我会先用Schiotz眼压计检查眼内压，然后缝合最后一个巩膜切口。

27.3 PVR C级RRD

一般来说，PVR C级RRD需要采用PPV。对于有晶状体眼，PVR CA1但没有前移位的年轻RRD患者，我会选择巩膜扣带术。虽然视网膜下增生条索属于PVR C级，但多数情况下，巩膜扣带术有较好的疗效。以下情况除外，如餐巾环样增生、明显的视网膜前移位和大泡性RRD。

手术技术：我一般选择23G器械进行PPV手术。少数情况下，特别是小的局灶性PVR病例，我会使用25G/27G。如果需要使用巩膜扣带，我会选择23G器械。EVA、Stellaris PC和Constellation玻璃体手术系统的有效性和安全性基本一致。非接触和接触性手术观察系统的舒适感没有差别。如果增殖膜薄，接触性观察手术系统更有利。我从后极部（黄斑和视盘周围）开始剥除增殖膜。如果后极部没有明显的增殖膜，我会用曲安奈德对玻璃体进行染色。对于后极部PVR C级病例，细致地剥离增殖膜可以确保去除玻璃体后皮质。我选择用末端抓持镊剥离增殖膜。少数情况下，视网膜钩可以较容易地提起增殖膜边缘。重水可暂时压平视网膜。在严重的增殖膜粘连的情况下，吊顶灯有助于双手操作剥离增殖膜。如果黄斑表面明显皱褶，但无黄斑前膜，我会剥离内界膜，用或不用亮蓝染色。如果怀疑仍残留有PVR增殖膜，我会用台盼蓝对增殖膜进行染色。

如果存在前节PVR C级，我通常选择环扎带（No.240），而不选择宽的硅胶垫压。我总是先行玻璃体切割，并剥离增殖膜，然后再决定是否放置环形扣带。如果不能完全去除增殖膜以缓解牵拉，及不能完全切除玻璃体，就需要放置环形扣带。局灶性的前节PVR C级病例，如果增殖膜粘连紧密，通过小的视网膜切开以去除整块增殖膜和牵拉可能是最好的方法。但是如果需要广泛的视网膜切除以解除局部牵拉，我会首先尝试放置环形扣带。如果大的（超过2个象限）视网膜切除不可避免，我不会选择放置巩膜扣带。

广泛的视网膜固定是PVR的危险因素。因此，对于膜剥离引起的视网膜裂孔和视网膜明显变薄区域，我从来不使用冷冻，激光光凝也不超过3排。我通常在注入重水后进行视网膜激光，然后再放置硅胶带。如果有必要，在取出硅油时，我会行360°激光光凝。

我不赞成仅仅因为PVR就摘除晶状体。只有当前节PVR C级明显，并且去除增殖膜会不可避免地伤及晶状体时，才考虑超声乳化术摘除晶状体。晶状体摘除后，我倾向于同时植入人工晶状体。

视网膜下增殖条带可能不影响视网膜复位。对于存在视网膜下增殖条索的病例，在剥离视网膜前膜和注入重水后，如果视网膜仍然僵硬，我会做小的视网膜切开，切断视网膜下的增殖条带，切开部位优先选择上方视网膜。严重的视网膜下增殖病变，小的视网膜切开可能还不够，需要大范围的周边视网膜切开从而去除视网膜下增生。

我一般选择 1000 cSt 硅油作为眼内填充，直接与重水交换。如果硅油填充要维持很长一段时间或终身，我会选择 5000 cSt 硅油。尽量避免填充重(含氟)硅油。如果可以的话，我更愿意放置环扎带，并注入轻硅油，而不是重硅油。

对于硅油下的复发性视网膜脱离，我会选择不取出硅油，而直接进行交界面玻璃体手术。这样可以减少手术创伤，明显缩短手术时间和降低成本，并能更好地明确牵拉视网膜的因素。术中需将硅油连接在巩膜灌注口(而不是 BSS)，手术过程同前。所有手术操作都可在硅油下进行，包括膜剥离、分层和分割，视网膜切开和视网膜切除，视网膜下液的内引流和眼内激光。从本质上讲，膜剥离技术是相同的；但是需要更高的负压才能切除增殖膜，而且玻切头应经过硅油泡到达硅油–视网膜界面。去除增殖膜后再向玻璃体腔注入硅油，并吸出残余液体。如果受多种光学介质干扰，或增殖膜广泛，或硅油乳化，导致交界面玻璃体手术困难，我会取出硅油，然后去除增殖膜，重新注入硅油。

数种玻璃体药物已被尝试用于降低 PVR 的发生率，但是效果还不明确。手术结束时，我会在 Tenon 囊下注射缓释的皮质类固醇药物。

27.4　外伤性 RRD

外伤性 RRD 的手术基本操作与上述相同。如果存在视网膜嵌顿，我会在嵌顿部位周围切开视网膜从而松解视网膜，并保留一定的安全距离，以确保视网膜的松解。对于合并视网膜嵌顿的外伤病例，尤其是小儿外伤和不能完全彻底切除周边玻璃体的病例，我很可能会选择环扎术。

第 28 章

我的视网膜脱离手术策略：一位俄罗斯医生的观点

Victor Kazaykin

缩写

ELC 眼内激光光凝
LC 激光光凝
RD 视网膜脱离
SRF 视网膜下液

随着新设备、新仪器的出现，视网膜脱离的玻璃体切割术技术也在不断改进。到这篇论文发表时，手术技术可能已经发生了一些变化，但技术始终取决于疾病本身的严重程度，即视网膜上和视网膜内增生的程度，脱离视网膜的水肿程度(！)，视网膜裂孔的长度和位置，玻璃体(VB)纤维化，是否存在脉络膜渗液、白内障等因素。手术技术可能各有不同；但都是以最小的(！)手术创伤，在完全(！)解除视网膜牵拉后将视网膜复位于下方组织。只有在这样，才有可能保证术后视网膜复位的稳定性、脉络膜视网膜的持续粘连，并控制增生性玻璃体视网膜病变直至少发生甚至不发生。

RD 的手术方法多种多样。本章节将介绍其中两种玻璃体腔照明方法：①标准照明；②吊顶灯。当增殖膜和玻璃体条索与视网膜粘连紧密、存在出血风险时，需要使用第二种照明方法。

当然，没有手术医生能保证不出现复发性视网膜脱离；某些病例在手术过程中就应考虑到后期可能会发生复发性视网膜脱离，例如，近期的眼球贯通伤且伴有外伤性葡萄膜炎的病例。因此，考虑到后期有必要再次手术，标准的手术操作过程也应做出调整。

28.1 第一种方法，标准眼内照明

首先，25G 巩膜穿刺套管（端口）于颞下方（左眼 3:30~4:30 钟位和右眼 7:30~8:00

电子补充资料 本章的在线版本(https://doi.org/10.1007/978-3-319-78446-5_28)包含补充资料，可供授权用户使用。

钟位）经结膜做巩膜穿刺。套管的长度为4mm。与标准的25G套管不同,27G灌注管有瓣膜阀,尽管穿刺切口小,但灌注流量大致相同。

如果睫状体平坦部有明显的玻璃体条索和牵拉，可能要用到一个更长的套管(6mm),以保证灌注套管能够穿透巩膜。需要特别注意,当伴有脉络膜渗漏时,几乎总是伴随着明显的低眼压。这种情况下,可先插入灌注头,然后用带胰岛素针头的注射器将BSS注入玻璃体腔至眼压正常。一般来说,脉络膜渗漏变平、脉络膜复位后,再将灌注管道连接到灌注头。如果脉络膜渗漏隆起较高，首先向玻璃体腔内注入BSS液体,如果灌注头仍然没有进入玻璃体腔,则拔出套管,并通过巩膜穿刺口排出部分脉络膜上腔的液体。通常在巩膜穿刺口处的脉络膜会复位,或至少脉络膜渗漏的高度会降低(足以开始进行手术)。这时灌注头才能重新插入原来的穿刺口,连接灌注管道。

只有明确灌注头在玻璃体腔内,才可打开灌注开关，灌注压通常维持在30mmHg,用于置入玻切头和眼内光纤的23G或25G带阀门套管通常选择在9:30~10:00钟位和2:00~2:30钟位。对于核块大的透明晶状体患者，穿刺口位置选择距离角膜缘4.5~5mm,这样可以在锯齿缘处操作时避免损伤晶状体。有时25G和23G套管可联合使用:25G套管放置光纤,23G套管放置器械。通过23G套管,更容易插入弯曲的器械(例如激光光纤);当玻璃体腔体积较大的时候,可以更快地注入硅油(大约快2倍);可以对脱位于玻璃体腔内的晶状体进行超声粉碎。

总而言之,标准的视网膜脱离手术通常采用3个25G套管,但在某些情况下,可用27G套管连接灌注管,23G套管置入器械。玻璃体切割术的巩膜穿刺口应该尽量小,因为巩膜创伤越小,伤口愈合越好,即使23G和25G相比较也有差别,更不用说27G。不过,选择尽量小的穿刺口不应妨碍器械在玻璃体腔内的操作，因为手术操作更重要,会影响到手术的效率和时间,最终将影响患者术后的视力。

可使用25G器械在玻璃体腔和视网膜上进行操作,包括玻切头、眼内光纤、眼内镊、眼内剪和针管。27G器械硬度不够,不利于切除周边玻璃体;另外,它容易损坏,这对于手术预算很重要。23G手术切口较大,但在眼内操作的便捷性与25G相同。23G可以更快地清除凝固的血块,因为玻切头顶端开口没有那么快堵塞。

当放置好套管后,开始进行玻璃体腔内的操作。首先处理前节玻璃体,不是直接在晶状体后表面,而是保持一定的距离。在眼内照明中,汞光源(！)具有较小的光毒性和较好的可视性。透明晶状体和其邻近的透明玻璃体层应保留。晶状体附近的玻璃体可减缓术后晶状体混浊;保护晶状体悬韧带。只有当晶状体和前节玻璃体混浊、影响术中对视网膜的观察时,才考虑去除晶状体和前节玻璃体。

在切割玻璃体过程中,眼内灌注压全程维持在25~30mmHg。眼内压(IOP)的稳定得益于玻璃体视网膜显微手术系统中内置的特殊的IOP补偿系统和带阀门的套管。玻璃体切割的速率为2500~16 000cuts/min,负压为50~650mmHg,当玻切头在视网膜或晶状体后囊附近操作时,需提高切割速率,同时降低负压，防止玻切头吸到视网膜和晶状体。反之亦然,当玻切头在玻璃体腔中央切割时，提升负压，降低切割速率，从而加速切除玻璃体。最大切割速率由手术中的具体情况来决定；为了能便捷地在视网膜附近进行手术操作，可选择切割速率5000~10 000cuts/min，负压 50~150mmHg，而在玻璃体腔中央操作时，可选择切割速率 2500~3500cuts/min，负压 400~650mmHg。

只有行玻璃体后脱离才能彻底切除后节玻璃体。不完成玻璃体后脱离，手术难以进行，特别是视网膜高度隆起和后极部视网膜裂孔的病例。通常采用玻切头吸引视盘附近的玻璃体，或玻切头沿黄斑附近的血管在视网膜表面做远离黄斑中心运动，形成玻璃体后脱离。玻切头吸住玻璃体，使其在视盘边缘与视网膜分离。玻璃体与视网膜分离后，不要马上切除，否则会对随后的玻璃体后脱离造成困难，因为玻切头将吸引不到玻璃体组织，玻璃体后脱离将无法继续。也可用一些其他的玻璃体后脱离技术，但可能没那么方便，需要的时间更长，并可能损伤视网膜。也可用眼内镊抓住视网膜前膜，将其与玻璃体一起从视网膜分离，完成玻璃体后脱离。如果术中不易观察透明的玻璃体，可应用眼内染色剂，如曲安奈德、台盼蓝等。

玻璃体后脱离后，拔出玻切头，向视盘表面注入 0.3~0.5mL 的重水。重水可以固定黄斑区视网膜。然后切割已经后脱离的玻璃体，再注入重水(0.3~0.5mL)。如此分段进行"玻璃体切割–重水注入"，先到赤道部，最后到锯齿缘。重水注入的次数取决于玻璃体腔的体积：体积越大，注射次数越多。从第一次开始，每次注入重水时，注射管的末端都要埋入重水泡，避免乳化颗粒。优先选用全氟萘烷，因为它不易乳化。当重水达到玻璃体腔体积的 1/2~3/4，且周边玻璃体已切割，则可将光纤换成移液管，直接在显微镜下继续注入重水。移液管针头端置于重水上方，重水针头埋入重水泡。注入重水的过程中，与注入的重水等量的水会经移液管被动流出。这种双手操作技术可以加快手术进程。需要说明的是，并非所有的病例都要向玻璃体腔内注满重水，下面将进一步介绍。

在注入重水的过程中，还可以采用其他的方法来维持眼内压平衡，例如使用双腔针管。这种方法更方便，但双腔针管更容易损坏(这对手术预算很重要)。也可以在注入重水过程中拔出灌注管，插入带有排气孔的针管。另一种方法是使用带有瓣膜阀门的灌注管，暂时拔出灌注管，套管针留在原处，注入重水时，BSS 可通过套管口被动流出。

玻璃体腔内注满重水后，开始剥离视网膜前膜。重水下视网膜前膜更易识别，剥离更安全和有效。重水稳定了视网膜后极部，并限制了周边部视网膜的活动性，从而起到了"第三只手"的作用。与视网膜粘连疏松的增殖膜可在水中剥离。在"重水"下，多数僵硬增殖膜的剥离更加安全、简单。

分步注入重水的次数取决于视网膜脱离的特征、PVR 的分级、视网膜裂孔的特征和其他因素。在后部玻璃体和视网膜前膜与视网膜粘连紧密的地方，可在吊顶灯下进行双手操作。

28.2 第二种方法：吊顶灯

吊顶灯放置于第四个穿刺口处，通常位于 12:00 钟位距角膜缘 4mm 处。现代的 25G 或 27G 吊顶灯照明系统可出色地为玻璃体腔照明。重要的是使用最先进的照明系统，才不会怀疑这种方法。应用吊顶灯时，几乎不需要用到眼内光纤（增加手术预算），除非需要在透明晶状体附近进行更精细的操作，需要更好地观察晶状体后囊。吊顶灯就像房间中的灯，可照亮整个玻璃体腔，外科医生的第二只手可以不用握持导光光纤，而是握持另一把器械。通过转动吊顶灯的光纤可以很容易地调节吊顶灯的灯光方向。

吊顶灯下可以将各种器械组合使用：镊子-镊子，镊子-剪刀，镊子-玻切头，笛形针-电凝，笛形针-眼内激光光纤，笛形针-重水注入等。外科医生可以自行进行巩膜顶压，可减少重水用量（在这种情况下，不再需要"第三只手"的帮助），止血更容易（吸除血液同时进行止血），只需一步即可完成重水的注入，而无须使用双腔针管（减少了手术预算）。吊顶灯的一大优点是无须助手即可完成整个手术。

可使用双手操作技术，用两把镊子抓住视网膜前膜，沿视网膜表面拉动，将其分离和撕碎。用镊子或玻切头将分离的增殖膜碎片清除。如有必要，可使用剪刀。剪刀可减少对视网膜的牵拉，操作更加精细。用剪刀剥离血管增殖膜时，只可能部分损伤小分支，可减少出血的概率。由于双手操作技术具有这些优势，尤其是在复杂和明显增殖的病例，可以减少手术创伤，避免行松解性视网膜切开术或缩小视网膜切开的范围，缩短手术时间。

当重水达到玻璃体腔的前部时，此时基底部玻璃体已被清除；此时，应该注意悬韧带-仅在睫状体和视网膜受到牵拉，可能甚至累及睫状体平坦部的情况下才进行最大限度的玻璃体去除。为了使该区域的操作更便捷，并最大限度地减少视网膜和晶状体的损伤，可通过顶压巩膜进行玻璃体切割术。

如果视网膜不能完全松解，则应在条件充分的情况下进行松解性视网膜切开或视网膜切除术；也就是说，将在如果不损伤视网膜，水肿和增殖膜就无法分离的部位进行切除。视网膜切开术前，先沿预定的切开线进行电凝，最好用钝的电凝头，因为与尖锐的电凝头相比，它可以通过同一个入口多次进入玻璃体腔进行操作。首先用玻切头在视网膜咬出一个孔。玻切头通过该孔尽可能深地插入到视网膜下，且不损伤周围组织，然后玻切头从视网膜下朝向术者方向进行视网膜切割。切割速率可选择 5000cuts/min，甚至更高，负压为 50~150mmHg；这些参数可确保在"健康"组织损伤最小的情况下获得较细的解剖线。此操作可分几步完成，直到视网膜完全松解为止。如果不是行 360°视网膜切开，开始和结束均应在锯齿缘，并且最大限度地切除这些区域的玻璃体。重要提示！——如果你开始进行视网膜切开术，则应切开视网膜直到视网膜完全松解为止；否则，这一操作没有意义。注入重水后视网膜平伏和褶皱消失是视网膜完全恢复活动性的标志之一。

只有当视网膜下膜阻碍视网膜复位和影响视功能时，才将其去除。可通过已有的视网膜裂孔或视网膜切开处将其清除。充分接近增殖膜——必要时可进行 180°或更大范围的视网膜切开。

松解所有视网膜牵拉后，玻璃体腔内注入重水达到巩膜切口水平；此时，视网膜下液通过视网膜裂孔处流出。通常，如果视网膜裂孔正好位于锯齿缘处，并且裂孔足够长，视网膜下液几乎可以完全流出。

如果裂孔不在于锯齿缘（即使距离锯齿

缘很近)，则总会有部分视网膜下液被阻挡，可以通过向玻璃体腔内注入空气来解决(见下文)。

玻璃体腔内注入重水后，进行视网膜激光光凝。沿着锯齿缘，围绕所有视网膜裂孔、视网膜切开处和玻璃体视网膜变性区行2~3排视网膜激光光凝，光斑间距为1个光斑直径。仅在视网膜全脱离时，沿锯齿缘行全周视网膜激光光凝，因为可能遗漏小裂孔。在未发生视网膜脱离的区域不进行激光(激光光凝也是一种额外的手术创伤，尽管创伤很小)。

在术后视网膜再脱离风险较高的患者中，光凝不够，某些情况下甚至没有行激光光凝，当视网膜再次发生脱离时，已进行激光光凝的视网膜也会一起脱离，导致RPE细胞不必要的丢失，使视网膜再复位的条件恶化。如果这些患者没有出现视网膜再脱离，则可通过瞳孔补充激光光凝，或者在取出玻璃体腔内硅油的同时补充激光光凝。

完成激光光凝后，关闭BSS灌注，并进行重水×空气交换。空气将残留在锯齿缘的SRF从靠近中央的视网膜裂孔处排出，用移液管或玻切头吸除残留液体。视网膜复位后，在该区域补充激光光凝。

重水×空气交换过程中，常常会在晶状体(或IOL)的后表面形成“雾气”，一般不影响手术。有时“雾气”可能会很明显，并可能影响观察眼底。通过巩膜穿刺口在晶状体(或IOL)的后表面上涂一些黏弹剂(最好是透明质酸钠基的)，就可以轻松解决此问题。

吸除视网膜下残留液并完成激光光凝后，将空气置换为吸收时间更长的惰性气体(SF_6、C_2F_6或C_3F_8)、硅油/氟硅油或重水，作为术后玻璃体腔填充物。

交换为惰性气体。使用整合至玻璃体视网膜手术系统的自动系统预先向50mL注射器中注入20%的SF_6、16%的C_2F_6或12%的C_3F_8。然后将注射器连接到灌注套管而不是灌注管，在注入气体的同时，移液管从另外一个穿刺口进行被动抽吸。换句话说，在手术结束时，向玻璃体腔内注入40~50mL已经设定浓度的气体。选择何种气体取决于术后视网膜顶压需要的时间。

交换为硅油。视网膜完全复位和玻璃体腔充满空气后开始注入硅油。将短而薄的金属套管套在硅油注射器上，插入其中的一个巩膜穿刺口，向玻璃体腔内注入硅油。硅油流到后极部并逐渐充满玻璃体腔，并将玻璃体腔内的空气排出。为了维持正常的眼内压，笛形针从第二个穿刺口被动吸引排出空气。重要的是(！)保持巩膜穿刺口套管在玻璃体腔内，尤其是在开始注入硅油时。整个套管必须在玻璃体腔内，而不是在眼血管膜内，避免硅油渗入脉络膜上腔。这是难以纠正的严重并发症。

在某些情况下(罕见)，建议直接进行重水×硅油交换(不注入空气)。激光光凝后，拔出灌注管，将硅油注入管直接连接到灌注套管。最好使用翻转阀套管，这样可以连接内径较大的硅油注入管，提高硅油的注入速度。注入重水至灌注液完全排出为止，这样可以避免残余的BSS流入到视网膜下；然后再进行重水×硅油交换。

吊顶灯下进行重水×硅油交换会更简单，因为吊顶灯下无须拔出灌注管，只需将其关闭即可。关闭灌注后，注入重水直到灌注液从玻璃体腔完全排出为止，然后立即(无须打开灌注管！)直接进行重水×硅油交换，一只手持硅油注入管，另一只手持笛形针吸出重水。

注意！如果存在视网膜再脱离的高风险，即下方视网膜具有明显的视网膜下纤维增生和视网膜水肿、穿透性眼外伤、小儿视网膜脱离、渗出性视网膜脱离、视网膜切开处过于靠近后极部、明显的脉络膜硬化使脉络膜视网膜不能产生牢固粘连时，除了进行玻璃体切割术外，还需行环扎术，某些情况下选择 1:00~11:00 钟位的环形扣带。

手术结束时，拔出套管，用 Vicryl 8-0 缝线或 9-0(10-0)尼龙线经结膜缝合巩膜切口。缝合前用 BSS 冲洗穿刺部位，去除残留的重水和硅油，避免术后结膜下重水和硅油残留。Vicryl 8-0 缝线更方便，伤口密封性更好，但术后会引起周围组织刺激反应。因此最好在术后 10 天内拆除缝线。尼龙线不会刺激组织，但是较难达到良好的伤口密封性。缝合时比较费时，必须将线结埋入巩膜。

28.3　手术病例

28.3.1　术前资料

患者为男性，7 岁。左眼手术。术前体格检查：VA=0.005，IOP(i-care)=6mmHg；完全膨胀型白内障，前房深度 2mm，眼底窥不入。超声检查显示全视网膜脱离，数个视网膜囊肿和颞侧的巨大视网膜裂孔。

既往史：患者目前眼部状态已经有 2 个月；不确定视网膜脱离的明确时间。由于家庭原因，患儿就诊时间比较晚。

对侧眼 2 个月前在外院行视网膜脱离和白内障摘除手术，术后眼内填充硅油，未植入 IOL。

左眼治疗计划：玻璃体切割联合眼内填充物植入术，白内障摘除联合人工晶状体植入术。眼内填充物的选择取决于视网膜状态，需要等屈光介质透明后才能决定。

28.3.2　手术

开始手术，首先距角膜缘 3mm 处置入 3 个带阀门套管(考虑到计划摘除晶状体)。制作两个 25G 穿刺口和一个 23G 穿刺口。使用 23G 穿刺口是考虑到手术量大和玻璃体腔内器械更换频繁。

白内障手术：做两个前房穿刺口，前房内注入肾上腺素，2.2mm 角膜隧道切口（也可做 2.0mm 切口，但 2.2mm 更便于植入人工晶状体）。向前房内注入两种黏弹性剂：Viscoat 弥散在角膜内皮下保护角膜内皮，再将 Celofta 注入 Viscoat 下方维持前房，完成晶状体前囊膜的手术操作。

之后环形撕囊。通常对于完全性白内障，我会染色前囊膜，但在这个病例，我没有染色。

水分离。用旧的技术，采用塑料 Simcoe 管进行超声乳化吸除，在吸除软核时很方便。

然后冲洗前房，去除瞳孔区的色素上皮细胞。

注入内聚型黏弹剂(透明质酸钠)并植入三片式 IOL。我更喜欢 AcrySof MA60AC。人工晶状体植入后，在前房内注满透明质酸钠，以便进一步行玻璃体手术。

将灌注管连接到 4:00 钟位的穿刺口。

视网膜检查结果提示需要双手操作进行手术。因此，要在距角膜缘外 3mm 处插入 25G 吊顶灯。在做巩膜穿刺口时，前房会变平。由于眼球需要经受多次压迫，因此在用透明质酸钠重新填充前房后，再用 10-0 尼龙缝线缝合角膜隧道切口。

最后，我们开始主要部分手术。以下所有操作均使用25G器械。使用两把镊子处理增生组织，一把镊子具有宽大的微细纹理表面，有较大的夹持力，而另一把镊子则有齿。用两把镊子抓住组织，通过牵拉使其与视网膜分离，并将增殖膜断裂。

可以看到视网膜囊肿，视网膜水肿、增厚且有纤维增生。增生病变覆盖整个视网膜内表面——从视盘经黄斑再到裂孔的边缘和周边视网膜。

用镊子或玻切头清除分离的组织。

部分视网膜松解后，将重水注入视盘附近。重水可以固定后极部视网膜，同时能更清楚地看到增生组织。用两个镊子将玻璃体后皮质与视盘分离（与视网膜前膜一起整体剥离）。可以再次看到视网膜实际上被增生组织完全覆盖；鼻侧可见大的视网膜囊肿。通过拉伸撕断分离的组织，并用镊子或玻切头清除，也可以通过切除模式将视网膜表面的增殖膜清除。

视网膜增厚、水肿、疏松；其很容易受到损伤。接下来我要展示一种并发症——医源性视网膜裂孔，且伴有血管损伤和出血。这提示外科医生在手术中要时刻保持警惕，要不断地控制所有操作。并发症看起来很严重，但很容易控制，接下来我会进行展示。在这一步，吸除血液的同时，对出血血管进行电凝止血。然后再注入部分重水，同时用笛形针吸出重水上方的灌注液。正是由于使用了吊顶灯，才能进行这种联合操作。

随着视网膜的伸展，可见视网膜多个褶皱。其中一些在重水压迫下看起来像是细长的长腔。实际上，它们是由于明显的视网膜水肿引起的视网膜内层相对于外层的移位。

然后，用镊子和玻切头切除视网膜边缘。整个视网膜边缘翻转，明显增厚和水肿。对于无法活动的视网膜边缘部分，用玻切头将其切除至差不多“健康”的组织。视网膜处处肿胀，没有一处不肿胀。这就是为什么我说是“差不多健康的组织”。对切除的边缘立即行电凝。

为了使裂孔充分松解，可在6:00和12:00钟位行视网膜切开以缓解视网膜裂孔边缘的张力。用玻切头切开足够的长度。出血点立即电凝。

然后再注入一部分重水。整个视网膜复位时没有向视盘移位，即没有半圆形的皱褶，这表明其活动性良好。

视网膜展平后，电凝视网膜裂孔边缘，可以预防术后出血，并能促进与视网膜下组织的粘连固定。

然后处理医源性视网膜裂孔。视网膜裂孔边缘具有活动性，该区域的部分视网膜会出现脱离，医源性裂孔的边缘用移液管处理，激光光凝整个裂孔边缘。

关闭灌注，注入重水至完全充满玻璃体腔。暂时拔出灌注管，通过空气注入将灌注管内的BSS排空，再连接灌注头，进行重水×气体交换：气体从上方进入，重水从下方吸出，首先通过玻切头（较快）主动吸引，当接近视网膜时，采用移液管被动抽吸（这样安全且无创伤）。

电凝穿透视网膜囊肿，用移液管被动引流囊肿内液体。

然后再用移液管被动吸引吸出积聚在后极部视网膜表面的液体。你会见到在空气填充过程中，视网膜裂孔边缘相对于视盘的位置未发生移动，与重水填充时的位置一致。这表明视网膜具有足够的活动性，也是术后保证位置稳定的重要标准。

接着，向黄斑区注入曲安奈德(不含防腐剂)。

然后，从 10：00 钟位的穿刺口处向玻璃体腔内注入 Densiron 68 硅油。硅油将药物平铺散布于视网膜表面。视网膜与视网膜下组织贴附。

玻璃体腔充满油后，我们要注意白内障在手术开始时已经被摘除。向前房内注入乙酰胆碱，以加强虹膜-IOL 隔对抗玻璃体腔内硅油的压力。

拔出包括吊顶灯在内的所有巩膜穿刺口套管；Vicryl 8-0 缝线缝合巩膜切口；此时瞳孔开始缩小。

用笛形针从玻璃体腔引流出残留的空气，并去除前房内的透明质酸钠。如果硅油溢出至前房，则可以保留黏弹剂或硫酸软骨素；但是这例患者没有出现这些问题。

缝合所有的巩膜切口。

用镊子检测眼内压。

手术结束后，检查缝线的松紧度。

28.3.3　术后情况

1 周后随访：VA=0.03；IOP=14mmHg；视网膜在位。这个家庭之后没有进一步随诊。

第 29 章

合并 PVR 的视网膜脱离：我的手术策略

Shunji Kusaka

29.1 引言

对于增生性玻璃体视网膜病变，我的手术方法包括以下步骤：①环扎；②晶状体切除术；③玻璃体切割术；④去除视网膜前增殖膜；⑤去除视网膜下增生条索；⑥周边部玻璃体切除；⑦视网膜切开（视网膜切除）；⑧眼内激光光凝；⑨注入长效气体或硅油。

在相对较轻的病例中，可根据眼部的病变情况，可以不用采取步骤①、②、⑤和⑦；但是，对于严重的病例，应该完成所有步骤。在严重 PVR 的病例中，我会完成上述所有操作，因为我认为：细致地去除玻璃体和（或）视网膜前增殖膜，尤其是在周边部视网膜和玻璃体基底部，是成功复位视网膜和预防前节 PVR 的关键；否则，将会出现低眼压和眼球痨（萎缩）。然而，由于在玻璃体基底部，玻璃体会牢固地附着在视网膜和睫状体平坦部上，是不可能将周边部增殖膜彻底清除的。因而，我认为有必要通过环扎术抵消由基底部的玻璃体和增殖膜收缩而产生的向心性牵拉力。

29.1.1 环扎

通常，我在常规的孔源性视网膜脱离的玻璃体切割术中并不联合环扎，而经常在 PVR 玻璃体术中联合环扎。在 360°结膜环形切开后，我会建立了两个放射状结膜切口，之后，我会小心地分离结膜和 Tenon 囊，于 4 条直肌上放置牵引缝线。在此过程中，重要的是不要损伤肌肉。在每个象限上，我会使用月形刀在赤道部稍前方建立巩膜隧道（图 29.1），在其中放置 #240 硅胶带。我通常会在颞上象限使用一个 #270 硅胶带进行结扎（图 29.2）。这样，在再次手术时，如去除

电子补充资料 本章的在线版本（https://doi.org/10.1007/978-3-319-78446-5_29）包含补充资料，可供授权用户使用。

或替换 #240 硅胶带时，可以较容易地找到 #270 硅胶带的位置。

29.1.2　晶状体切除术

对于轻度 PVR 病例，可以保留晶状体；但对于严重 PVR，切除晶状体是必要的，便于更细致地切除周边部玻璃体和（或）增殖膜。我通常会进行超声乳化抽吸联合人工晶状体植入术。对于重度 PVR 或合并前节增生的 PVR（前节 PVR），我更倾向于经睫状体平坦部切除晶状体，完整去除晶状体的囊膜（图 29.3）。这便于切除晶状体后囊膜与周边视网膜、睫状体平坦部或睫状体冠部之间的玻璃体和（或）增殖膜。如果在视网膜复位后有手术适应证，可通过经巩膜睫状沟固定术或巩膜内固定术植入后房型 IOL。

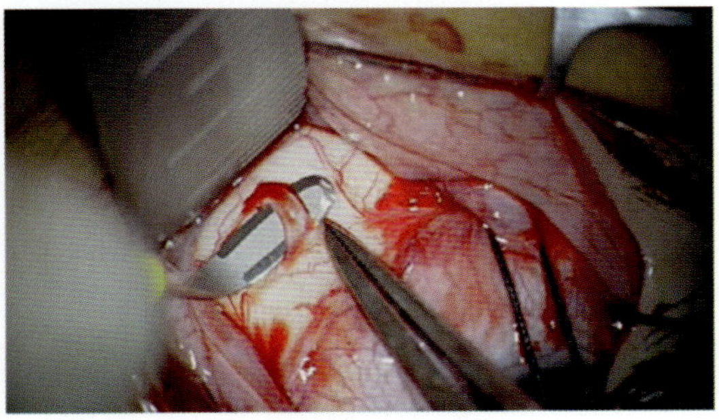

图 29.1　使用月形刀在每个象限制作巩膜隧道。

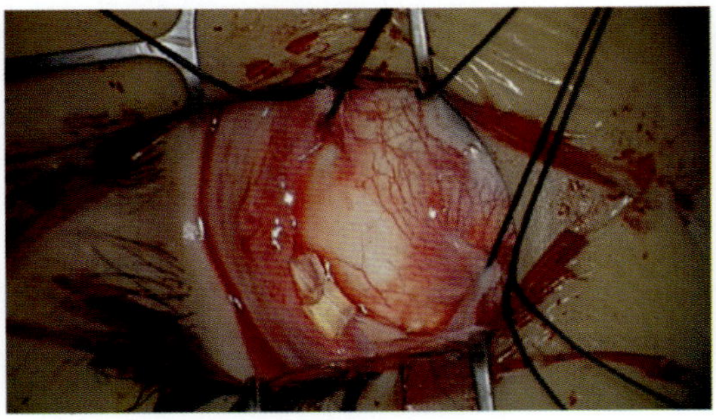

图 29.2　使用 #270 硅胶带在颞上象限对 #240 硅胶带进行结扎。

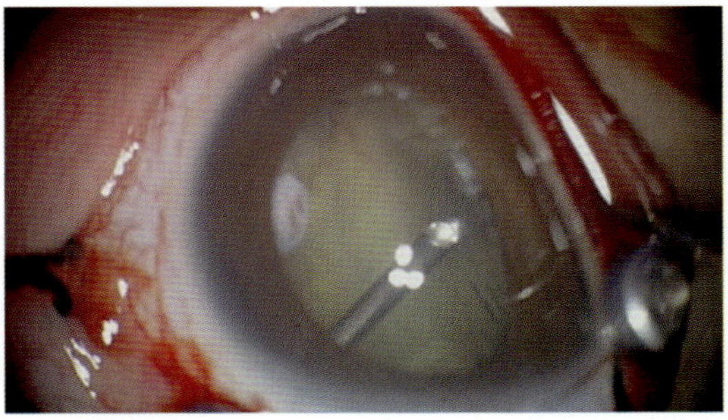

图 29.3　通过经睫状体平坦部晶状体切除术完全摘除晶状体，包括晶状体囊膜。

29.1.3　玻璃体切割术

在 PVR 手术中，我更倾向于 23G 玻璃体切割术系统，主要是因为其镊子和剪刀较 25G 或 27G 系统的更大、更硬，利于手术医生更有效进行增殖膜剥离和切开。此外，使用 23G 系统可更快捷地取出和注入硅油。所有管道均应配备自闭阀，以防止眼球的突然塌陷。在前节 PVR 病例中，术前需仔细检查周边部视网膜和前节玻璃体，以避免在插入套管时损伤被拉向前方的视网膜（图 29.4）。换句话说，套管应放置在视网膜没有被前移的位置，或者是更靠前的位置，如距角膜缘 2mm 处。插入套管后，必须确认其尖端置于玻璃体腔内。

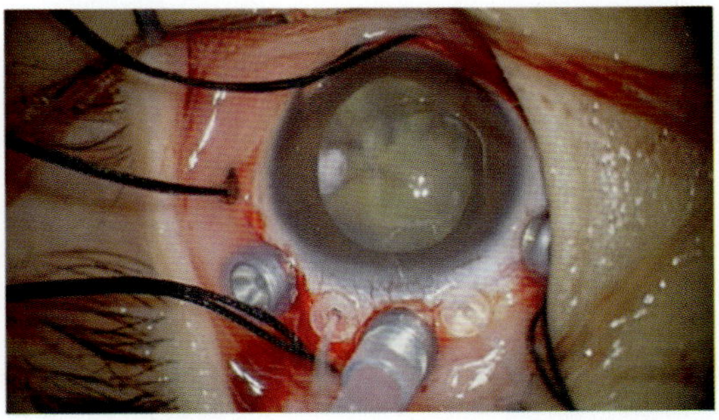

图 29.4　对家族性渗出性玻璃体视网膜病变相关的 PVR 行玻璃体切割术。将灌注管置于上方，因为颞侧周边部存在增殖膜。使用 27G 双光吊顶灯。

在大多数的PVR病例中，我使用27G的双光吊顶灯，以便于双手操作。在切割玻璃体时，应注意不要吸到脱离的视网膜。切除中轴部的玻璃体后，我会切除套管附近的玻璃体，以防止在随后的膜剥离和切开的过程中发生锯齿缘截离。

29.1.4 膜剥离和切开

增殖膜剥离应该从后极部开始，通常在视盘上方。如果后部视网膜是闭合的(闭合漏洞，图29.5)，我会用黏弹剂将其撑开(图29.6)，然后用镊子直接撕除膜(图29.7)。在这一过程中，应注意不要抓住视网膜组织或视网膜血管。一旦去除了后极部的增殖膜，我会注入全氟化碳液体(重水，PFCL)压平后部的视网膜，然后去除更前部的增殖膜。之后，我会撕除后极部的ILM以防止术后黄斑前膜的形成。用亮蓝G进行染色，可使ILM的去除更容易、更彻底，虽然我更倾向于用镊子进行膜剥离，但它们可能易于造成医源性视网膜裂孔。对于曲安奈德(TA)染色下才能看到的较薄的增殖膜或玻璃体后皮质，使用小钩或刮膜器轻轻剥离可能更安全。

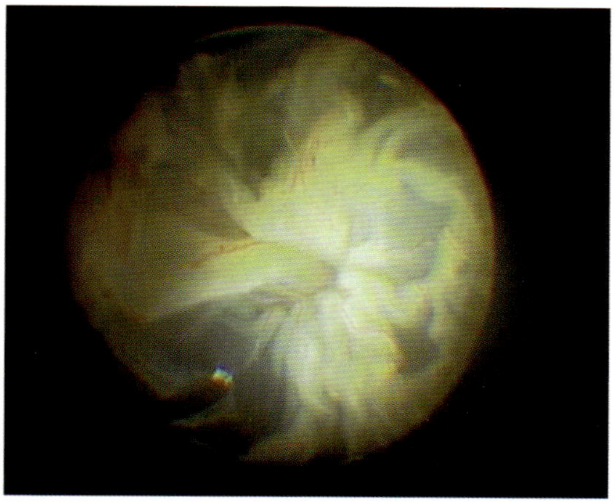

图29.5 家族性渗出性玻璃体视网膜病变患者存在闭合漏斗。

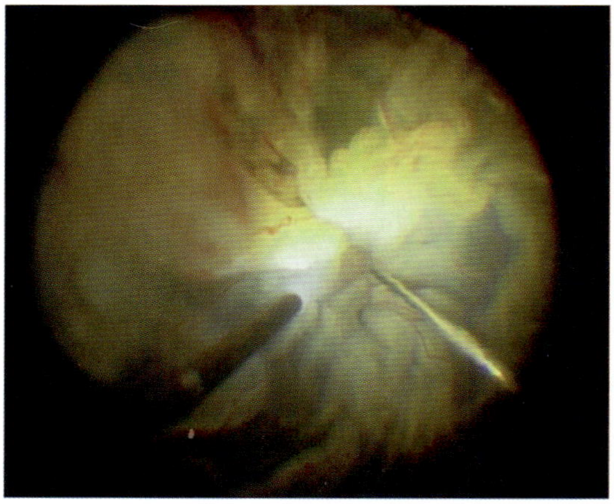

图29.6 注入黏弹剂打开闭合漏斗。

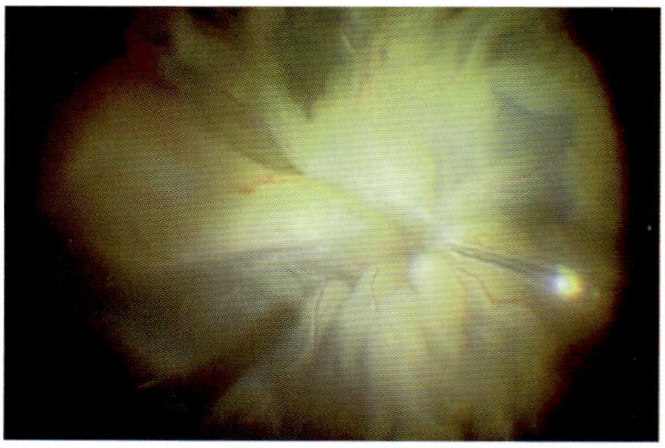

图29.7 在闭合漏斗中进行增殖膜剥离。

29.1.5 去除视网膜下增生条索

不是所有病例都需要进行这一操作，如果SRS并不妨碍视网膜复位，就无须将其去除。我通常会在液体灌注下判断、决定去除SRS的必要性。然而，如果我发现难以决定时，我会在没有去除SRS的情况下注入重水，观察视网膜平伏的程度(图29.8)。在去除SRS时，我会双手均持镊子，行双手操作。电凝造孔后，一手持镊子抓住并拉出SRS，另一手用镊子按压孔周的视网膜(图29.9)。这样可以预防操作过程中裂孔的扩大。此外，我用另一把镊子作为“转轴”来改变拉力

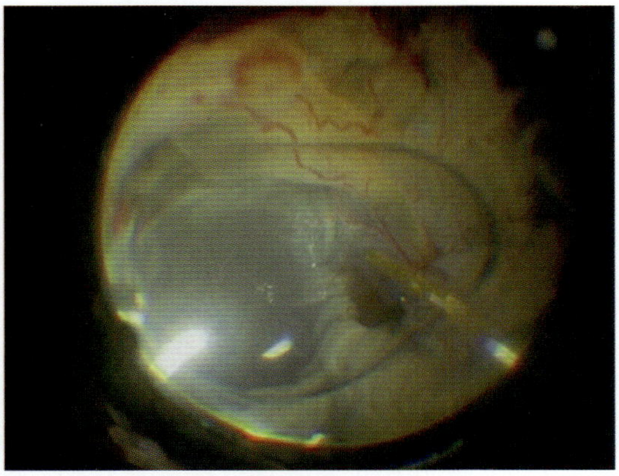

图 29.8　注入全氟化碳液体以检查视网膜是否平伏。在这例患眼中，视网膜下增生条索阻碍了视网膜复位。

的方向；从而可以将 SRS 沿切线方向从脱离的视网膜拉出。如果很难完全去除，切断 SRS 可能足以使视网膜复位。

29.1.6　周边部玻璃体切除

顶压巩膜时，可在直视下切除周边部玻璃体；然而，这种技术适于处理相对靠前的玻璃体。此外，较深的巩膜顶压可能引起更多的术后炎症。我更倾向于在吊顶灯照明下联合广角观察系统，在顶压巩膜下进行玻璃体切割。这项技术通过轻柔的巩膜顶压就能

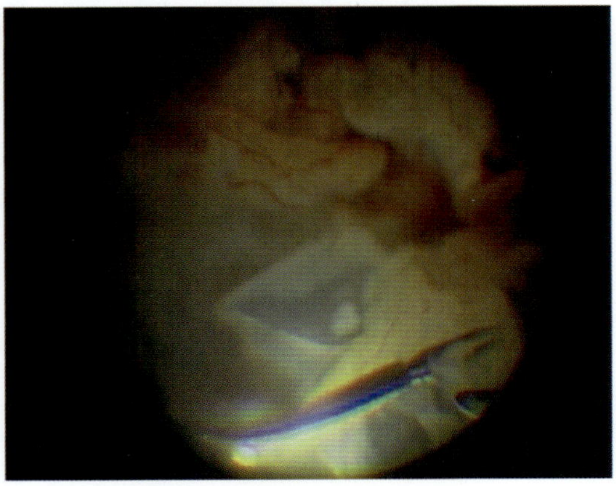

图 29.9　通过双手操作去除视网膜下增生条索。

处理后节的玻璃体和(或)增殖膜。我使用适于周边部切除的玻璃体切割机设置参数，例如流动模式（EVA®，DORC）或切除模式（Constellation®，Alcon）。

29.1.7　视网膜切开(视网膜切除)

如果仔细去除视网膜前膜及 SRS 之后仍然无法展平视网膜，就需要进行视网膜切开或视网膜切除以复位视网膜。我通常选择在赤道部周围行视网膜切除。首先电凝大血管以防出血，之后使用眼内剪行视网膜切开。然后，使用玻切头切除位于视网膜切开的部位之前的“非功能性”的视网膜。如果视网膜切除不充分，可能会由于相邻视网膜的残余牵拉力导致视网膜再脱离。因此，我会在这一区域切除更多一些视网膜以保证视网膜的充分复位。

29.1.8　眼内激光光凝

眼内激光的曝光时间和激光间隔均为 0.2 秒，激光能量足以产生均匀的白色光斑（图 29.10）。如果眼内已注入重水，我更倾向于重水下进行激光光凝，它可使视网膜更完全地贴附在视网膜色素上皮层。此外，这比在注入空气下更安全，因为空气下的干燥可能会造成视网膜损伤。对于周边部视网膜，可以结合使用广角镜观察系统、吊顶灯照明（或激光光纤照明）和顶压巩膜来完成激光光凝。

29.1.9　注入长效气体或硅油

对于非增生性孔源性视网膜脱离，我会使用空气或 SF_6 气体，但在 PVR 中，我通常使用 C_3F_8 气体或硅油填充。首先，我会拔除鼻侧套管，使用 Vicryl 8-0 缝线缝合巩膜穿

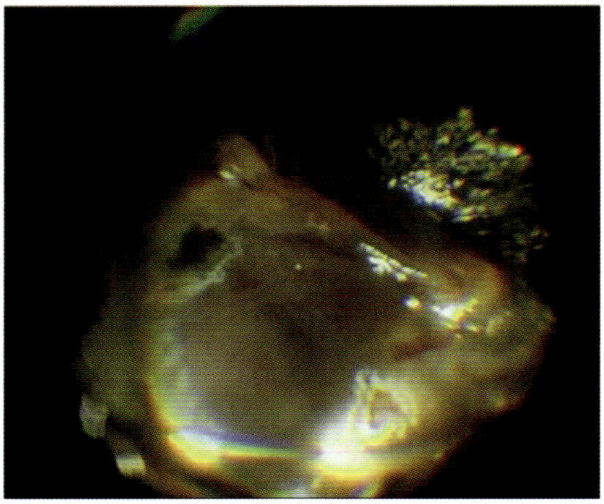

图 29.10 在空气灌注下行眼内激光光凝。

刺口。然后,我通过与灌注管连接的三通道旋塞阀注入稀释的 C_3F_8 气体(最高浓度为14%),另外一个套管采用笛形针保持通畅。至少灌注 25mL 的气体,以使眼内的气体浓度与注射器中的气体浓度相同。然后,拔除剩下的两个套管并缝合巩膜穿刺口。如果眼内压偏低,则通过 30G 针头将注射器中的剩余气体注入眼内以调节眼内压。

如果选择注入硅油,则应注意防止术中和术后硅油迁移至结膜下。我会缝合所有巩膜穿刺口,包括插入 27G 双光吊顶灯的巩膜穿刺口。在缝合鼻侧巩膜穿刺口后,除外颞侧两个巩膜穿刺口的区域,我会缝合结膜。硅油通过连接于颞上方套管的硅油注射器(VFI)针头注入眼内(图 29.11)。如果玻璃体切割机不允许灌注管内的流体反流,我会断开灌注管或将三通道旋塞阀旋通至灌注管,以使眼内的气体逸出。在无晶状体眼中注入硅油时,我会在 6:00 钟位进行周边虹膜切除,以防止瞳孔阻滞。缝合巩膜穿刺口后,我会彻底冲洗眼表,以洗去残留的硅油;之后缝合结膜,行结膜下地塞米松注射。对严重的病例,我还会在 Tenon 囊下注射曲安奈德。

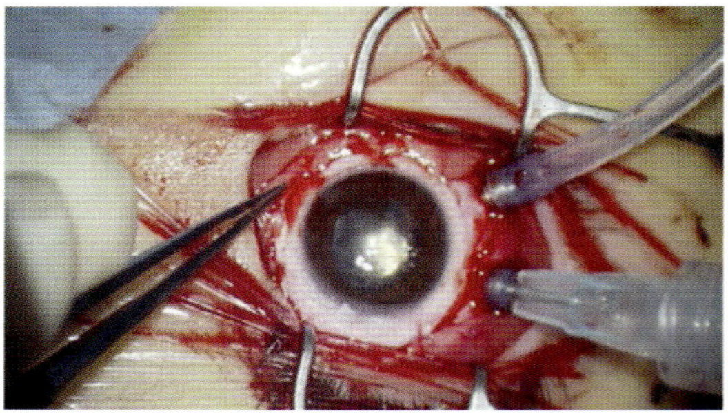

图 29.11 通过 VFI 针头注入硅油。缝合除颞侧外的结膜。

第 30 章

增生性玻璃体视网膜的手术治疗：一位印度医生的观点

Sundaram Natarajan

30.1 PVR 的临床体征与诊断

视网膜表面、局部的纤维细胞膜，可以表现为视网膜表面的白色混浊、小的皱褶或固定褶皱，以及更广泛分布的 PVR。存在固定褶皱的视网膜脱离，在孟买的 Aditya Jyot 眼科医院很常见。

在本中心，玻璃体中的细胞播散是少见的 PVR 表现；然而，PVR 的早期和细微体征，在视网膜脱离手术的术前评估中，应该始终被重视和注意到，因为这些体征会影响初次手术时手术技巧的选择。

通过间接检眼镜和裂隙灯下+78D 或+90D 的透镜或角膜接触镜检查明确诊断。在屈光介质混浊的患眼，可通过 B 超检查显示脱离视网膜的固定皱褶和明显的玻璃体增殖膜。

在视网膜复位术后 1~3 个月内早期发现 PVR 的征兆，可以更及时地对即将产生的 PVR 进行干预。在许多早期 PVR 病例中，及时的干预可避免因延迟诊断和再次手术而出现黄斑脱离的患者发生显著的视力丧失。

根据我们的经验，视网膜脱离复位术后长时间的炎症可增加 PVR 发生的风险，特别是存在术后葡萄膜炎、眼内残余积血、无法去除所有的视网膜牵拉且没能通过巩膜扣带提供足够支撑等情况。最大风险期是视网膜脱离术后 4~12 周。存在上述任何危险因素的患者，无论是术前还是术中导致，都应在术后更频繁地随访，以确保及早发现 PVR 和视网膜脱离的复发。

目前，结合改良的手术技术和精细的手术设备，PVR 修复手术对视网膜造成的创伤很小。

电子补充资料 本章的在线版本(https://doi.org/10.1007/978-3-319-78446-5_30)包含补充资料，可供授权用户使用。

30.2 PVR 的分类

PVR 的分类：可以通过分级(严重性)和收缩类型/位置(局灶性、弥散性、视网膜下、环形、前节环形收缩/赤道前或后)来描述视网膜的状态。我们遵循视网膜学会命名委员会(4 个等级：A、B、C 和 D)和硅油研究的命名原则(3 个等级：A、B 和 C)。

30.2.1 PVR 手术的基本原则

PVR 的主要治疗方法是手术(经睫状体平坦部玻璃体切割联合膜剥离术)。

PVR 的手术方法，与不伴有增殖膜的原发性视网膜脱离手术大致相同。但是，PVR 中存在更多的由增殖膜和增生条索导致视网膜牵拉，而不仅仅是由玻璃体。可使用多种技术切除这些增殖膜，使视网膜平伏。

PVR 手术治疗的基本原则是解除牵拉并选用合适的眼内填充剂支撑视网膜，常用的填充物有 C_3F_8 和重硅油(Densiron 68)。

在 PVR 玻璃体切割术中也可使用巩膜扣带（如果在初次始手术时没有使用)，但是，如果计划进行下方视网膜大范围切除，则可能无须行巩膜扣带。

PVR 手术的主要目标是去除视网膜表面增殖膜，必要时也可去除视网膜下膜，由于这些膜可能紧紧地黏附在视网膜组织上，所以双手操作技术是有用的，双手持手术器械来处理视网膜和其他结构。通常使用硅油作为长期填充物，而 C_3F_8 气体也可用于病变分布不那么广泛的患眼。

30.2.1.1 我的手术技术

对眼部采用常规的无菌技术进行术前准备及贴膜。术眼贴膜时要小心，以免术中产生水雾。

我们中心的手术室配备了带有广角观察系统的蔡司显微镜和 Insight Instruments 公司的 @Super View。

30.2.2 PVR 玻璃体切割术：手术时机?

对于近期诊断的 PVR 病例，我会立刻手术，不再拖延。

在我们中心，对患者进行健康检查，并尽快安排手术。手术一般安排在下一个手术日或者急诊手术时间。

在 PVR 病例中，巩膜扣带术使用2.4mm 的硅胶环扎带，该硅胶带 360°穿行于肌肉下、板层巩膜隧道中。我会在周边视网膜处，有时在视网膜裂孔处，注入 0.1mL 的激素(曲安奈德)。在手术结束前，会在 Tenon 囊下注射激素。

在有晶状体的 PVR 病例中，我从来不摘除晶状体。我会进行 25G 或者 27G 玻璃体切割术。在进行玻璃体切割时，我会根据手术步骤同时使用文氏泵和蠕动泵。在 PVR 的病例中，如果需要双手操作进行膜剥除，我会使用吊顶灯进行四通道玻璃体切割术。

在没有玻璃体后脱离的 PVR 中，除了上述要点外，还需行气液交换。使用空气和玻切头伸展视网膜，使用镊子识别并剥离增殖膜。在安全的前提下，我会最大范围地脱离玻璃体。如果存在持续的环形收缩、牵拉且在无法去除前节玻璃体的情况下，我会常规进行视网膜切除术。我会进行完全的玻璃体切割术(周边部玻璃体切除、睫状体平坦部玻璃体切割，前节玻璃体的分离和去除或切断前节玻璃体与玻璃体基底部间的连接)。

30.3 视网膜前膜的去除

为了发现 PVR 增殖膜，我会单独或联合使用激素、台盼蓝和亮蓝。为了防止后囊膜染色、视野模糊，最好在注入空气之后进行染色。使用眼内镊提起、剥离后极部视网膜前的 PVR 增殖膜。要有效、安全地剥离，必须具有很好的触感。一位医生需要拥有大量的经验，才能掌握通过抓持技术感受视网膜的牵拉力。我会在比例式玻璃体切割术模式下使用液流来分离增殖膜，一旦少许轮廓可见，就改用重水来分离。

为了避免在增殖膜很厚而视网膜很脆弱的情况下撕裂视网膜，我会使用两种工具(钩和镊子)小心地分离。

如果存在医源性裂孔，我会选择行局部的视网膜切除术。对于不成形的、难以轻松分离的视网膜前膜，我会刮除它们(Tano 刮刀或视网膜刮刀或刷子)。

对于插入玻璃体基底部的前节 PVR 增殖膜且伴有环形收缩、牵拉，我会进行周边视网膜切除术。我使用的首选仪器是爱尔康的 Grieshaber，现在是 Vitreq。

在处理合并前节玻璃体缩短的前节 PVR 和合并前后收缩的前节视网膜环时，我会进行周边视网膜切除。我会从后节增殖膜开始剥离，至前节的增殖膜。

对于闭合漏斗的病例，我会用重水，有时用黏弹剂，以及眼内镊将其打开。如果黄斑区不存在前膜，我不会剥除内界膜，我在平衡盐液或重水下剥膜。

30.4 视网膜下膜

如果重水下视网膜未能复位，则必须去除视网膜下膜。为了去除视网膜下增生条索，我会行周边部视网膜环形切开，取出视网膜下条索。为了在不扩大视网膜切口的情况下去除视网膜下条带，且由于视网膜下瘢痕为鳞状，我会行周边部视网膜环形切开以去除视网膜下斑块。为了去除视网膜下斑块和餐巾环样增生，我会进行后节视网膜切开，并通过其去除视网膜下膜。为了去除餐巾环样增殖膜，我需要在“环”上进行后节视网膜切开，将增殖膜切断、抓住，然后将其取出。

松解性视网膜切开术(RR)

Zivojnovic[1]描述了在视网膜切开或视网膜切除术后使用硅油复位视网膜的手术技术。

Parke 和 Aberg[2]描述了使用视网膜切开和视网膜切除术结合长效气体填充和眼内激光光凝治疗严重增生性玻璃体视网膜病变的技术。

当纤维增生引起视网膜收缩和缩短时，即可进行 RR，因为这种顽固的牵拉力阻止视网膜轻松地附着在色素上皮层，例如前节 PVR；视网膜下大量增生；视网膜失去弹性的高度近视；贯通伤，尤其是合并视网膜嵌顿时；以及一些诸如糖尿病视网膜病变之类的增生性血管疾病。

通常在手术中，在完整去除增殖膜后，再决定进行松解性视网膜切开或切除术。如果在完全的膜剥离之前就切开或切除了视网膜，则进一步膜剥离将更加困难[3]。

视网膜切开处的前瓣是无血管、无功能的,建议切除;我更倾向于不重新接合视网膜边缘。前瓣处的增生不会导致对睫状体的牵拉[4]。

没能将视网膜切开延伸到正常视网膜或没能切除前瓣可能会再次导致增生和收缩，从而使视网膜脱离复发。相比放射状RR,更建议行环形RR。基于硅油研究,对于反复玻璃体切割的PVR患眼行RR术后,硅油和C_3F_8气体的疗效相同的。与硅油填充眼相比,长效气体填充眼术后低眼压的发生率更高。

30.4.1 RR术后病例的随访

与行视网膜切开的术眼相比，未行视网膜切开的术眼,通常其最终视力相近或更好,这可能是由于更严重的情况下才需进行RR。

与RR相关的并发症包括术后低眼压和复发性视网膜脱离[5]。

术后低眼压是常见并发症。理论上,RR切口处裸露的视网膜色素上皮加速了眼内液的吸收,容易导致低眼压。对于那些低眼压的高危眼,可以考虑摘除晶状体或人工晶状体(包括囊袋)。

30.4.2 RR术后的再脱离

尽管RR术后的解剖成功率为47%~95%,但再脱离常有发生。原因:视网膜切口后缘的视网膜前膜增生,导致视网膜翻卷。建议采用3~4排激光拦截以加固视网膜边缘。

RR和视网膜切除术可以提高复杂RD的治愈率。但是,这些操作可能会导致严重的并发症,因此,如果损伤性少的措施已经足够,则不应进行这些操作。

30.5 视网膜切除术和扣带术

如果剥离增殖膜仍然无法使视网膜复位,则计划行周边视网膜切除术。视网膜切除术的类型取决于视网膜的牵拉和缩短情况。如果我决定为PVR患者进行巩膜扣带术以支撑基底部，我会使用2.4mm的360°硅胶带,将其置于涡静脉前。

如果我计划行视网膜切除术,我不会行环扎术。如果我要行视网膜切除术,我会在平衡液和重水下操作。我会试图将视网膜切除处保持尽量小而周边,以便彻底去除后部的增殖膜。在切开视网膜之前,我会电凝整个切开的边缘。我只会在周边视网膜切除时切除前节视网膜或平坦部的上孔盖。行视网膜切除,首选电凝和玻切头。

如果发生贯通伤并伴有后部视网膜损伤或嵌顿，可通过在嵌顿部位周围1~2mm处进行脉络膜视网膜切除术来预防PVR的发生。如果在贯通伤或眼球破裂伤时发生周边视网膜嵌顿,可通过在嵌顿处进行视网膜切除以松解视网膜。

30.6 填充物

在处理视网膜巨大裂孔或大范围视网膜切除时，我会直接行重水×硅油交换以防止视网膜滑坡。我将注入重水至裂孔的边缘，然后行气液交换至裂孔边缘充分干燥，然后再行硅油×重水交换。在下方视网膜切除时我会使用重硅油。对于PVR的病例,我将使用硅油填充。在PVR病例中，我使用1000cSt硅油。在注入重水、气液交换后,向眼内注入硅油,我更喜欢在注入硅油后将眼内压保持在大约 20mmHg,可通过观察视盘和触摸眼球来判断。

在无晶状体眼中,我会行 ANDO 虹膜切除术;若使用重硅油,则在 12:00 钟位行虹膜切开。手术后我对患者的体位没有要求。术后 3 个月后我会取出硅油(包括重硅油)。但是,如果患者为独眼或有多次玻璃体手术史,我将硅油长期留在眼内,不取出。

在复杂视网膜脱离术前,应考虑使用 Densiron 作为眼内填充物的效果和并发症。尽管在过去的 30 年中取得了许多进步,在玻璃体视网膜手术领域仍存在功能和解剖上的重大挑战。

许多挑战在于处理位于后极部,尤其是下方周边部的病变。这是标准的气体或硅油眼内填充无法在通常的直立位和仰卧体位提供满意的视网膜支撑的部位。“重于水”的眼内填充物有可能在这些特定的问题区域提供足够的支撑,因此,玻璃体视网膜手术医生很重视它。

玻璃体切割状态的患眼,可使用不同的物质作为玻璃体的替代物。

气体和硅油的比重低于水。因此,它们可对上方象限的视网膜进行有效的支撑,但不能对下方视网膜进行有效的支撑。

实际上,硅油作为眼内填充物最常见的并发症是持续的下方视网膜脱离或下方视网膜脱离的复发。因此,比水重的玻璃体替代物一直是深入研究的问题。

30.7 视网膜固定术

在合并 PVR 的复杂视网膜脱离病例中,绝大多数情况下我更倾向于使用激光。我不使用冷凝。对于合并 PVR 的复发性视网膜脱离,我更倾向于 360°全周激光。然而,在合并 PVR 的原发性视网膜脱离中,我只围绕视网膜裂孔、圆孔或格子样变性区行激光光凝。

30.7.1 双层三明治技术

由于重力作用,细胞会聚集在下方的视网膜和硅油泡之间的水性空间,因此,下方象限更容易发生玻璃体视网膜增生。

可以在硅油下原位或在硅油取出后两种情况下去除 PVR。在我们中心,使用硅油或重硅油支撑视网膜。我使用两种玻璃体切割术技术,在硅油下操作或完全去除硅油后去除 PVR,并随后注入硅油或重硅油。该技术的缺点包括术中视网膜脱离和更长的手术时间。重硅油(HSO)被认为在巨大裂孔性孔源性视网膜脱离或下方周边部 PVR 的治疗中具有优势。

在回顾了 21 篇文献后,Heimann 等总结,成熟的重硅油填充剂(Densiron 68)是用来治疗复杂的下方视网膜脱离的安全有效的工具。Densiron 是一种无色、均质的液体,是一种化学和生理上惰性的混合物,黏度为 1400 mPas。

Densiron 主要支撑下方视网膜,而在 Densiron 填充眼中也会出现上方 RD 的病例。在三明治手术技术中,硅油用于支撑上方视网膜,而 Densiron 用于支撑下方视网膜。

30.7.2 三明治技术

作为常规的经睫状体平坦部玻璃体切割术,3 个通道口被放置在距角膜缘 3mm 或 3.5mm 处的睫状体平坦部,颞下方穿刺口用作注入 Densiron 而不是平衡盐溶液,上方穿刺口用于其他手术器械和光纤。在评估持续性或复发性下方视网膜脱离的范围后，阻碍视网膜复位的PVR牵拉性增殖膜（如果有），可使用镊子或玻切头在硅油下进行剥离。由于爱尔康(Alcon)的Constellation®平台具有同时进行黏性液体注入和吸出的功能，因此，它可以使手术医生通过已存在或诱导建立的视网膜切开处抽吸持续性视网膜下液，并同时注入Densiron，以维持眼内压(图30.1)。

由于Densiron比常规的硅油和水重，在硅油填充眼中它会进入硅油的下方，填塞、顶压下方视网膜，而不会与已经存在的硅油混合或失去其独特的物理特性。

在PVR术后视网膜再次脱离的病例，我通常在硅油下使用三明治技术，在硅油下剥离新发的增殖膜。处理永久性低眼压时，我会永久在眼内保留5000cSt硅油。

但是，如果没有光感，我们应该放弃对该PVR病例进行手术。

30.7.3 术中PVR的预防与处理

遵循最少的组织接触技术，我很少使用或者说我不使用冷凝法治疗合并PVR的复杂性视网膜脱离——是因为，视网膜色素细胞的播散和附着在视网膜上，反过来加重PVR，可能导致视网膜脱离复发。在空气下探查到对视网膜的牵拉后，我才会进行松解性视网膜切除术，而不是常规进行360°视网膜切除。

对少数有虹膜粘连的患者，我会行360°视网膜切除术和黏弹性手术以打开收缩的视网膜。如果超过50%的视网膜未能打开，则需进行放射性视网膜切除，并在硅油下展平视网膜。如果所有技术都失败，我会放弃该病例，这些病例很少见。

早期的手术干预可恢复较好的视功能和解剖上的视网膜复位。在扣带术或玻璃体切割术后，我更希望增殖膜变成熟，在临床检查中会发现为稳定的非收缩性PVR(图30.2至图30.4)。

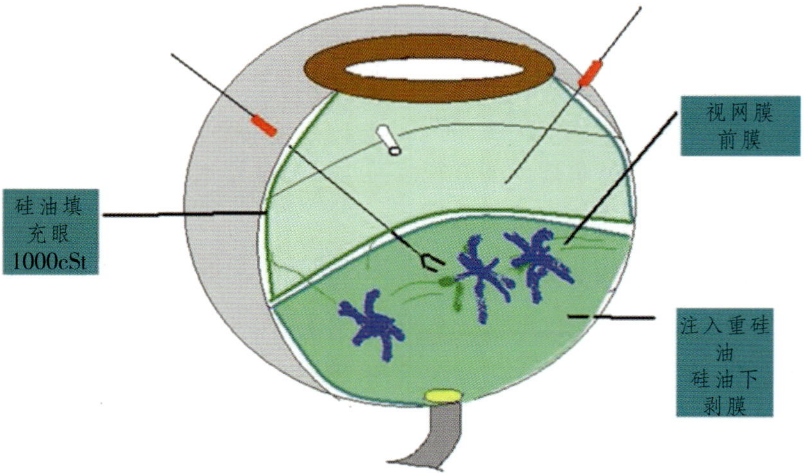

图30.1 Densiron 68被注入，且不与现有的硅油混合。(Schematic diagram by Dr. Chinmay Nakhwa.)

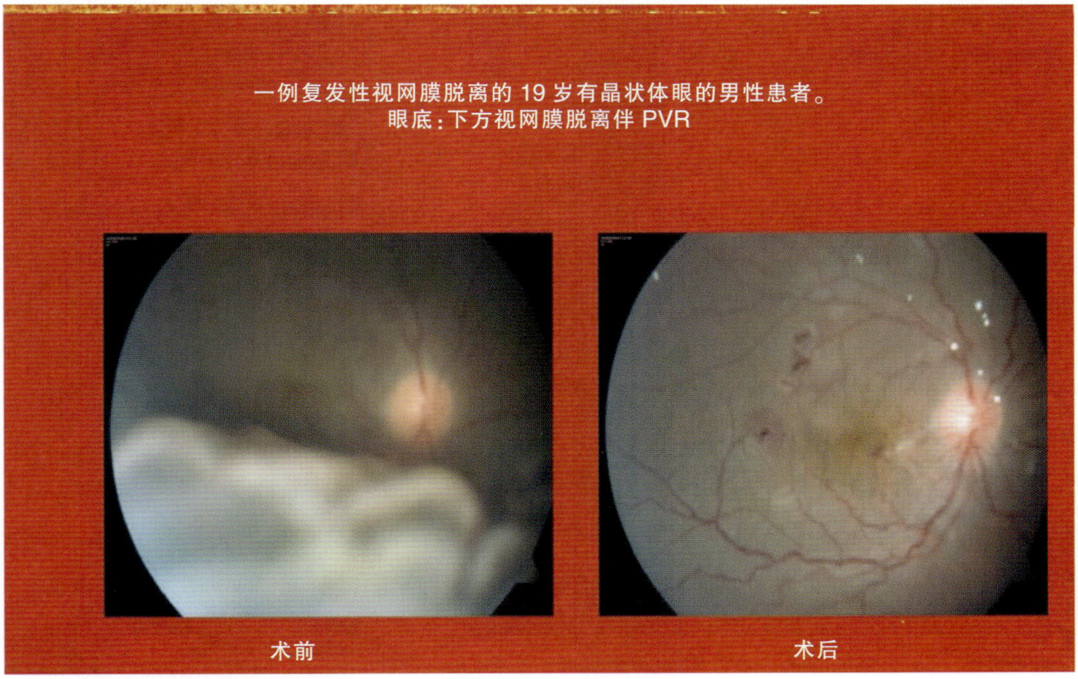

图 30.2　一个手术病例的术前、术后情况。(Photo courtesy: Dr. Priya Dorairaj, International Vitreoretinal fellow, Aditya Jyot Eye Hospital.)

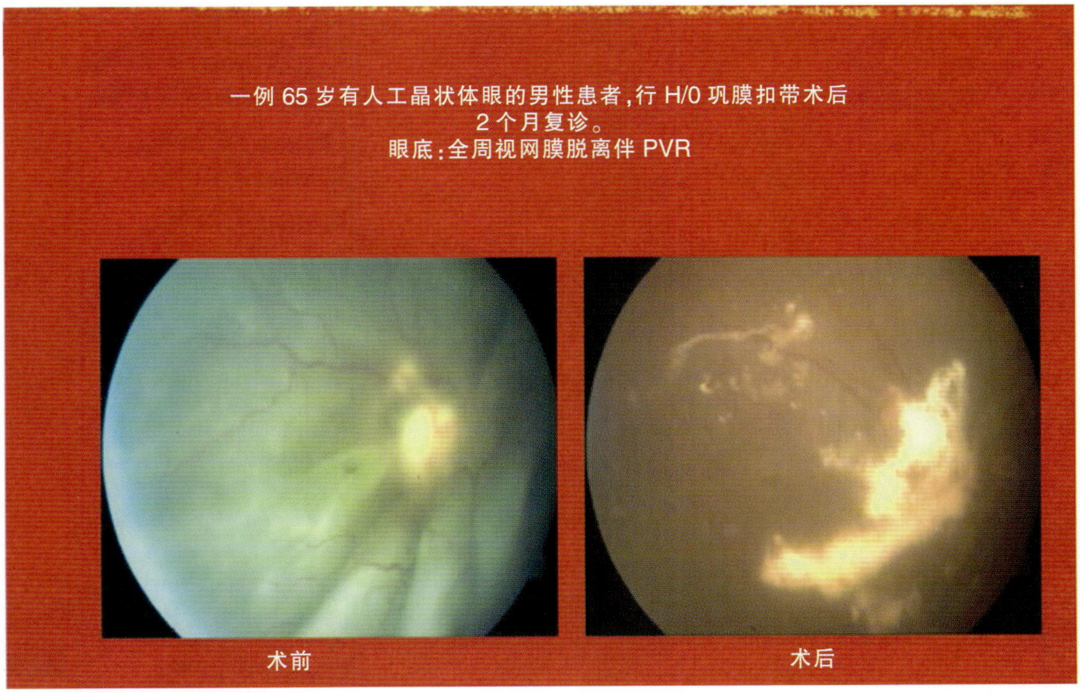

图 30.3　一个手术病例的术前、术后情况。(Photo courtesy: Dr. Priya Dorairaj, International Vitreoretinal fellow, Aditya Jyot Eye Hospital.)

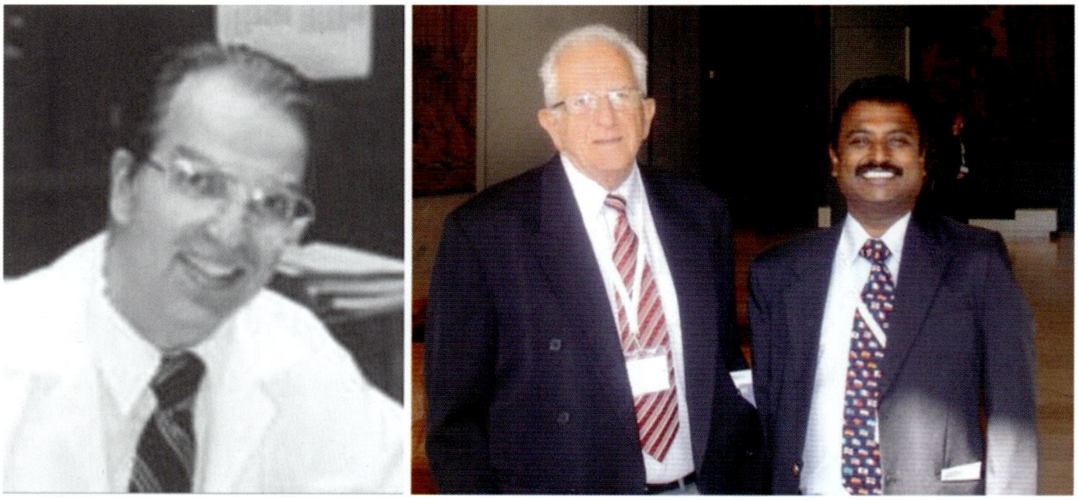

图 30.4 左图为玻璃体切割术的发明者 Machemer 教授。右图为玻璃体切割术发展的先驱 Relja Zivojnovic 博士和 Natarajan 教授。

参考文献

1. Zivojnovic R. Silicone oil in vitreoretinal surgery. Dordrecht: Springer; 1987.
2. Parke DW 2nd, Aaberg TM. Intraocular argon laser photocoagulation in the management of severe proliferative vitreoretinopathy. Am J Ophthalmol. 1984;97(4):434–43.
3. Nanda SK, Abrams GW. Relaxing retinotomies and retinectomies. In: Ryan SJ, editor. Lewis H, vol. 12. Medical and Surgical Retina: Mosby; 1994. p. 146–80.
4. Jacobs PM, Cooling RJ, Leaver PK, McLeod D. Retinal relieving incisions. Eye (Lond). 1987;1(Pt 4):500–3.
5. Bourke RD, Cooling RJ. Vascular consequences of retinectomy. Arch Ophthalmol. 1996;114(2):155–60.

第 31 章

我的 PVR 视网膜脱离手术策略：一位美国医生的观点

Charles W. Mango

当一例新的 RD 患者就诊时，我会视黄斑受累情况及时为患者进行手术。在黄斑区高危但仍然在位（上方大泡性 RD，接近黄斑的颞侧 RD 等）的情况下，我将尝试在首次检查后的 24 小时内进行手术。如果黄斑区（包括中心凹）已脱离，我会在数天内进行手术。如果黄斑区未处于高危情况（下方 RD），我会在数几天内进行手术。一般来说，尽快修复新的 RD 比较好。

对于老年（>60 岁）患者新发简单的 RD（原发孔位于 9:00~3:00 钟位的上方视网膜），首选行玻璃体切割术。这包括经睫状体平坦部玻璃体切割术、气液交换、眼内激光和惰性气体×空气交换。在这种情况下，无论黄斑是否脱离都不会改变我的手术计划。无论患者是有晶状体眼还是人工晶状体眼，都不会改变我的手术策略，因为患者为老年人，将在不久的将来需要行白内障手术。PVD 的存在对我的决策影响不大，因为老年人的玻璃体通常容易后脱离。

较年轻患者（<50 岁）新发简单的 RD（原发孔位于 9:00~3:00 钟位的上方视网膜）应根据后节玻璃体的情况行玻璃体切割术或巩膜扣带术。如果玻璃体没有后脱离，则首选巩膜扣带术；如果 PVD 则应首选玻璃体切割术。在这种情况下，黄斑是否在位都不会影响我的手术计划。

对于年轻患者（<35 岁）的新发 RD，绝大多数情况下首选巩膜扣带术。通常，年轻人的玻璃体附着较紧，有多个格子样变性区和透明的晶状体。对于这些病例，我更喜欢牢靠的硅胶块（我的个人选择是 7mm 宽的 #276 硅胶块），以环绕的方式放置于视网膜脱离区域。除了视网膜浅脱离，我几乎在所

电子补充资料 本章的在线版本（https://doi.org/10.1007/978-3-319-78446-5_31）包含补充资料，可供授权用户使用。

有的病例中都行 SRF 的引流(在扣带床下)。在这种情况下,黄斑是否在位都不会影响我的手术计划。

在新发的 RD 复位术中,可能会出现复杂的情况。有时原发孔因为太小而较难找到。如果裂孔较难定位,可使用重水(Alcon),当重水缓慢注入眼内覆盖视神经时,SRF(相对更加黏稠,也称为“Schlieren”)会从之前隐藏的周边部裂孔周围流出。如果无法找到裂孔,则可行 360°激光光凝封闭任何隐匿的原发孔。

另一种复杂的情况是玻璃体积血(VH)。如果玻璃体积血太厚以至于无法看到后节视网膜的情况,我会缓慢地(逐层)切除血染的玻璃体,直至看到视网膜血管。然后,我把玻切头放置于玻璃体和视网膜之间的平面上——通常是视神经鼻侧(视网膜附着在视神经上,是个很好的定位点)。在后节玻璃体和其下面的视网膜之间建立一个分离平面。然后,我轻轻拉提并切除残留的玻璃体积血。

我的标准手术室设备包括一台配备高速玻切头的 Alcon Constellation 玻璃体切割机、广角光纤(Alcon)和可伸展的眼内激光管(Iridex)。镊子包括(Alcon)Grieshaber DSP 一次性内界膜镊和 Grieshaber DSP 一次性末端抓持镊。新发的 RD 病例使用 25G 更合适。对于上方裂孔的 RD,首选 20%的 SF_6 气体(非膨胀浓度),而对于下方裂孔导致的 RD,我更倾向于使用 14%的 C_3F_8 气体(非膨胀浓度)。

31.1 不合并增生性玻璃体视网膜病变的复发性视网膜脱离

在首次术后的一周内出现的复发性视网膜脱离,尚未出现 PVR,应在 24 小时内进行手术。早期干预可避免早期 PVR 的发生。

如果首次的玻璃体切割术失败,原因可能是遗漏了下方视网膜裂孔(下方的气体以及吸收)。再次行玻璃体切割术时,用 360°激光光凝以覆盖任何隐匿的裂孔。然后,我选择更长效的气体(14%的 C_3F_8)填充。

如果首次巩膜扣带术失败,则原因可能是巩膜扣带放置位置的不准确以致没能顶压到视网膜裂孔。在行首次玻璃体切割术时,沿扣带床进行 360°眼内激光光凝,然后,我选择更长效的气体(14%的 C_3F_8)填充。值得注意的是,初次手术放置巩膜扣带会让手术更容易处理。

31.2 不合并增生性玻璃体视网膜病变的慢性视网膜脱离

当出现慢性 RD 时,我会选择择期手术,即使即将累及黄斑,大多数慢性 RD 都进展缓慢且通常无症状。一个常见的例子是一例 30 岁的患者,玻璃体没有后脱离,伴有圆孔的格子样变性区引起颞侧周边部视网膜脱离。

通常在慢性 RD(年轻患者)中,我常规首选巩膜扣带术,并行视网膜下液引流。在分离肌肉、检查巩膜并标记裂孔后,我会对裂孔进行最小限度的冷凝。然后,我会选择一条牢靠的硅胶环形带,将其覆盖在原发的裂孔周围。当扣带已放置好并做好预置缝线后,进行视网膜下液的外引流,位置选择在扣带床内,但如果可能,应该离开裂孔。我用刀片做一个 4mm 的垂直巩膜切口,对其下方的脉络膜轻柔烧灼,以防脉络膜出血。然后,将锥形针插入视网膜下方,放出慢性 RD

渗出的大量黏稠的 SRF。

助手要通过肌肉缝线来维持眼球的压力，以防止在放液的过程中出现低眼压和脉络膜出血，这是非常重要的。SRF 引流后，收紧预置缝线。间接检眼镜检查可见裂孔位于手术嵴上。通常都会残留一些 SRF，这可以不处理。如果有大量的大泡状残留的 SRF，则必须考虑于第二个部位再次放液，但是，二次放液会增加并发症的风险。

大多数慢性 RD 对此手术治疗反应良好。残留 SRF 可能需要数月才能最终吸收。因此，在这些情况下要有耐心。除非 SRF 有明确的增多，否则不必急于二次手术。持续存在或未增多的 SRF 最终都会吸收。我的一例患者花了一年的时间才吸收完残留的 SRF。

31.3　增生性玻璃体视网膜病变并发视网膜脱离

首次 RD 复位术失败后发生的合并增生性玻璃体视网膜病变的视网膜脱离(PVR-RD)需要在 1 周内进行手术。这样可使 PVR 不会显著恶化，不会使即将进行的手术变得更为复杂。对于 PVR-RD，建议使用 23G 器械，因为器材更硬，血流动力学与 20G 的相当。

除了轻度的仅后部视网膜存在前膜的 PVR-RD 病例外，几乎所有 PVR-RD 病例我都会摘除晶状体。即使晶状体透明，我也会摘除晶状体，因为这样能够更容易地处理前节视网膜和睫状体。此外，术后视野也更加清晰(否则，术后白内障逐渐加重，导致视野不清)。放置好灌注管和鼻上方的套管针后，我会在颞上方做一个 20G 的巩膜穿刺口。Alcon 超声粉碎针头需要 20G 的切口才能进入眼球。完成晶状体切除术后，我会去除晶状体囊，因为它可能成为未来 PVR 生长的支架，而且囊袋会变混浊，从而影响术后观察。

如果患者为人工晶状体眼，我会保留人工晶状体，因为不会影响处理前节视网膜，还能成为拦截硅油的屏障。我会切除人工晶状体的后囊，以防止术后后囊混浊。

假如这些患者首次 RD 复位术为玻璃体切割术，那么需要评估是否仍然残留玻璃体。为确保完全的玻璃体切割，可将曲安奈德注入玻璃体腔。借助这种视觉辅助，所有残留的玻璃体都会被染色然后切除。如果玻璃体没有完全脱离(曲安奈德可以显示)，需将 PVD 向周边延伸，直至玻璃体基底部，或者直至黏附力太强为止，进一步延伸可导致视网膜撕裂。如果玻璃体基底部向后移位，需要放置巩膜扣带(如果尚未放置)以提供支撑。

尽可能地去除所有的视网膜前 PVR 增殖膜。曲安奈德或亮蓝 G 都可用于标记，使用内界膜镊(Alcon)和(或)带照明的剥膜钩，小心地剥离视网膜前膜。该技术是通过抓住膜的边缘而不是中心来开始剥离。如果可以的话，我会由后往前剥离膜——这种操作对周边视网膜的压力较小。一般而言，我首先处理后部的膜，然后是前部的膜。后部视网膜比前部视网膜具有更大的拉伸强度(在剥离膜时不易撕裂)，对于视功能的恢复更为重要。这些通常是手术时间长的病例，手术后期可能出现角膜失代偿——因此，在视野清晰的情况下，应先操作手术的重要部分。

如果增殖膜无法剥离，我会进行局部视网膜切除术（我会在膜周围电凝烧灼，然后用玻切头切除膜及其下方的视网膜）。不成熟的膜，可以保留或者使用镶钻石粉的 Tano 刮膜器（Synergetics）或 Finesse 收缩环（Alcon）将其刮掉。

如果出现视网膜缩短和（或）无法完全去除 PVR 增殖膜，我会选择行下方 180°视网膜切开术。我更倾向于尽量往前切，通常在后部玻璃体基底部插入处（PVD 的最远边缘）。我会在视网膜切开处的后缘行环形电凝。然后在电凝区之前进行切开以防止出血。我切除所有前部的视网膜，以防止术后新血管形成。

如果存在累及睫状体的明显的前部 PVR 增殖膜，我会 360°切除覆盖和粘连睫状体的 PVR 增殖膜。在摘除晶状体及其囊膜后（现在为无晶状体眼），我会使用棉签顶压，通过显微镜在直视下处理。我将玻切头插入前节 PVR 增殖膜下，沿着水平线切割——像水平剪刀一样打开增殖膜，暴露下面的睫状体。通常，我发现在切除前节 PVR 增殖膜时，电凝不一定是必需的——只要没切到睫状体。

在重水或者空气下阻碍视网膜复位的视网膜下增生条索需要被切除，不影响视网膜复位的条索可以不予以处理。当决定去取视网膜下 PVR 条索时，我更倾向于在条索旁“造孔”（轻微地烧灼电凝可以同时造孔并止血）。然后用 MAXGRIP 镊（Alcon）或末端抓持镊（Alcon）抓住条索，并从相邻的孔拉出。通常，条索会扯断，一端会从孔拉出，而另一端会由于弹性而缩回。缩回的那部分条索可以不予以处理，因为帐篷式的牵拉力已经解除。

一旦所有膜已去除，在注入重水之前应评估视网膜的复位能力。有足够弹性吗？我喜欢在 BSS 下观察视网膜的起伏——它应该可以自由移动。有时我用光纤触碰以判断其柔软性。如果视网膜的活动度良好，便注入重水至锯齿缘水平。我会使用激光围绕原发孔外行 360°激光光凝，通过完全的气液交换将重水移除。这可以通过使用一根尖端为软管的套管在裂孔/视网膜切开处边缘和视神经上轻柔地来回移动，直至所有重水都被吸除。然后，我将一个支架插入带自闭阀的套管中，让空气在眼内流动一分钟，使残留的重水蒸发。在确认视网膜在空气下复位后，使用脚控式输液泵将 1000cSt 的硅油注入眼内。无晶状体眼患者的硅油界面可至虹膜平面，人工晶状体眼患者的硅油界面可至 IOL 后方。最后，在无晶状体眼患者中，我会在下方虹膜面做两个小的周切口（并排）——做两个小周切口可确保至少一个口保持通畅并防止瞳孔阻滞性眼压升高。

31.4 合并漏斗型增生性玻璃体视网膜病变的视网膜脱离

通过去除环绕漏斗的视网膜下增殖膜来治疗漏斗形 PVR-RD。由于视网膜底面是暴露的，因此可以直接处理视网膜下膜。通常在闭合漏斗中存在“餐巾环”样 PVR 增殖膜，必须将它们分段才能行进一步操作。一种技巧是用镊子轻轻松开扎紧的“餐巾环”，以便有足够的空间将玻切头插入视网膜漏斗和 PVR 增生环之间。使玻切头切除口往外朝向 PVR 增生环，将环切断（松解缩窄的视网膜），然后将其去除。

增殖膜被去除后，将重水缓慢注入漏斗的开口中，视网膜应打开并恢复其正常结构。有时，需要用柔软的套管(笛形针)轻轻抚平视网膜，以处理一些视网膜皱褶并使视网膜重新复位。

31.5　术后护理常规

患者需要意识到术后过程是个很大的挑战。无论是严格的头位、不坐飞机(如果使用长效气体)，还是频繁滴眼药水减少炎症，患者的配合对于手术的成功至关重要。术后，所有患者需保持面朝下体位数天。夜晚，他们可在原发孔相对侧的侧卧位和面朝下体位之间交替，如果患者注入了 1000cSt 的硅油，我会在术后 3~6 个月内将其取出。

在某些情况下，我倾向于将 1000cSt 的硅油留在眼内而不取出，这些病例包括进行了 360°视网膜切开且视力预后较差的患眼。同样，硅油眼合并低眼压时，我可能不会取出硅油，以防止眼内压进一步下降和眼球萎缩的发生。

结论

新发和复发性视网膜脱离需要快速采取行动以恢复视力。慢性视网膜脱离在术后阶段需要耐心，因为液体的吸收可能需要数月的时间。如果通过一次成功的手术正确地解决了所有这些情况，则它们的效果最佳。无论是选择巩膜扣带术，还是利用微创玻璃体切割术，重要的是要有多种选择，以便给我们的患者选择最佳的治疗方案。

当由于 PVR 导致 RD 复位失败时，手术的复杂性就会增加。PVR-RD 手术需要小心地剥除膜并关注受 PVR 影响的眼部所有结构。最后，患者必须意识到成功的手术效果通常需要医生和患者在术后的密切配合。

第 32 章

PVR 病例的手术治疗

Marco Mura，Antonella D'Aponte

要点

1.PVR 是一种由孔源性视网膜脱离的并发症发展而来的眼病。

2.液体在视网膜下腔积累和玻璃体对视网膜的牵拉导致孔源性视网膜脱离的发生。

3.RPE 细胞在迁移时会形成纤维化膜，这些膜会收缩并牵拉视网膜。

4.成功地处理后节 PVR 重要的是：定位所有的视网膜裂孔，通过增殖膜剥离和切开松解牵拉。

5.视网膜切除术是指把玻璃体基底部、前节增殖膜和缩短的视网膜组成的整个复合体完全切除。

32.1 引言

PVR 是一种由孔源性视网膜脱离的并发症发展而来的眼病。5%~10%的视网膜脱离会并发PVR。通常，PVR 在原发性视网膜脱离复位术后发生，它也可能发生在长期的原发性脱离和外伤性视网膜脱离中。PVR 可通过手术治疗使脱离的视网膜复位，但术后视功能难以预测[1-3]。PVR 最初被称为大量玻璃体收缩，后又被称为大量视网膜旁增生。“增生性视网膜病变”这一术语是在1983 年由视网膜学术术语委员会提出，1989 年，硅油研究小组对分类进行了修改，然后于 1991 年进行了最新的分类，该名称是由增生（由视网膜色素上皮和小胶质细胞）和玻璃体视网膜病变(包括受影响的组织，即玻璃体和视网膜[4])派生而来的。当前的 PVR 分类标准存在矛盾和局限性，目前最常用的两种分类见表 32.1 和表 32.2。1993 年由 Robert Machemer 提出的形态学分类标准对手术有重要的指导意义(表 32.3)。

在孔源性视网膜脱离发生的过程中，玻璃体液进入视网膜裂孔，液体在视网膜下方聚积和玻璃体对视网膜产生的牵拉导致孔源性视网膜脱离的发生。在这一过程中，视网膜细胞层与玻璃体的细胞因子相接触，这些细胞因子触发了视网膜色素上皮(RPE)

表 32.1　视网膜学会术语委员会(1983)

分级和分类	临床体征
A(轻度)	玻璃体混浊和色素簇
B(中度)	视网膜表面皱褶,视网膜卷边,视网膜僵硬和血管迂曲
C(重度)	全层固定的视网膜褶皱:
(1)C1	(1)1 个象限
(2)C2	(2)2 个象限
(3)C3	(3)3 个象限
D(极重度)	在 4 个象限中固定视网膜褶皱,导致:
(1)D1	(1)宽漏斗
(2)D2	(2)窄漏斗
(3)D3	(3)窥不见视盘的闭合漏洞

的增生和迁移，所涉及的过程类似于 RPE 细胞的纤维化伤口愈合的过程。RPE 细胞经历上皮-间质组织转化(EMT),并具有迁移到玻璃体中的能力。在这一过程中,RPE 细胞层-神经上皮层之间的黏附和 RPE-ECM(细胞外基质)之间的黏附丧失。RPE 细胞在

表 32.3　Machemer 的增生性玻璃体视网膜病变分类(1993)

Machemer 的增生性玻璃体视网膜病变分类
全层皱褶,类型:
(1)局部
赤道部之后的星状褶皱
(2)弥散
赤道部之后的多发皱褶
(3)视网膜下增生
视盘旁的“餐巾环”
“虫蛀样”片状
(4)环形收缩
沿玻璃体基底部后缘收缩,视网膜向中央移位
周边视网膜伸展
后部视网膜放射状皱褶
(5)前移
玻璃体基底部向前拉
周边视网膜凹槽
睫状突拉伸或被覆盖,虹膜回缩

表 32.2　更新的视网膜学会分类标准(1991)

分级和分类	临床体征
A	玻璃体混浊,色素团和下方视网膜色素簇
B	内层视网膜皱褶,视网膜僵硬,血管迂曲,视网膜裂孔卷边和不规则边缘,玻璃体活动度下降
CP(后)	赤道部以后的全层视网膜褶皱或视网膜下条索(1:00~12:00 钟位受累)
(1)类型	(1)玻璃体基底部后方的星状褶皱
(a)局部	(2)玻璃体基底部后方融合的星状皱褶;视盘边缘可能不可见
(b)弥散	(3)视网膜下增生
(c)视网膜下	视盘旁的圆形条索;线状条索;虫蚀样片状
CA(前)	赤道部以后的全层视网膜褶皱或视网膜下条索(1:00~12:00 钟位受累),前移和压缩的玻璃体条索
(1)类型:	
(a)环形	视网膜在玻璃体后缘向内收缩;视网膜向中央移位;周边视网膜伸展;后部视网膜放射状皱褶
(b)前部	
	(1)玻璃体基底部视网膜前收缩;睫状体脱离和睫状体前膜;虹膜回缩

迁移、聚集形成纤维化膜，这些膜会收缩、牵拉视网膜。所有这些都会在原发性视网膜脱离术后导致继发性视网膜脱离。大量研究表明，花生四烯酸代谢级联反应（主要的炎症级联反应之一）在PVR的发展中起到重要作用。在人类特发性视网膜前膜中发现了COX-2的表达[5]。磷脂酶A2和环氧合酶阻断可减少PVR的伴刀豆球蛋白模型中大鼠视网膜结构的异常[6]。

RPE细胞迁移至玻璃体中，过度增殖，并在脱离的视网膜两侧产生ECM。位于视网膜玻璃体侧的ECM被称为视网膜前膜（ERM），而位于RPE层和感光细胞之间的ECM被称为视网膜下膜或视网膜后膜（SRM）。两种膜的成分不同：ERM由RPE细胞、小胶质细胞、巨噬细胞和纤维细胞组成，而SRM富含RPE细胞。视网膜下膜有两种类型：一种形式为弥散片状，其不会收缩且缺乏或包含很少的ECM，这种类型的膜通常不会影响视网膜的复位，即使不撕除此膜，视网膜也可以复位；另一种类型是形成很厚的收缩性增殖膜，能够牵拉视网膜，它们是不透明的，会阻挡光线照射到视网膜上，因此需要手动剥除增殖膜后才能复位视网膜[7,8]。大量细胞因子，例如肿瘤坏死因子α（TNF-α）、转化生长因子β_2（TGF-β_2）、PDGF和白介素被发现在PVR的进展中起作用。

在PVR的发展过程中，TGF-β_2水平升高至正常水平的3倍。TGF-β_2是眼中最主要的同源异构体，是由睫状体的上皮细胞和晶状体上皮分泌到玻璃体腔的一种潜在的非活性肽，也可由RPE细胞和视网膜的Muller细胞产生。TGF-β_2会诱导RPE细胞的上皮-间质组织转化和眼内的纤维化[9]。PDGF的表达，特别是PDGF-AA的表达可被眼外伤激发的，并引起PVR病变[10]。RPE细胞表达HGF的受体。HGF可刺激RPE细胞迁移，并可在视网膜增殖膜中检测到，在PVR的玻璃体液中白介素6的水平升高[11]。约15%的视网膜脱离是外伤性的，这在年轻人中更常见，更容易快速地发展为严重的PVR[12]。钝挫伤（伴或不伴眼球破裂）和贯通伤均可引起视网膜脱离。在闭合性钝挫伤或者撞伤中，孔源性视网膜脱离更为重要，它约占所有创伤性视网膜脱离的70%~85%[13-15]。在伴有眼球破裂的钝挫伤和贯通伤中，继发于向内生长的纤维增生和眼内增生的牵拉性视网膜脱离更为主要[16-26]。

彻底清除PVR对于治疗慢性和复发性孔源性视网膜脱离以及外伤性视网膜脱离至关重要。去除视网膜前膜和视网膜下膜可将收缩的视网膜重置于视网膜色素上皮上，重新建立RPE的泵功能，从而使视网膜复位。

为了成功处理前后节PVR，需要注意以下步骤：

（1）识别并手术处理所有的视网膜裂孔和增殖膜。

（2）解除玻璃体视网膜牵拉，膜剥离和切开。

（3）引流SRF，封闭视网膜裂孔和眼内填充。

32.2 识别和手术处理视网膜裂孔和增殖膜

通过广角可视化系统，例如BIOM（Oculus，Wetzlar，Germany）、RESIGHT（Carl Zeiss，Germany）、EIBOS（Haag-Streit，Wedel，Germany）和巩膜顶压，使得在术中更容易识

别视网膜裂孔。

这些设备使手术医生在无助手的帮助下，获得高达 120/130 度的手术视野全景。在 PVR 病例中必须使用吊顶灯辅助照明，以便在前后节 PVR 中进行双手操作切开和去除增殖膜。

手术器械规格的选择取决于病变的严重程度以及 PVR 的分布和范围。在 PVR C 级的病例中，我会选择 27G 和 25G；在 PVR D 级或外伤后的病例，膜的纤维化更重，使用较大规格可获得更大的操作面，例如 23G，有时为 20G。我们通常使用在鼻下象限放置吊顶灯的四通道方法。该位置利于将吊顶灯轻松固定在患者鼻梁上的适当位置，减少移位的风险。

我们所有的 PVR 病例都是双手操作完成。我们更喜欢结合使用末端抓持镊(Eckardt 型)、弯曲的水平剪、锯齿镊、镶钻石粉的 Tano 刮膜器和带照明的钩。为帮助判断残留的玻璃体，我们通常使用未经稀释的曲安奈德(Kenalog 40mg/mL)。在我们的实践中，视网膜前膜最好用 Membrane Blue-Dual(D.O.R.C.，Zuidland，The Netherlands)染色。由 0.15%的台盼蓝、0.025%的亮蓝 G (BBG)和 4%的聚乙二醇(PEG)组成的混合物具有同时染色内界膜和视网膜前膜的优势，而无须进行气液交换。

在 PVR 病例中，重水的使用具有多种作用：它帮助术者在处理前节时(第三只手的作用)展平后部视网膜，辅助在脱离的视网膜上剥离增殖膜和(或)内界膜，以及间接观察视网膜牵拉的松解情况。在重水中，我们更喜欢使用全氟辛烷(PFO)，因为它比全氟萘烷(PFD)轻，使手术医生能更好地判断残留的牵拉力。同样，由于 PFO 易挥发，手术后在玻璃体腔内残留重水的机会非常小，因为 PFO 与空气交换后留下的小液滴可以自行蒸发。

32.3 解除玻璃体视网膜牵拉，膜剥离和切开

处理 PVR 的第一步是用曲安奈德对可能残留的玻璃体染色。我们通过带自闭阀的套管注入曲安奈德，并使小结晶在玻璃体腔内分散。这可通过升高灌注压至 60mmHg、抽吸和摇晃眼球，或使用笛形针将水冲入 Kenalog 完成。曲安奈德颗粒会黏附在残留的玻璃体和玻璃体皮质(如果存在)上，手术医生可使用 Tano 刮膜器或末端抓持镊将玻璃体皮质分离并完全去除。完成此操作后，或者在未发现玻璃体残留的情况下，我们会注入 Membrane Blue-Dual(MBD)进行第二次染色。通常，我们将 MBD 注射到后极部和周边部视网膜上，并让染料与视网膜接触 1 分钟 30 秒后再吸出。由于染色剂分子量重，所有染色剂会沉到后极部。为使周边部增殖膜染色，我们首先去除后部增殖膜，然后当视网膜活动度良好时，将 PFO 注入前部增殖膜的边缘，此时再注入 MBD。染色剂将停留在 PFO 水泡的顶部，从而允许对周边部增殖膜进行染色(PFO 辅助染色)。通常，我们可以使用末端抓持(Eckardt 型)镊开始剥离膜，因为可以将其尖端作为钩子用。打开镊子后，我们用其中一端从内向外抓住星状褶皱的边缘。膜的边缘有时可能比较难抓起，可以使用 Tano 刮膜器或钩子来辅助。

当增殖膜与视网膜表面粘连得很紧密

时,增殖膜的纤维化会很严重,或者视网膜很薄(尤其是在锯齿缘附近),需避免因剥膜的操作而造成的医源性视网膜裂孔,可使用钝性小铲和镊子进行双手分层或用镊子和剪刀进行切开。在这些病例中,用两把镊子进行双手牵拉是一项有用的技术。使用镊子锯齿状的一侧和末端抓持镊,我们抓住膜的边缘,让镊子相邻,沿相反方向移动、剥除。通过这种操作,我们可以撕碎视网膜前的组织,避免对其下方的视网膜产生牵拉。

我们通常倾向于将视网膜表面的前膜组织彻底去除。当由于视网膜前的组织向视网膜内延伸而无法完全切除膜时,或者剥离增殖膜后仍然存在牵拉力时,我们可以选择两种解决方案:

–环扎术。

–视网膜切除术。

32.4 环扎术

我们常规的环扎术,使用的是 #240 硅胶带,注意将扣带放置于残余牵拉力的后方。当病灶位于后节,或者由于固定褶皱引起的过多的环形牵拉,或者由于巩膜太薄而无法完成环扎时,我们会选择行视网膜切除术。

32.5 视网膜切除术

视网膜切除术是指完全切除由玻璃体基底部、前膜和缩短的视网膜所形成的整个复合体,有时还会涉及睫状体平坦部。既往巩膜穿刺口周围的组织结构应多加注意:通常在这些部位存在前节牵拉, 如果是这样,视网膜切除的范围应包括这些部位。前节 PVR 的环形范围决定了视网膜切除的最小环形范围,但通常会行更大范围的视网膜切除。我们认为,至少进行 6 个钟位的视网膜切除(最好覆盖 3:00 至 6:00 钟位子午线之间的区域), 可以最大可能地缓解环形牵拉力。视网膜切除术的前后范围由病变特征决定。视网膜切除术的下缘应位于赤道部和下方血管弓之间,最好是靠近赤道部,而不是血管弓。在完成视网膜切除并电凝切开处的血管后,使用 PFO 展平整个视网膜。沿视网膜切开处的整个边缘做四排激光粘连视网膜。采用融合光斑,形成宽度为 1500~2000mm 的拦截带。我们认为视网膜切除术切口的起点和终点至关重要,也是最脆弱的,因此通常会用 5 排激光固定这些部位。我们没有将 360°激光用作标准操作[27]。最后,在气液交换后注入硅油或在直接行重水×硅油交换。对无晶状体眼,用玻切头在下方象限行周边虹膜切除。

大的视网膜切除通常是去除大片的后节视网膜下膜复合物的最佳方法。慢性和外伤性 RRD 通常伴有视网膜下膜的形成。这些可以是线性或环形的条索,从而在视网膜上产生帐篷样牵拉效应。在更严重的病例中,由于餐巾环的形成,这些膜可进一步收缩, 从而使视网膜脱离为后部闭合漏斗状。在这些病例中,必须进行视网膜切开、视网膜下增生条索和增生环的去除术,才能实现完全的视网膜复位。通过最小的切口,就可很好地去除索样视网膜下条索和(或)局限的增殖膜网络。使用锯齿镊,可将视网膜下条索和一小片其上方的视网膜组织牢牢抓住。将条索向前拉,会造成一个小的视网膜切口。然后,可以将条索绕着镊子旋转,以便于另一把镊子从对侧将其更好地抓紧,以避免丢失弹性较大的膜。

32.6　引流 SRF,封闭视网膜裂孔和眼内填充

视网膜下液阻止视网膜复位,必须从视网膜下腔移除。

我们倾向于在 FAX 时使用笛形针从已存在的裂孔中引流 SRF。如果存在多个裂孔,我们会选择在较后的裂孔处吸出 SRF,以避免 SRF 流向后方。我们通常将灌注压设定为 40mmHg。我们使用眼内电凝标记裂孔,以便在空气下识别裂孔。我们减少亮度或关闭吊顶灯以减少眩光,然后将笛形针置于视网膜裂孔的上方,直至 SRF 都被吸出且视网膜变平。某些裂孔很靠前的病例中,可能难以通过已存在的裂孔吸除 SRF,导致 SRF 无法完全去除。在这些病例中,SRF 较多,可能会发生术后视网膜褶皱。

为了避免这个问题,我们通常在空气下将 PFO 注入原发裂孔的边缘,以使液体从视网膜下方外流。我们使用吊顶灯来完成这一操作。从一侧注入 PFO,从另一侧用笛形针从裂孔处吸除 SRF(PFO×空气交换)。

在视网膜切除术中,为避免液体聚集在视网膜下方导致视网膜滑坡,我们采用以下策略:

(1)缓慢的气液交换。

(2)直接的 PFO×硅油交换。

32.7　缓慢的气液交换

我们通常把空气灌注压设定为 40mmHg,小心地抽吸 PFO 泡和气泡之间的液体,直到我们确定不再存在 BSS 和(或)视网膜下液体为止。根据我们的经验,当没有更多的流体从放置在 PFO 界面边缘的笛形针中流出以及通过 PFO-空气界面处的反光变化(微滴效应),可明确 PFO 与空气之间的接触。

32.8　直接的 PFO×硅油交换

当视网膜切开处非常靠前,完全的液体抽吸可能会很困难,BSS 会渗入视网膜后方,从而使视网膜切开的边缘滑坡。可以通过直接的 PFO×硅油交换来避免这种情况。我们将硅油注射器直接连接到灌注管,并将 Constellation(Alcon,Fort Worth,USA)的 VFC 注入设置为 26/30 PSI,推注压为 650mmHg。我们将油通过灌注管注入玻璃体腔,直到硅油泡与 BSS 接触为止。在此阶段,我们看到 3 个不同的层次:PFO 在最下层,硅油在最上层,BSS 位于中间。我们会在交界面被动抽吸 BSS,避免视网膜滑坡。视网膜展平后,我们需要用激光光凝封闭所有视网膜裂孔或视网膜切开处的边缘。我们更喜欢在 PFO 或空气下进行。当我们在 PFO 下进行操作时,整个玻璃体腔需要填充重水。裂孔或视网膜切口边缘周围存在视网膜下液将使激光不会充分吸收及有效封闭裂孔。当裂孔靠后时,我们更喜欢在空气下进行激光,以避免周边部的液体滞留(甜甜圈效应)或 PFO 进入视网膜下。有时,在 PVR 膜剥离和视网膜切除术后视网膜褶皱仍持续存在时,我们更喜欢向玻璃体腔中注入硅油,然后将激光推迟到第二次手术时,在 2~4 周后褶皱已消退或新的 PVR 已发生。这种延迟激光可以使视网膜恢复到原来的位置,并使我们在避

免更靠后的视网膜切除的情况下，有机会再次手术(如果出现新的 PVR)。

在 PVR 病例中，大多数情况下，我们用硅油或长效气体(12%的 C_3F_8)进行填充。在复发的病例中，当进行视网膜切除时，我们选择的填充物为 1000~5000cSt 的硅油。我们的注射要求最大限度地填充玻璃体腔。我们特别注意彻底清除所有视网膜下液，使硅油泡与视网膜表面完全接触。我们通常留出一个套管进行排气，在注油时会直到我们观察到硅油从排气管流出为止。通过这种方式，我们可以最大限度地减少填充不足的风险。

在前节 PVR 增殖膜位于平坦部和睫状突的情况下，纤维化增殖膜的环形收缩可导致睫状体脱离。在这些病例中，由于晶状体的存在，前节增殖膜的切开可能变得比较困难。在这种情况下，我们更喜欢经睫状体平坦部摘除晶状体及其囊膜，以避免沿着晶状体后囊膜的增生，进而导致低眼压[28,29]。对晶状体较软的年轻患者，可采用玻切头进行晶状体切割或者通过上方的切口行 20G 超声粉碎。使用 Constellation 时，我们通常把 u/s 设置为 30，把负压设置为 200mmHg。首先用尖锐的 MVR 刀片在赤道部切口晶状体囊，然后进行水分离使晶状体与囊膜更容易分离，最后摘除核。通常，我们倾向于用玻切头或锯齿镊完全去除晶状体前后囊膜，特别要注意悬韧带上的残余物。这些也需要去除，因为它们会收缩并导致复发性视网膜脱离或睫状体脱离。使用硅油填充时，要在 6:00 钟位进行下方虹膜切开，避免发生瞳孔阻滞。

参考文献

1. Leaver PK. Proliferative vitreoretinopathy. Br J Ophthalmol. 1995;79(10):871–2. https://doi.org/10.1136/bjo.79.10.871. PMC 505283. PMID 7488570
2. Proliferative vitreoretinopathy. Retina and vitreous of Texas. Retrieved 28 May 2009.
3. Spirn MJ, Regillo C. Proliferative vitreoretinopathy. Retinal Physician. 2008. Retrieved 29 May 2009.
4. Ceron OM, Arroyo JG. Better outcomes may be ahead for PVR. Rev Ophthalmol. 2009;16:1. Retrieved 29 May 2009
5. Kase S, Saito W, Ohno S, Ishida S. Cyclo-oxygenase-2 expression in human idiopathic epiretinal membrane. Retina. 2010;30:719–23. https://doi.org/10.1097/IAE.0b013e3181c59698. PMID 19996819
6. Erdiakov A, Gavrilova S. Influence of lornoxicam and triamcinolone on the dynamics of eye remodeling in concanavalin model of inflammation. Acta Ophthalmol. 2014;92. https://doi.org/10.1111/j.1755-3768.2014.F077.x.
7. Hiscott P, Grierson I. Subretinal membranes of proliferative vitreoretinopathy. Br J Ophthalmol. 1991;75(1):53. https://doi.org/10.1136/bjo.75.1.53. PMC 504108. PMID 1991089
8. Casaroli-Marano RP, Pagan R, Vilaró S. Epithelial–mesenchymal transition in proliferative vitreoretinopathy: intermediate filament protein expression in retinal pigment epithelial cells. Invest Ophthalmol Vis Sci. 1999;40(9):2062–72. PMID 10440262
9. Connor TB, Roberts AB, Spom MB, Danielpour D, Dart LL, Michels RG, Bustros SD, Enger C, Kato H, Lansing M, Hayashi H, Glaser BM. Correlation of fibrosis and transforming growth factor-β type 2 levels in the eye. J Clin Invest. 1989;83(5):1661–6. https://doi.org/10.1172/JCI114065. PMC 303874. PMID 2708527
10. Andrews A, Balciunaite E, Leong FL, Tallquist M, Soriano P, Refojo M, Kazlauskas A. Platelet-derived growth factor plays a key role in proliferative vitreoretinopathy. Invest Ophthalmol Vis Sci. 1999;40(11):2683–9. PMID 10509666
11. Kauffmann DJ, van Meurs JC, Mertens DA, Peperkamp E, Master XC, Gerritsen ME. Cytokines in vitreous humor: interleukin-6 is elevated in proliferative vitreoretinopathy. Invest Ophthalmol Vis Sci. 1994;35(3):900–6. PMID 8125753
12. Balles MW. Traumatic retinopathy. In: Albert DM, Jakobiec FA, editors. Principles and practice of ophthalmology, vol. 2. Philadelphia: WB Saunders; 1994. p. 1029–31.
13. Giovinazzo VJ, Yannuzzi LA, Soreiison JA, et al. The ocular complications of boxing. Ophthalmology. 1987;94:587–96.
14. Goffestein R, Burton TC. Differentiating traumatic from nontraumatic retinal detachment.

Ophthalmology. 1982;89:361–8.
15. Malbran E, Dodds R, Hulsbus R. Traumatic retinal detachment. Mod Probi Ophthalmol. 1972;10:479–89.
16. Cleary PE, Ryan SJ. Histology of wound, vitreous, and retina in experimental posterior penetrating eye injury in the rhesus monkey. Am J Ophthalmol. 1979;88:221–31.
17. Cleary PE, Ryan SJ. Method of production and natural history of experimental posterior penetrating eye injury in the rhesus monkey. Am J Ophthalmol. 1979;88:212–20.
18. Gregor Z, Ryan SJ. Combined posterior contusion and penetrating injury in the pig eye: I. A natural history study. Br J Ophthalmol. 1982;66:793–8.
19. Cleary PE, Ryan SJ. Experimental posterior penetrating eye injury in the rabbit: I. Method of production and natural history. Br J Ophthamol. 1979;63:306–11.
20. Cleary PE, Ryan SJ. Experimental posterior penetrating eye injury in the rabbit: II. Histology of wound, vitreous, and retina. Br J Ophthalmol. 1979;63:312–21.
21. Cleary PE, Ryan SJ. Vitrectomy in penetrating eye injury. Results of a controlled trial of vitrectomy in an experimental posterior penetrating eye injury in the rhesus monkey. Arch Ophthalmol. 1981;99:287–91.
22. Gregor Z, Ryan SJ. Complete and core vitrectomies in the treatment of experimental posterior penetrating eye injury in the rhesus monkey: I. Clinical features. Arch Ophthalmol. 1983;101:441–5.
23. Gregor Z, Ryan SJ. Complete and core vitrectomies in the treatment of experimental posterior penetrating eye injury in the rhesus monkey: II. Histologic features. Arch Ophthalmol. 1983;101:446–50.
24. Hsu HT, Ryan SJ. Natural history of penetrating ocular injury with retinal laceration in the monkey. Graefes Arch Clin Exp Ophthalmol. 1986; 224:1–6.
25. Cox MS. Retinal breaks caused by blunt nonperforating trauma at the point of impact. Trans Am Ophthalmol Soc. 1980;78:414–66.
26. Cox MS, Schepens CL, Freeman HM. Retinal detachment due to ocular contusion. Arch Ophthalmol. 1966;76:678–85.
27. Tan HS, Mur M, Oberstein SY, de Smet MD. Primary retinectomy in proliferative vitreoretinopathy. Am J Ophthalmol. 2010;149(3):447–52.
28. Kon CH, Asaria RH, Occleston NL, Khaw PT, Aylward GW. Risk factors for proliferative vitreoretinopathy after primary vitrectomy: a prospective study. Br J Ophthalmol. 2000;84(5):506–11. https://doi.org/10.1136/bjo.84.5.506. PMC 1723478. PMID 10781515
29. Kon CH, Tranos P, Aylward GW. Risk factors in proliferative vitreoretinopathy. In: Kirchoff B, Wong D, editors. Vitreo-retinal surgery. Berlin, Heidelberg: Springer; 2005. p. 121–34. ISBN: 978-3-540-20044-4.

第 33 章

玻璃体解剖、前节 PVR 和低眼压

D. Ruiz-Casas

33.1 引言

慢性低眼压的定义是：至少间隔一个月，分别连续两次测量眼内压均<5mmHg，合并视力不佳、黄斑病变、视盘水肿、角膜混浊、增殖膜形成、视网膜脱离，最终眼球萎缩[1,2]。

视网膜脱离的玻璃体切割术后慢性低眼压，18%~24%的病例与 PVR 和眼外伤有关(7%~10%的病例甚至视网膜在位)。C_3F_8 填充后低眼压的发生率是硅油填充眼的 2 倍(31%对 18%)[3,4]。

33.2 低眼压的病理生理机制

关于低眼压有很多假说：比如睫状体分离、眼内炎、房水流出改道至视网膜色素上皮和脉络膜毛细血管层之间的吸收腔隙，或睫状体损伤[1,2]。然而，在视网膜脱离的病例中，若视网膜已复位，低眼压通常与前节 PVR 引起的睫状体脱离有关，也叫作增生性玻璃体睫状体病变[5]。收缩的前节玻璃体(AH)向前牵拉玻璃体基底部(VB)，导致睫状体脱离，使房水分泌不足、排出增多[3,4,6-10]。据报道，在睫状体脱离发生至少 2 小时后，眼内压下降。

初次手术时，尤其是视网膜切开和切除病例，要仔细切除前节玻璃体以防止低眼压[11]。内镜检查告诉我们，尽管视网膜切开可以增加眼内液外流，而其低眼压的主要原因还是合并前节玻璃体收缩和睫状体脱离的前节 PVR。假如没有彻底清除前节视网膜，其将被往前拉，与遮盖睫状体上的纤维组织融为一体[4,6,12]。

33.3 慢性低眼压的治疗

有一些治疗低眼压的方法：异丁巴胺滴眼液[13]，每月一次向前房或睫状体平坦部注入黏弹剂[14]，玻璃体腔注射激素，或激光硬

电子补充资料 本章的在线版本(https://doi.org/10.1007/978-3-319-78446-5_30)包含补充资料，可供授权用户使用。

化小梁网[15],但都无效。

当存在睫状体分离,且药物或激光治疗无效时,可手术关闭离断口[16]。

大部分视网膜脱离患者的低眼压是由于前节 PVR,已有不同的手术技术被用于处理前节玻璃体瘢痕:

(1)33%~66%的低眼压病例是通过经平坦部玻璃体切割术去除残留的晶状体、IOL 和前节 PVR 增殖膜(覆盖睫状体平坦部和冠部)来处理[11,17,18]。

(2)30%的低眼压病例可通过内镜下分离前节增殖膜并保留 IOL 来处理[19]。

33.4　前节玻璃体基底部的解剖

VB,即锯齿缘前 2mm 至后 3mm 的区域,包括视网膜以及紧密的玻璃体-视网膜粘连,和睫状体平坦部以及紧密的玻璃体-睫状体平坦部上皮细胞粘连。在玻璃体视网膜术中,进行后部玻璃体的脱离,当到达 PH 在 VB 后缘的插入点时,在此区域进行玻璃体的切除。同样,AH 插入在 VB 的前缘[20]。

AH 通过一些韧带连接到眼内组织上:

–睫状体后韧带(PCL)将 AH 附着在 VB 前缘。

–睫状体前韧带(ACL)将 AH 紧密附着在睫状体、睫状突。

–Salzmann 间隙(SH)在睫状体平坦部和冠部的上皮细胞与 AH 之间的间隙,后至 PCL,前至 ACL。

–晶状体后韧带(RL)或 Wieger 韧带连接 AH 与晶状体囊膜的后部和周边部。

–Berger 间隙(BS)指晶状体后囊膜和 AH 之间的空隙,中间是 RL,与 Cloquet 管相连。

–Petit 管(Chp)是指晶状体后囊膜和AH 之间的空隙,侧面是晶状体后韧带,中间是睫状体前韧带,后面是悬韧带。

VB 前缘止于 PCL;通过这个韧带,AH 不再与睫状体平坦部、冠部的上皮细胞紧密相连。因此,可以切开、分离这一部位的前部玻璃体,直至 ACL[21],因为 AH 与 ACL 和后部悬韧带粘连紧密[21–23](图 33.1)。

33.5　前节玻璃体的分离

当睫状体收缩时,前节玻璃体通过诱发 VB 的牵拉参与调节。因此,ACL 和 PCL 之间没有被切除的 AH 可能与前节视网膜的牵拉和再脱离有关[22–24]。同样的道理,在 PVR 中,AH 的收缩导致前节视网膜增生环和睫状体脱离,进一步导致低眼压[25]。因此,对于伴有或不伴有 PVR 的病例,切除 AH 能提高视网膜脱离复位成功率,减少其复发率[26](图 33.2)。

从 RL 上剥离 AH 在理论上是可行的[27]。手术技巧如下:

(1)从前、后房注入液体,通过悬韧带进行水分离[28]。

(2)机械分离 AH:在 RL,Berger 区,或 Petit 管的区域吸住 AH,然后在每个象限往下拉[29]。

超过 50%的病例都能成功地从 RL 分离 AH,但它仍然与睫状体和后部悬韧带粘连,因为 ACL 与后部悬韧带处的粘连很紧密[21,22]。因此,在分离 AH 术中,手术医生不可以解除从睫状体至 VB 的前节玻璃体牵拉,因为可能会破坏悬韧带后段的支持作用。

然而,在 ACL 和 PCL 之间有一个解剖空间,在这一区域 AH 实际上与睫状体平坦

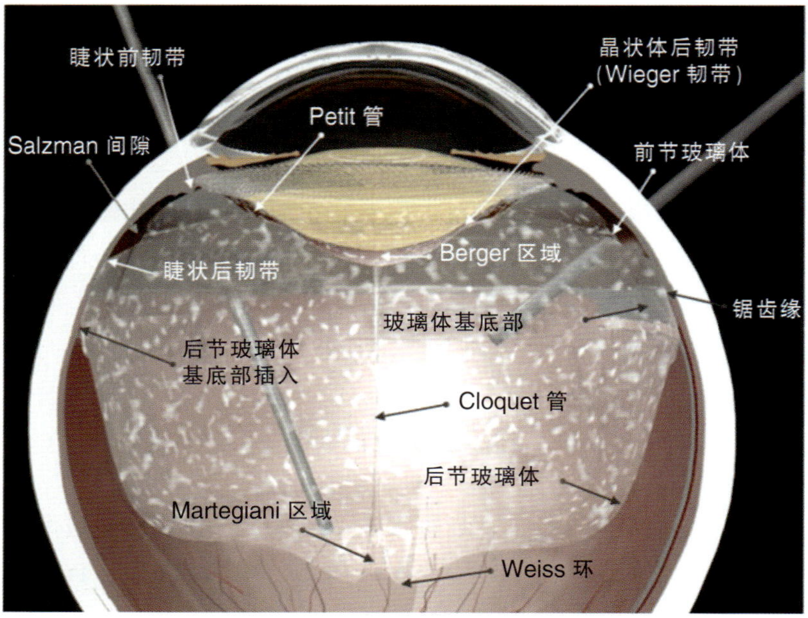

图 33.1 玻璃体解剖。

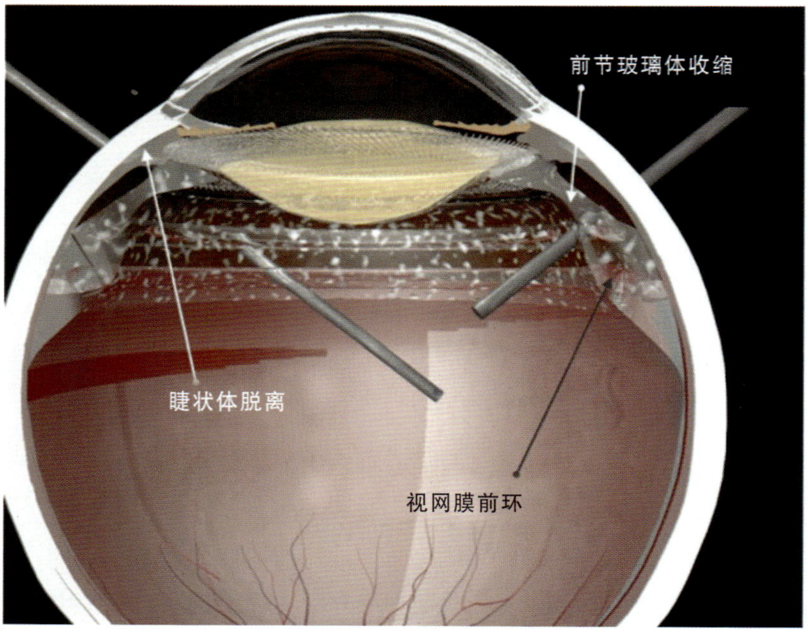

图 33.2 由于未能去除AH，出现前节 PVR，伴前节玻璃体收缩、睫状体脱离和前端视网膜增生环。

部和冠部的上皮细胞分离，即 SH。在这个区域，可以用玻切头分离 AH，去除从睫状体、悬韧带到 VB 之间的玻璃体支架和牵引连接[23]。

玻璃体切割术的第一步是诱导 PVD，然后在不顶压的情况下切除中央玻璃体（中间玻璃体切割术），随后深部顶压下切除后部和基底部玻璃体（玻璃体切除），最后在 SH 处分离 AH（全玻璃体切割术）。前节玻璃体切割术（AHD）也称为玻璃体悬韧带囊膜切开术[23]。

联合 AHD 的全玻璃体切割术可进一步

改进：从 RL 分离 AH，然后切除 AL 直至后段悬韧带和 ACL 粘连处，但是这种操作不能解除牵拉，还可能破坏后段悬韧带和晶状体，或人工晶状体的稳定性(图 33.3)。

由于 SH 位置靠前，在有晶状体眼患者中行 AHD 是有风险的。但是，可以在靠近 3:00 和 9:00 钟位、角膜缘后 4~4.5mm 处，放置巩膜套管以行 AHD 术。需要进行顶压，从对侧面开始，保持玻切头与顶压区域平行，或者从玻切头的同一侧开始顶压上方、鼻侧、颞侧象限。将灌注管从颞下套管移至上方，以便于从颞下套管处分离下方象限的 AH，且避免越过晶状体。

由于大部分有晶状体眼的患者进行玻璃体切割术后会在其后数年出现明显的白内障，因此，可以对伴有远视的 RD 患者同时行白内障摘除联合玻璃体切割术。白内障摘除联合玻璃体切割术可以允许行全玻璃体切割术，同时未来无须再行白内障摘除术。对于联合手术，前囊膜需要彻底抛光以保证术中清晰视野，避免囊袋皱缩或混浊，通过分离 SH 的 AH 完成全玻璃体切割术。完成 AHD 的全玻璃体切割术，术后只有两处分离的残留玻璃体：一处在玻璃体基底部，一处在睫状体。如果 AH 也从 RL 处脱离，则睫状体的残留玻璃体将更小，但不会影响到 VB 牵拉(图 33.4)。

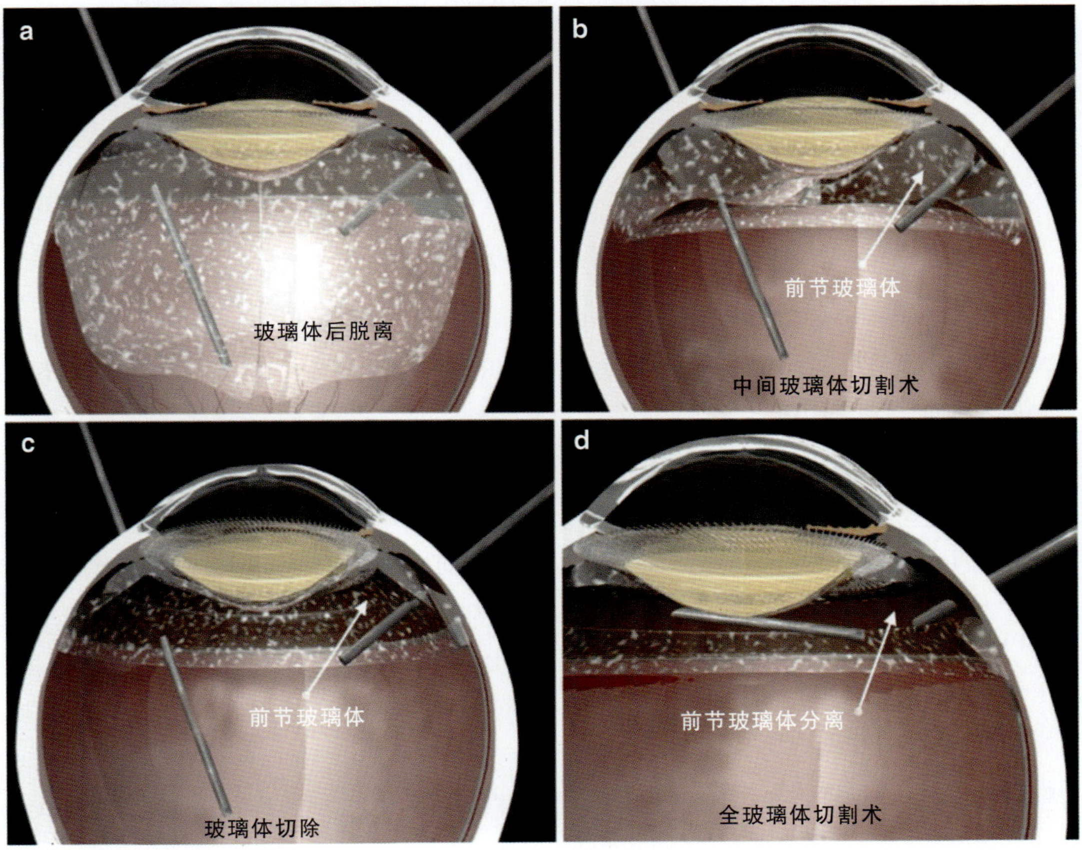

图 33.3　有晶状体眼患者的全玻璃体切割术。(a)诱导 PVD(b)中央玻璃体切割(c)周边玻璃体切除(d)分离前节玻璃体的全玻璃体切割术。

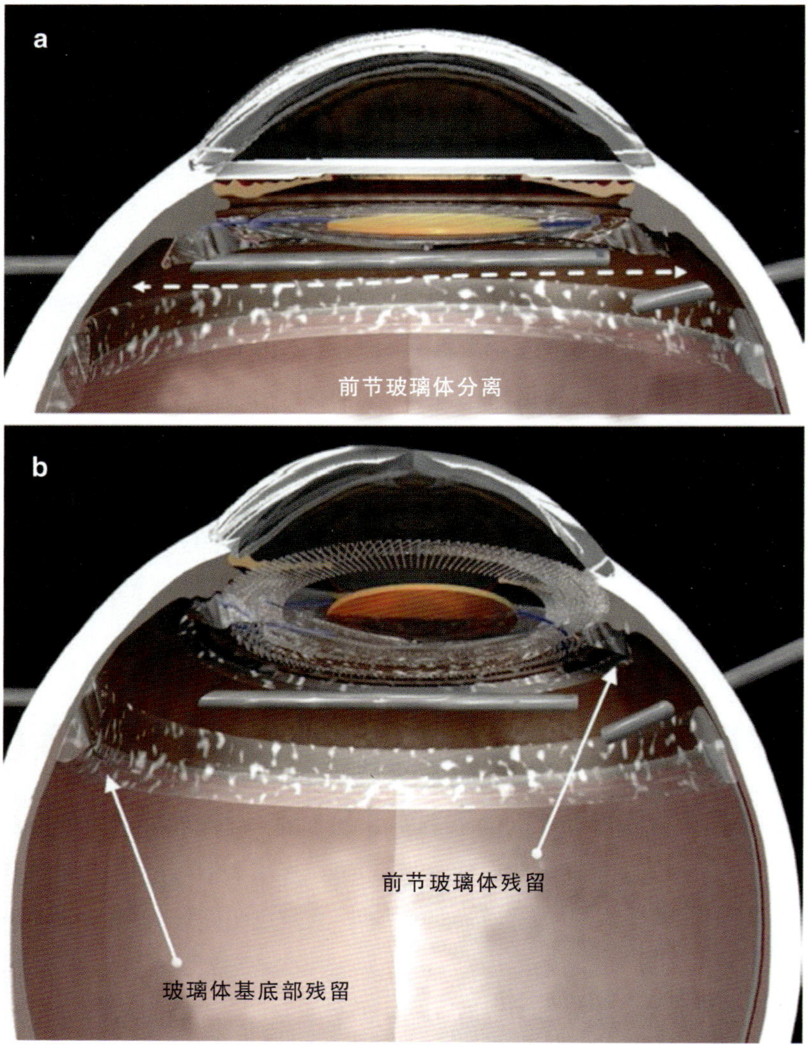

图 33.4　人工晶状体眼的全玻璃体切割术。(a)分离 AHD，通过 SH 切断 AH 与睫状体前后韧带之间的粘连。(b)全玻璃体切割术，在玻璃体基底部和睫状体-悬韧带区域残留了玻璃体。

33.6　前节 PVR

PVR 的发展，包括形成视网膜前和视网膜下增殖膜、视网膜缩短和玻璃体收缩，从而影响视网膜。VB 处的玻璃体收缩导致向心性牵拉，可以通过巩膜环扎和(或)周边部松解性视网膜切除术来处理，视网膜切除术可以松解因视网膜僵硬导致的前后方向的牵拉(从视神经到锯齿缘)。

同样，在 PVR 中，AH 收缩，并牵拉睫状体和 VB。这种前后方向的牵拉(从睫状体至 VB)导致睫状体分离，引起低眼压，使周边视网膜前移，造成前端视网膜增生环，伴或不伴有视网膜脱离。即使已经行巩膜扣带术，这种并发症仍会发生，原因是扣带解除的是向心性的牵拉力，却没有解除前后方向的牵拉。如果在视网膜切除手术中不进行 AHD，未完整切除前节视网膜或脱离的睫状体平坦部上皮细胞，那这些组织会被向前牵拉，在睫状体平坦部和冠部形成瘢痕组织。在无晶状体眼中，这些瘢痕组织还可能包含残留的晶状体囊膜和虹膜，并将它们向后牵拉(图 33.5)。

33.7 切除前节增生性玻璃体视网膜病变的手术技巧

除了处理 RD 和后节 PVR 外，玻璃体视网膜医生还应关注前节 PVR，通过脱离或分离 AH 以去除 VB 和睫状体处的 AH 牵拉。对于伴有前节 PVR 的有晶状体眼患者必须行白内障摘除联合玻璃体切割术或者晶状体咬切术，以更好地处理前节玻璃体的病变。

在 PVR 病例中更容易分离 AH，因为胶原纤维增生使得 AH 变硬。可以用玻切头吸住 AH，并向下牵拉，直至与 RL、后段悬韧带和 ACL 分离。如果前节玻璃体粘连太紧而难以抽吸，可以在 RL、Berger 区域或 Petit 管处使用视网膜钩或镊子抓住，然后向下拉，直至完全分离。最后切除 AH 直至 PCL，眼内注入硅油使睫状体复位，低眼压得以恢复。

通常，分离 AH 不会成功，操作很危险，

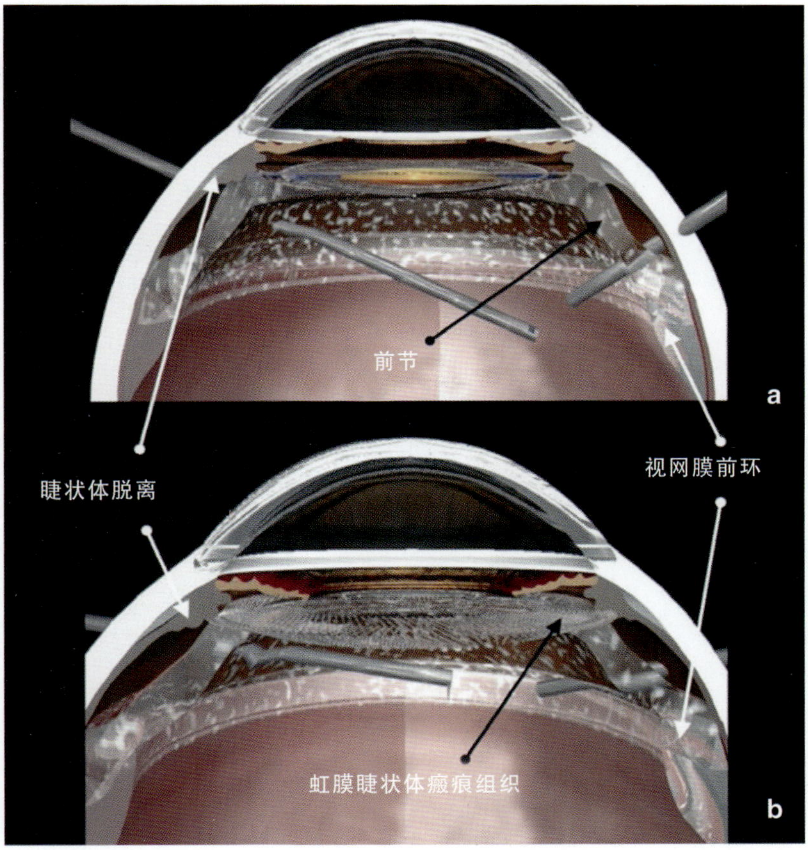

图 33.5 (1)人工晶状体眼患者的前节增生 PVR：AH 的收缩牵拉 VB 和周边部视网膜，导致前端视网膜增生环；牵拉睫状体，导致睫状体脱离。(2)在无晶状体眼患者的前节 PVR。AH 以及残留的睫状体囊膜和悬韧带纤维一起形成了瘢痕组织，覆盖睫状体。瘢痕组织波及虹膜，将其向后牵拉，使瞳孔变大。AH 的收缩牵拉 VB 和周边部视网膜，导致前端视网膜增生环；牵拉睫状体，导致睫状体脱离。

因为 AH 与后段悬韧带和 ACL 粘连很紧密。对于这些病例,可以进行 SH 处的 AHD。

在 PVR 病例中进行 AHD 更困难,因为玻切头难以穿入瘢痕化的 AH。可以使用 MVR 刀切开 AH,到达并打开 SH。也可使用竖剪处理 AH,将其从 SH 处拉开并剪除。在玻切头和剪刀(太硬的情况下)的帮助下,可以 360°打开 AH。切除 AH,前至 ACL,后至 PCL, 在 VB 和睫状体或后段悬韧带的处留下两个残留的环形玻璃体。

完成 AHD 后,AH 前后方向的牵拉得以松解,睫状体或后段悬韧带处的残留 AH 不会阻碍睫状体的复位, 但房水分泌可能减少。但是,用镊子剥离残留的 AH 可能损伤人工晶状体眼患者的悬韧带,损害虹膜–悬韧带隔膜,硅油有可能进入前房。由于低眼压恢复的成功率是 20%~60%,最佳方案可能是将残留的 AH 保留,不去损伤悬韧带(图 33.6)。

伴 PVR 的无晶状体眼病例中,AH 以及残留的睫状体囊膜和悬韧带纤维一起形成了瘢痕组织,并波及虹膜、睫状体、VB 和前部视网膜。如果术后房水分泌功能没有恢复,无晶状体眼患者又没有晶状体虹隔膜, 硅油则难以保持在玻璃体腔内。因此,应该完整地去除在睫状体处的所有瘢痕化 AH,解除对睫状体的牵拉,最大限度地恢复睫状体的功能。

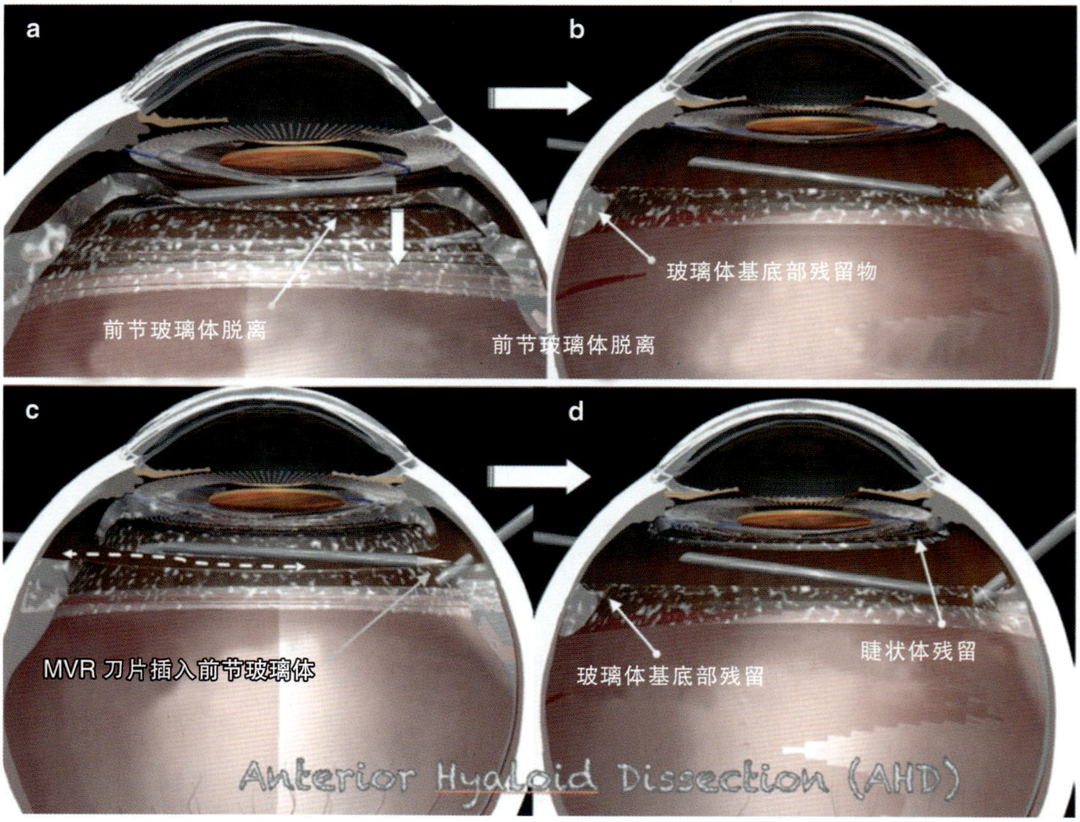

图 33.6 切除人工晶状体眼患者的前节 PVR。(a)使用眼内钩或镊子将瘢痕化的 AH 向下分离。(b)去除 AH,完全去除 VB 和睫状体上的牵拉。(c)用 MVR 刀切开 SH 处的瘢痕化 AH。(d)在 PVR 病例中去除 AH 后,在睫状体和悬韧带处留下残留的瘢痕化 AH。

用视网膜钩或有齿镊从残留悬韧带和ACL 处剥离 AH，在每个象限将其往下拉。假如在睫状体上发现残留的 AH，要用镊子将其剥除以松解所有牵拉。一旦松解了睫状体的紧密连接，睫状突会产生渗出，虹膜和睫状体上会出现色素扩散。之后切除已脱离的瘢痕化 AH 直至 PCL。最后，注入硅油复位睫状体，低眼压恢复正常。为了使硅油留在玻璃体腔内不进入前房，必须做下方 Ando 虹膜切口。如果使用了重硅油，虹膜切口应该做在上方(图 33.7)。

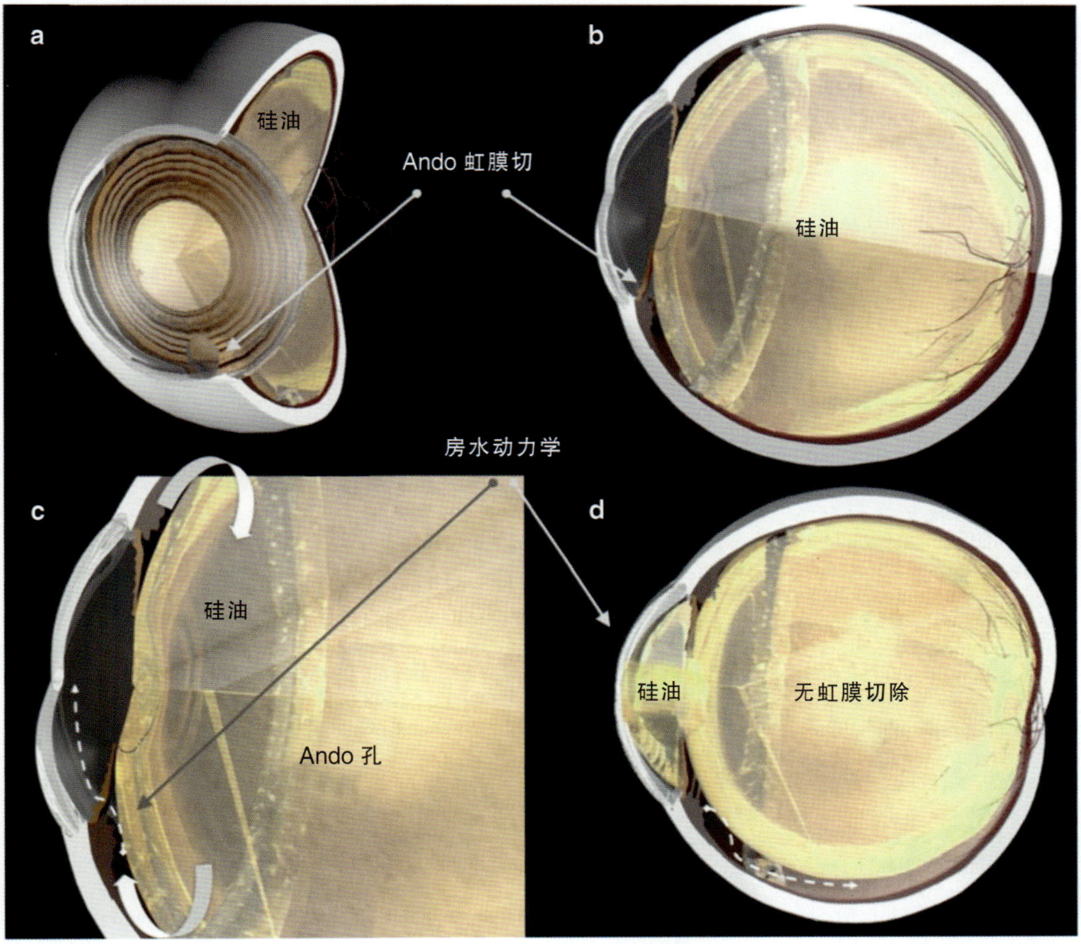

图 33.7　Ando 虹膜切开术。(a)下方的虹膜切口。(b)当无晶状体眼患者行下方 Ando 虹膜切口后，房水进入前房，促使硅油留在玻璃体腔内。(c)有 Ando 虹膜切口的房水动力学：房水围绕着睫状体流动，通过下方虹膜切口进入前房。(d)若无晶状体眼患者未行 Ando 虹膜切口，房水将聚集在玻璃体腔内，硅油被推入前房。

参考文献

1. Fine HF, Biscette O, Chang S, Schiff WM. Ocular hypotony: a review. Compr Ophthalmol Update. 2007;8(1):29–37. Retrieved from http://www.ncbi.nlm.nih.gov/pubmed/17394757.
2. Schubert HD. Postsurgical hypotony: relationship to fistulization, inflammation, chorioretinal lesions, and the vitreous. Surv Ophthalmol. 1996;41(2):97–125.
3. Adile SL, Peyman GA, Greve MD, Millsap CM, Verma LK, Wafapoor H, Soheilian M. Postoperative chronic pressure abnormalities in the vitreon study.

Ophthalmic Surg. 1994;25(9):584–9. Retrieved from http://www.ncbi.nlm.nih.gov/pubmed/7830998.
4. Barr CC, Lai MY, Lean JS, Linton KL, Trese M, Abrams G, Azen SP. Postoperative intraocular pressure abnormalities in the Silicone Study. Silicone Study Report 4. Ophthalmology. 1993;100(11):1629–35. Retrieved from http://www.ncbi.nlm.nih.gov/pubmed/8233387.
5. Coleman DJ. Evaluation of ciliary body detachment in hypotony. Retina. 1995;15(4):312–8. Retrieved from http://www.ncbi.nlm.nih.gov/pubmed/8545577.
6. Diddie KR, Azen SP, Freeman HM, Boone DC, Aaberg TM, Lewis H, Ryan SJ. Anterior proliferative vitreoretinopathy in the silicone study. Silicone Study Report Number 10. Ophthalmology. 1996;103(7):1092–9. Retrieved from http://www.ncbi.nlm.nih.gov/pubmed/8684799.
7. Ding C, Zeng J. Clinical study on hypotony following blunt ocular trauma. Int J Ophthalmol. 2012;5(6):771–3. https://doi.org/10.3980/j.issn.2222-3959.2012.06.21.
8. Lewis H, Aaberg TM, Abrams GW. Causes of failure after initial vitreoretinal surgery for severe proliferative vitreoretinopathy. Am J Ophthalmol. 1991;111(1):8–14. Retrieved from http://www.ncbi.nlm.nih.gov/pubmed/1985496.
9. Lopez PF, Grossniklaus HE, Aaberg TM, Sternberg P, Capone A, Lambert HM. Pathogenetic mechanisms in anterior proliferative vitreoretinopathy. Am J Ophthalmol. 1992;114(3):257–79. Retrieved from http://www.ncbi.nlm.nih.gov/pubmed/1524114.
10. Nehemy MB, Zisman M, Marigo FA, Nehemy PG, Schachat AP. Ultrasound biomicroscopy after vitrectomy in eyes with normal intraocular pressure and in eyes with chronic hypotony. Eur J Ophthalmol. 2008;18(4):614–8. Retrieved from http://www.ncbi.nlm.nih.gov/pubmed/18609484.
11. Lewis H, Verdaguer JI. Surgical treatment for chronic hypotony and anterior proliferative vitreoretinopathy. Am J Ophthalmol. 1996;122(2):228–35. Retrieved from http://www.ncbi.nlm.nih.gov/pubmed/8694091.
12. Faude F, Wiedemann P. Vitreoretinal endoscope for the assessment of the peripheral retina and the ciliary body after large retinectomies in severe anterior PVR. Int Ophthalmol. 2004;25(1):53–6. Retrieved from http://www.ncbi.nlm.nih.gov/pubmed/15085977.
13. Ganteris-Gerritsen E, Ugahary LC, Jansen J, Mulder PGH, Cohen AF, van Meurs JC. Six months treatment with ibopamine in patients with hypotony after vitreoretinal surgery for retinal detachment, uveitis or penetrating trauma. Retina. 2012;32(4):742–7. https://doi.org/10.1097/IAE.0b013e3182265177.
14. Tosi GM, Schiff W, Barile G, Yoshida N, Chang S. Management of severe hypotony with intravitreal injection of viscoelastic. Am J Ophthalmol. 2005;140(5):952–4. https://doi.org/10.1016/j.ajo.2005.06.019.
15. Radius RL, Pederson JE. Laser-induced primate glaucoma. II. Histopathology. Arch Ophthalmol. 1984;102(11):1693–8. Retrieved from http://www.ncbi.nlm.nih.gov/pubmed/6541903.
16. González-Martín-Moro J, Contreras-Martín I, Muñoz-Negrete FJ, Gómez-Sanz F, Zarallo-Gallardo J. Cyclodialysis: an update. Int Ophthalmol. 2017;37(2):441–57. https://doi.org/10.1007/s10792-016-0282-8.
17. O'Connell SR, Majji AB, Humayun MS, de Juan E. The surgical management of hypotony. Ophthalmology. 2000;107(2):318–23. Retrieved from http://www.ncbi.nlm.nih.gov/pubmed/10690833.
18. Zarbin MA, Michels RG, Green WR. Dissection of epiciliary tissue to treat chronic hypotony after surgery for retinal detachment with proliferative vitreoretinopathy. Retina. 1991;11(2):208–13. Retrieved from http://www.ncbi.nlm.nih.gov/pubmed/1925084.
19. Lee GD, Goldberg RA, Heier JS. Endoscopy-assisted vitrectomy and membrane dissection of anterior proliferative vitreoretinopathy for chronic hypotony after previous retinal detachment repair. Retina. 2016;36(6):1058–63. https://doi.org/10.1097/IAE.0000000000000838.
20. Eisner G. Gross anatomy of the vitreous body (author's transl). Albrecht Von Graefes Arch Klin Exp Ophthalmol. 1975;193(1):33–56. Retrieved from http://www.ncbi.nlm.nih.gov/pubmed/1078950.
21. Albrecht M, Eisner G. The hyalo-capsular zonula. Graefe's Arch Clin Exp Ophthalmol. 1982;218(2):88–92. Retrieved from http://www.ncbi.nlm.nih.gov/pubmed/7075966.
22. Bernal A, Parel J-M, Manns F. Evidence for posterior zonular fiber attachment on the anterior hyaloid membrane. Invest Opthalmol Vis Sci. 2006;47(11):4708. https://doi.org/10.1167/iovs.06-0441.
23. Boscher C, Kuhn F. Endoscopic evaluation and dissection of the anterior vitreous base. Ophthalmic Res. 2015;53(2):90–9. https://doi.org/10.1159/000370032.
24. Goldberg D. Computer-animated model of accommodation and theory of reciprocal zonular action. Clin Ophthalmol. 2011;5:1559. https://doi.org/10.2147/OPTH.S25983.
25. Boscher C, Kuhn F. An endoscopic overview of the anterior vitreous base in retinal detachment and anterior proliferative vitreoretinopathy. Acta Ophthalmol. 2014;92(4):e298–304. https://doi.org/10.1111/aos.12303.
26. Pierro L, Azzolini C, Codenotti M, Locatelli C, Tremolada G, Brancato R. Ultrasound biomicroscopy of residual vitreous base after vitreoretinal surgery. Ophthalmologica. 2002;216(1):13–5. https://doi.org/48290.
27. Rosen E. Detachment of the anterior hyaloid membrane. Am J Ophthalmol. 1966;62(6):1185–94. Retrieved from http://www.ncbi.nlm.nih.gov/pubmed/5957895.
28. Ikeda T, Sato K, Katano T, Hayashi Y. Surgically induced detachment of the anterior hyaloid membrane from the posterior lens capsule. Arch Ophthalmol. 1999;117(3):408–9. Retrieved from http://www.ncbi.nlm.nih.gov/pubmed/10088827.
29. Torii H, Takahashi K, Yoshitomi F, Miyata K, Ishii Y, Oshika T. Mechanical detachment of the anterior hyaloid membrane from the posterior lens capsule. Ophthalmology. 2001;108(12):2182–5. Retrieved from http://www.ncbi.nlm.nih.gov/pubmed/11733255.

第 34 章

玻璃体视网膜手术后的并发症

Zora Ignjatović

34.1 角膜的变化

玻璃体切割术中，尤其是手术时间过长,或者术眼本身存在某些角膜病变的高危因素(干眼症、糖尿病等),就会出现角膜病变。

角膜上皮水肿可引起的视野模糊,需刮除角膜上皮才能完成手术。

术后可能会出现或大或小的角膜上皮糜烂(图 34.1 和图 34.2)。对于这些病例,必须密切观察病情的变化,因为局部使用类固醇激素或其他危险因素可能会妨碍它的愈合过程,并导致角膜溃疡(图 34.3),延缓瘢痕形成(图 34.4);最后,可能发生感染[1]。这些患者的临床症状包括从明显的眼痒到剧烈的疼痛。

治疗方法的最佳选择是在无球结膜水肿时放置治疗用角膜接触镜,但球结膜水肿在术后第一天较常见,或者可以遮盖术眼直到角膜上皮修复。

我们推荐在初始几天减少局部激素眼

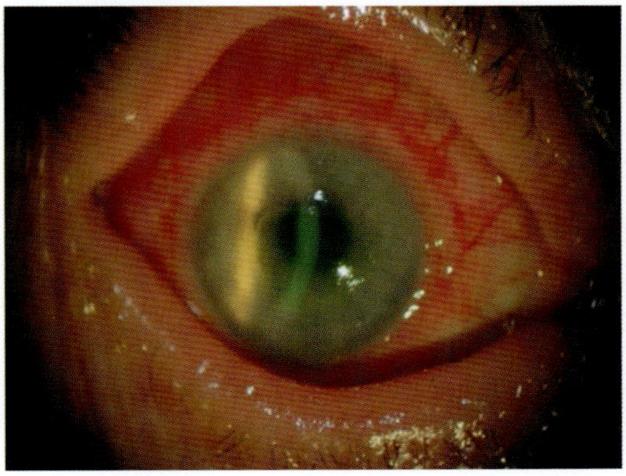

图 34.1 角膜上皮缺损。

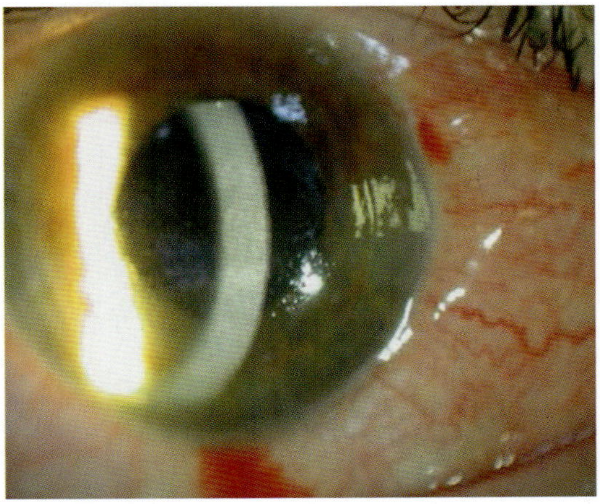

图 34.2 角膜上皮病变。

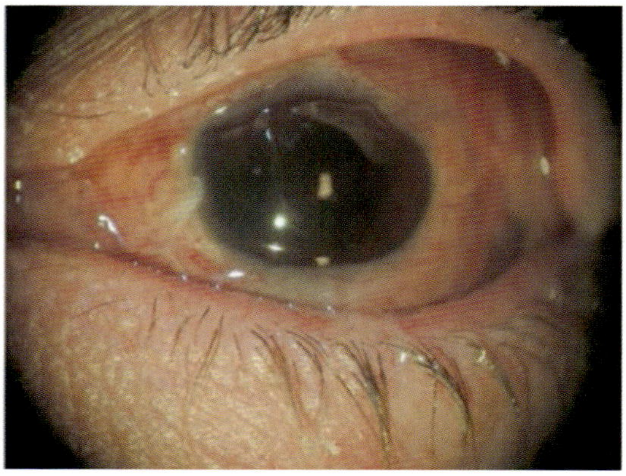

图 34.3 角膜上皮大片糜烂。

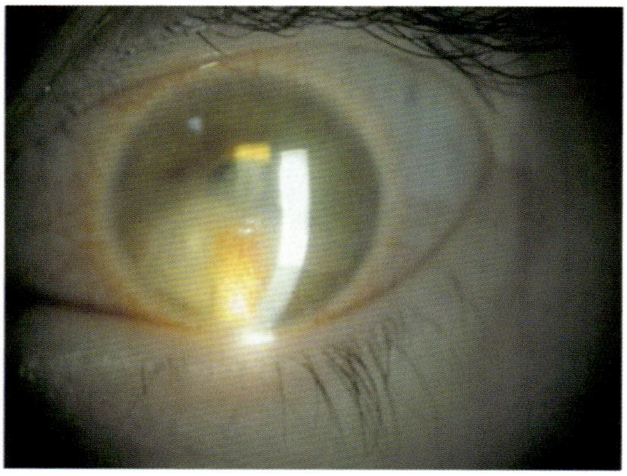

图 34.4 慢性角膜病变伴瘢痕形成。

果炎症明显，推荐 Tenon 囊下注射曲安奈德,以避免地塞米松滴眼液。

一般手术后数天角膜上皮就已修复,如果修复过程延长,治疗上应加上人工泪液和角膜凝胶,应用治疗用角膜接触镜,或者放置泪小点栓(图 34.5)。如果效果仍不满意,可在滴眼液中加入自体血清(由专业人士用患者自己的血液配备);也可临时用羊膜覆盖。对于无效果的病例,可行准分子激光治疗性角膜切削术(PTK)。

角膜基质水肿通常比较短暂;术后几天至几周自然消退,但在这段时间内很难观察眼内结构,必要时可行 B 超检查视网膜的情

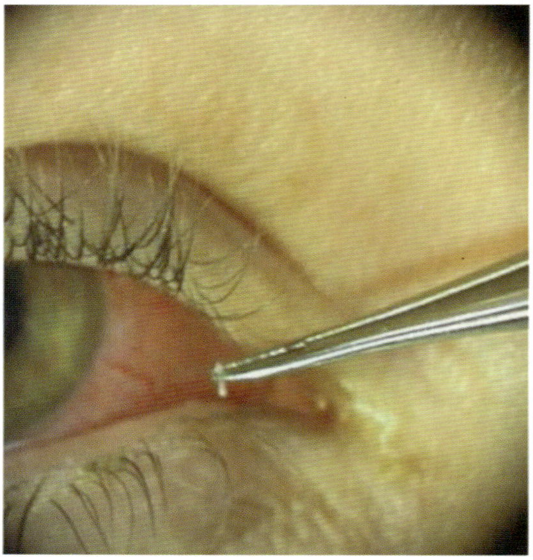

图 34.5 泪小点栓。

况。如果玻璃体腔内有气体或硅油填充,超声检查无用。

术后 2~3mm 的前房积血并不可怕,但玻璃体切割术后的全前房积血会导致角膜含铁血黄色素沉着症(角膜血染)。由于发生率低,除非眼内压升高,建议监测即可——血液会自然沉淀。然而,对于全前房积血且眼内压高于 30mmHg 的患者,角膜血染风险非常高,3~4 天内须冲洗前房。同时,每天穿刺放液放出前房的血水，并行抗青光眼对症治疗。

如果硅油长时间接触角膜,会发生硅油相关的角膜病变[2]。硅油与角膜内皮接触(发展为慢性角膜病变的绝对危险因素)并无明确的时间限制,但大部分病例中,在前 2 个月是可逆的(甚至有报道有长达 6 个月后角膜才恢复)。一般而言,硅油与角膜内皮接触时间越长,风险越高。对于经验不足的眼科医生，有时候无法判断前房是否充满了硅油。其实通过虹膜表面光亮的反光可轻松识别。

刚开始，角膜完全透明。然而几个月后，角膜病变出现第一个症状：角膜带状变性（图 34.6），在角膜内皮被永久损伤前，必须努力尝试各种方法去除前房硅油。糟糕的是，不是每次都能成功（最大的问题是眼球在损伤和各种手术后不能产生足够多的房水）。

一旦去除了硅油，长时间与硅油接触的角膜看起来更糟糕了：房水渗透入基质，角膜水肿了。如果角膜内皮没有永久受损，那这个现象是暂时的，接下来的几周内，角膜病变会逐渐消退。对于慢性角膜炎患者（图 34.7），必要时可行穿透性角膜移植术（图 34.8），小的硅油泡（大约是前房 1/3 大小）在前房是没有问题的。

环扎太紧导致缺血性角膜病变很罕见。偶发眼前节缺血，症状严重，预后差。

最后，多次手术失败后，多种退化改变都可能发生，最常见的是由于钙沉积而引起的带状角膜变性、Salzmann 变性或者明显的角膜白斑。

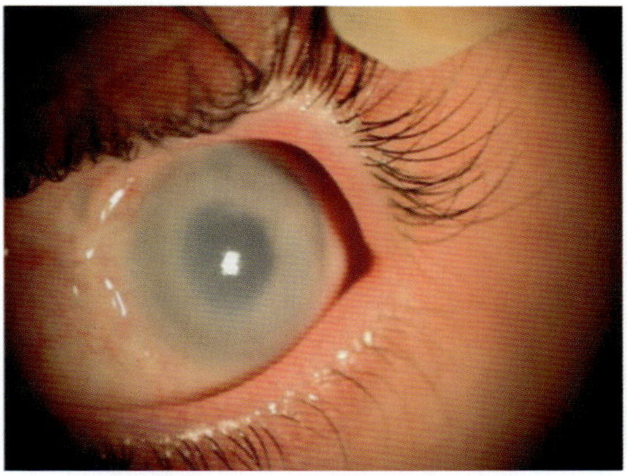

图 34.7　硅油接触导致的角膜病变。

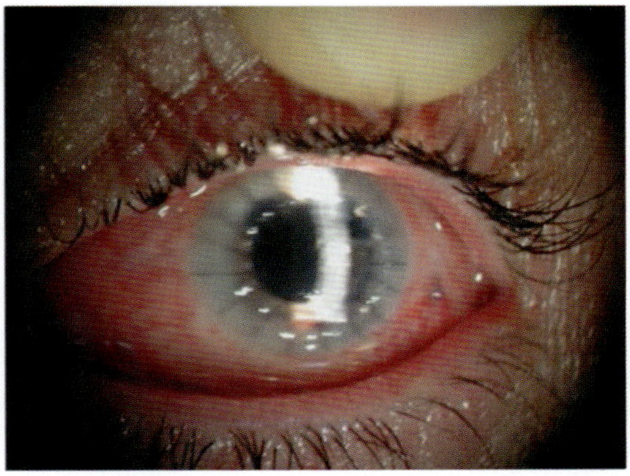

图 34.8　硅油接触导致的角膜病变，随后行穿透性角膜移植术。

34.2　与手术切口相关的并发症

近年来，在玻璃体视网膜手术（经球结膜）中，选择倾斜（隧道）穿刺巩膜进入已成为一种普遍选择的手术技巧。由于阀门的作用，在手术结束时几乎无须缝线缝合，在穿刺口位置轻柔按摩巩膜就可以使其密闭良好。如果手术医生发现穿刺口漏水，可用缝线缝合或者热灼穿刺口上方的球结膜。对于行多次手术、巩膜薄且有瘢痕损伤的患者，以及硅油填充的患者，我们非常推荐缝线缝合。因儿童患者巩膜硬度与成人不同，手术医生为了防止术后潜在低眼压，我们同样推荐使用缝线缝合[3]。

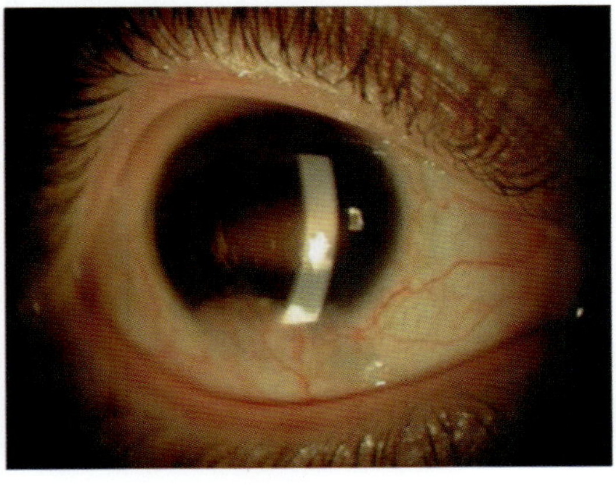

图 34.6　带状角膜变性。

与手术切口相关的最常见术后问题是

低眼压(通常发生在玻璃体手术后或者硅油取出术后)。如果患者轻微低眼压,可以包扎患眼,或在裂隙灯下穿刺,注入黏弹剂,次日再次检查。对于大多数患者,眼内压24小时内会恢复正常。但对于有脉络膜脱离的极端低眼压患者,建议行修复手术,寻找渗漏点并缝合。如果术中进行了前房穿刺,渗漏点可能位于角膜。有渗漏的患者必须次日复查,这些病例最大的风险就是感染(眼内炎),低眼压也加大了出血的风险[4]。

缝线本身会引起异物感,可用眼膏替代(或联合)滴眼液来缓解不适。巩膜隧道切口的缝线最短可在1周左右拆线(一般来说,这些缝线随时间会降解,自然脱落而无须拆线)。

缝线周围形成肉芽肿极其罕见;如果眼睛发炎,疼痛异常,应尽快去除缝线。缝线的另一个潜在后果是散光,与缝线的松紧度有关。幸运的是,这些状况比较短暂,术后几周自然恢复。

术后即刻,有时甚至在术后更长一段时间后,在穿刺口处会发现球结膜下的气泡和硅油泡。气泡在术后几天自然消失;(在裂隙灯下)可用锋利的针刺穿球结膜,用棉签头轻压即可放出硅油。如果不这样做的话,过了几周或几个月,会发现球结膜下出现包裹的硅油滴,更难排出硅油。在大泡的旁边,有时出现罕见的角膜Dellen溃疡(图34.9)。

最后,眼科医生须谨记,在巩膜穿刺口处可能出现玻璃体的嵌顿,可能会产生视网膜撕裂;如果不处理,它将会导致视网膜脱离。与传统的20G手术相比,使用隧道切口和巩膜套管可以显著降低这种并发症的发生风险。

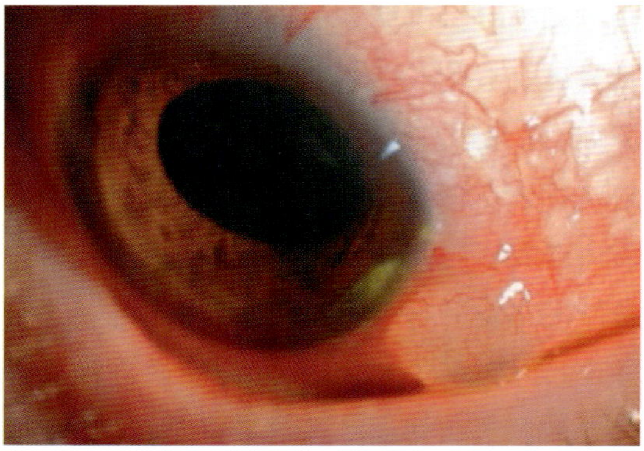

图34.9 球结膜下小泡,Dellen。

34.3 出血

术后即刻发生的眼内出血大部分源自巩膜穿刺口(图34.10)。

通常是在拔除巩膜套管时发生,有时候在手术台上就发现,但更多情况下是在术后第一天拆除包眼纱布时才发现,即使在手术结束时已经发现,只要不是大量的出血,也

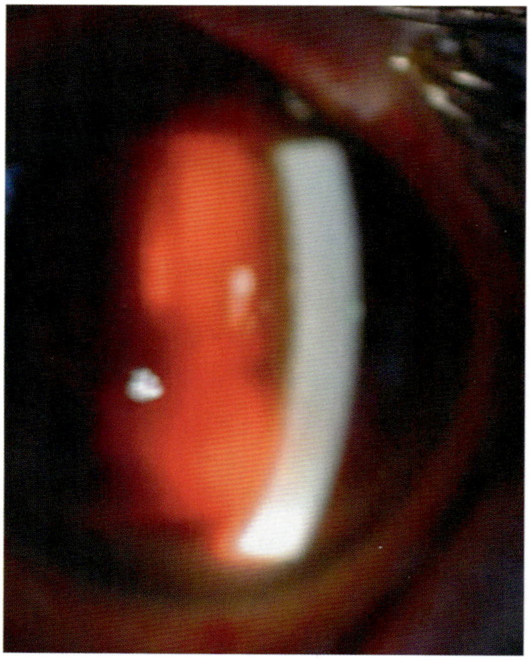

图34.10 玻璃体切割术后第一天,几乎全前房积血。

并不是必须清除。手术医生来判断是清除还是任其自然吸收，出血取决于留在玻璃体腔内的物质。对于液体（BSS，房水），出血会扩散；对于气体，血液明显地漂浮在表面；对于硅油，出血通常是在硅油前面，极少在硅油后方（视网膜前的血凝块）。有时，来自巩膜穿刺口的出血也会出现在前房（一些医生认为在手术结束时热灼巩膜穿刺口可以避免这种并发症）。

术后出血通常发生在夜晚，血液进入玻璃体腔的液体内，或在空气泡/硅油泡与视网膜之间。这种出血源自视网膜血管本身，原因是术后低眼压或全身血压升高。术后首次检查，拆除包眼纱布时就会发现这种出血（图 34.11）。在术后观察时间内发生率降低但一直都存在，尤其是对于使用抗凝药物的患者。

术后出血通常令人不愉快，它的治疗取决于很多因素[5]。少量出血、尚能看清视网膜的病例，只需密切监测病情，同时告知患者出血会在接下来的 2~3 周自然吸收。即使在后极部出现血凝块，或出血在硅油后方，不是很大量的出血通常都会在 3 周左右自动吸收。出血对于独眼患者的视力影响比较明显，因为在出血的时间内他们的日常活动明显受限。因此，对于这些患者，手术医生要考虑是干预治疗还是待其自然吸收。假如选择了再次手术，由于局部的溶血反应，我们仍推荐等待 5~7 天，因为新鲜血凝块与视网膜紧密相连，清除过程中可能引起更严重的并发症，如撕裂中央的视网膜。

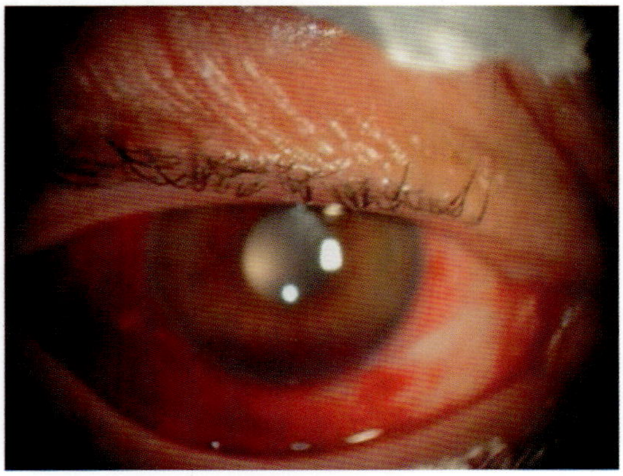

图 34.11 术后前房积血。

对于全眼内积血或前房积血的患者，只要定期超声检查、眼内压不高（见前文），还是可以等待 1~2 周让积血自然吸收。若最终积血仍无法吸收，可再次手术干预治疗（玻璃体腔“灌洗”术）。

34.4 炎症

最近 10 年，科技和手术技术的进步使玻璃体视网膜手术更加微创。经球结膜路径的手术理念和带阀门套管的采用有效防止了术中眼内压的突然下降；手术切口的直径减小至 23G、25G、27G，几乎全部手术不需要缝合；高效的玻璃体切割机和改进的手术技术缩短了手术时长，将手术带来的创伤降至最低等，减少术后并发症的同时，也给患者带来了更多便利：刺激感更小、无痛、无红眼。

面朝下体位常导致角膜下方聚积沉淀物（“体位性角膜病变”）（图 34.12）；甚至出现（少量的）纤维蛋白和眼睑水肿。

然而，对于因 PVR 视网膜脱离、PDR 和 ROP 视网膜脱离或其他儿童视网膜脱离需行二次手术的患眼，此类手术难度大、复杂、耗时长、要求严格，术后有各种各样的炎症反应（图 34.13）。重硅油填充也会引起炎症反应（图 34.14）。

有时，术后第一天就能发现炎症反应，但有时也需要两三天才能完全表现出来。通

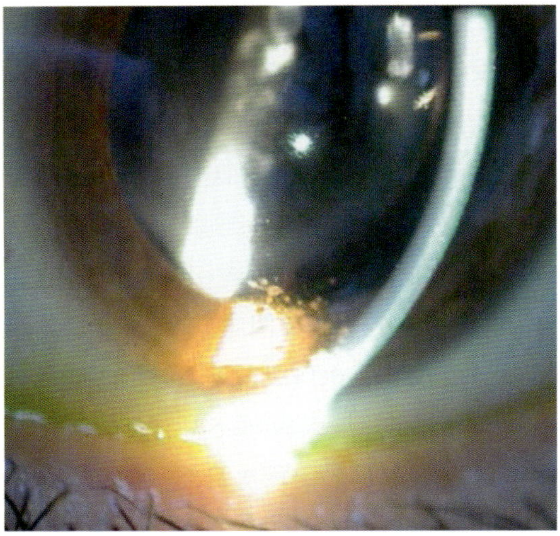

图 34.12 由特殊体位引起的角膜沉积物。

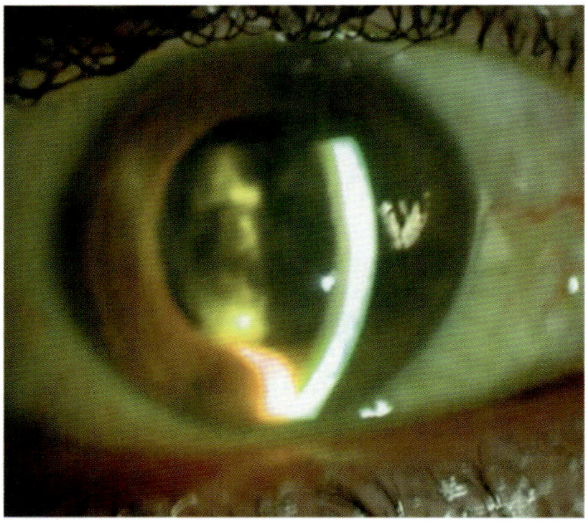

图 34.13 前房的纤维素。

常，炎症的特征表现是浆液性渗出或少量的纤维素反应，或罕见的表现为大量纤维蛋白凝结成块或形成积脓。

与其他手术一样，最重要的事是区分无菌性炎症反应和感染性炎症(图 34.15)。

文献中报道，玻璃体切割术后眼内炎的发生率是 0.03%~2.17%[4]。玻璃体切割术后低眼压会诱发感染，须特别关注这些病例。疼痛、眼睑水肿、球结膜水肿、存在前房积脓，特别是经历联合手术(玻璃体切割联合白内障手术)的病例。有时感染的最初迹象会在玻璃体腔发现：线样纤维素性渗出或发现积脓。有必要在玻璃体腔取材、培养，向玻璃体腔注射抗生素药物，如果炎症加重，立即行再次玻璃体手术[6]。手术结束时，玻璃体腔内注射抗生素药物（万古霉素+头孢他啶）。一般都会在玻璃体腔或者球结膜下注入地塞米松和曲安奈德。通常无须全身使用抗生素。如果所有措施都及时执行(最好在诊断当天)，预后通常会很好。

如果诊断为无菌性眼内炎，建议使用激素治疗，球结膜下注射或全身使用，剂量 1mg/kg(糖尿病患者慎用，有升高血糖的风险)。若感染没有完全排除，可球结膜下注射

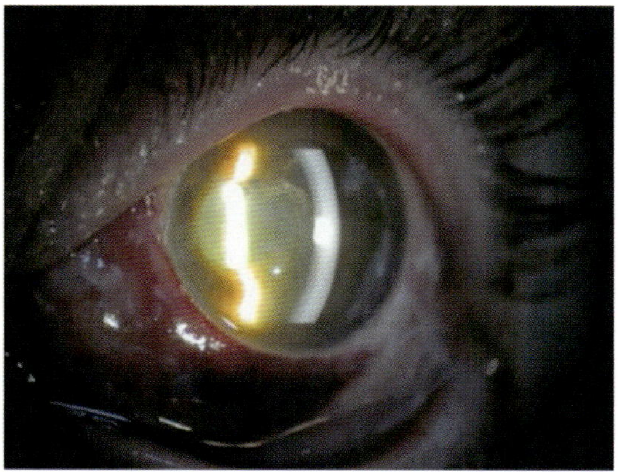

图 34.14 玻璃体切割术后的纤维素(重硅油)。

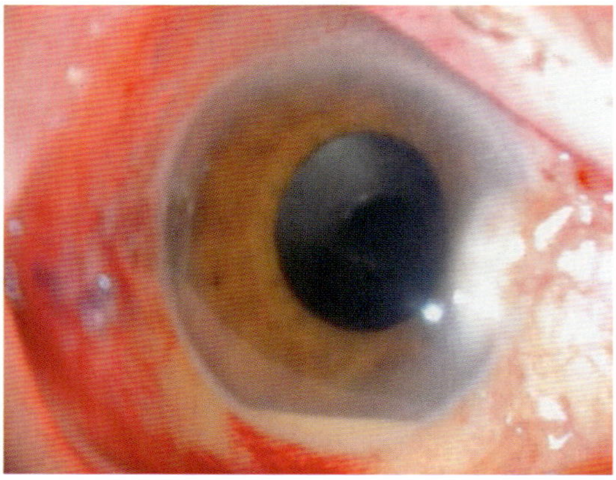

图 34.15 玻璃体切割术后眼内炎。

抗生素，通常使用万古霉素。

在玻璃体腔或前房使用组织纤溶酶原活化剂(TPA)会引起迅速的(半小时内)纤维素溶解，但同时会引起大量出血，所以相对很少采取这种办法。而且，万一有潜在的眼内炎，TPA 会引起感染急剧加重。

如果术后有少量出血，有时候血液、纤维蛋白或循环的红细胞看起来也很像浆液性渗出(图 34.16)。

处理方案是每小时一次地塞米松滴眼液，睡前激素眼膏，散瞳药物一天 2~3 次，规律使用抗生素滴眼液。

这些患者需要密切监测，一天内隔几个小时就要检查一次。1~2 天可看到病情好转。

34.5　继发性青光眼

这是玻璃体视网膜手术后严重且相对高发的并发症，尤其是对缺乏眼后节手术经验的医生，在病因和治疗上有时非常困惑。首先明确继发性青光眼的具体病因，并以此为基础去治疗是非常重要的。如果眼内压升高未被察觉且未治疗，尽管玻璃体视网膜手术解剖上取得成功，患者最终仍会失明。

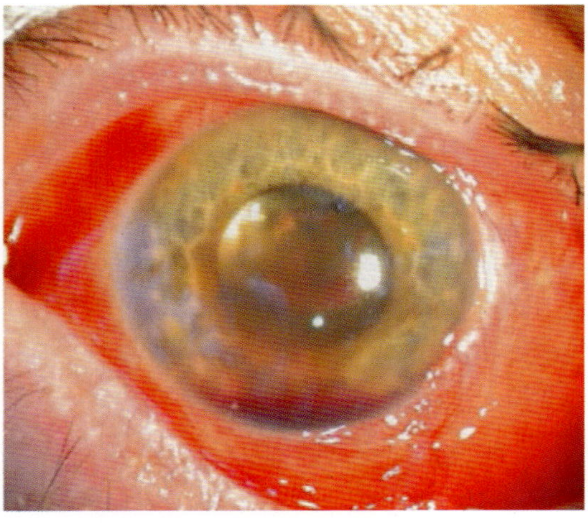

图 34.16　术后第一天的纤维素和血。

对于硅油填充眼发生的青光眼，人们通常认为硅油是引起此类青光眼的原因，但实际并非如此，这一点非常有趣。

眼科医生应该警惕早期、还未确诊的可疑青光眼。比如，视网膜脱离引起低眼压，视网膜一旦复位，眼压会回到术前较高水平。开角型青光眼在孔源性脱离患者中的发病率是 4%~5.8%，而在普通人群中只有 1%~3.3%[7]。

Anderson 和他的同事进行的一项研究表明，有 15%患者在玻璃体视网膜术后的第一天眼内压超过 30mmHg[8]。

数据和临床实践显示，玻璃体视网膜术后的最常见继发性青光眼类型是激素性青光眼，术后使用地塞米松滴眼液治疗，几天或几周后眼内压就会升高。

近视患者在视网膜脱离术后很容易出现青光眼，既往有青光眼病史的患者术后也容易发生青光眼[9]。临床上以中度高眼内压为特征，若不停用地塞米松，只要几天眼压就会达到高峰：剧痛、充血，有时这些症状发生在眼内压上升前的一两天。很多人认为小梁的弥漫性肿胀使眼压升高，房水很难从小梁网排出。这一过程只要及时干预通常可逆，如停止使用地塞米松滴眼液并采用局部抗青光眼药物，可使眼压快速平稳。若持续使用类固醇类滴眼液会导致难治性的永久性继发性青光眼。

对大部分患者而言，如果仍需要抗感染治疗，为了使眼内压尽量正常，可以改用泼尼松龙、氟米龙或非甾体滴眼液。对于二次手术后或有可的松青光眼发作史的患者，我们只能局部予以非激素抗炎药物治疗。如果激素性青光眼患者炎症反应明显，全身使用激素比滴眼液或结膜下注射更安全。当开始进行局部抗青光眼药物治疗，虽然部分患者对前列腺素类药物反应很好，但建议使用β受体阻滞剂和α受体激动剂类。全身和局部都可以使用碳酸酐酶酶抑制剂，如果眼内压很高，在青光眼发作时，最好的处理是立刻前房穿刺放出部分房水。可以在裂隙灯下操作，先用聚维酮碘仔细冲洗结膜囊；可利用已存在的前房穿刺口使用常规的25G针头进行操作（图34.17）。将针的尖端进入前房，轻压穿刺口的后唇，放出适量的房水。若没有穿刺口，可用23G或20G穿刺刀建立切口。

通常在几天后，眼内压开始下降至正常，可逐步停止抗青光眼治疗，大部分病例可完全停药（注意双眼均需密切随诊，因为有开角型青光眼的风险，这些患者更容易出现高眼压）。

如果玻璃体切割术后的患眼需要行抗青光眼手术，最常见的步骤包括了睫状体破坏术，有些医生也常采用滤过手术，引流器，特别是Ahmed阀（图34.18）通常比小梁切除术更安全[10]。玻璃体切割术后眼比没有切除玻璃体的患眼更容易低眼压，更容易发展为脉络膜脱离；例如，如果进行小梁切除术，

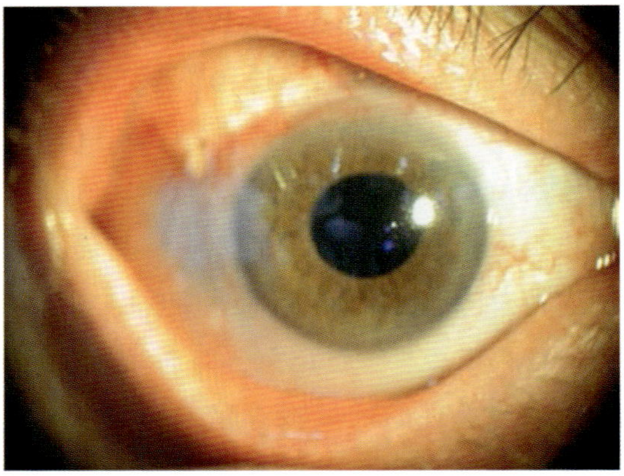

图 34.18 Ahmed阀。

建议在手术结束时注入一个约0.5mL的纯SF_6气泡。

瞳孔阻滞引起的青光眼（图34.19和图34.20）发病急，眼压很高，虹膜膨隆（图34.21），眼痛[11]。在瞳孔阻滞型青光眼的病例中，会发生两种情况：虹膜与前囊膜或者薄的渗出膜粘连。由于虹膜粘连的原因一般是某种炎症，我们可以推测某些渗出膜已经呈环形覆盖了瞳孔缘或覆盖了整个虹膜后表面。这些患者应该立即行Nd：YAG激光虹膜切开术，一般可迅速将眼压降至正常（图34.22）。建议做2~3个比平常稍大点儿的虹膜周切口，因为这些虹膜周切口很快会闭

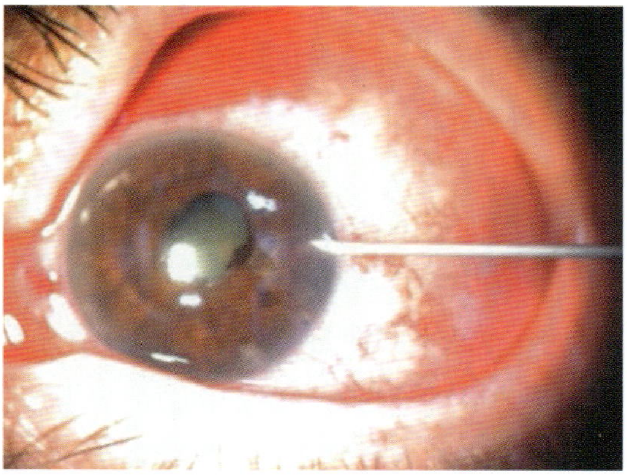

图 34.17 从前房放出房水。

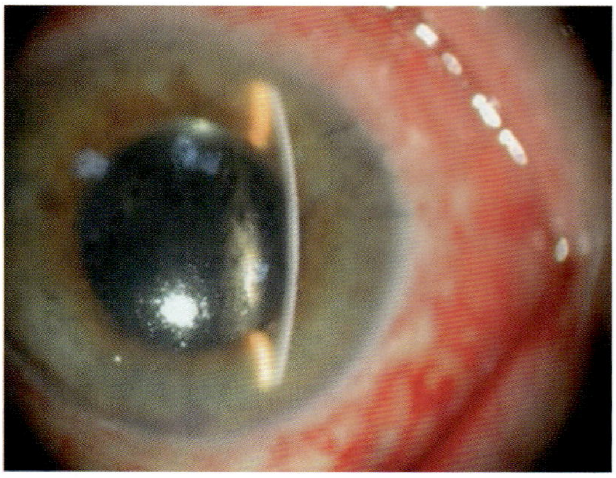

图 34.19 瞳孔阻滞型青光眼。

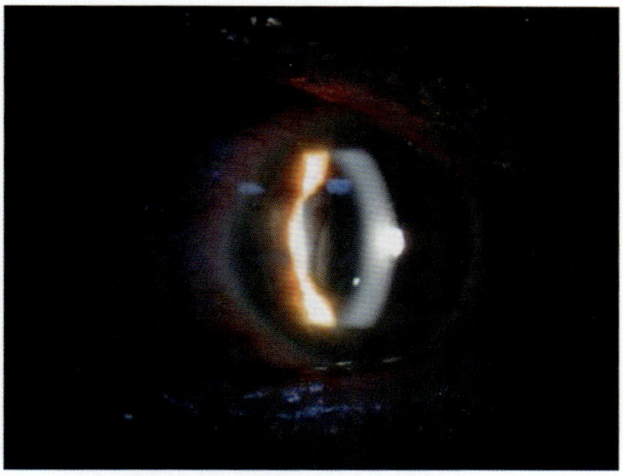

图 34.20　瞳孔阻滞。

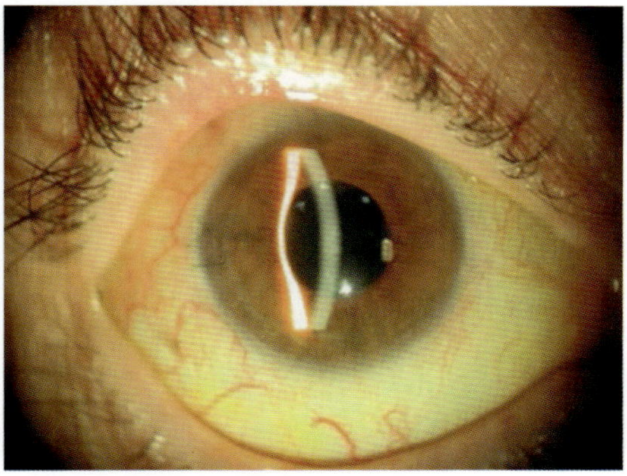

图 34.21　虹膜膨隆。

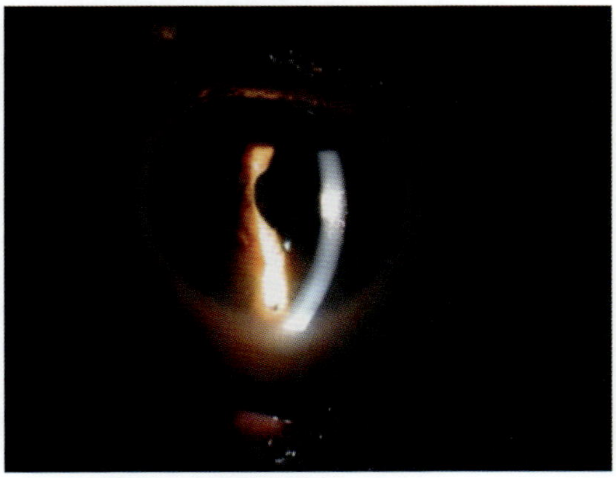

图 34.22　Nd:YAG 激光虹膜周切术后。

合,尤其是硅油填充的患者。对于硅油填充的患者,虹膜周切口的位置应该根据硅油的分子量来选择,以进行充分的房水流通:普通硅油选择 6:00 钟位,重硅油选择 12:00 钟位。

硅油突入前房、硅油泡嵌顿在瞳孔区也可导致瞳孔阻滞的。对于这些病例,应该取出硅油或者尽可能地将其推回玻璃体腔。

如果没有及时行虹膜切开,就会发生房角粘连,随后形成慢性闭角型青光眼。如果激光虹膜切口被新生的纤维膜反复粘闭,有必要通过手术建立虹膜周切口。

血影细胞性青光眼(图 34.23)是由于变性的红细胞从玻璃体腔渗入前房。这些红细胞没有弹性, 很难通过小梁网排出眼外,经堆积堵塞后,眼压升高。前房内通常可见微黄、血染的液体,这种情况可以通过药物和前房(或玻璃体腔)冲洗来治疗。有时需多次冲洗前房, 因为红细胞会粘连在虹膜背面,难以彻底清除[5]。

硅油乳化引起的青光眼通常发生在硅油填充一段时间后;这个时间跨度大,从 2~3 月至几年都有可能[12]。通常认为乳化是将油与水混合"震动"的结果。玻璃体腔不会完全填满硅油,所以刚开始硅油(普通重量)会

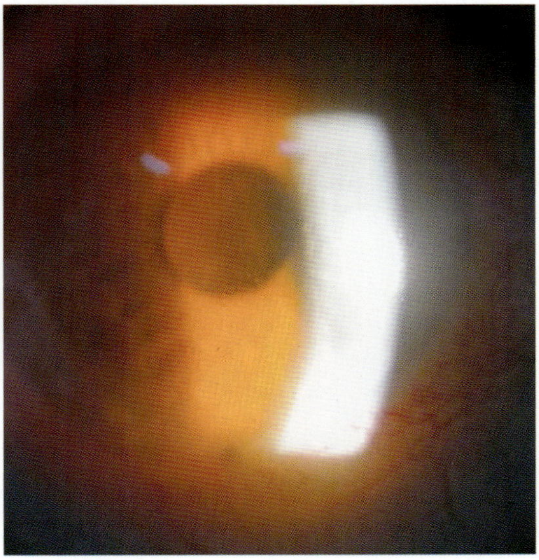

图 34.23　血影细胞性青光眼。

漂浮在水的表面，然后两种物质开始混合。如果硅油填充不彻底，水的面积会更大，水油混合就越多，乳化就发生得更快。然而，危险因素不止这一个，有时我们无法解释为什么在某些患者中很快发生硅油乳化，在某些患者中要几个月或几年才会发生；硅油的纯度肯定也是一个影响因素。

乳化的硅油颗粒微小，容易进入前房。刚开始，它们聚集在房角的上半部分(可用前房角镜观察到)；之后可以看见它们漂浮在房水中("放大的丁道尔现象")。随着时间推移，数量越来越多，占据了上方前房(所谓的反向前房积脓)(图 34.24)[12]。在房水中或房角处发现硅油颗粒即可确诊。起病时，这种青光眼短时间内可局部用抗青光眼药物治疗，直到硅油取出或被替换。即使硅油被取出，这种现象可能还是会发生，因为残留的硅油颗粒会继续乳化、分解、进入前房；必要时可能需要多次行前房冲洗术。

因过量填充硅油引起的青光眼——"过量型"青光眼——非常罕见，因为手术医生在手术结束时必须检查眼内压。相反，在填充不恰当的混合比例的惰性气体病例中，眼内填充相关的眼内压升高并不少见。气体膨胀，导致眼内压突然升高[13]。这种情况下可用药物治疗，但有时候，必须从玻璃体腔释放气体(最简单的方法是放置一个无阀门的管道或者完全替换气体)。如果巩膜切口没有缝合好，当对眼球施加压力时，少量的气体或硅油会进入球结膜下。

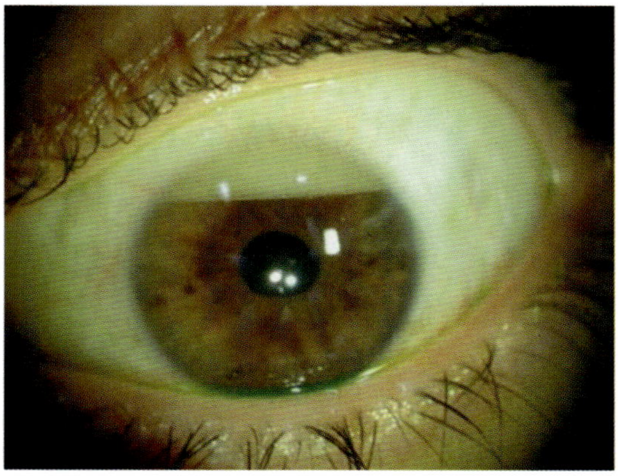

图 34.24　硅油乳化，反向前房积脓。

有些玻璃体切割术后的青光眼无法归类，我们认为其病因未明。这些病例最好行抗青光眼的对症处理(为预防万一，我们会停用可的松药物，因为它是青光眼的最常见原因)。建议密切监测病情，一段时间后，青光眼的真正病因就会明朗。

若高眼压持续存在，药物无法良好控制，需行手术治疗。青光眼手术在玻璃体切割状态的患眼有其独特性，并不意外，术后早期和晚期都容易发生各种并发症[14]。滤过手术会导致高滤过、脉络膜脱离——这也就是为什么，在小梁切除术结束时，我们会在玻璃体腔留一个空气泡或纯惰性气体泡。对于结膜瘢痕的患者，或准备行睫状体破坏术的患者，Ahmed 或者 Molteno 阀门是手术医生最好的选择[10]。对于治疗无效的病例，睫状体凝固术是有用的，如经巩膜的睫状体激光光凝术和硅油取出后再次玻璃体切割，联合眼内睫状体激光光凝术(使用标准的眼内激光探头)。

34.6　硅油填充相关的并发症

硅油容易诱发白内障的进展，所以术后几个月，几乎没有完全透明的晶状体。存在白内障时，观察视网膜很困难，甚至不可能，超声检查也没用，因为硅油产生的回声看起来是一个拉长的球形。

硅油会引起晶状体后囊膜的纤维化。因

此，拟行硅油填充的患眼，要么在初次手术时先行后囊膜切开术，或随后行 Nd:YAG 激光后囊膜切开术（后囊膜阻碍了观察眼底，需切开后囊膜。但是要在硅油取出后，因为玻璃体腔填充硅油时难以行后囊膜激光切开术）。

重硅油也容易乳化(图 34.25 和图 34.26)，与 1000 和 1300 硅油相似，跟这两种油对比，重硅油引起炎症反应的风险更高[15]。

前房硅油(图 34.27)也存在导致角膜病变的风险(图 34.28)。

在裂隙灯下，在 12:00 钟位做前房穿刺，可放出部分硅油(嘱患者向下看)。若无效，可在手术室，患者躺下后，硅油从后方不断涌出(因为它“找到了路”，要么从悬韧带的空隙，要么是从人工晶状体眼的后囊膜裂隙中涌出)，因此，前房需要注入黏弹剂，至少临时性地防止硅油涌出。

对于硅油容易进入前房的病例，建议至少在前几天不要散瞳，因为虹膜晶状体隔膜可能可以使硅油留在玻璃体腔内。在出院小结中也要列出这一注意事项，以便在术后随访时提醒眼科医生。对于无晶状体眼患者，尤其是因房水生产过少而低眼压的患者，若

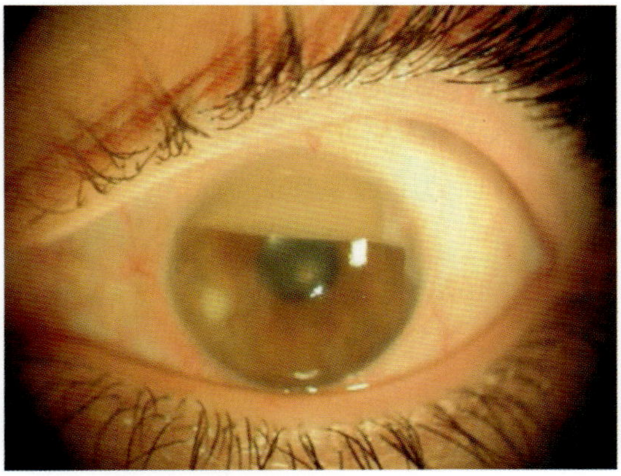

图 34.25　严重硅油乳化。

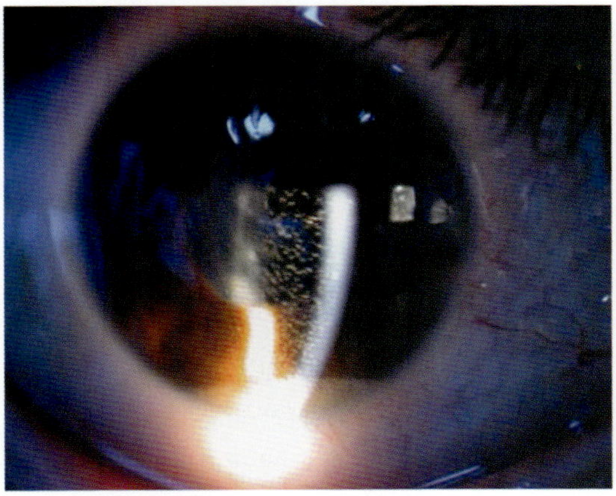

图 34.26　乳化的重硅油(Oxane HD)。

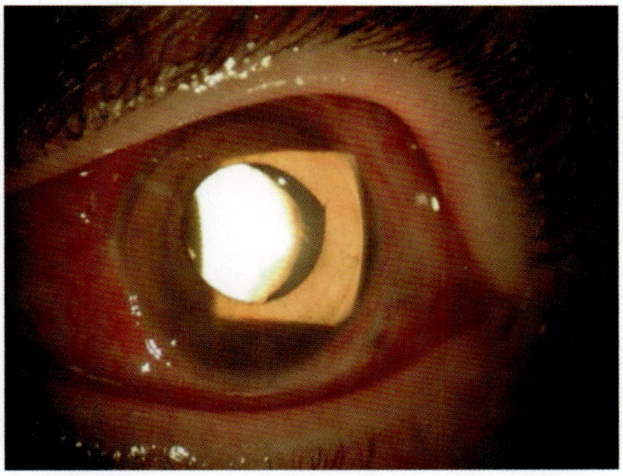

图 34.27　前房充满硅油。

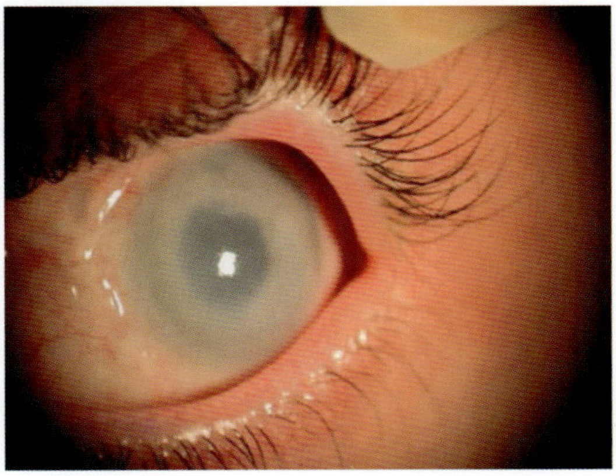

图 34.28　硅油引起的角膜病变。

虹膜全部或下方部分缺失，硅油与前房必然接触(图 34.29)。如果不取出硅油，将会发生慢性角膜病变，伴随带状沉积；长时间后甚至会角膜变薄和穿孔(图 34.30)。

瞳孔阻滞是罕见但也可能发生的并发症(图 34.31)，由硅油泡在进入前房时嵌顿在瞳孔区导致。对于这些病例，应该立即释放或取出硅油，因为患者会出现急性闭角型青光眼的所有临床表现。

硅油通常是透明的，术后即刻患者就可以看清，但它也改变了眼睛的屈光力，通常需要额外的+3D 透镜矫正。如果患者为独眼，应该尽快给患者配镜。若患者另一只眼是近视或正视，这种屈光参差可能无法适应，需要用接触镜来矫正，依具体情况而定，可戴在患眼，也可戴在正常眼。行玻璃体切割联合白内障手术的患者，一般在硅油取出术后行人工晶状体的计算，这意味着一定会有一段时间的屈光参差。

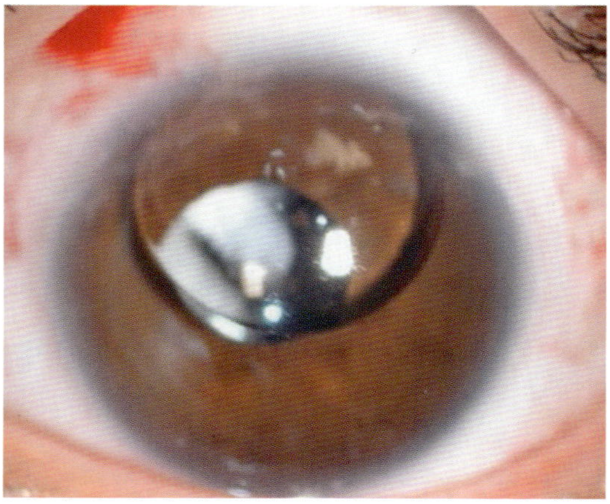

图 34.29 前房大的硅油滴，后囊膜缺损。

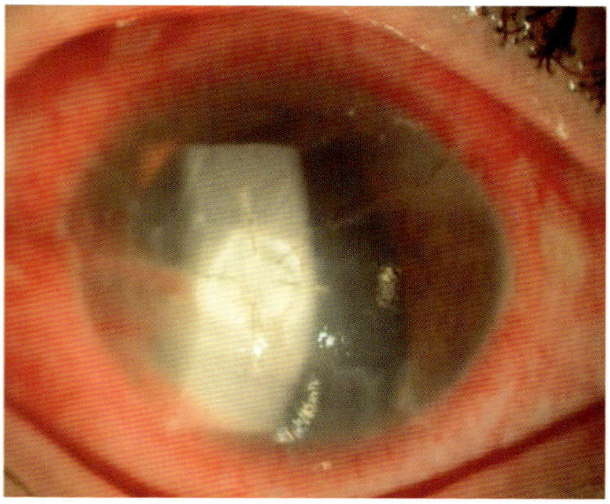

图 34.30 穿孔部位的小植片。

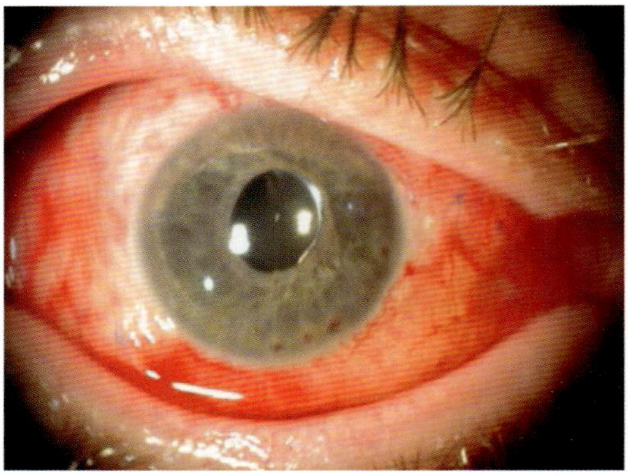

图 34.31 硅油导致瞳孔阻滞。

34.7 重水残留

玻璃体腔有少量的重水残留，不是一个很严重的问题，但如果重水出现在前房或者在黄斑下，因为它存在毒性，必须移除[16]。术后可以检查发现是否有重水残留，因为它不像空气、惰性气体或硅油泡，它一般在玻璃体或前房的下方(图 34.32)。

34.8 巩膜扣带术并发症

环扎术后，最严重的并发症是眼前节缺血，是因为环扎带太紧，阻断了睫状后动脉的血流供应。如果环扎带未被松解(切断)，它的并发症特征表现为严重的角膜病变、葡萄膜炎、青光眼，甚至是眼球萎缩。

环扎术(放置在赤道部前)也会压迫涡

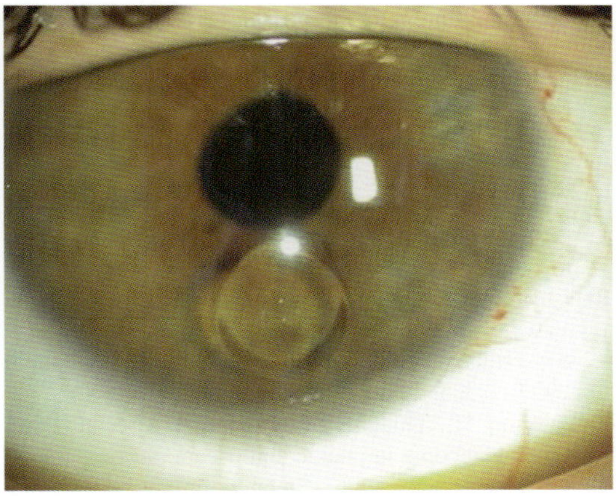

图 34.32 前房重水。

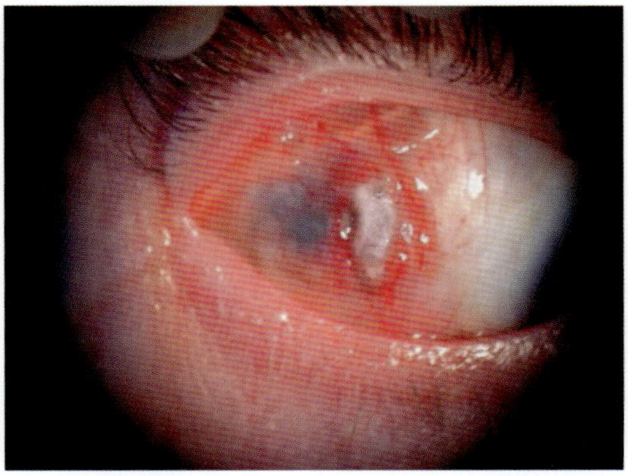

图 34.33 扣带暴露,伴巩膜坏死。

静脉，阻碍静脉回流，导致睫状体肿大、前旋,诱发青光眼[17]。

房角变窄会诱发青光眼;扣带太靠前会挤压晶状体虹膜;或睫状体浅脱离,会向前移关闭房角(典型发生在术后第二天到第七天之间)。在这些病例中,应该局部应用睫状肌麻痹剂和可的松滴眼液,因为缩瞳剂会使晶状体虹膜隔继续往前移,加重青光眼[18]。最后一个解决办法就是,去除扣带。

深埋的放射状扣带可使眼球变形,引起眼球局部压迫感,甚至疼痛感,随着时间推移,它将腐蚀巩膜(图 34.33)甚至导致巩膜扣带进入玻璃体腔。如果扣带在眼外肌下,通常会引起复视,但这种现象随时间发展会自然消失。

过度冷凝是发生 PVR 的危险因素之一,它还会引起眼球明显疼痛和眼睑水肿。

如果扣带没能复位视网膜,术后应立即取出(图 34.34)。可能几年后,会发生扣带突出（图 34.35），合并结膜糜烂和感染（图 34.36)。这种扣带必须取出,至少将其缩短。用抗生素液冲洗结膜下,若重新修剪结膜边缘,需缝合结膜。

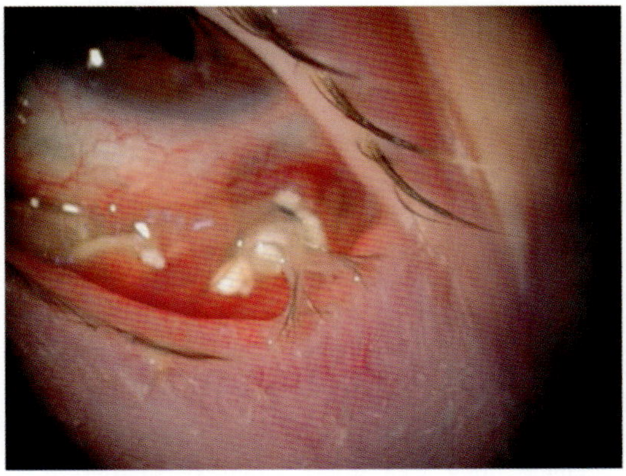

图 34.34 扣带暴露。

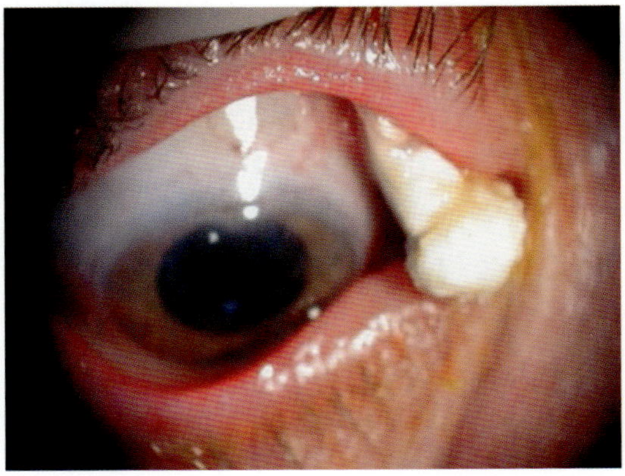

图 34.35 扣带暴露。

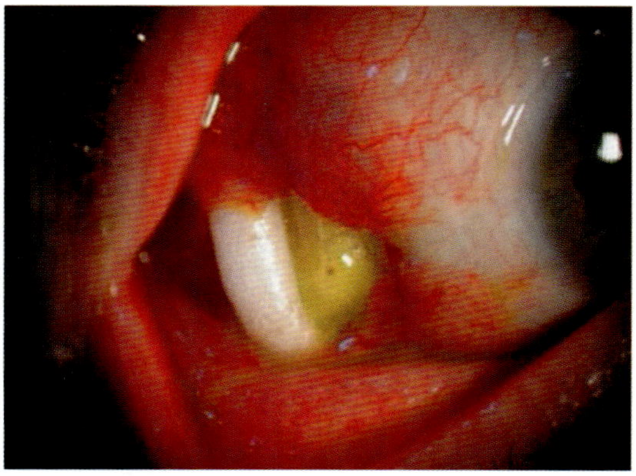

图 34.36 扣带暴露合并感染。

参考文献

1. Brightbill MFL, Bresnick GH. Postvitrectomy keratopathy. Am J Ophthalmol. 1978;85(5):651–5.
2. Lemmen KD, Moter H, et al. Keratopathy following vitrectomy with silicone oil injection. Fortschr Ophthalmol. 1989;86(6):570–3.
3. Spandau U, Heimann H. Practical handbook for small gauge vitrectomy. New York: Springer-Verlag; 2012.
4. Chen JK, Khurana RN, Do DV. The incidence of endophthalmitis following transconjunctival sutureless 25- vs 20-gauge vitrectomy. Eye. 2009;23:780–4.
5. Jamli AL. Managing patients after retinal surgery. Rev Ophthalmol, Ophthalmic Product Guide, 2009. web article, Published 13 Aug 2009. https://www.reviewofophthalmology.com/article/managing-patients-after-retinal-surgery
6. Eifrig CW, Scott IU, Flynn HW. Endophthalmitis after pars plana vitrectomy: incidence, causative organisms and visual outcomes. Am J Ophthalmol. 2004;138:799–802.
7. Desai UR, Alhalell AA, Schiffman RM, et al. Intraocular pressure elevation after simple pars plana vitrectomy. Ophthalmology. 1997;104:781–5.
8. Anderson NG, Finemand MS, Brown GC. Incidence of intraocular pressure spike and other adverse events after vitreoretinal surgery. Ophthalmology. 2006;113:42–7.
9. Han DP, Lewis H, Lambrou RM, et al. Mechanisms of intraocular pressure elevation after pars plana vitrectomy. Ophthalmology. 1989;96:1357–62.
10. Ishida K, Ahmed I, Netland PA. Ahmed Glaucoma Valve surgical outcomes in eyes with and without silicone oil endotamponade. J Glaucoma. 2009;18:325–30.
11. Jackson TL, Thiagarajan M, Murthy R, et al. Pupil block glaucoma in phakic and pseudophakic patients after vitrectomy with silicone oil injection. Am J Ophthalmol. 2001;132(3):414–6.
12. Honavar SC, Goyal M, Majji AB, et al. Glaucoma after pars plana vitrectomy and silicone oil injection for complicated retinal detachments. Ophthalmology. 1999;106:169–76.
13. Benz MS, Escalona-Benz EM, Murray TG, et al. Immediate postoperative use of a topical agent to prevent intraocular pressure elevation after pars plana vitrectomy with gas tamponade. Arch Ophthalmol. 2004;122:705–9.
14. Budenz DI, Taba KE, Feuer WJ, et al. Surgical management of secondary glaucoma after pars plana vitrectomy and silicone oil injection for complex retinal detachment. Ophthalmology. 2001;108:1623–32.
15. Li W, Zheng J, Zheng Q, Wu R, et al. Clinical complications of Densiron 68 intraocular tamponade for complicated retinal detachment. Eye. 2010;24(1):21–8.
16. Lesnoni G, Rossi T, Gelso A. Subfoveal liquid perfluorocarbon. Retina. 2004;24:172–6.
17. Perez RN, Phelps CD, Burton TC. Angle closure glaucoma following sclera buckling operations. Trans Sect Ophthalmol Am Acad Ophthalmol Otolaryngol. 1976;81:247–52.
18. Gedde SJ. Management of glaucoma after retinal detachment surgery. Curr Opin Ophthalmol. 2002;13:103–9.

第 7 部分

手术方法的变革趋势及病例报告

第 35 章

PVR 视网膜脱离问卷：第一部分

D.Ruiz-Casas, Felix Armadá-Maresca, F.Cabrera Lopez, Jorge I.Calzada, J.M.Cubero Parra, Felipe Dhawahir-Scala, Mostafa Elgohary, F.Espejo Arjona, F.Faus Guijarro, B.Fernandez Arevalo, G.Fernandez-Sanz, J.R.Garcia-Martinez, Khalil Ghasemi Falavarjani, F.Gonzalez-Gonzalez, Victor N.Kazaykin, Philippe Koch, Shunji Kusaka, F.J.Lara-Medina, Alejandro J.Lavaque, Charles W.Mango, J.Marticorena Salinero, Marco Mura, J.Nadal Reus, S.Natarajan, J.C.Pastor Jimeno, M.I.Relimpio-Lopez, Zoran Tomic, Marc Veckeneer, Javier Zarranz-Ventura

35.1 视网膜脱离手术中的复杂情况：问卷

在新鲜的视网膜脱离手术中，在没能找到裂孔时，你将使用什么技术来定位视网膜小圆孔或微小撕裂孔？

在这种不常见的情况下，大多数外科医生会选择注入重水将 SRF 向前推，并注意观察发生在视网膜裂孔处的纹影效应以正确识别裂孔。

如果能使用裂隙灯进行周边部玻璃体切割术，这样发现裂孔似乎要容易得多(P. Koch, M.D.)。

另一个查找遗漏的微小撕裂孔的技巧是使用染色剂。可以将亮蓝或台盼蓝注入视

此 PVR 总结是在分析了杰出的玻璃体视网膜外科医生提供的 30 份 PVR 问卷后进行的。他们中的许多人分享了许多技巧和窍门，尽管只提到了其中一个。我想感谢他们与本章的友好合作。

网膜下腔，然后用顶压器（F.Dhawahir-Scala，M.D.）或重水推挤染色剂到周围的视网膜，使染料进入玻璃体腔并找到裂孔。通常用 41G（M.Elgohary，M.D.）或 31G 针头（P.Koch，M.D.）经巩膜将亮蓝注入视网膜下方。染色剂还可以通过染色玻璃体，然后通过顶压器或重水将视网膜下液推向周围，清亮的 SRF 流入玻璃体腔中的蓝色平衡盐溶液中，也能清楚地看到纹影法（J. Zarranz，M.D.）。

根据 Lincoff 规则在视网膜脱离的区域使用冷凝可能有助于诱导视网膜粘连复位并发现小裂孔（G.Fernandez，M.D.）。

除了 Lincoff 规则，如果不能轻易发现裂孔，则可能是后极部的视网膜裂孔，尤其是在近视患者中，可以发现血管旁的裂孔（F.Armadá，M.D.）。为了发现后极部的微小裂孔，可以用染色剂染色或进行液体×空气交换以寻找后极部的引流点（F.Espejo，M.D.）。

如果最终没有发现裂孔，你是否会在根据Lincoff规则最有可能出现孔的位置进行激光光凝或进行360°全周激光？

如果没有发现裂孔，大多数手术医生会进行 360°激光手术（59.3%），或根据 Lincoff 规则进行激光光凝（18.5%），或对先前脱离的区域进行激光光凝（14.8%）。

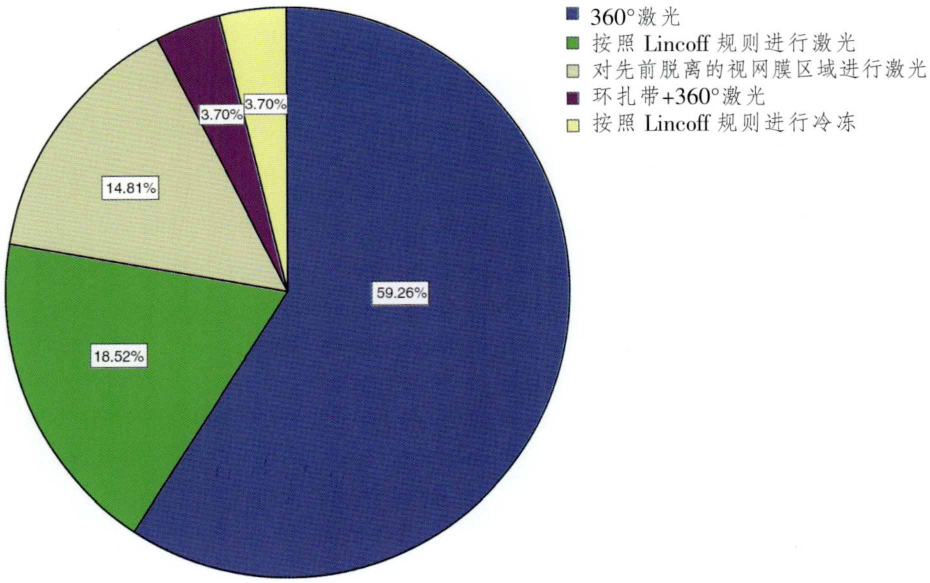

在基底部后玻璃体插入的视网膜脱离病例，你是否进行特殊操作（360°全周激光或环扎）？

在有基底部后玻璃体插入的病例，大多数外科医生不改变手术方式（37.9%）有些使用环扎（37.9%）。

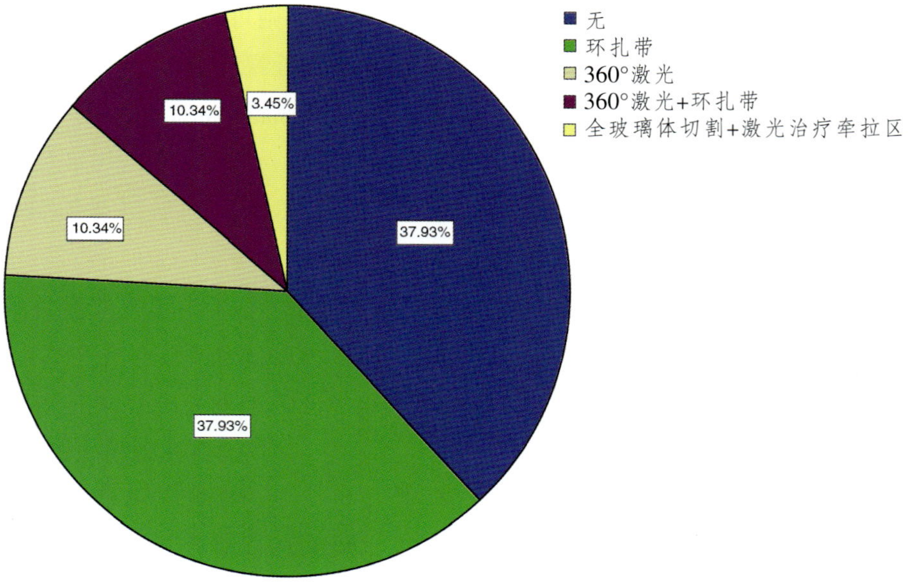

在出现浓厚的玻璃体积血而无PVD的RD病例中，有什么能脱离并清除玻璃体同时最小化视网膜损伤的技巧？

这种罕见的情况通常在外伤性RD病例和新生血管膜导致的视网膜下和玻璃体积血中观察到。

术中最困难的过程是在诱导玻璃体后脱离而不发生撕裂视网膜，因为视网膜组织与浓厚的玻璃体积血很难区分开。

最常见的方法是在鼻侧区域进行仔细的、局限的中央区玻璃体切割术（例如在浓厚的玻璃体积血中挖一个孔），直至观察到视网膜组织。然后通常采用双手操作将玻璃体从视网膜上剥离；然后注入重水浮起玻璃体积血、稳定后部视网膜以完成玻璃体切割术。

应避免大的环形玻璃体切割术，因为这种大清扫式的玻璃体切割可能会导致无意间大范围的视网膜切除（G.Fernandez，M.D.）。灌注管通常被玻璃体血凝块遮盖，这可能会妨碍其定位并引起玻璃体血性混浊。因此，建议使用玻切头对灌注头周围的玻璃体先行切除（P. Koch，M.D.）。切除视神经上方足够多的中央区玻璃体以诱导PVD也很重要（J.M. Cubero，M.D.）。

在玻璃体切割术之前经巩膜排出视网膜下血液，使视网膜复位，这样手术更安全（M.Veckeneer，M.D.）。

另一种方法是将玻切头向着理论上视神经的位置进行切割，因为视神经附近视网膜是固定的（S.Kusaka，M.D.）。

进行挖孔的一个好方法是将玻切头保持在低负压，并将光纤置于玻切头的尖端，以获得更好的视线并避免视网膜损伤（J. Garcia，M.D.）。

可以用曲安奈德染色玻璃体能更好地区分玻璃体和视网膜（F.Cabrera，M.D）。

另一种方法是在重水下进行玻璃体切割，可以移开积血，并可在重水下诱导PVD（J.Marticorena，M.D.）。在玻璃体中挖出一个洞后，注入PFCL向周边部推压视网膜并安全地清除玻璃体积血，然后可以在重水下诱导 PVD 或去除重水，直到完成 PVD，然后再次注入重水以帮助分离玻璃体后皮质（J. Zarranz，MD）。

术前进行详细的超声检查可以帮助确定出血的来源和视网膜牵拉，以指导最初的玻璃体切割术。首先必须在直视下，非常仔细地一步一步进行玻璃体切割，提起并切除一个玻璃体血凝块碎片，检查视网膜，然后继续。可能需要使用镊子和玻切头双手操作，直到术野清晰（V.Kazaykin，M.D.）。

35.2　PVR 的预防

PVR 的预防	
你认为发生 PVR 的主要风险因素是什么？	
在新鲜的 RD 手术中，减少 PVR 发生可能的技巧和建议是什么？	
通常在新鲜 RD 中切除玻璃体的程度？	• 玻璃体切割术，无顶压 • 玻璃体切割术，伴玻璃体切除和顶压 • 全玻璃体切割术，伴玻璃体切除和前节玻璃体去除（玻璃体小带切除术） • 其他（请解释＿＿＿＿＿）
你会在 RD 病例中剥离内界膜吗？	• 不会 • 总是 • 仅在黄斑脱离的病例 • 其他（请解释＿＿＿＿＿）
你会进行 360°全周激光光凝吗？	• 不会，仅对裂孔光凝 • 总是 • 仅在存在很多周边裂孔时 • 其他（请解释＿＿＿＿＿）
你会保留还是摘除晶状体（没有白内障）？	• 保留晶状体玻璃体切割术 • 仅在老视患者 • 几乎总是 • 其他（请解释＿＿＿＿＿）
你什么时候会对最近诊断出的 PVR 病例进行手术（你要等待多长时间）？	

你认为发生PVR的主要风险因素是什么？

人们提出了许多 PVR 的危险因素，如 RD 的存在时间、裂孔的数量和大小、炎症、玻璃体劈裂或未切除的玻璃体后皮质、基底部玻璃体切除不完全、出血、过度光凝或冷凝治疗、术前 PVR、眼球贯通伤、低眼压、脉络膜脱离、小儿患者、大范围 RD、玻璃体腔中的 RPE 细胞、遗传易感性以及视网膜下液引流时损伤 RPE。但是，最重要的危险因素是遗传和炎症(J.C. Pastor,M.D.)。

在新鲜的RD手术中，减少PVR发生可能的技巧和建议是什么?

减少 PVR 的最普遍的建议是彻底的无创手术，例如可以通过巩膜扣带手术处理时,避免玻璃体切割术,并避免 SRF 引流;避免摘除晶状体；玻璃体后皮质完全的切除；用曲安奈德确定有无玻璃体劈裂;避免过度的电凝、激光或冷凝;把视网膜切除术作为复位视网膜的最后手段;完全清除 SRF。

通常在新鲜RD中切除玻璃体的程度?

大多数手术医生通常在顶压的情况下进行玻璃体切割(56.7%),伴前节玻璃体去除的完全玻璃体切割术(23.3%),不伴顶压的玻璃体切割术(20%)。

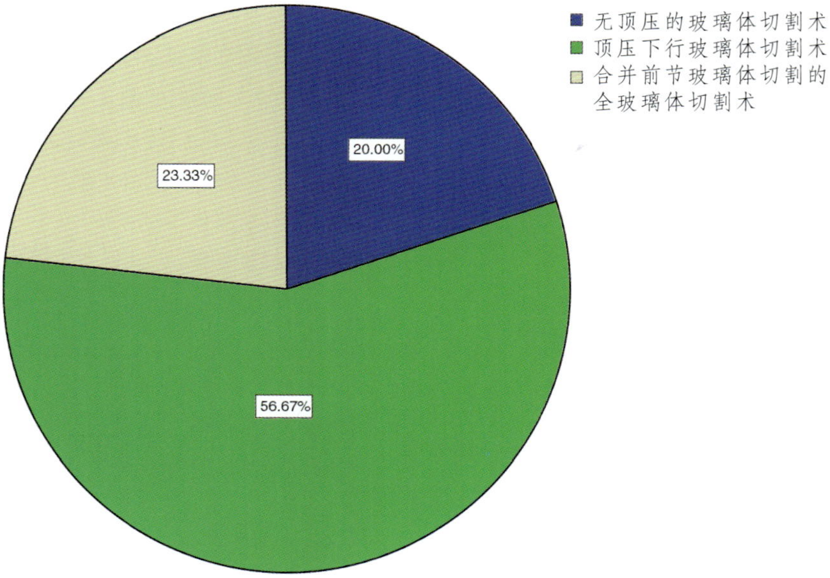

你会在RD病例中剥离ILM吗?

在新鲜的 RD 病例中,大多数手术医生不会剥除 ILM(70%),但是如果黄斑已经脱离(16.7%)或观察到 ERM(13.3%),则少数医生会剥离 ILM。并非在每个 RD 病例中都常规剥离 ILM。

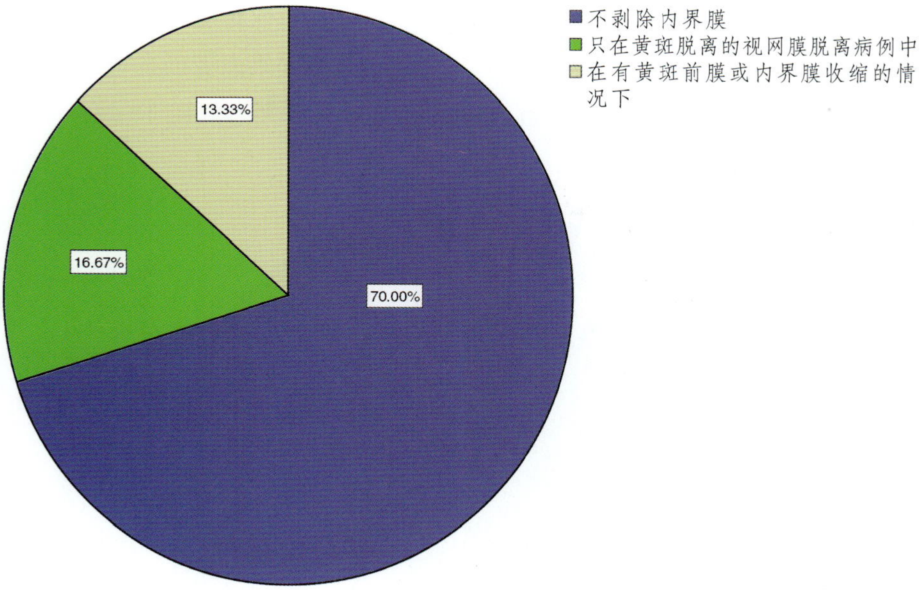

你会进行360°全周激光光凝吗?

存在许多周边部裂孔的情况下,大部分会进行了 360°激光治疗(46.7%),但部分医生仅对视网膜裂孔进行了激光(36.7%)。少数手术医生会常规执行 360°激光手术(10%)。

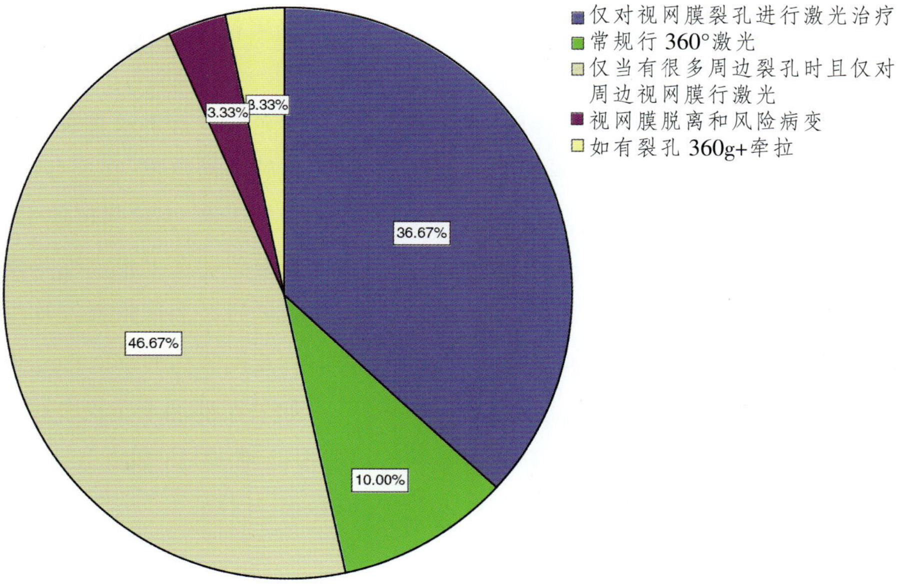

你会保留还是摘除晶状体(没有白内障)?

在新鲜的RD病例中,大多数外科医生会进行保留晶状体玻璃体切割术(53.3%),然后如果患者已有老视,进行联合晶状体摘除的玻璃体切割术(40%)。

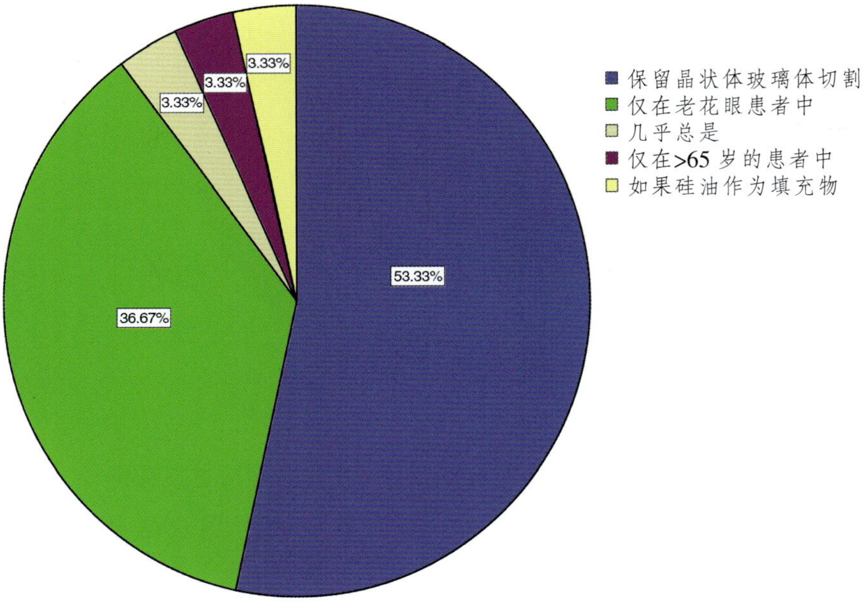

你什么时候会对最近诊断出的PVR病例进行手术(你要等待多长时间)?

所有医生的手术时间都在一周内,大部分(58.6%)尽快进行手术。大多数手术医生认为,重新复位视网膜和封闭裂孔是停止PVR的最佳方法,而不是等待PVR成熟(J. Marticorena,M.D.)。

大多数手术医生不会延迟手术,尤其是在PVR快速进展的病例(创伤、眼球积血或巨大裂孔)中,但是在稳定PVR导致慢性脱离的病例中可能会推迟更长的时间,除非是近期发生黄斑脱离的慢性病例(V.Kazaykin,MD)。

不延误进行手术通常需要处理难以剥离的未成熟的增殖膜。在这些情况下,首先进行两个步骤手术,去除尽可能多的膜,然后用硅油重新复位黄斑以稳定视网膜,其次,去除已经成熟的残余的增殖膜以及残留的牵拉(必要时行视网膜切开)(F. Faus,M.D.)。

如果在硅油下黄斑复位,但存在PVR,则可以推迟手术直至增殖膜成熟(J.M. Cubero,M.D.)。

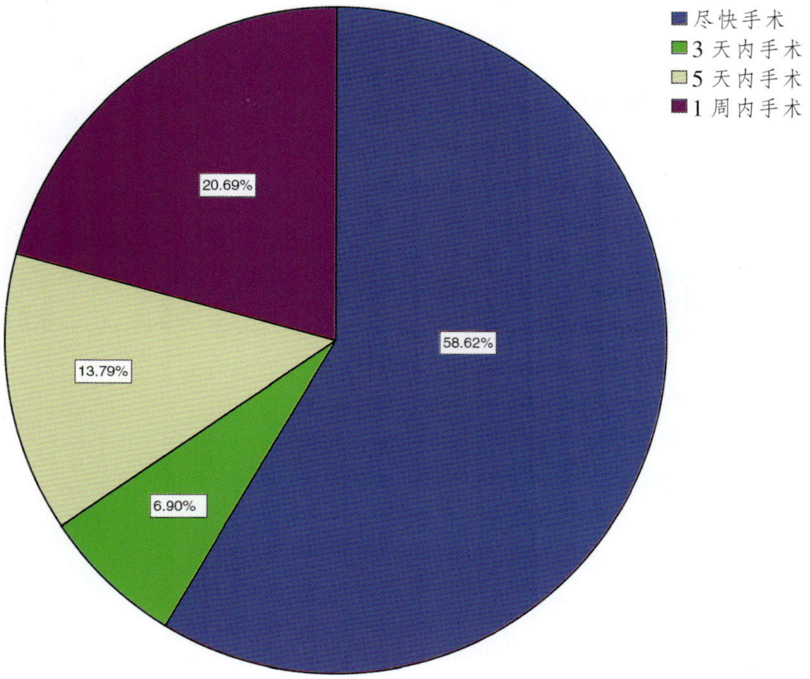
尽快手术
3 天内手术
5 天内手术
1 周内手术
20.69%
58.62%
13.79%
6.90%

第 36 章

PVR 视网膜脱离问卷：第二部分

D.Ruiz-Casas, Felix Armadá-Maresca,
F.Cabrera Lopez, Jorge I.Calzada,
J.M.Cubero Parra, Felipe Dhawahir-Scala,
Mostafa Elgohary, F.Espejo Arjona,
F.Faus Guijarro, B.Fernandez Arevalo,
G.Fernandez-Sanz, J.R.Garcia-Martinez,
Khalil Ghasemi Falavarjani, F.Gonzalez-Gonzalez,
Victor N.Kazaykin, Philippe Koch, Shunji Kusaka,
F.J.Lara-Medina, Alejandro J.Lavaque,
Charles W.Mango, J.Marticorena Salinero,
Marco Mura, J.Nadal Reus, S.Natarajan,
J.C.Pastor Jimeno, M.I.Relimpio-Lopez,
Zoran Tomic, Marc Veckeneer,
Javier Zarranz-Ventura

36.1 PVR 玻璃体切割术

你在 PVR 病例中是否使用药物治疗？如果有，哪一种？	
在有晶状体眼 PVR 病例中，是否摘除晶状体（如果不存在明显的白内障）？	• 总是 • 从不 • 在前节 PVR 的病例中 • 其他（请解释__________）
如果是，怎样做？	• 完全的晶状体咬切术 • 保留前囊膜的晶状体咬切术 • Phaco+IOL • 其他（请解释__________）

（待续）

续表

在 PVR 病例中使用巩膜扣带术吗？	• 总是 • 从不 • 在前节 PVR 的病例中 • 其他（请解释＿＿＿＿＿）
使用哪种类型的扣带？	• 2.4mm360°环形扣带 • 4mm360°环形扣带 • 360°硅胶垫压圈 • 局部的下方硅胶垫压 • 其他（请解释＿＿＿＿＿）
有何技巧将扣带放在适当的位置？	
PVR 患者的玻璃体切割术一般使用哪种规格？	• 20G • 23G • 25G • 27G
使用哪种模式的泵进行玻璃体切割？	• 文丘里泵 • 蠕动泵 • 两种，根据手术步骤选择 • 其他（请解释＿＿＿＿）
在 PVR 病例中，什么情况下会使用四通道玻璃体切割术（使用吊顶灯）？	• 总是 • 从不 • 需要双手进行膜剥离的病例 • 其他（请解释＿＿＿＿＿）
在没有 PVD 的 PVR 视网膜脱离的病例中，有什么技巧和建议来脱离和清除玻璃体？	
在这些病例中，会将玻璃体脱离到何种程度？在何处停止？（什么情况下你认为过于危险）	• 直到玻璃体基底部的后部，即使会撕裂视网膜 • 直到粘连太紧密可能会撕裂视网膜时 • 仅仅黄斑区 • 其他（请解释＿＿＿＿＿）
如果没能继续向前脱离玻璃体，在剥离增殖膜后仍然存在环形牵拉，该怎么处理？	• 尽可能切除玻璃体基底部并尝试复位视网膜 • 用巩膜扣带支撑玻璃体基底部 • 视网膜切除术 • 放射状分割残余的环形增殖膜和玻璃体 • 其他（请解释＿＿＿＿＿）
去除多少玻璃体？	• 中间玻璃体切割术（去除中间和周边玻璃体，不顶压） • 玻璃体切除术（通过顶压尽可能将全部的后部基底部的玻璃体去除）

（待续）

续表

	• 全玻璃体切割术(玻璃体切割和经睫状体平坦部玻璃体分离；脱离并去除前节玻璃体或切断玻璃体基底部和前节玻璃体之间的连接) • 其他(请解释__________)
有什么技巧和建议以尽可能多地切除玻璃体？ 如何提高玻璃体的可视化？	• 曲安奈德 • 经巩膜照明 • 辅助顶压和直接照明 • 其他(请解释__________)

你在PVR病例中是否使用药物治疗？如果有，哪一种？

大多数医生(56.67%)不会采用药物治疗来减少PVR。40%的医生会使用类固醇激素(口服、Tenon囊下注射或玻璃体腔注射)。少数研究报道口服异维A酸可减少PVR患者ERM的发生率(D. Ruiz-Casas, M.D.)。

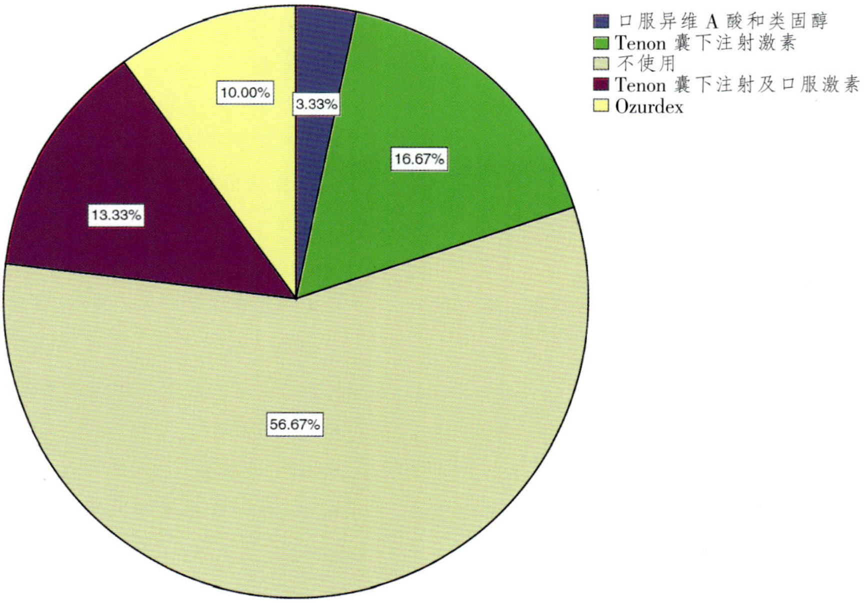

在有晶状体眼的PVR病例中，是否摘除晶状体(如果不存在明显的白内障)？

大多数医生(53.33%)对伴前节PVR增生的PVR病例摘除晶状体，或对每个PVR病例都摘除晶状体(30%)。部分医生(16.66%)试图保留晶状体，除非有明显的混浊。

对于新鲜的PVR，进行玻璃体切割时可保留晶状体，同时联合环扎。尽管晶状体的存在使玻璃体的切除变得更困难，颞侧穿刺将前房变浅可使手术更安全(M. Veckeneer, M.D.)。

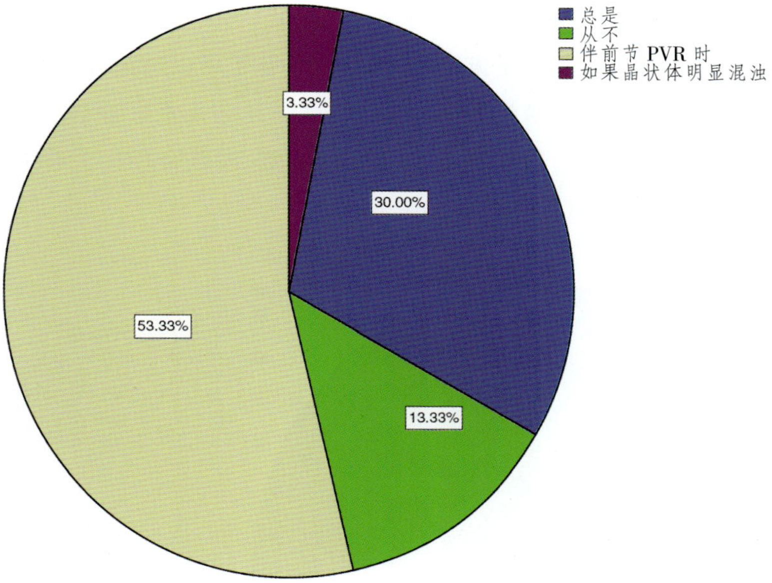

如果是，怎样做？

大多数医生选择白内障超声乳化摘除联合人工晶状体植入术（85.19%），少数医生选择晶状体咬切术（14.82%）。

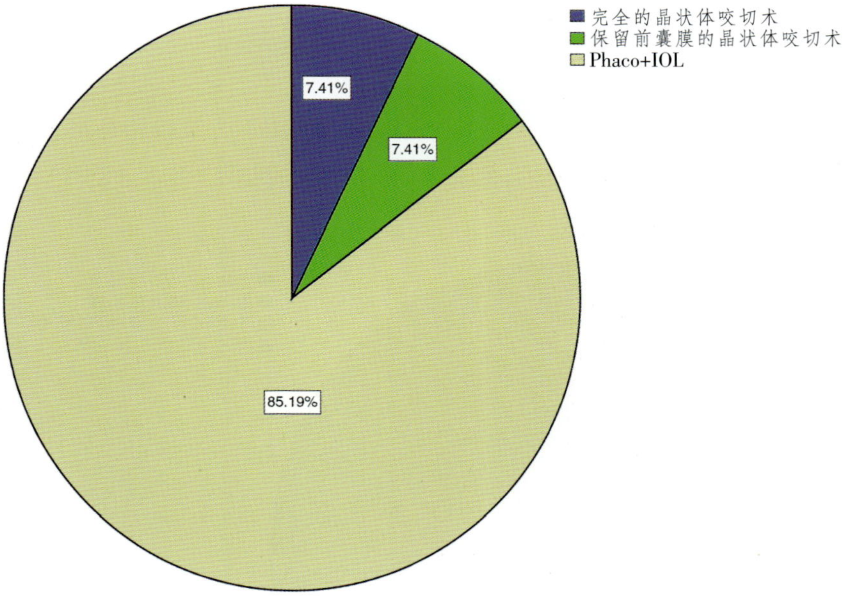

在PVR病例中使用巩膜扣带术吗？

大多数医生（40%）对前节 PVR 的患者行玻璃体切割联合巩膜扣带术；部分医生则对每个显著 PVR 的患者都同时进行联合手术。只有少数医生（10%）认为巩膜扣带术无用。

在新鲜的 RD 病例中，后极部的 ERM 通常可以去除，但周边玻璃体会环形收缩，其可通过环扎带进行松解(如果基底部玻璃体收缩伴下方视网膜裂孔,可联合下方节段性硅胶垫压)。有时导致视网膜皱褶的未分化成熟的前节增殖膜难以剥离,巩膜扣带可以避免在急性期进行视网膜切开(M.V eckeneer,M.D.)。

环扎带可以避免再脱离,改善患者的预后,尤其是在儿童患者中。如果保留未成熟的增殖膜,要联合环扎手术(M.Mura,M.D.)。

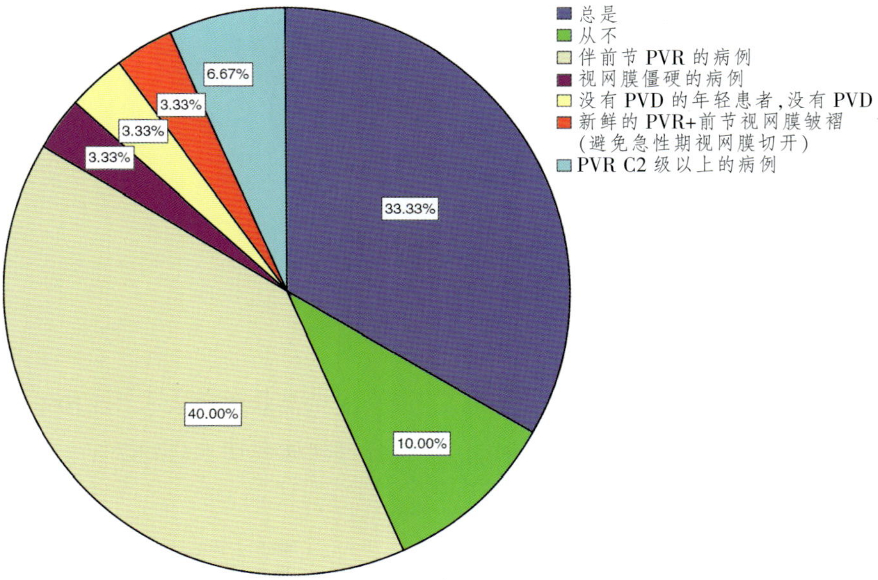

使用哪种类型扣带?

最常用的扣带是环扎带(92.31%);部分医生仅使用下方节段性环形扣带,或环扎联合下方硅胶垫压(各占 3.85%)。

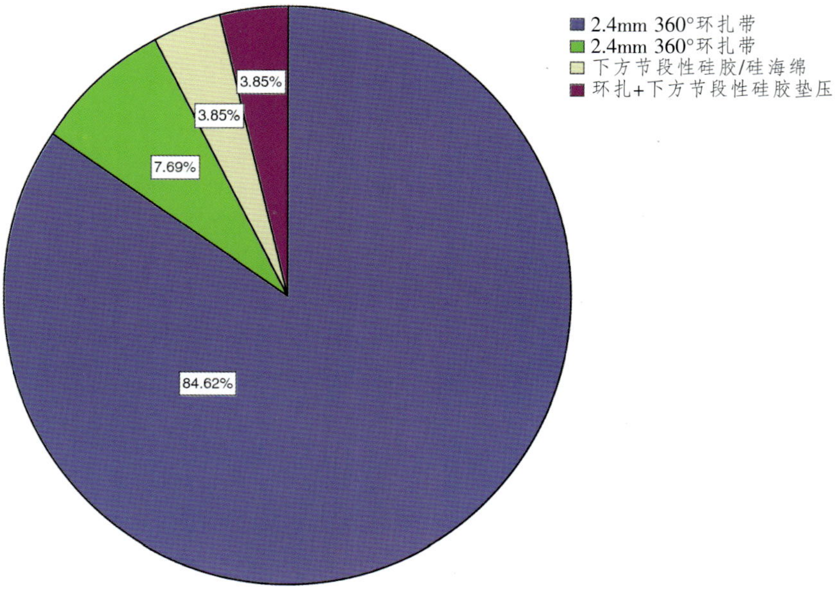

将扣带放在适当的位置有何技巧？

几乎所有医生都认为，环扎带必须放置在病变的后部，使裂孔和玻璃体基底部后缘位于嵴顶或刚好位于手术嵴前坡（M.Mura，M.D.）。裂孔的前缘是最重要的需要支撑的区域，这里通常是后部玻璃体基底部插入的部位（M.V eckeneer，M.D.）。

目标区域通常位于眼球的赤道部，通常距离角膜缘 12~14mm。一个很好的参考是在（眼轴）/2 的位置放置环扎带（Z. Tomic，M.D.）。

从肌止端，而不是角膜缘来测量扣带位置可能更合适；正确的位置是将扣带的前缘放置在距离肌止端 4~5mm 处（成人）和 2mm 处（儿童）（F. Armadá，M.D.）。

如果大的裂孔向后延伸，特别是位于下方象限的，可以在环扎带上增加节段性环形硅压条（在裂孔处向外延伸 1~2 个钟位），以支撑裂孔、避免后坡的视网膜翘起。因此，联合 #240 环扎带和 #276 硅压条可产生很好的顶压嵴，不会随着时间降低，松解了环形牵拉，彻底支撑了下方玻璃体基底部和视网膜裂孔（M. Elgohary，M.D.）。

如果使用节段性环形硅压条或 360°硅压条，需将其放置在眼肌止端后，涡静脉前 1~2mm 处，使用 U 形缝合以顶压巩膜（I. Relimpio，M.D.）。

近视患者的玻璃体基底部通常相对靠后，环扎带应放置在涡流静脉前 1~2mm 处（A. Lavaque，M.D.）。

最准确的定位方法是在玻璃体切割术前用间接检眼镜标记裂孔，使扣带能准确顶压裂孔（J.Marticorena，M.D.）。然而，如果术中认为有必要联合扣带术，在玻璃体切割术中可以通过定位裂孔和玻璃体基底部来确定扣带的位置（F. Gonzalez，M.D.）。

顶压嵴的深度必须足以松解玻璃体基底部，通常可将环扎带缩短 12mm，这样眼球周长将缩短约 2mm（G. Fernandez，M.D.）。

尽管大多数医生选择缝合环扎带，但使用巩膜隧道会使手术更快、更安全，患者更舒适。此外，也可以避免由于缝线断裂而出现的硅胶带前移。一般将袖套放置在颞下象限（F. Armadá，M.D.）。

PVR 患者的玻璃体切割术一般使用哪种规格？

最常使用的是 23G（62.07%）。

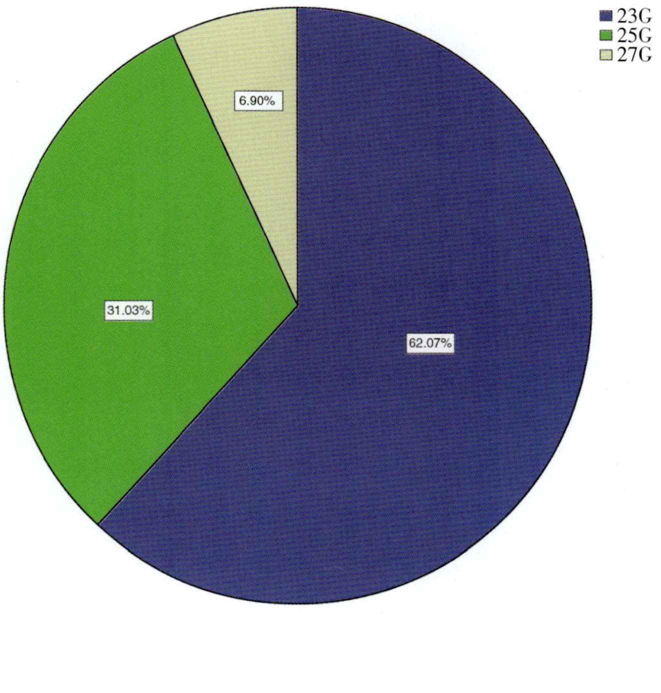

使用哪种模式的泵进行玻璃体切割？

最常用的是文丘里泵(43.3%)，然而，许多医生承认他们没有其他选择。超过一半的医生(53.3%)倾向于至少在某些手术步骤中可使用液流控制泵。

双泵式玻璃体切割机使手术有很大的不同，它使医生能够直接控制整个眼球，在液流模式下可避免发生眼球塌陷，在文丘里泵模式下可更快地切除玻璃体(D.Ruiz Casas，M.D.)。

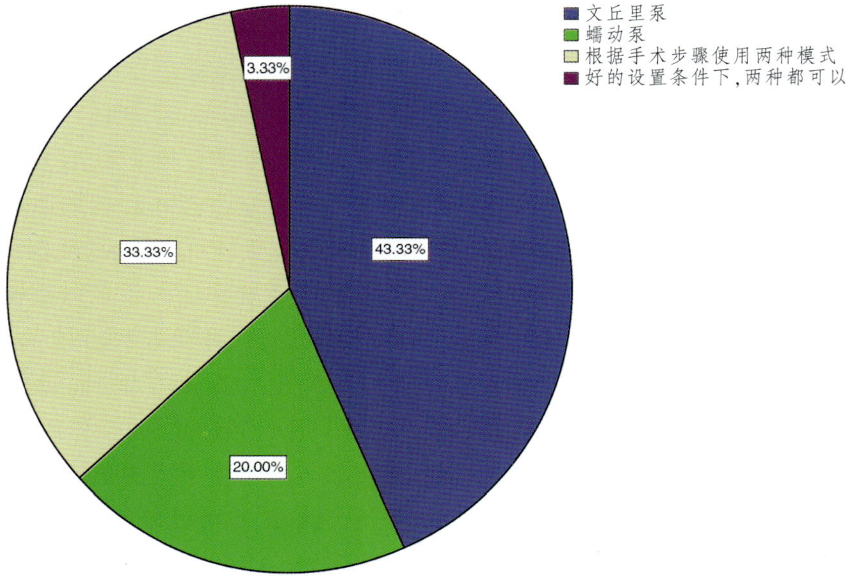

在PVR病例中，在什么情况下会使用四通道玻璃体切割术(使用吊顶灯)？

大多数医生只在需要双手剥膜的情况下使用四通道玻璃体切割术(60%)。部分医生通常会使用这种手术方法，可以自己进行顶压，并更安全地去除增殖膜。

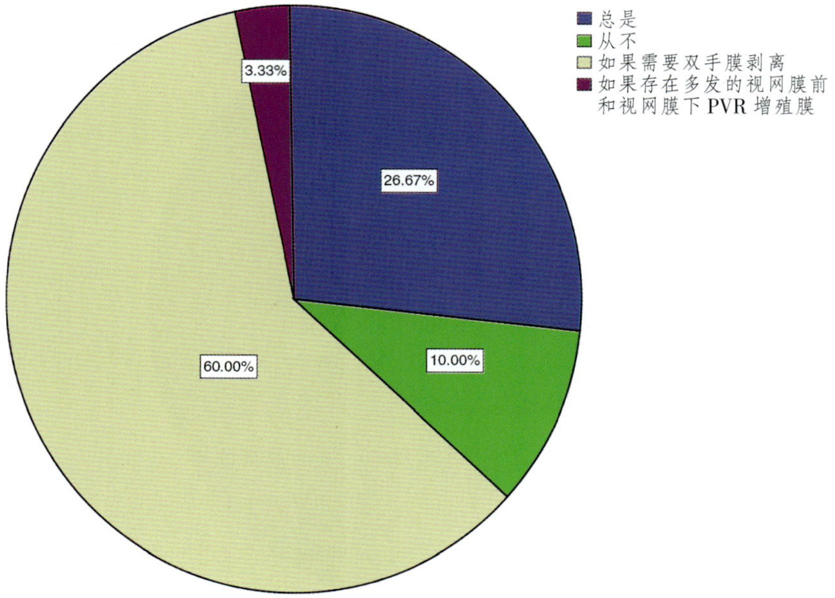

在没有PVD的PVR视网膜脱离的病例中，有什么技巧和建议来脱离和去除玻璃体？

这是一种不常见的视网膜脱离情况，因为玻璃体附着可避免 RPE 细胞溢出和视网膜前 PVR；然而，可能会出现视网膜下 PVR。这种病例通常为近视患者的慢性下方 RD。然而，如果进行玻璃体切割术，必须完全切除玻璃体，但往往难以实现。

为了诱导 PVR，中央玻璃体切割术可能有助于更好地处理玻璃体后皮质（J.M. Cubero，M.D.）。

在视网膜脱离的情况下，诱导 PVD 可能比较困难，可将玻切头末端置于视神经边缘来进行（J.Marticorena，M.D.）。有时粘连很紧密，可能需要用镊子、小钩或刮刀分离后玻璃体（F.Faus，M.D.）。笛形针针头是诱导 PVD 的一种有用的器械，可以接触并抽吸后皮质（M.Veckeneer，M.D.）。在某些情况下，可能需要用玻切头和镊子进行双手操作，进行玻璃体后脱离（Z. Tomic，M.D.）。

重水有助于稳定后极部的视网膜，用两个镊子可以更安全地诱导 PVD（J. Nadal，M.D.）。

一旦完成 PVD，可将重水注入视网膜和玻璃体后皮质之间，这使得周边玻璃体的脱离更容易。如果周边部玻璃体与视网膜粘连紧密，可用镊子或 Tano 刮刀将玻璃体后皮质剥离至玻璃体基底部后缘（M.Mura，M.D.）。

在这些病例中，会将玻璃体脱离到何种程度？在何处停止？什么情况下会过于危险？

在每一个 RD 病例，尽可能向前地脱离玻璃体后皮质非常重要。然而，当玻璃体视网膜粘连过于紧密，可能会导致视网膜撕裂时，大多数医生（83.33%）会停止进行后脱离。如果后皮质不能完全脱离至玻璃体基底部后缘，部分医生（16.67%）会选择撕裂视网膜以达到完全的玻璃体后脱离。

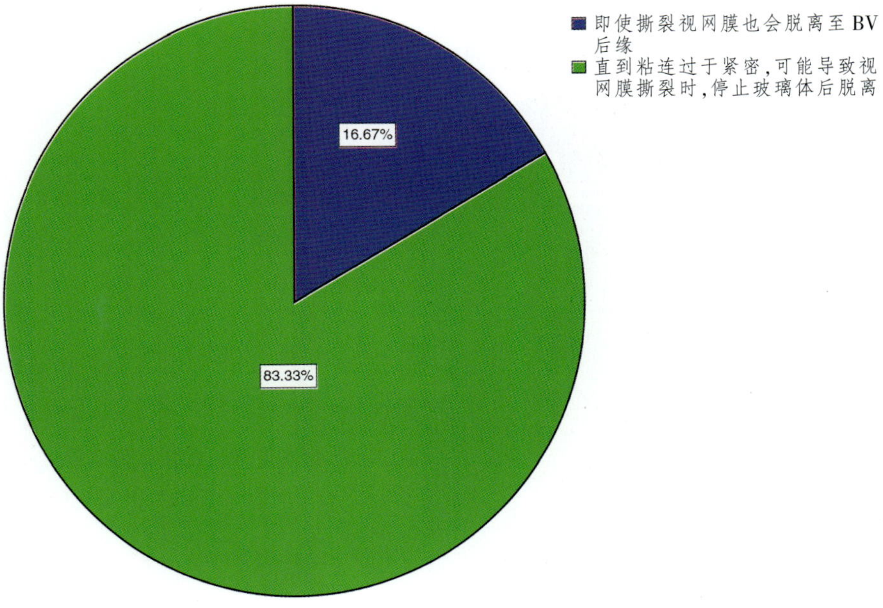

如果没能继续向前脱离玻璃体，在剥离增殖膜后仍然存在环形牵拉，该怎么处理？

这个问题是为了确定在玻璃体切割术中如果存在环形牵拉（未联合扣带术）时该如何选择手术方式。大多数医生采取逐步进行的方法，首先切除玻璃体，然后在玻璃体基底部后插入的部位将收缩的玻璃体后皮质分割，或双手操作去除玻璃体，最后放置巩膜扣带支撑玻璃体基底部，或通过视网膜切除术去除前节视网膜和玻璃体基底部。

多数外科医生倾向于巩膜扣带术，而不是进行周边部松解性视网膜切除术（分别为46.43%和35.71%）。

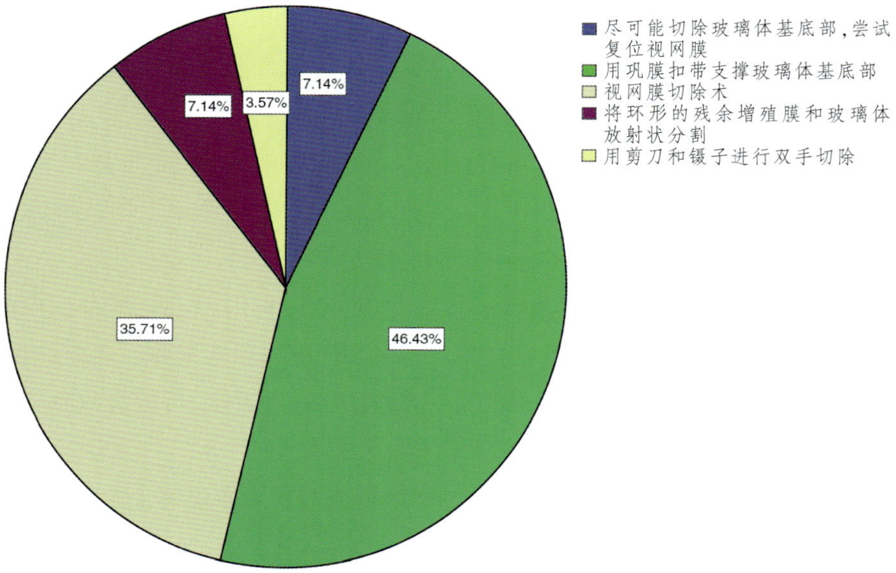

在PVR病例中切除多少玻璃体？

大多数医生（53.33%）不仅切除后玻璃体，切除玻璃体基底部，同时也切除平坦部的前节玻璃体，部分医生（36.67%）是只切除后玻璃体，切除玻璃体基底部。

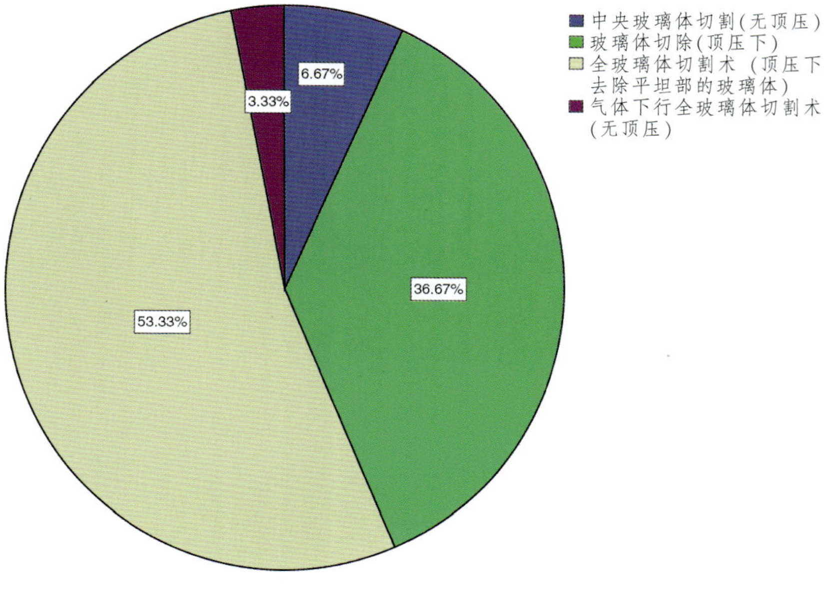

有什么技巧以尽可能多地切除玻璃体？

通过重水稳定后极部视网膜可以安全地切除周边部玻璃体，使用曲安奈德有助于在自己顶压下更清楚地看到周边部玻璃体（带吊顶灯的四通道 PPV，U.Spandau，M.D.）。光纤巩膜透照联合重水以及曲安奈德能够更好地将周边玻璃体彻底清除，要注意压缩到视网膜和重水之间的曲安奈德结晶和玻璃体的双重反射征（M. V eckeneer，M.D.）。

如果在裂隙灯和顶压下切除周边玻璃体，直视是最佳的选择。如果使用液流控制玻切头，切割到玻璃体时可听到负压增高的声音（P. Koch，M.D.）。

收紧环扎带有助于形成 360°顶压嵴，以进行玻璃体切除（I. Relimpio，M.D.）。

接触式广角镜能提供更宽的视野，可能减少顶压的必要（J. Garcia，M.D.）。空气下进行玻璃体切割也可以增加视野的宽度，有助于更安全地完成周边部玻璃体切割（J Nadal，M.D.）。

玻璃体切割术后，如果在基底部玻璃体后插入处存在收缩的玻璃体后皮质，可采用双手操作，用重水稳定后极部视网膜，用镊子和剪刀清除玻璃体后皮质，比玻切头更安全（Z. Tomic，M.D.）。

最后，可通过晶状体咬切，以更彻底地清除前节玻璃体，在切除前节玻璃体时可用棉签头部顶压以减少眼球滑动（C.Mango，M.D.）。如果存在人工晶状体或进行了前后联合手术，可在 BIOM 广角镜下行四通道 PPV 手术，在深顶压下将 Salzmann 间隙的前节玻璃体切开。玻璃体切割机模式设置为高流量或负压和低切速（由于巩膜顶压压缩了 Salzmann 间隙，为了去除前节玻璃体，需要把前节玻璃体拉向中央；这种玻璃体切割称为掘壕术）（D.Ruiz-Casas，M.D.）。

有晶状体眼的前节玻璃体切割可将微套管放置在距角膜缘 5mm 处，而不是常规的 4mm 处（V. Kazaykin，M.D.），行前房造瘘（M. Veckeneer，M.D.）和同侧顶压，通过移动灌注管来处理下方玻璃体（D.Ruiz-Casas，M.D.）。

如何提高玻璃体的可视化？

最常用的方法（53.57%）是使用曲安奈德，其次（32.14%）是在顶压下直接照明。其他方法，如经巩膜照明，使用较少（7.14%）。

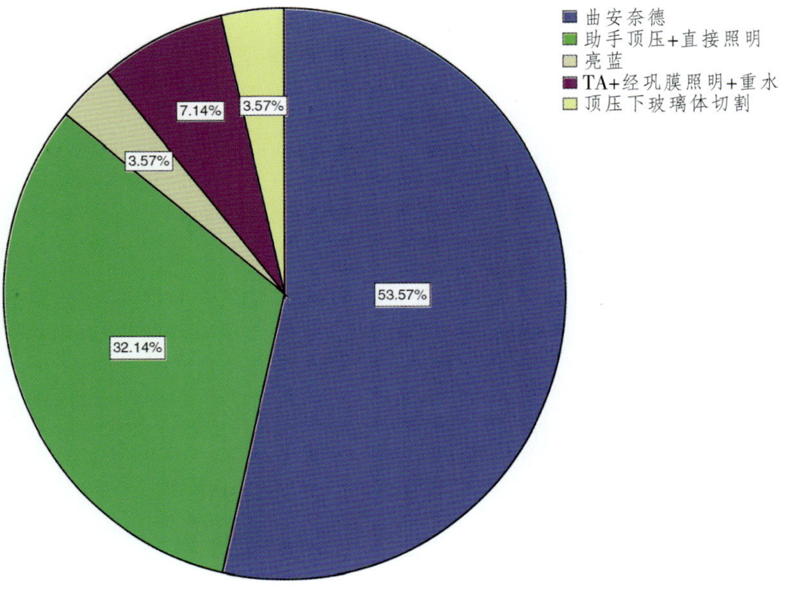

36.2 视网膜前膜(ERM)剥离

你如何找到PVR增殖膜?	• 直接照明 • 台盼蓝染色 • 曲安奈德染色 • 其他(请解释________)
你如何提起并去除后极部的视网膜前PVR增殖膜?	• 直接使用镊子 • 使用小钩和镊子 • 使用两把镊子 • 其他(请解释________)
你有什么技巧和建议能更有效和安全地进行膜剥离?更喜欢哪种器械?	
在增殖膜较厚而视网膜较脆弱的病例中,你会如何避免撕裂视网膜?	• 用两种器械(小钩和镊子)小心分离 • 仅仅切断,保留增殖膜 • 局部视网膜切除 • 其他(请解释________)
如果无法在不撕裂视网膜的情况下剥离增殖膜,你会怎么做?	• 不处理 • 切断 • 局部视网膜切除 • 其他(请解释________)
对于未分化成熟的视网膜增殖膜,当你无法轻易去除时,你会怎么做?	• 暂不处理,二次手术时再处理 • 将其刷掉(Tano刮刀或视网膜刷,或用笛形针针头刷吸) • 视网膜切开 • 其他(请解释________)
你会如何处理玻璃体基底部环形收缩的前节PVR增殖膜?	• 周边部视网膜切除 • 使用两种器械剥膜(小钩和镊子,两把镊子,镊子和剪刀) • 放射状切割 • 其他(请解释________)
你有什么技巧和建议?更喜欢使用哪种器械?	
你如何处理伴前节玻璃体缩短的前节PVR,以及伴前后牵拉的前节视网膜增生环?	• 周边视网膜切开 • 如果增殖膜闭锁,用玻切头或剪刀切开 • 分离前节玻璃体,在睫状体平坦部切除玻璃体,去除所有玻璃体和睫状体之间的粘连(玻璃体悬韧带切除术) • 其他(请解释________)
你有什么技巧和建议?更喜欢使用哪种器械?	
你从哪里开始剥离?(从前部向后剥离?还是从后部向前?)	• 从前部增殖膜到后部增殖膜 • 从后部增殖膜到前部增殖膜

(待续)

续表

	• 只有存在致密的环形牵拉且能触及视网膜时才会从前部增殖膜开始剥离
	• 其他(请解释________)
你会如何打开闭合漏斗的?	• 重水
	• 黏弹剂
	• 在注入重水前,先剥离增殖膜,然后按摩视网膜
	• 其他(请解释________)
如果未发现黄斑前膜,你会剥离内界膜吗?	• 不会
	• 会
	• 仅在填充硅油时
	• 其他(请解释________)
如果是,你有什么技巧和建议?更喜欢使用哪种器械?	
你是在 BSS 还是在重水下剥膜?	• BSS
	• 重水
	• 其他(请解释________)

你如何找到PVR增殖膜?

提高膜可视化效果的最常见方法是使用台盼蓝染色(63.33%),部分医生使用直接照明或曲安奈德(各占 16.67%)。

一种改进的方法是在空气中染色,因为空气可将褶皱展开,可使视网膜更好地接触染色剂,然后去除空气,并注入重水,将染色的增殖膜展开并在剥离时稳定视网膜(F. Faus,M.D.)。

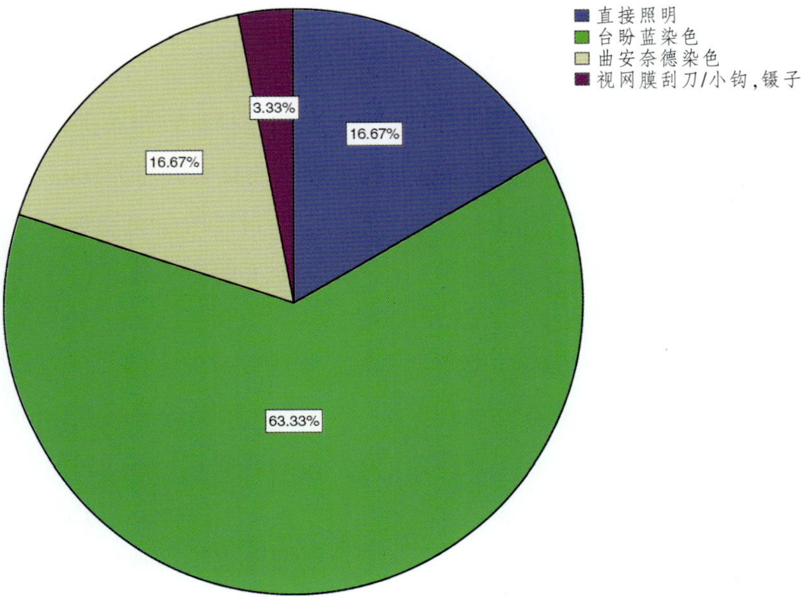

你如何提起并去除后极部的视网膜前PVR增殖膜？

最常用的方法是直接用镊子剥离(56.67%)，或使用两个器械(小钩和镊子)进行双手操作(30%)，或用两个镊子沿相反方向拉，以进行ERM剥离(6.67%)。

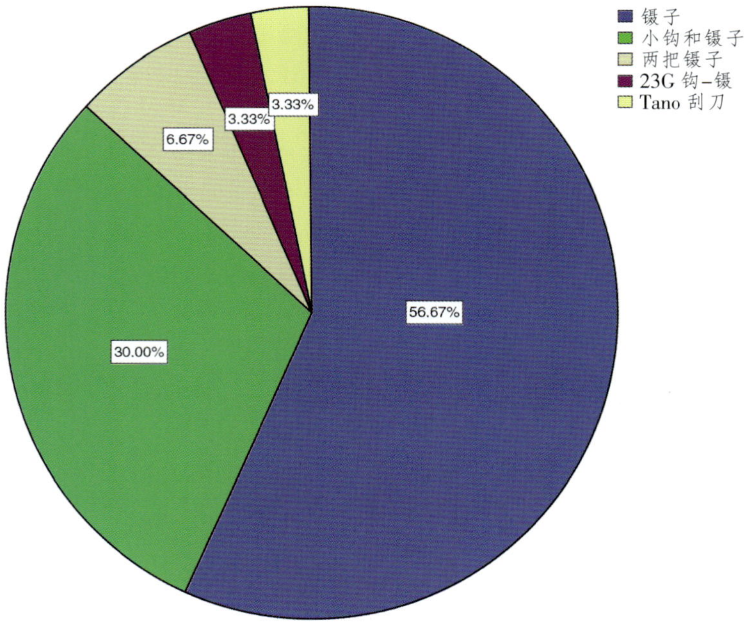

你有什么技巧和建议能更有效和安全地进行膜剥离？更喜欢哪种器械？

大多数增殖膜可很好地从其边缘剥离。在开始剥离膜前，可以先用Tano刮刀将紧密粘连的增殖膜边缘提起(M.Mura,M.D.)。可将ILM镊尖端打开，用作钩子的尖端，在皱褶的凹处向前移动，直到提起了增殖膜的边缘，视网膜也会同时向前拉动。然后闭合镊子，将增殖膜剥除(B.Fernandez,M.D.)。

增殖膜染色后，一个好方法就是直接用ILM镊在重水下抓住并剥离增殖膜。如果为大片增殖膜或粘连紧密，可双手操作，用镊子抓住增殖膜，并用闭合的剪刀进行分离(V.Kazaykin,M.D.)。当膜的粘连很紧密，以至于无法再分离或到达基底部玻璃体后插入处时，可用垂直或水平剪刀将其分割或去除，这对于松解牵拉很有用(J.Marticorena,M.D.)。

23G钩镊（Technop）是一个很棒的工具，可将增殖膜边缘提起并完整剥离（P.Koch,M.D.)。

使用镊子和闭合的水平弯剪(Alcon)或直剪(Dorc)进行增生分离可加快手术速度，因为这些器械可以用来进行分离，而无法再分离时可直接切开(J.Zarranz,M.D.)。

一种很棒的器械组合是能够抓住视网膜的25G末端抓持镊和直剪，它们可被用作刮刀/小钩（Dorc,Vitreq,Alcon)(M. Veckeneer,M.D.)。

如果看不清或照明不足，可用锯齿镊和带照明的剥膜钩(Alcon)进行双手分离，使操作更容易(C.Mango,M.D.)。

厚的增殖膜可通过直接抓住星芒状皱

褶的中心或膜最厚的部分来去除，但不要触碰血管避免出血（S.Kusaka，M.D.）。

一旦将膜提起，有一个很好的能安全将膜剥离的方法是用两把镊子把膜拉开而不会撕裂视网膜（F.Armadá，M.D.）。

可使用黏弹剂（J.M. Cubero，M.D.）或比例式液体反流辅助膜剥离（S.Natarajan，M.D.）。

黄斑前膜应向心性剥离，以避免拉扯中心凹和潜在的黄斑裂孔，周边增殖膜通常离心性剥离以避免周边视网膜撕裂；然而，还是存在撕裂中心凹的风险，特别是如果没有用重水稳定后极部视网膜的情况下。如果中心凹受到离心性牵拉力的威胁，应向心性剥离，尽管周边部可能会出现撕裂（M.Elgohary，M.D.）。

在增殖膜较厚而视网膜较脆弱的病例中，你会如何避免撕裂视网膜？

如果前面的步骤不成功，大多数医生会分步操作——分离、分割和视网膜切除术。

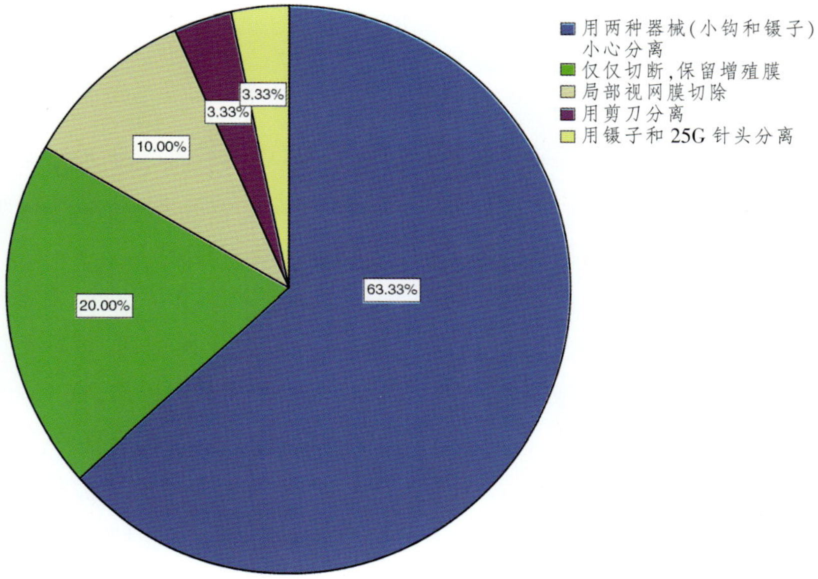

如果无法在不撕裂视网膜的情况下剥离增殖膜，你会怎么做？

如果增殖膜紧密粘连在视网膜上，以至于不撕裂视网膜就无法剥离，大多数医生会尝试切断增殖膜以松解牵拉（53.3%）或行局部视网膜切开（40%）。

存在周边部增殖膜时，将其保留，并通过扣带术来松解牵拉是很好的选择。如果扣带术也不能充分松解，无法复位视网膜，则需要进行周边部松解性视网膜切开，并使用扣带支撑视网膜切开术（V. Kazaykin，M.D.）。

对于新鲜的 PVR，避免视网膜切开，而使用巩膜扣带支撑视网膜很重要，因为这是一个活跃的反应过程，视网膜切开可能再次刺激 PVR，导致大量增生和视网膜卷边。后部的星形皱褶可使用 5~7mm 硅海绵处理，前部的环形收缩可使用环扎带和环形硅压条来处理。但是，在 PVR 二次手术或存在成熟 PVR 的情况下，可以通过局部视网膜切除或周边部完全性松解性视网膜切除来去除增殖膜（M.Veckeneer，M.D.）。

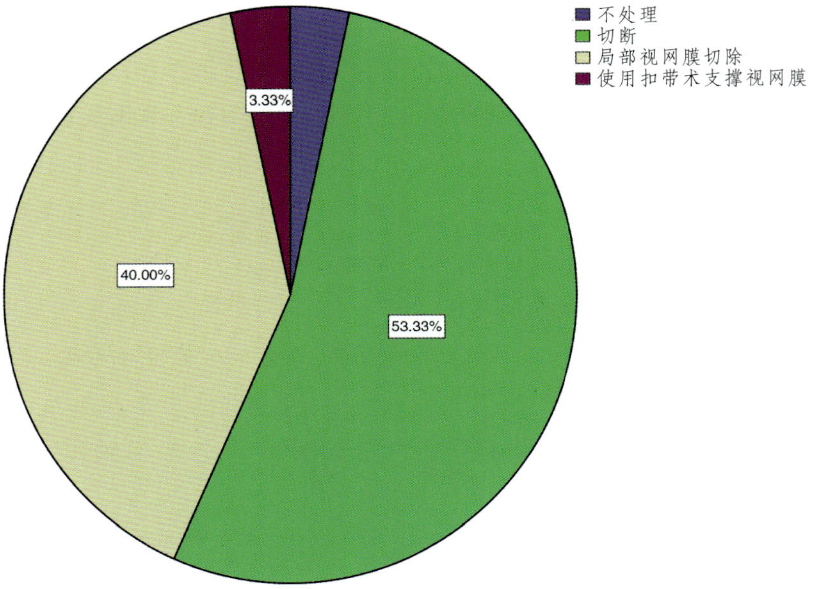

如果无法在不撕裂视网膜的情况下剥离增殖膜，你会怎么做？

未成熟的增殖膜通常含有很少的胶原蛋白，在剥离过程中容易破裂。大多数医生(48.15%)试图直接将其刷掉，或先用硅油填充，等膜成熟后二次手术时再取出。还有14.81%的医生会行视网膜切除。

尽管这些膜很难去除，这些操作还是一定要尝试。

进行染色后可识别增殖膜，然后用Spaide钩镊(Dorc)抓取并剥离(J.Nadal，M.D.)。

如果粘连紧密，可用镊子和Ron的Spade刀或Atkinson 25G球后针头进行双手分离(Z.Tomic，M.D.)。将Atkinson球后针头的尖端可以向斜面弯曲90°，就是一种极好的处理粘连很紧密、未成熟增殖膜的工具(D.Ruiz-Casas，M.D.)。

有时这些膜无法去除。如果遇到这种情况，并且膜位于周边部，可行松解性视网膜切开。如果膜在后极部，有一个好的方法是先填充硅油尝试视网膜复位，二次手术时再将膜剥离(黄斑通常在位)(J.Zarranz，M.D.)。

如果膜很小，同时距离导致视网膜脱离的裂孔超过2个钟位或一个视盘直径，通常可以不处理膜，视网膜依旧可以平伏在位；如果不是，可将其分割，如果增殖膜距离裂孔较近可行局部视网膜切开(M.Elgohary，M.D.)。

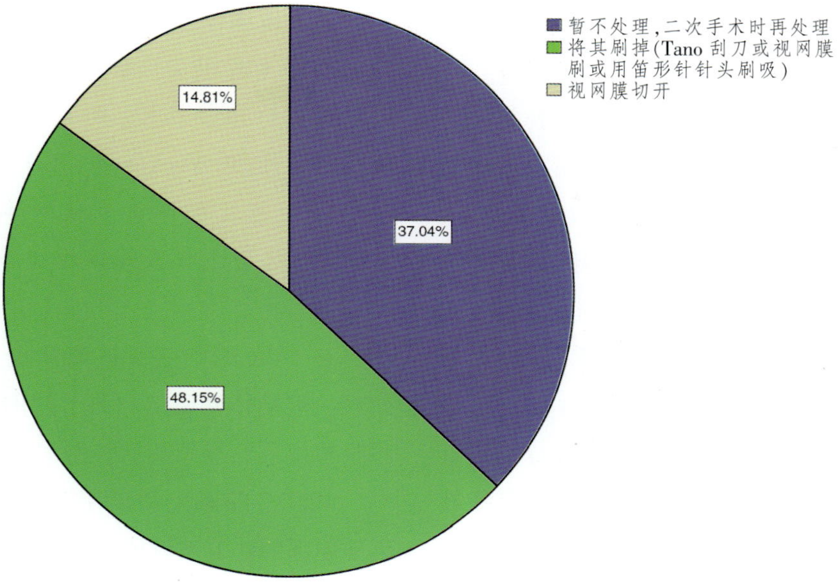

你会如何处理玻璃体基底部环形收缩的前节PVR增殖膜？

基底部的增殖膜通常很难去除，需要双手分离(56.67%)或分割(10%)。这种操作有时难以成功，并会导致医源性裂孔，这就是为什么 26.67%的医生进行周边松解性视网膜切开或用扣带支撑视网膜(如果尚无扣带在位)。

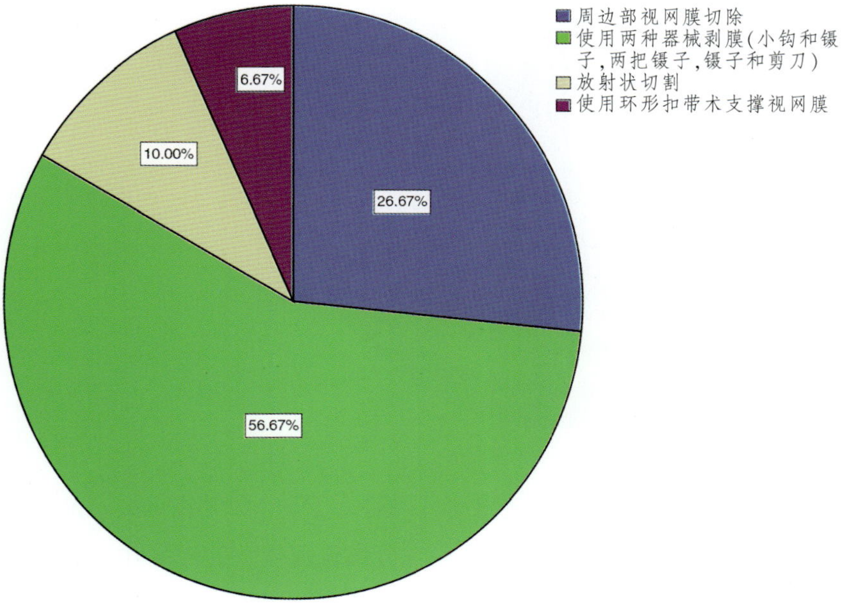

你有什么技巧和建议？更喜欢使用哪种器械？

有一种循序渐进的方法很有用，首先用玻切头切除玻璃体后皮质，然后用水平剪刀像钩子一样从视网膜上分离前节玻璃体，然后将其分割，最后如果仍残留环形牵拉，可以用垂直剪刀分割玻璃体基底部的后缘。周边部视网膜很脆弱，操作要轻柔，以避免过度拉扯(S. Kusaka，M.D.)。

到达基底部后缘的ERM可通过使用重水增加基底部的张力来去除。使用两种器械，例如用两把镊子将膜撕裂以松解增殖膜，或者用镊子和剪刀把增殖膜完全去除(J. M. Cubero，M.D.)。

如果玻璃体基底部仍处于收缩状态，之前的操作未能成功松解环形牵拉，新鲜的PVR必须行扣带手术，而成熟的PVR应行视网膜切开(M. Veckeneer，M.D.)。

你如何处理伴前节玻璃体缩短的前节PVR，以及伴前后牵拉的前节视网膜增生环？

在PVR的中前节玻璃体也会收缩，进而牵拉玻璃体基底部和前节视网膜(前节视网膜增生环)，导致睫状体脱离。

62.07%的医生尝试用玻切头或剪刀分离平坦部的前节玻璃体以松解视网膜前后方向的牵拉，然而由于很耗时，有时并不成功，37.93%的医生会直接行松解性视网膜切开。

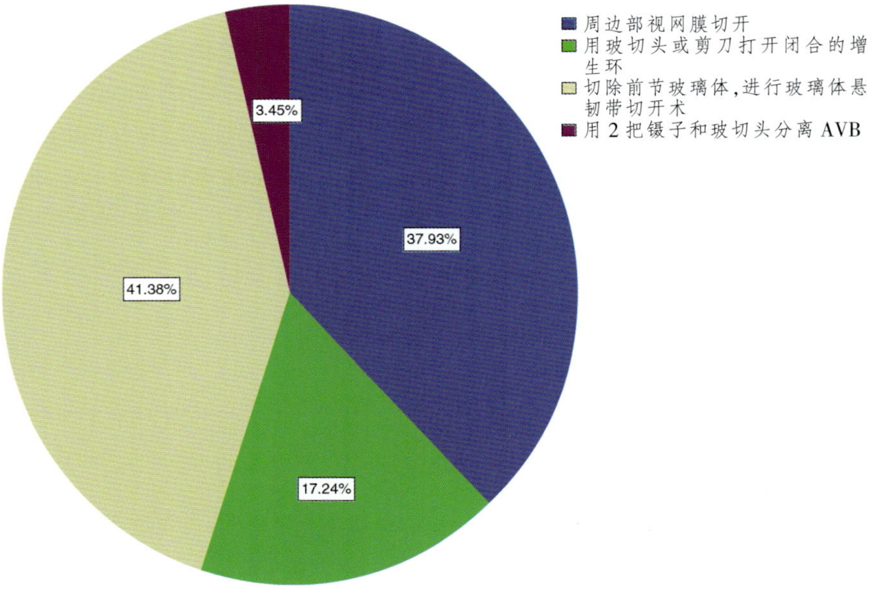

你有什么技巧和建议？更喜欢使用哪种器械？

前节玻璃体的收缩会导致前部视网膜增生环，还常引起睫状体脱离。必须松解这种牵拉才能复位视网膜和睫状体。可在深顶压下进行玻璃体悬韧带切开术(BIOM广角镜+吊顶灯)和并在Salzmann间隙用玻切头分离玻璃体。在PVR中，用玻切头分离前节玻璃体更困难；因此，可以先用MVR刀在Salzmann间隙切一个孔，然后用剪刀或玻切头360°扩大(D. Ruiz-Casas，M.D.)。27G玻切头可以像MVR刀和剪刀一样，可使操作更容易。

垂直剪刀是抓持、分离和切割前节玻璃体的理想工具(P. Koch, M.D.)；可以像钩子一样处理 Salzmann 间隙，通过向下拉将其分离。之后可以 360°切割前节玻璃体。椭圆形分层剪刀也适于分离前节玻璃体(M. Veckeneer, M.D.)。

手术助手可以帮助顶压，手术医生可以双手操作分离平坦部的前节玻璃体，利用镊子向心性拉扯前节玻璃体，使用玻切头将其去除(J. Nadal, M.D.)。环扎带可以帮助顶压周边部视网膜，使得手术操作更容易(G. Fernandez, M.D.)。

去除前节 PVR 中睫状体和基底部前节的牵拉，最好的方法是去除睫状体和囊膜，在顶压下将玻切头直接插入前节 PVR 增殖膜下，像剪刀一样沿着增殖膜切除(C. Mango, M.D.)。

然而，有时彻底清除是不可能的，需要进行松解性视网膜切开，去除前节视网膜和玻璃体(S. Kusaka, M.D.)。在行周边部视网膜切除时，必须先去除所有的后部增殖膜以避免后部视网膜皱褶(M. Elgohary, M.D.)。

尽管进行了视网膜切除，前节玻璃体和周边部视网膜碎片的瘢痕化依然可能危及睫状体。因此，在视网膜切除术中，前节视网膜、前节玻璃体和脱离的平坦部色素上皮必须被彻底清除，无论是否使用了环扎(D. Ruiz-Casas, M.D.)。

你从哪里开始剥离？(从前部向后剥离？还是从后部向前？)为什么？

55.17%的医生一般从后向前剥离增殖膜。当玻璃体基底部收缩，将前节增殖膜向中央牵拉时，部分医生会改变手术方法，先处理最容易达到的部位(31.04%)。少数医生会常规处理前节增殖膜(13.79%)。

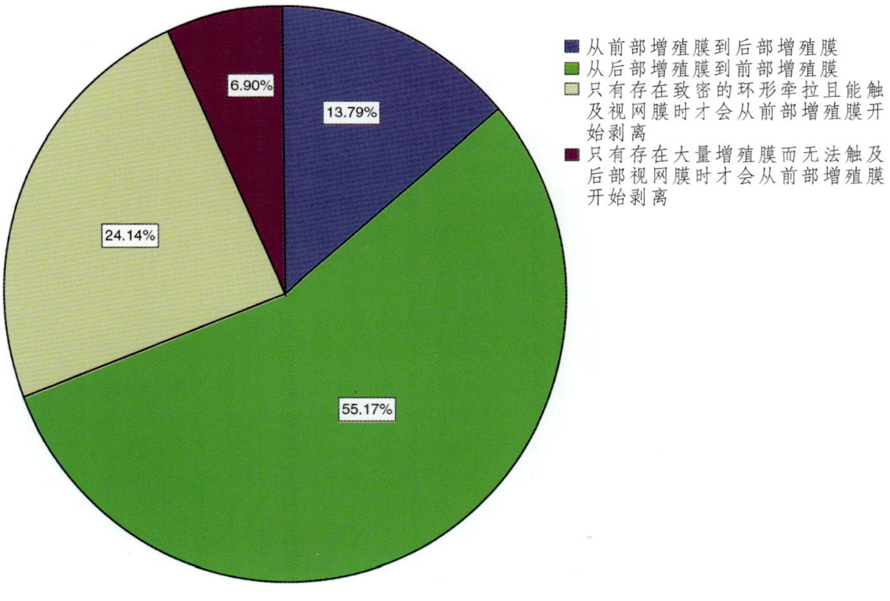

你会如何打开闭合漏斗?

闭合漏斗通常是由于大量的玻璃体基底部环形收缩和后极部视网膜前膜或视网膜下膜导致的。大多数医生首先去除增殖膜,然后用重水复位视网膜(63.33%);部分医生(36.66%)会用重水、黏弹剂或两种都使用来打开漏斗。

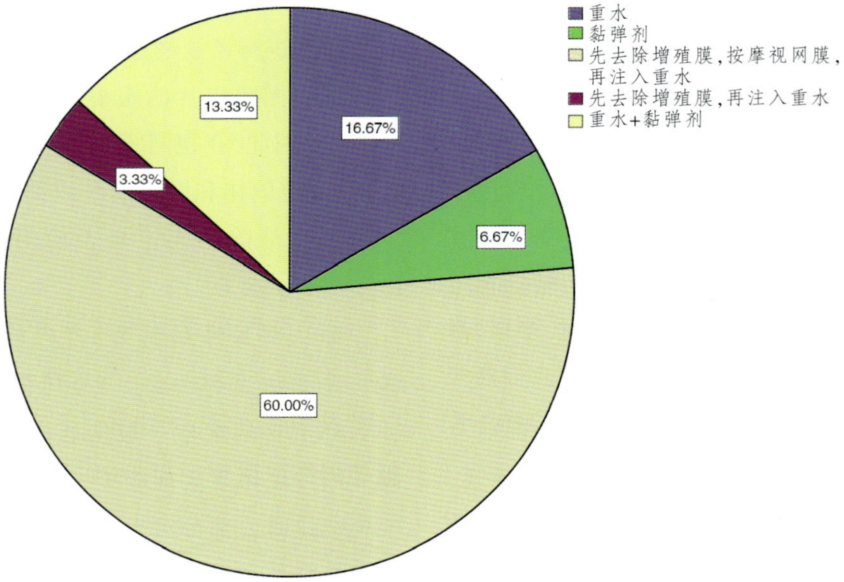

如果未发现黄斑前膜,你会剥离内界膜吗?

在PVR病例中可考虑剥离ILM,以避免硅油下再增生或黄斑PVR,影响预后视力。一半(46.67%)的医生选择预防性地剥离ILM,一半(50%)的医生选择保留ILM。

不仅在黄斑区,还可在视神经鼻侧进行ILM剥离,减少PVR复发和漏斗状RD(I. Relimpio, M.D.)。

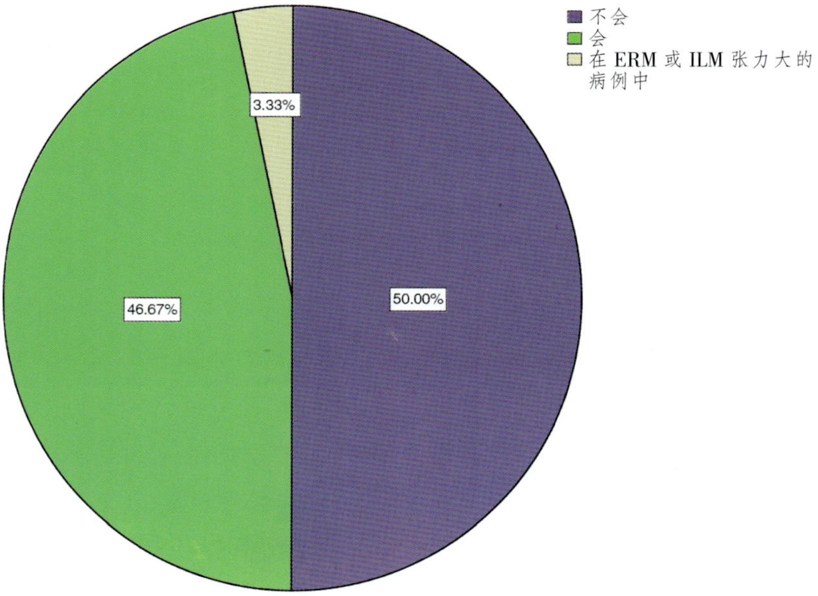

如果是，你有什么技巧和建议？更喜欢使用哪种器械？

内界膜可在 BSS 下用亮蓝或 Dual Blue 染色 1 分钟。然后去除染色剂并注入重水，用 ILM 镊(Alcon)向心性剥离内界膜。也可在 BSS 下剥离内界膜，但对视网膜的拉扯太大，对视网膜神经纤维产生明显的牵拉。重水像第三只手一样稳定视网膜，使操作更容易、更安全(D.Ruiz-Casas，M.D.)。

你是在BSS还是在重水下剥膜？

可在重水下进行膜剥离，这样可以固定视网膜，减少视网膜撕裂或牵拉；但是，它也会将视网膜推向周边部，可视性不是很好。大多数医生根据方便的程度选择在 BSS 下或重水下进行膜剥离(40%)，其他医生在 BSS 或重水下进行膜剥离(各占 30%)。

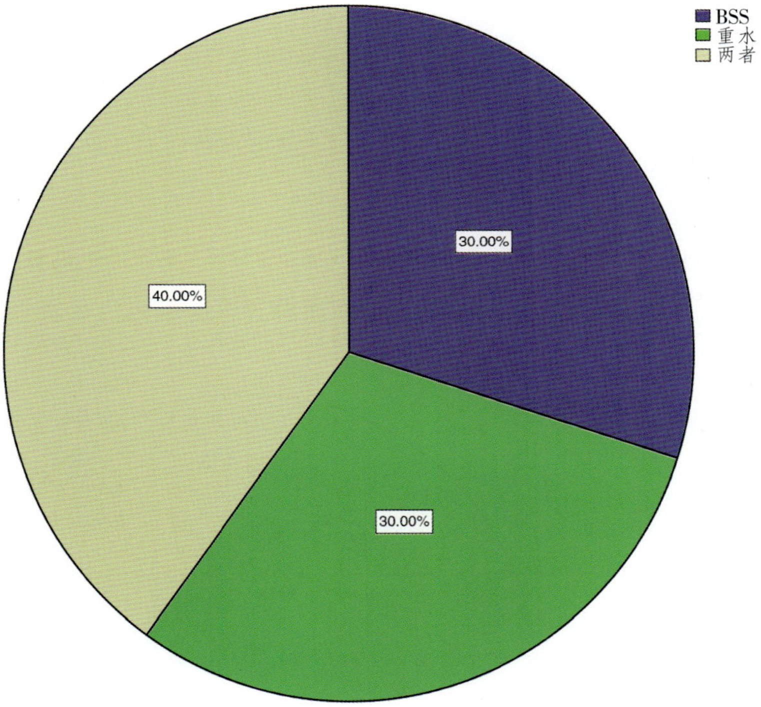

36.3　视网膜下膜去除

在什么情况下需要去除视网膜下膜？	• 总是 • 如果重水下视网膜无法复位 • 如果气液交换下视网膜无法复位 • 如果用两个器械在视网膜表面推压增殖膜两侧，视网膜无法复位 • 其他(请解释________)

(待续)

续表

你使用什么技术取出视网膜下条索?	• 抓住视网膜下条索,将其拉出(使用两个镊子,将第二个镊子作为支点) • 仅仅将膜切断 • 周边部环形视网膜切开,从视网膜下去除条索 • 其他(请解释________)
你有什么技巧和建议,并且更喜欢使用哪种器械在不扩大视网膜切口的情况下去除视网膜下条索?	
如何处理鳞状视网膜下增殖膜?	• 抓住视网膜下条索,将其拉出(使用两个镊子,将第二个镊子作为支点) • 周边部环形视网膜切开,从视网膜下去除斑块 • 后极部视网膜切开,从后极部切口分离视网膜下斑块并去除 • 其他(请解释________)
你有什么技巧和建议,并且更喜欢使用哪种器械在去除视网膜下斑块?	
如何处理餐巾环状增生?	• 周边部环形视网膜切开,从视网膜下去除或切断增殖膜 • 后极部视网膜切开,从后极部切口处去除视网膜下增生 • 后极部视网膜切开,切断视网膜下增生 • 其他(请解释________)
你有什么技巧和建议,并且更喜欢使用哪种器械在去除餐巾环状增生?	

在什么情况下需要去除视网膜下膜?

如果视网膜在重水(55.17%)或空气(24.14%)下仍然无法复位,或者如果视网膜紧缩以至于使用两种器械推压时仍然没有复位(10.34%),就需要去除视网膜下增殖膜。少数医生(10.34%)总会去除视网膜下膜。

如果视网膜下膜导致后极部的视网膜脱离时(赤道部以后的中央区),则值得去除视网膜下膜。如果可以较容易地去除视网膜下膜(没有损伤视网膜),则应彻底将其去除。如果有致密的增殖膜粘连视网膜,那么简单地切断它就不会造成太大的创伤。如果是赤道前存在大量的视网膜纤维化,环扎术更有优势。如果增殖膜没有导致视网膜脱离(短小的膜),最好不去处理,除非在黄斑区。对于黄斑区的增殖膜,根据增殖膜对于视力的影响程度(这取决于膜形成的时间、膜的大小,以及在去除膜的情况下影响视力预后的其他因素)决定治疗策略(V. Kazaykin, M.D.)。

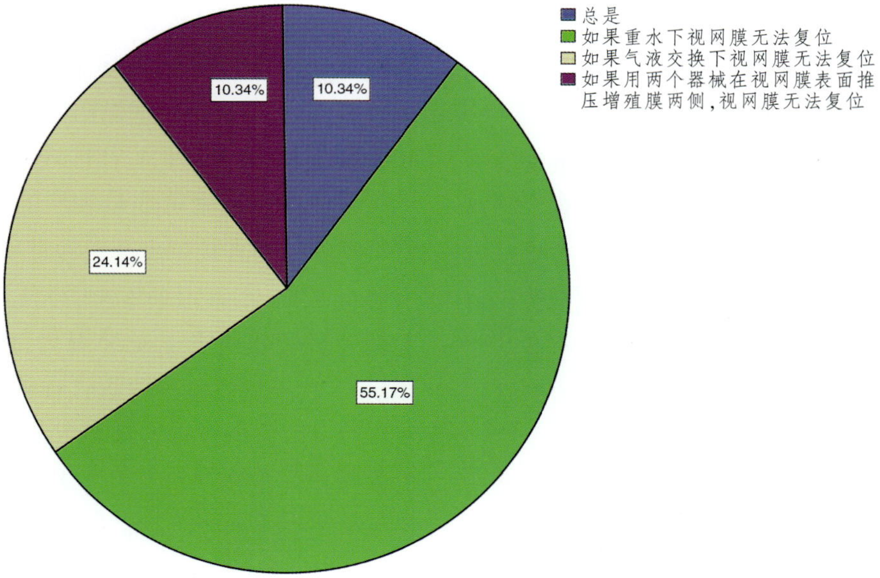

你使用什么技术取出视网膜下增生条索?

去除视网膜下条索最常用的手术方法是用镊子夹住并小心地将其拔出(直接抓住或经电凝制造一个小的视网膜切开)(75.86%)。还有 10.34%的医生通过周边部视网膜切开将条索从视网膜后面去除,6.9%的医生仅将其切断,还有 6.9%的医生在将其拉出之前先将其从覆盖的视网膜上分离。

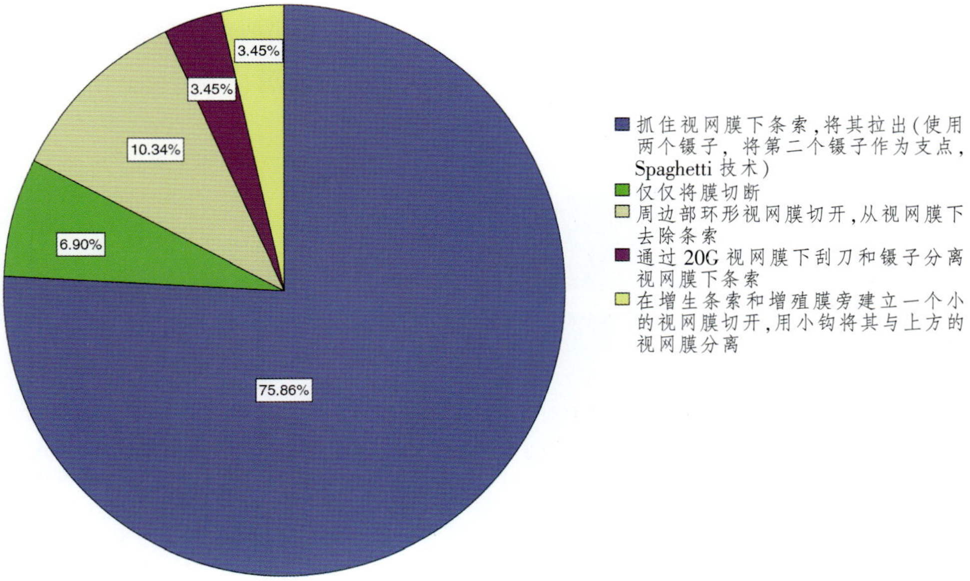

你有什么技巧和建议，并且更喜欢使用哪种器械在不扩大视网膜切口的情况下去除视网膜下条索？

最简单的去除视网膜下增生条索的方法是用锯齿镊或 Maxgrip 镊夹住条索，然后将其拉出(M.B.Mura，M.D.)。可以直接从视网膜面抓住，也可通过电凝建立视网膜切口以降低出血的风险；如果条索在完全移除之前已经断裂，则可以不用再处理，因为牵拉已经解除(J. Calzada，M.D.)。

可以使用眼内光纤作为支点将增殖膜拉出，从而避免扩大视网膜切口(J.Nadal，M.D.)。

使用镊子通过后极部视网膜切开处，夹起条索的最粗部分(通常是接近黄斑区的最靠近后极部的位置)将其去除；利用支点或 Spaghetti 技术施加稳定、轻柔的牵拉力将增生条索去除，直到膜的末端分离。如果存在残留的前节增殖膜，可以用同样的方法或通过视网膜切除将其去除(M.Elgohari，M.D.)。

使用两把镊子可避免扩大视网膜切口；一把镊子将条索拉出，另一把在视网膜切口上方保持 V 形开口状态，以限制对视网膜切口的牵拉。有时有必要对多个条索重复应用该技术，以去除广泛的或黏附紧密的条索(J. M.Cubero，M.D.)。

有时增生条索可能与表面的视网膜粘连紧密，如果直接拉出会引起过度的牵拉；为避免牵拉，在取出条索前，可使用视网膜下刮刀或钩镊将条索轻轻剥离(P.C.Koch，M.D.)。这个操作也可用 20G 视网膜下小钩来完成，然后用 20G 视网膜下镊子夹住，双手操作用两把镊子像从井里拉出水桶一样将增生条索拉出(Z.Tomic，M.D.)。

Bernard Wolff 的技术与之不同，方法是：将 25G 套管针经巩膜插入视网膜下腔(像 SRF 外放液一样)，然后用镊子在视网膜下将其去除(M.Veckeneer，M.D.)。

如何处理鳞状视网膜下增殖膜?

如果视网膜下膜很大，最常用的方法是用通过周边部视网膜切开处从视网膜后将膜取出(65.52%)；部分医生通过后极部视网膜切口(34.48%)取出增殖膜(一半的医生先将膜分离，再将膜拉出)。

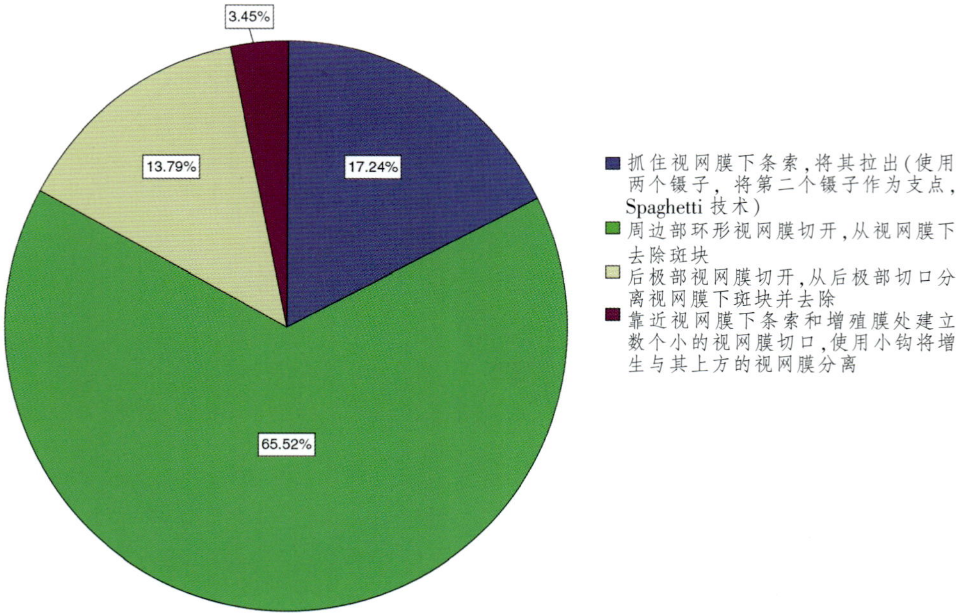

你有什么技巧和建议，并且更喜欢使用哪种器械在去除视网膜下增殖膜？

可建立数个视网膜切口，通过这些切口将增生斑块小心地与上方的视网膜分离，像处理视网膜下增生条索一样将其去除(P. Koch，M.D.)。

末端抓持镊比 ILM 镊更适合用来抓取厚的增殖膜，因为它的末端接触面是个平台，而不是尖头(J.Calzada，M.D.)。

斑块的大小可能被低估了。如果怀疑是否能从后极部的小切口将斑块去除，可选择周边部视网膜切开术。尝试建立一个小孔，相比周边部视网膜切开，可能会导致更多的医源性损伤(G.Fernandez，M.D.)。

一旦到达视网膜下腔，就可使用镊子去除增殖膜，两把末端抓持镊的组合可减少对视网膜的牵拉(Z. Tomic，M.D.)。如果增殖膜与视网膜和 RPE 层粘连特别紧密，就必须用锯齿镊和剪刀将膜分离(M.Mura，M.D.)。

如果粘连非常紧密，如果要彻底去除增生斑块可能会导致医源性损伤，可以考虑仅仅将其切断即可(V.Kazaykin，M.D.)。

如何处理餐巾环状增生？

呈环形围绕视神经和后极部视网膜的视网膜下增殖膜，通常从周边部视网膜切口进入视网膜下，将其去除(79.31%)；部分医生通过数个后极部视网膜切口将膜去除(17.24%)。少数医生仅仅将其切断(3.45%)。

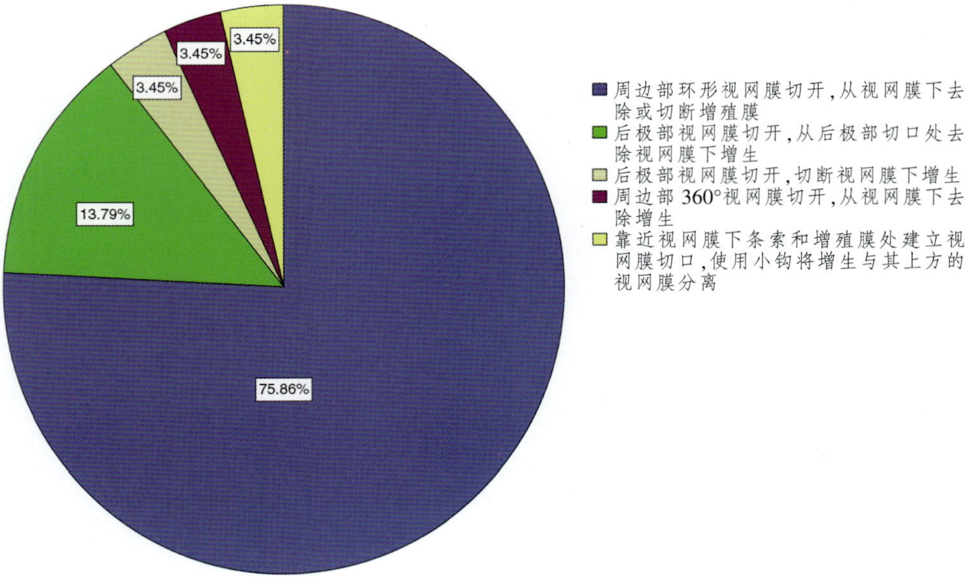

你有什么技巧和建议，并且更喜欢使用哪种器械在去除餐巾环状增生？

餐巾环状增殖膜是较厚的后极部环形增殖膜，可导致后极部视网膜脱离，阻碍其复位。这些增殖膜可通过后极部视网膜切口用镊子去除(S.Kusaka，M.D.)。联合多个后极部视网膜切开、增殖膜切断以及膜的抓取和去除可松解这种牵拉(S.Nataratajan，M.D.)。然而，大多数医生倾向于从周边部视网膜切口直接进入视网膜下，使用镊子和剪刀双手操作分离增殖膜(F.Cabrera，M.D.)。

当餐巾环收缩至很接近，以至于形成后

极部视网膜杆时，可通过周边部视网膜切开接触到增殖膜，将其充分拉松（使用带光源的小钩和镊子）从而让玻切头能伸到环形增生和视网膜之间，然后将玻切头的切口朝外将餐巾环状增殖膜切断（C.Mango，M.D.）。

餐巾环状增殖膜通常位于后极部，围绕视神经，且粘连紧密，因此对视网膜或视盘的损伤较常见。因此，如果要彻底去除增生环可能会导致相当大的损伤，则手术医生应选择仅将增生切断（G.Fernandez，M.D.）。

第 **37** 章

PVR 视网膜脱离问卷:第三部分

D. Ruiz-Casas,Felix Armadá-Maresca,
F. Cabrera Lopez,Jorge I. Calzada,
J. M. Cubero Parra,Felipe Dhawahir-Scala,
Mostafa Elgohary,F. Espejo Arjona,
F. Faus Guijarro,B. Fernandez Arevalo,
G. Fernandez-Sanz,J. R. Garcia-Martinez,
Khalil Ghasemi Falavarjani,F. Gonzalez-Gonzalez,
Victor N. Kazaykin,Philippe Koch,Shunji Kusaka,
F. J. Lara-Medina,Alejandro J. Lavaque,
Charles W. Mango,J. Marticorena Salinero,
Marco Mura,J. Nadal Reus,S. Natarajan,
J. C. Pastor Jimeno,M. I. Relimpio-Lopez,
Zoran Tomic,Marc Veckeneer,
Javier Zarranz-Ventura

37.1 视网膜复位

如何评估视网膜已复位?	• BSS 下的临床表现 • 气液交换 • 重水下视网膜复位 • 直接行重水×硅油交换 • 其他:(请解释________)
你更喜欢用什么设备进行视网膜复位试验,有什么技巧和建议吗?	

(待续)

续表

如果剥膜后,视网膜仍像剥膜前一样僵硬,你会怎么做?	• 用笛形针或钝性器械进行视网膜按摩 • 用两个笛形针展平视网膜 • 反复进行气液或液气交换 • 其他:(请解释________)
如何复位视网膜?	• 注入重水至锯齿缘 • 注入重水至裂孔后缘,行液体或重水×空气交换(三明治技术) • 在后极部建立引流孔,行气液交换 • 在原有的周边部视网膜裂孔处行气液交换(尽管后极部视网膜下有积液残留) • 直接行重水×硅油交换 • 其他:(请解释________)
你有什么技巧和建议避免视网膜滑坡?(尤其是伴有周边巨大裂孔或者周边视网膜切开的巨大裂孔性 PVR 视网膜脱离病例)	
你有什么技巧和建议避免残留视网膜下积液?	

如何评估视网膜已复位?

大部分医生使用重水判断视网膜是否已经复位(40%);部分医生倾向于在 BSS 下观察视网膜的状态,观察是否复位(30%)。23.33%的医生认为气液交换是最佳的复位试验方法,而 6.67%的医生综合重水及气液交换中视网膜的表现来判断。

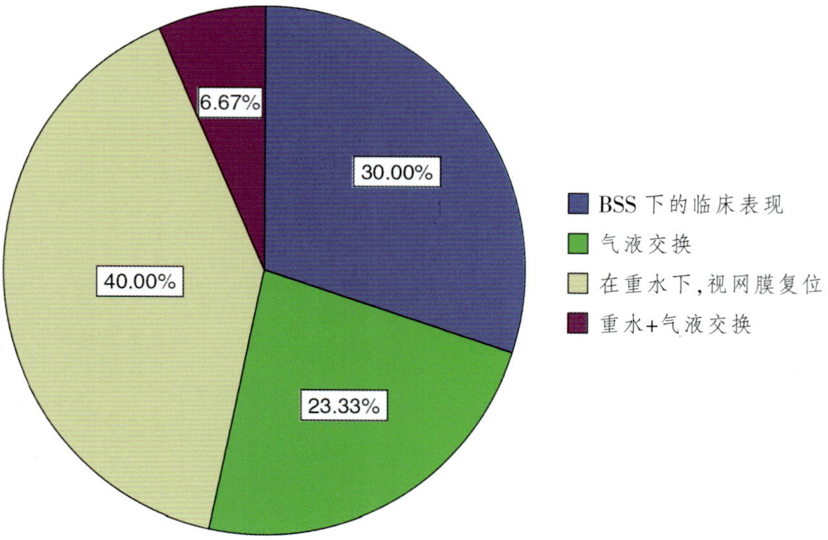

你更喜欢用什么设备进行视网膜复位试验，有什么技巧和建议吗？

判断视网膜是否已复位是很重要的。由于惰性气体的高表面张力，尤其在高气压的情况下，气液交换甚至可将周边部僵硬的视网膜复位；然而，在术后随访中，较低表面张力的硅油可能会通过收缩的视网膜上的裂孔进入视网膜下。重水与硅油相比有较高的表面张力和高密度，可将后极部僵硬的视网膜复位。使用硅油填充后，后极部硅油依然可渗漏到视网膜下。因此，对于中央部裂孔以及在重水下视网膜复位、而周边部存在裂孔的情况，气液交换是一种很好的复位试验（M. Veckeneer，M.D.）。

在气液交换过程中，如果怀疑有视网膜皱缩阻碍视网膜复位时，应使用较低的气压（20～30mmHg），以防止视网膜撕裂（S. Kusaka，M.D.）。

在重水下，顶压有助于判断周边部视网膜的硬度（J. Marticorena，M.D.）；位于重水前的不僵硬的周边部视网膜，会呈现穹隆状外观（V. Kazaykin，M.D.）。

如果在重水或气体下无法形成有效光斑，提示可能存在视网膜皱缩（F. Faus，M.D.）。

如果不确定视网膜是否僵硬，可收紧环扎带，进行气液交换，观察视网膜是否复位（I. Relimpio，M.D.）。

如果在 BSS 下，注入重水，排查残留的视网膜前膜或视网膜下增殖膜后，视网膜看起来仍较僵硬，则有必要行周边部视网膜切开术（J. Zarranz，M.D.）。

如果剥膜后，视网膜仍像剥膜前一样僵硬，你会怎么做？

这种情况下，大部分医生会进行视网膜按摩（59.26%），或在气液交换或重水下展平视网膜（11.1%）；部分医生认为这是视网膜内 PVR 和视网膜缩短的表现，应行松解性视网膜切开术（22.22%）；其他医生认为仍存在视网膜前或视网膜下增殖膜（7.4%）。

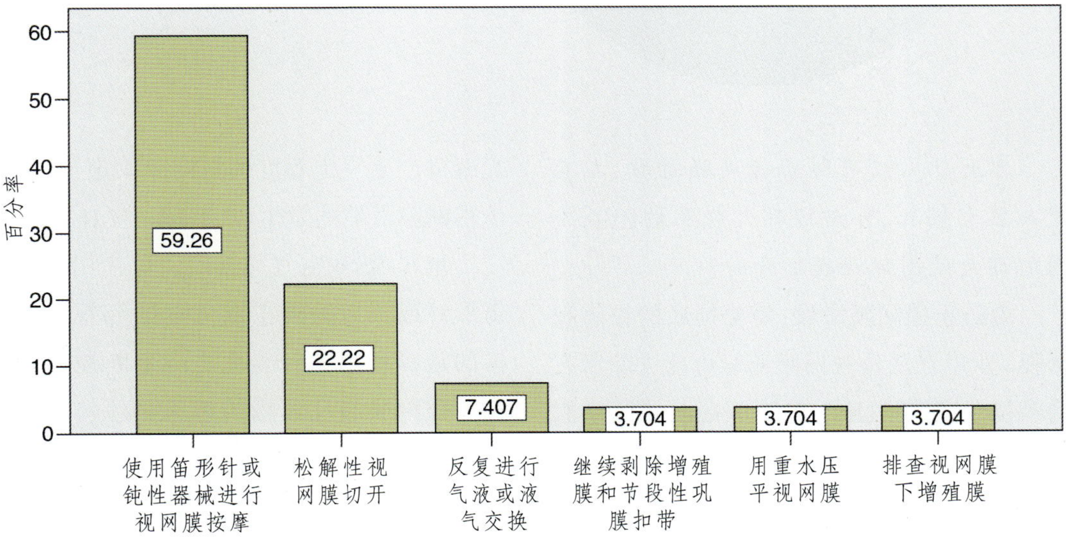

如何复位视网膜?

尽管所有的视网膜复位技术都是根据每个个体的具体情况决定的，大部分医生更倾向于使用三明治技术复位视网膜（53.57%），部分医生单纯使用重水(17.86%),部分医生从后极部引流性视网膜切口处行气液交换(14.29%),部分医生直接行重水×硅油置换，或直接从周边部裂孔处行气液交换，并遗留SRF(各占7.14%)。

在PVR中,术后视网膜继续收缩,所以无须避免后极部的积液残留。行气液交换后可填充硅油(如果没有出现滑坡,无须尝试引流残余的积液);避免额外在后极部造孔,因为这会产生或促进PVR。在巨大裂孔或在不伴PVR的病例中行周边部视网膜切开，直接行重水×硅油置换可以很好地避免出现滑坡(M. Veckeneer,M.D.)。

在大多数PVR病例中，使用硅油作为眼内填充物,由于硅油的表面张力和密度特性,使其保持球形的形态。充分注入硅油是很有必要的,并应避免视网膜下积液与硅油接触(D. Ruiz-Casas,M.D.)。

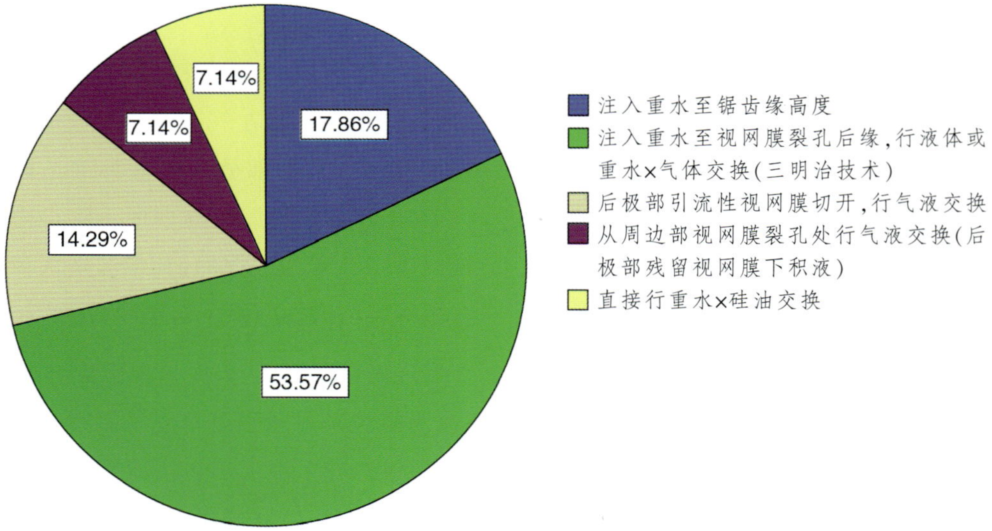

你有什么技巧防止视网膜滑坡,尤其是在巨大裂孔,伴周边部大裂孔的PVR或周边部大范围视网膜切开时?

为防止视网膜滑坡,需要彻底的松解视网膜。所以在复位视网膜前尽可能去除所有的牵拉性增殖膜(K.G. Falavarjani,M.D.)。有时,在剥除所有增殖膜后视网膜仍然滑动的病例,需要在边缘处行放射状视网膜切开以彻底松解视网膜(V. Kazaykin,M.D.)。

行气液交换前,在重水下行视网膜激光光凝可产生一定程度的视网膜固定,从而减少视网膜滑坡的发生(Z. Tomic,M.D.)。

重水/BSS×空气交换时，可使用软头的笛形针或负压抽吸在视网膜裂孔/视网膜切口的边缘和视神经表面之间不断地交替引流。视网膜裂孔边缘的排干必须轻柔且彻底,及时认为已经干燥,也需要在裂孔的边缘来来回回地反复吸引。在手术即将结束时,用力按压裸露的RPE层可能造成出血,必须避免(C. Mango,M.D.)。

将眼球向视网膜裂孔方向倾斜,进行缓慢、可控的气液交换是安全的,同时需要在巨大裂孔的边缘保持抽吸。如果发生一些视网膜滑脱，可使用镊子或者 Tano 刮刀复位视网膜(F. Dhawahir-Scala,M.D.)。

在气液交换中,遗留 4 个视网膜桥接可避免发生视网膜滑坡,在玻璃体腔填充气体或者硅油后,可将其切出(J.M. Cubero,M.D)。然而,最好的避免视网膜滑坡的方法是直接行重水×硅油交换。将重水注入人工晶状体平面,通过硅油灌注管注入硅油,硅油与重水接触,与其黏附(由于两者之间的低界面张力)。残留的 BBS 被推向前,通过笛形针被动移除,最后在视神经表面移除重水泡(J. Marticorena,M.D.)。

GraziaPertile 所描述的一种注油技术是另一种重水×硅油交换的方法；这项技术将重水注入裂孔边缘,行气液交换干燥视网膜裂孔的边缘,然后注入硅油,通过笛形针移除重水。这项技术大大降低了重水进入视网膜下的风险(S. Natarajan,M.D.)。

对于下方视网膜裂孔，可行直接的重水×重硅油交换。首先,将重水填充整个玻璃体腔,重水下移除视网膜下积液。交换的过程与直接的重水×硅油交换的方法一样,但将眼球向上转,使重水和重硅油在交换过程中沉入上方,用笛形针在眼前节的下方玻璃体腔抽吸残留的 BSS 和视网膜下液(通过这种方法,将比重水密度小的重硅油,会将上方的视网膜下液,推向周边部的裂孔处)。一旦前部玻璃体腔填充了重硅油(眼后节填充重水),将没有视网膜下液存留。最后,用笛形针在视神经前吸除重水,重硅油填充整个玻璃体腔(P. Koch,M.D.)。

在行直接的重水×硅油交换过程中,一个常见的问题是注油管的膨胀或断开。为防止这个并发症，硅油灌注压应设置在 50psi(Constellation)或者 3bar(EVA);还需将管道与套管之间固定(F. Armadá,M.D.)。

一个简单而有效的避免视网膜滑脱的方法，就是将重水留在玻璃体腔内 2 周,然后再次手术取出重水（中期重水填充技术）(J. Calzada,M.D.)。

巩扣带术联合玻璃体切割术可能会增加视网膜滑坡的风险,尤其是扣带过度扎紧的情况下。如果使用环扎带,那么应在气液交换后再将其扎紧(Falavarjani K.G.,M.D.)。

你有什么技巧避免遗留视网膜下积液?

行后极部引流性视网膜切开术,可以在不适用重水的情况下复位视网膜。可通过后极部引流孔进行气液交换,约 30 秒后,再次抽吸重新聚积的视网膜下积液(G. Fernandez,M.D.)。

使用重水可以减少残留的视网膜下液。在气液交换开始时,尽可能地吸除视网膜下液；首先吸除重水上方的 BSS 和视网膜下液,然后吸除重水。尽管如此,术中 OCT 仍显示视网膜下积液没有被完全吸除(S. Kusaka,M.D.)。

改进视网膜下液引流的方法,可将重水注入锯齿缘,在锯齿缘处行引流性视网膜切开,或将周边部视网膜裂孔扩大至锯齿缘(J. García,M.D.)。

重要的是,在去除视网膜裂孔后的重水之前,应将前部的 BSS 完全去除。当 BSS 完全吸除后，由于没有了周边部 BSS 弧面,重水的表面形态由凸面变成凹面。剩余的视网膜下液缓慢稳定地在视网膜裂孔处被吸除，避免因快速抽吸遗留局限的积液小泡(J. Lara, M.D.)。

如果视网膜下液被局限在后极部视网膜，可以重新注入重水、减小气体压力，将视网膜下液吸净(Z. Tomic, M.D.)。有时再次进行气液交换，或反复注入重水和气液交换是有必要的(J. Nadal, M.D.)。

37.2 视网膜切开术和巩膜扣带术

如果剥除增殖膜后，视网膜仍未复位，你会怎么做？	• 环扎 • 局部(通常下方)扣带 • 周边部视网膜切开术 • 其他：(请解释________)
如果决定使用扣带，你会选择哪一种？	• 2.4mm 的 360°环扎带 • 4mm 的 360°环扎带 • 360°硅胶垫压圈 • 局部硅胶带垫压 • 其他：(请解释________)
如果计划行视网膜切开术，你会同时进行环扎术？	• 不会 • 会 • 会，试图使用扣带支撑视网膜切开的边缘 • 其他：(请解释________)
你会如何进行视网膜切开术？	• 在 BSS-重水下进行 • 在空气下进行 • 在硅油下进行 • 其他：(请解释________)
你会做多大范围的视网膜切开？	• 切开 2 个钟位的范围，两边分别到达正常视网膜 • 至少 180°(通常为下方) • 切开的范围尽可能小 • 其他：(请解释________)
你会在多靠后的位置行视网膜切开？	• 尽量周边，到达玻璃体基底部(或 PVR 视网膜脱离的部位) • 尽量周边，到达能完全剥除后极部增殖膜的部位 • 后部松解性视网膜切开，保留前节视网膜 • 其他：(请解释________)
你会进行何种方式的视网膜切开？	• 环形 • 放射状 • 两种都有 • 其他：(请解释________)

(待续)

续表

行视网膜切开前你会行眼内电凝吗?	• 不会 • 仅电凝大血管 • 会,围绕切开的部位 • 其他:(请解释________)
你会切除前节视网膜,甚至睫状体平坦部上孔盖吗?	• 通常 • 仅在周边部行视网膜切开时 • 从来不 • 其他:(请解释________)
进行视网膜切开术,你有什么技巧和建议,你更喜欢使用何种器械?	
对于伴有后部视网膜损伤或嵌顿的眼球贯通伤,你会如何预防 PVR 的发生?	• 在嵌顿处附近行视网膜切开 • 围绕嵌顿处切除 1~2mm 的视网膜 • 围绕嵌顿处切除 1~2mm 的视网膜脉络膜 • 仅围绕后部视网膜裂孔行激光光凝 • 其他:(请解释________)
对于伴周边部视网膜嵌顿的眼球贯通伤或眼球破裂,你会如何松解视网膜?	• 在嵌顿处附近行视网膜切开 • 围绕嵌顿处切除 1~2mm 的视网膜 • 围绕嵌顿处切除 1~2mm 的视网膜脉络膜 • 其他:(请解释________)

如果剥除增殖膜后,视网膜仍未复位,你会怎么做?

如果剥除增殖膜,视网膜仍未复位,且未行扣带术,大多数医生会选择周边部松解性视网膜切开术(55.17%),44.83%的医生会选择扣带术,其中大部分医生会使用环扎带,极少数选择下方局部硅胶垫压。

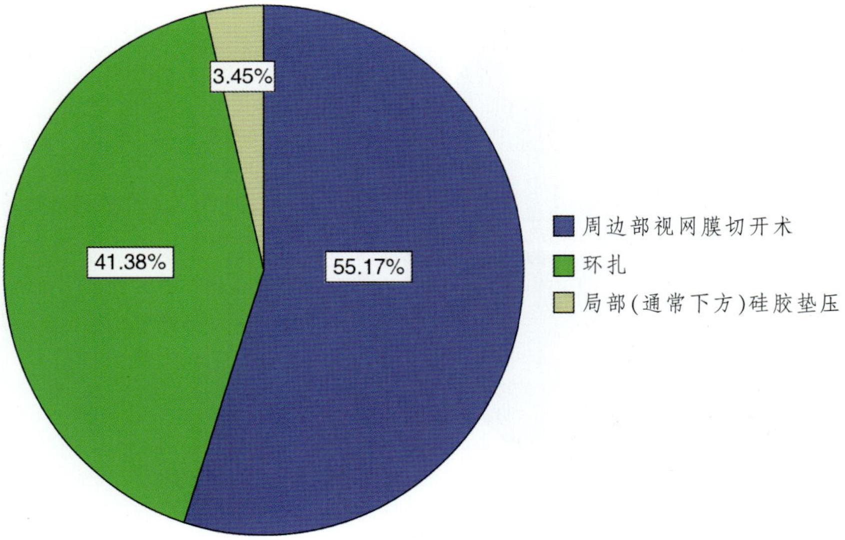

如果决定使用扣带，你会选择哪一种？

大部分医生会使用2.4mm的环扎带(71.43%)或更宽的4mm环扎带(14.29%)。部分医生选择下方局部的硅胶垫压(10.71%)，仅有3.57%医生使用较宽的硅胶垫压圈进行环扎。

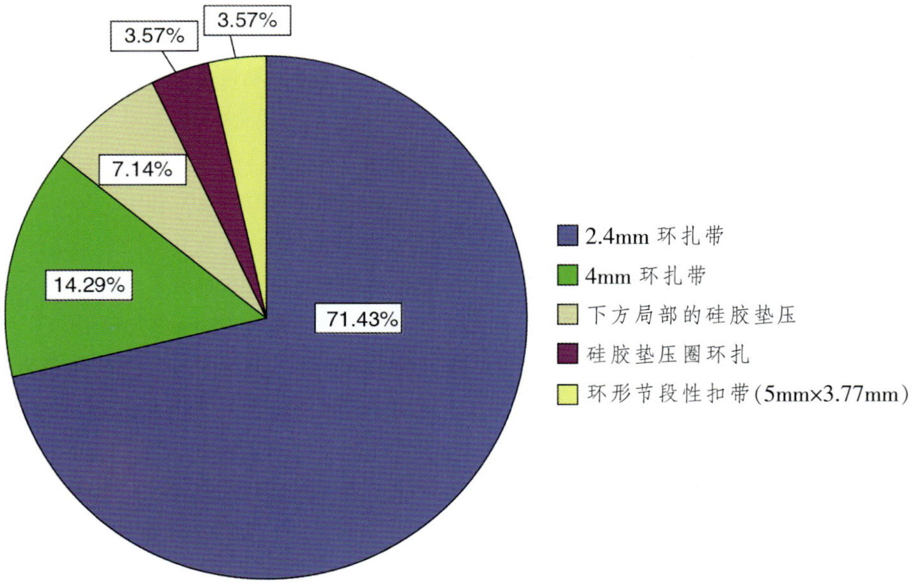

如果计划行视网膜切开术，你会同时进行环扎术吗？

如果计划行视网膜切开，大部分医生不会进行扣带手术(56.67%)，36.67%的医生会选择联合手术。如果视网膜切开的范围不是很大，少数医生会选择联合手术(6.66%)。

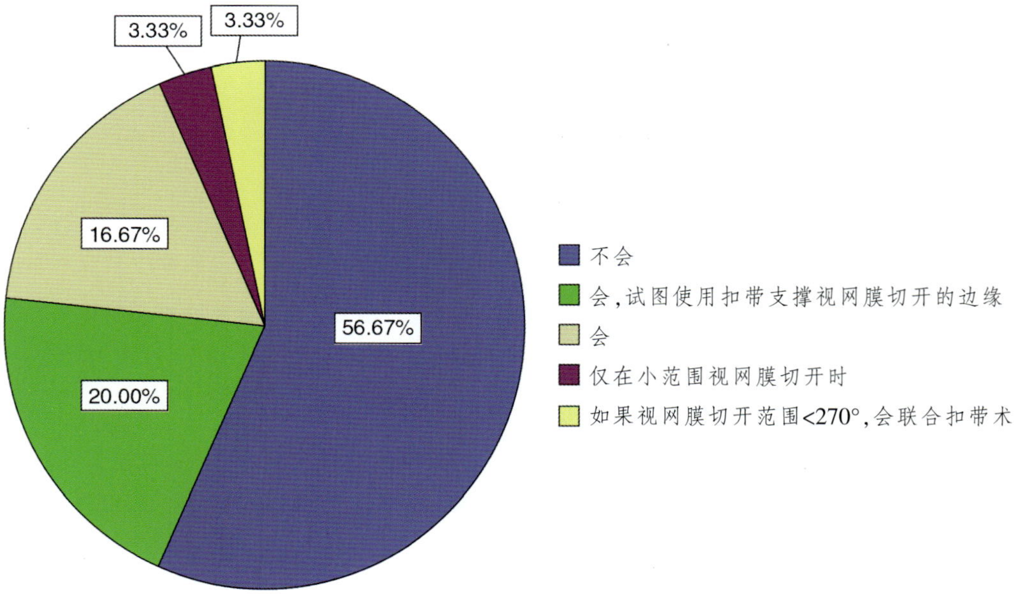

你会如何行视网膜切开术？

绝大多数医生会在 BBS-重水下进行(93.33%)，少数会在空气下手术(6.67%)。

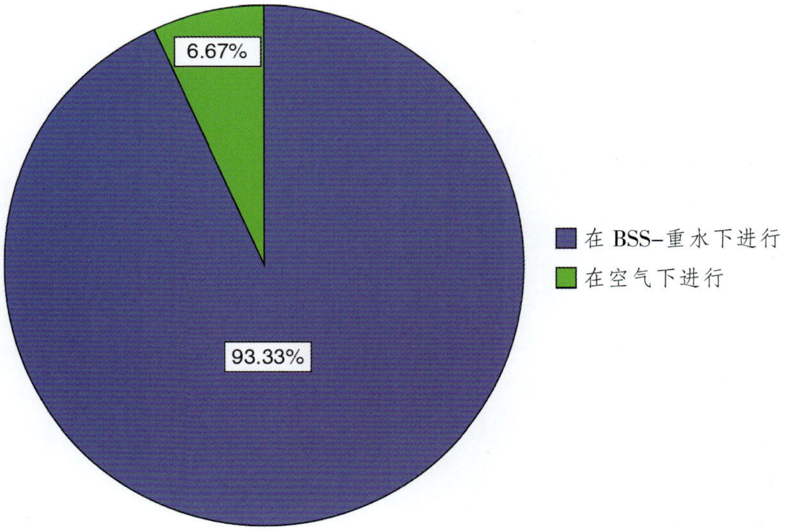

你会做多大范围的视网膜切开术？

大部分医生会做大范围的视网膜切开，范围扩展至正常视网膜，不小于 180°(64.29%)，其他医生会限制视网膜切开的范围，最多接近正常视网膜即可(35.71%)。

为了彻底松解牵拉，任何视网膜切开/视网膜切除的范围都应扩大至正常的视网膜(K.G. Falavarjani，M.D.)。

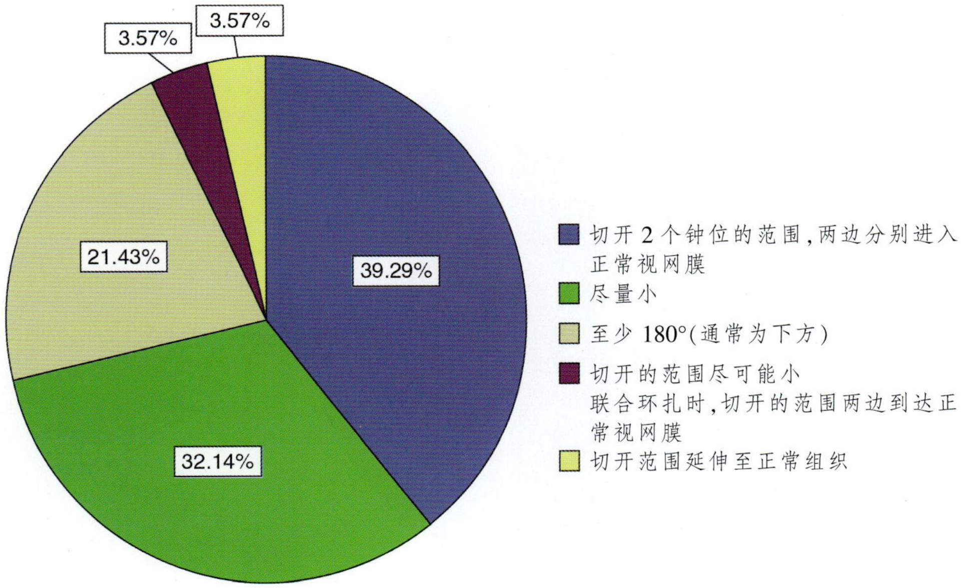

你会在多靠后的位置行视网膜切开？

大部分医生会将视网膜切开的后缘限定在能够完全剥除增殖膜的部位(73.33%)，部分医生会在稍靠前的玻璃体后脱离的部位行视网膜切开(20%)，其他医生根据视网膜复位的需要在切开后部的视网膜(6.66%)。

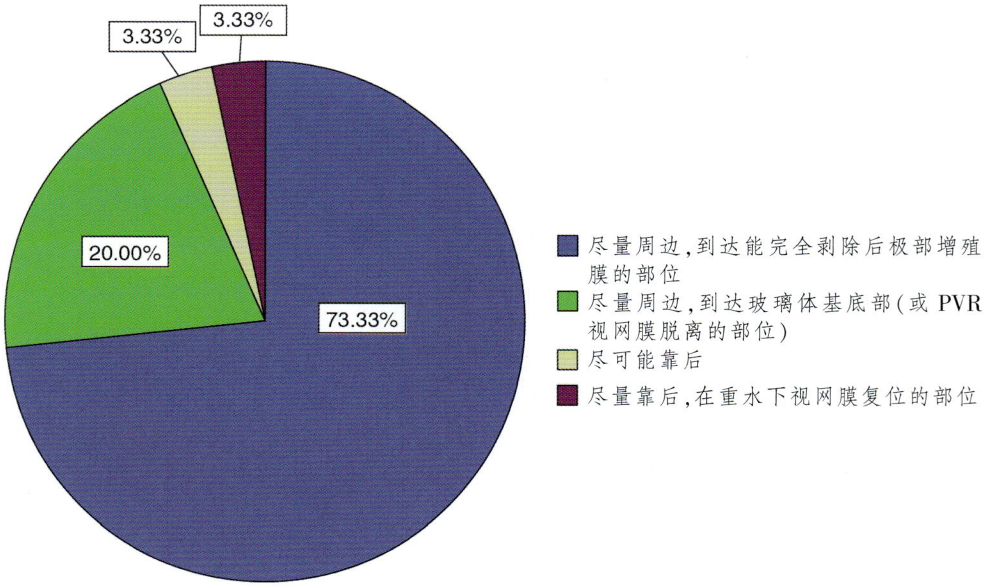

你会做何种视网膜切开术？

大部分医生仅进行环形松解性视网膜切开术(62.07%)，部位医生在环形切开以松解前后方向牵拉时，会联合放射状视网膜切开(37.93%)。

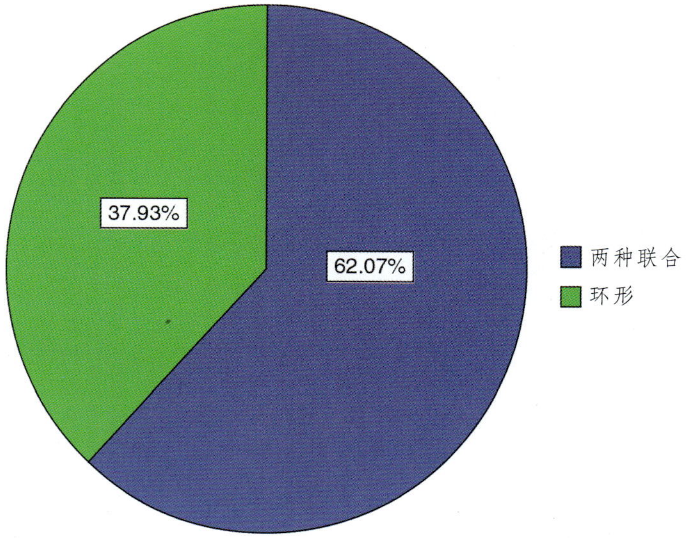

行视网膜切开前你会行眼内电凝吗？

大部分医生会围绕视网膜切开处的边缘行眼内电凝(63.33%)，少数医生仅在大血管处行眼内电凝(33.33%)。

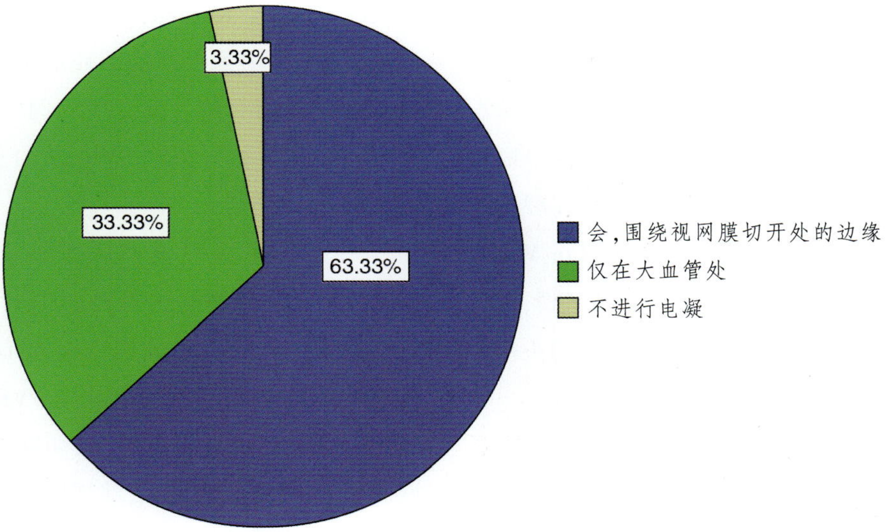

你会切除前节视网膜，甚至睫状体平坦部上孔盖吗？

大部分医生会完全切除前节视网膜(63.33%)，其他医生仅在周边部行视网膜切开时切除(36.67%)。

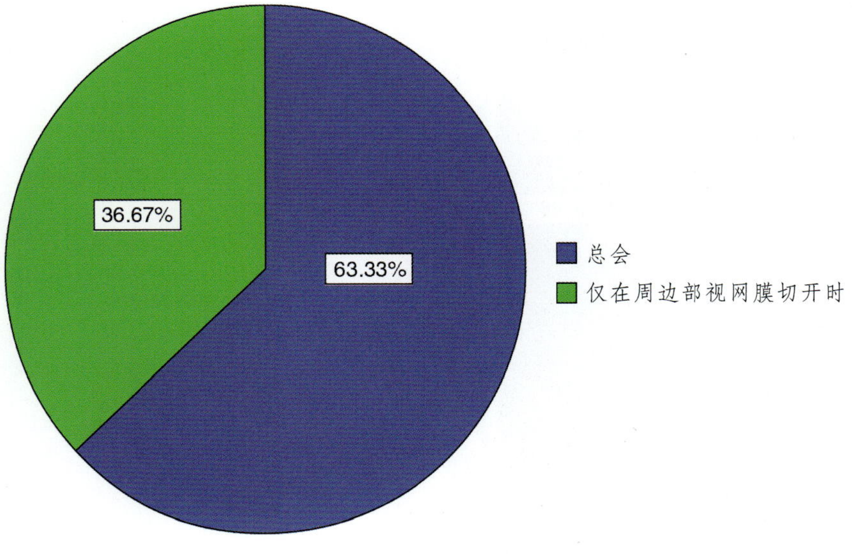

进行视网膜切开术，你有什么技巧和建议，你更喜欢使用何种器械？

如果在剥除增殖膜和扣带术后，视网膜仍未复位，才会考虑行视网膜切开术(J. Nadal,M.D.)。

大部分医生会在低负压、高切速的情况下使用玻切头切开视网膜，并用眼内电凝围绕切开处以减少出血。切开后可能需要再次电凝全部切开处的视网膜(V. Kazaykin,M.D.)。

在低流速或低负压下切开视网膜，关使用约 150 cuts/min 的低切速，将玻切头用作剪刀(Z. Tomic,M.D.)。

部分医生使用眼内剪行视网膜切开，可使切缘更平整(J.M. Cubero,M.D.)。

在 12 点钟位周边部行视网膜切开有时候比较困难；此时，使用高能量的眼内电凝标记视网膜切开，在电凝点处吸住前节视网膜并向前拉出(D. RuizCasas,M.D.)。

最常使用的视网膜切开通常为环形，以松解前后方向的牵拉；如果切开后由于还存在环形牵拉，视网膜仍然皱缩，可行放射状视网膜切开(S. Kusaka,M.D.)。放射状视网膜切开，还可用于存在局部环形牵拉且无法剥除增殖膜的病例。在这些病例中，可通过放射状视网膜切开去除 PVR，从而复位视网膜(P. Koch,M.D.)。

对于伴有后部视网膜损伤或嵌顿的眼球贯通伤，你会如何预防PVR的发生？

大部分医生会切除嵌顿周围 1~2mm 范围的视网膜和脉络膜，以减少 PVR 的发生(各占 34.48%)，其他医生仅切除嵌顿的视网膜(17.24%)，或围绕后部视网膜裂孔行激光光凝(13.79%)。

必须完全去除后部玻璃体，并行局部的视网膜切开，围绕视网膜切开行激光光凝，应避免使用冷凝(F. Gonzalez,M.D.)。

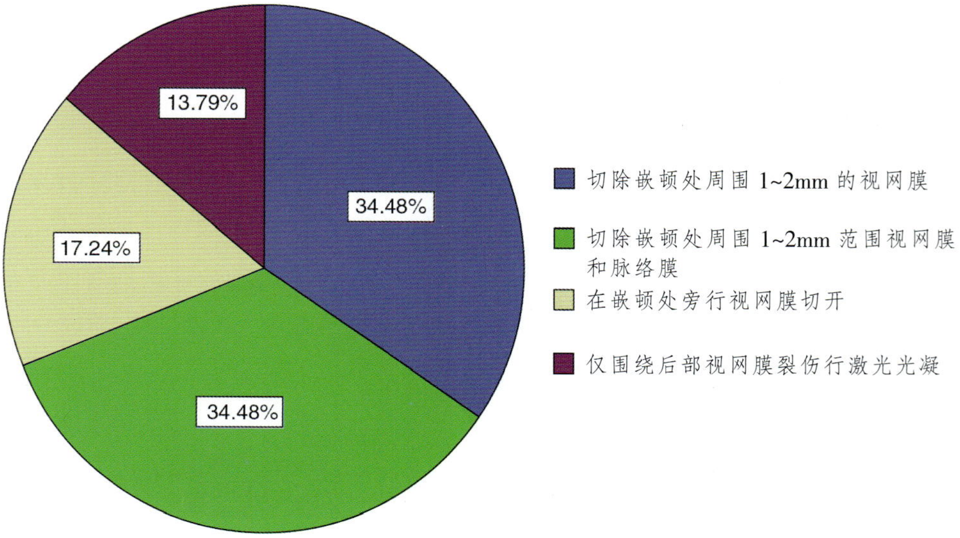

对于伴周边部视网膜嵌顿的眼球贯通伤或眼球破裂，你会如何松解视网膜？

大部分医生仅切除嵌顿处周围 1~2mm 视网膜，松解嵌顿并避免发生 PVR(53.57%)，其他医生仅切除嵌顿处旁的视网膜(28.57%)。少数医生会切除嵌顿处周围的视网膜和脉络膜，避免发生 PVR(17.86%)。

可以用以下方法代替用视网膜切除，松解嵌顿的视网膜：将眼内压降至 0mmHg，用硅胶头的针管按摩嵌顿的视网膜，然后注入 BSS。一旦解除嵌顿，需行缝合巩膜伤口，尽管在大多数病例中最终仍需行视网膜切开(F. Gonzalez，M.D.)。

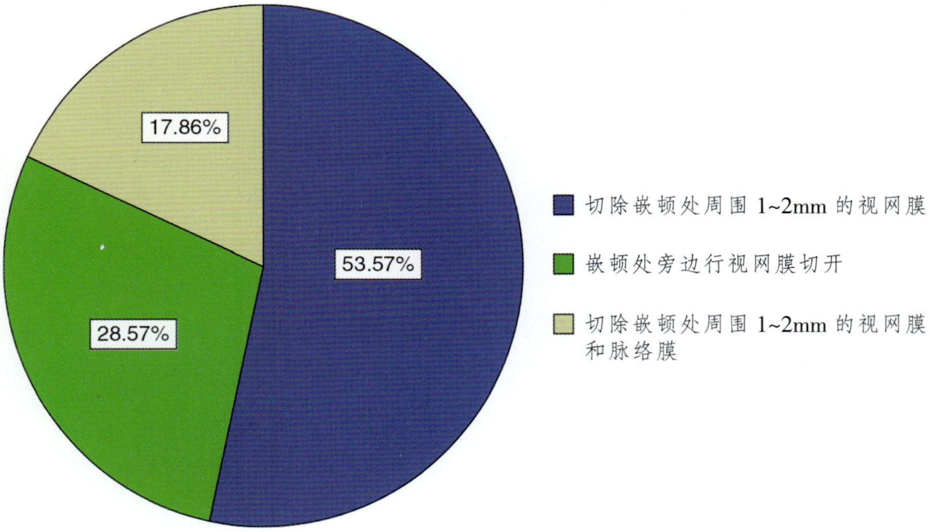

37.3 眼内填充

对于巨大裂孔(GRT)或者大范围视网膜切开的病例，你会如何避免视网膜滑坡？	• 气液交换，非常小心地排干液体 • 直接行重水×硅油交换 • 保留视网膜桥接部分，随后再切除 • 其他：(请解释________)
当进行眼内交换时，你有什么技巧和建议来避免视网膜滑坡？	
你会在何种情况下使用重硅油？	• 不会使用 • 持续存在的下方增殖膜(不会影响视网膜复位) • 下方视网膜切开 • 其他：(请解释________)
对于 PVR 的病例，你会使用哪种眼内填充物？	• SF_6 • C_3F_8 • 硅油 • 其他：(请解释________)

(待续)

续表

对于PVR的病例，你会使用哪种硅油？	• 1000cSt • 2000cSt • 5000cSt • 其他：（请解释________）
对于填充硅油的病例中，你会如何注入硅油？	• 直接行重水×硅油交换 • BSS/重水×空气交换，之后行气体×硅油交换 • 直接行BSS×硅油交换 • 其他：（请解释________）
硅油填充后你会保留多少眼内压？如何检测？	
在何种情况下你会行Ando虹膜周切术？	
患者术后会采取特殊体位吗？	
如果是，会选择何种体位？多长时间？	
你会何时取出硅油？	• 3个月 • 6个月 • 12个月 • 其他：（请解释________）
你会何时取出重硅油？	• 1个月 • 2个月 • 3个月 • 其他：（请解释________）
在何种情况下，你会选择硅油永久填充？	

对于GRT或者大范围视网膜切开的病例，你会如何避免视网膜滑坡？

在巨大裂孔或周边部大范围视网膜切开的病例中，大部分医生会选择直接行重水×硅油交换或小心的气液交换（各占46.67%），极少数医生会使用重水做中期眼内填充(3.33%)。

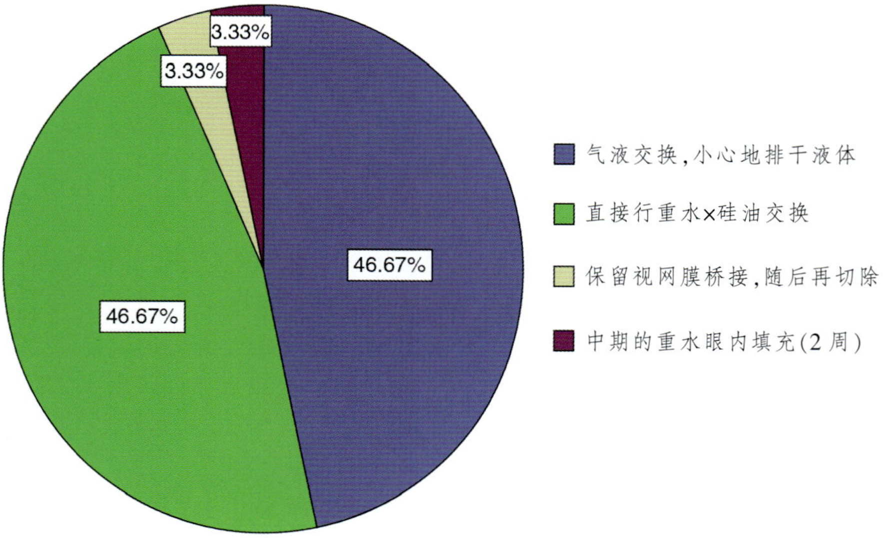

当你做眼内填充交换时,你会如何避免发生视网膜滑脱?

前文已有提及。

你会在何种情况下使用重硅油?

超过一半的医生不使用重硅油(51.72%),部分医生会在持续存在的下方增殖膜的病例中(24.24%),或下方视网膜切开的病例中使用(13.79%)。

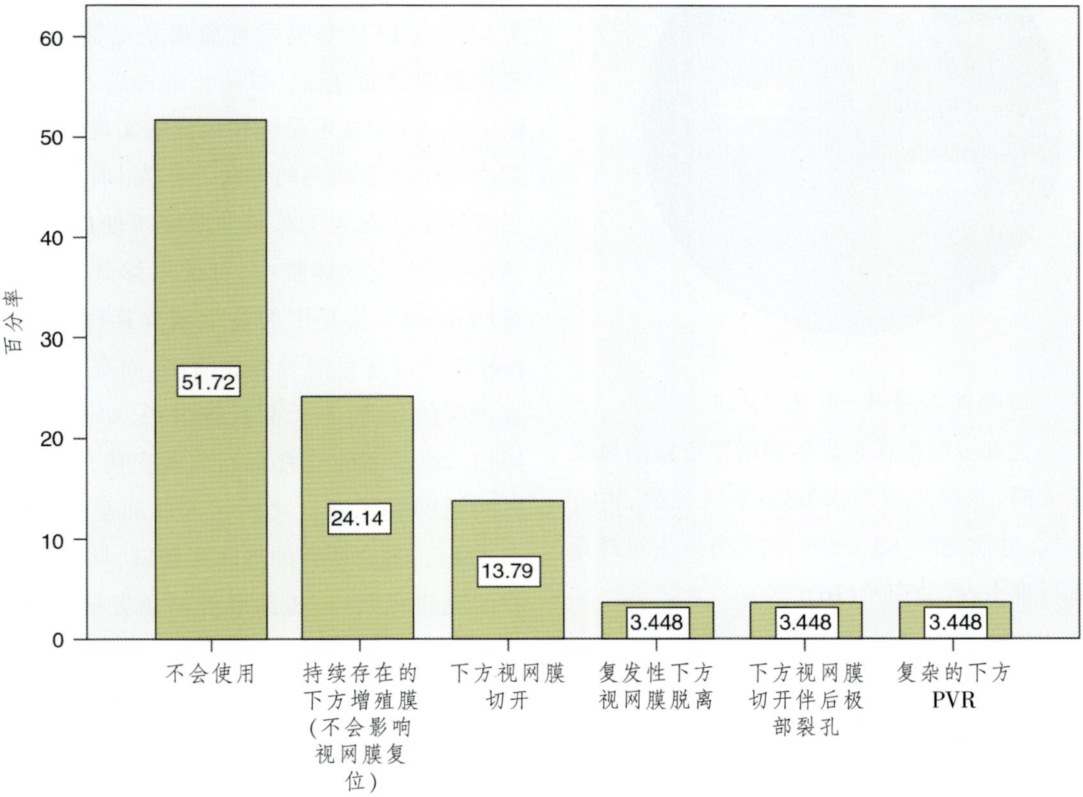

对于PVR的病例,你会使用哪种硅油?

在 PVR 的病例中,所有医生都会选择长效眼内填充,大部分医生选择使用硅油(75.86%),其余医生选择 C_3F_8(24.14%)。

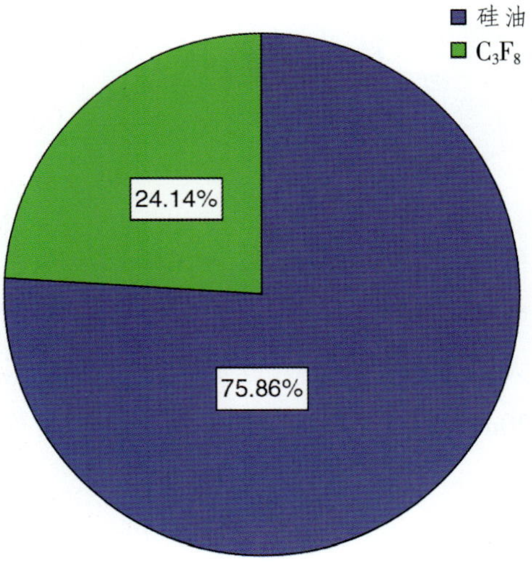

对于PVR的病例，你会使用哪种硅油？

55.17%的医生使用低黏度的硅油，44.83%的医生会使用高黏度的硅油。

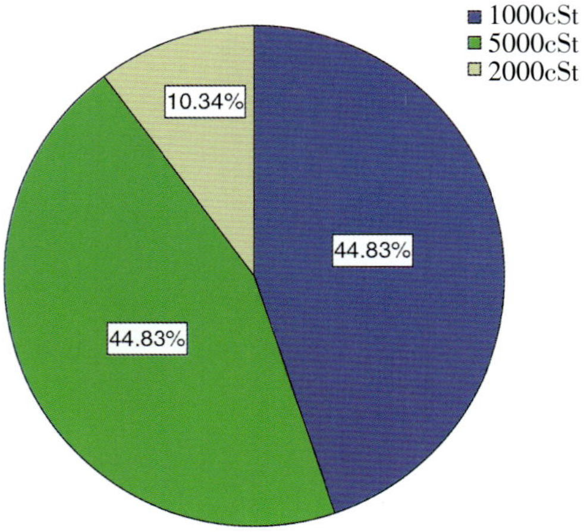

何时注入硅油，如何注入？

大部分医生在考虑到视网膜滑坡的风险不大时，选择先行重水/BSS×空气交换，再行空气×硅油交换(83.33%)。少部分医生选择直接行重水×硅油交换(16.67%)。

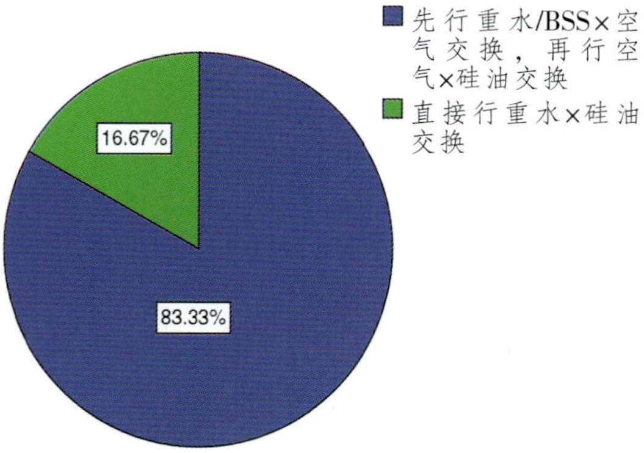

硅油填充后你会保留多少眼内压？你会如何测眼压？

大部分医生将注入硅油至正常眼内压(15~20mmHg)(71.43%)，部分医生会选择较低的眼内压(10mmHg)(17.86%)，少部分医生会较高的眼内压(25mmHg)(10.71%)。然而，大部分医生通过指测或者其他间接征象来判断眼内压(92.86%)，极少数医生会在手术过程中测量眼内压(7.14%)。

玻璃体腔内完全的硅油填充，对于减少发生下方PVR和复发性脱离是必需的，但是应避免硅油过充，以防止硅油进入前房。Kirk Packo的技术是一种很好的实现玻璃体腔内完全硅油填充的方法。首先，前房维持正常深度，在人工晶状体眼中可使用BSS，然而，在无晶状体眼中，可使用弥散型黏弹剂(Viscoat)，这是因为在气液交换时，使用BSS维持前房可能导致浅前房，而空气可导致过深的前房(在无晶状体眼中，Ando虹膜周切口是必需的)。随后行气液交换，吸除所有的视网膜下液，之后注入硅油至虹膜平面。最后，缝合所有的巩膜穿刺口，只留下上方的巩膜穿刺口，拔除套管后预置缝，再重新放置套管。松开并轻轻抬起开睑器，使用15~21mmHg的TerryBarraquer眼压计测量眼内压，当眼内压达到15~21mmHg时，停止硅油注入。结束时，助手拔出套管，主刀立即扎紧预置缝线。通过这项技术，使玻璃体腔完全填充硅油，同时维持正常深度的前房和眼内压(D. Ruiz-Casas, M.D.)。

另一项无晶状体眼中硅油完全填充的方法，是在完成下方虹膜周切后，去除前房所有液体。这样使得完成硅油填充后，前房也充满硅油。最后，在前房注入一个空气泡，用Schiotz眼压计再次测量前房深度和眼内压(K.G. Falavarjani, M.D.)。

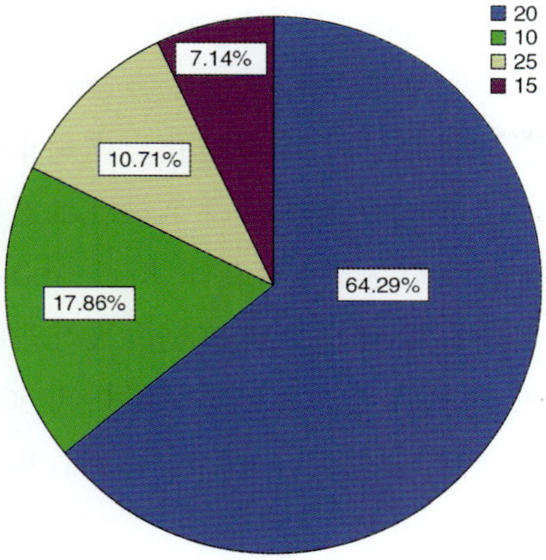

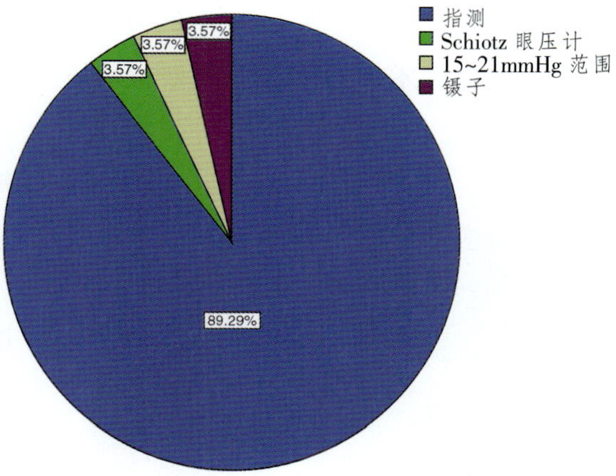

在何种情况下你会行Ando虹膜周切？

大部分医生会对无晶状体眼病例行 Ando 虹膜周切(66.67%)，部分医生会在人工晶状体眼或晶状体–虹膜膈受损的病例中行 Ando 虹膜周切(29.63%)，极少数医生从不做行 Ando 虹膜周切(3.7%)。

在无晶状体眼中，无论使用硅油还是惰性气体作为眼内填充，都必须行 Ando 虹膜周切。否则，可能会发生瞳孔阻滞，硅油进入前房，或前房消失。这个情况在惰性气体填充时发生，可通过患者保持面朝下体位逆转，但还是会再次复发，所以最好避免发生这样的并发症(D. Ruiz–Casas，M.D.)。

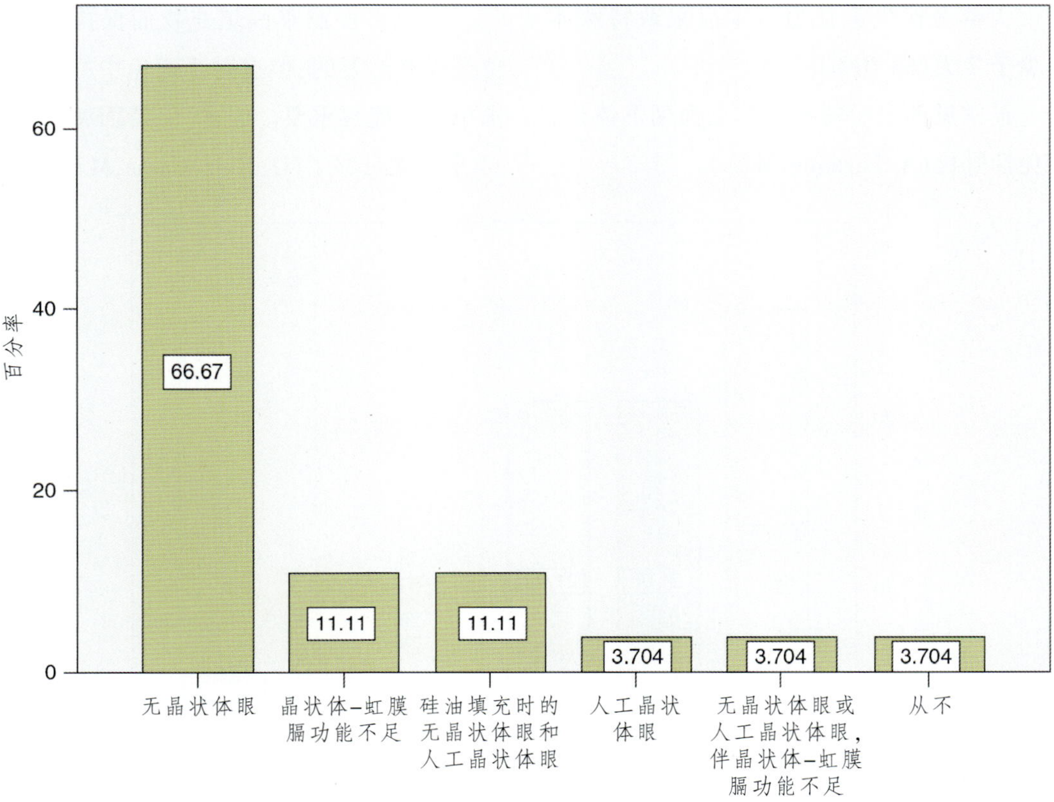

术后你会给患者采取特殊体位吗？

大部分医生术后会让患者采取特殊体位(76.67%)。

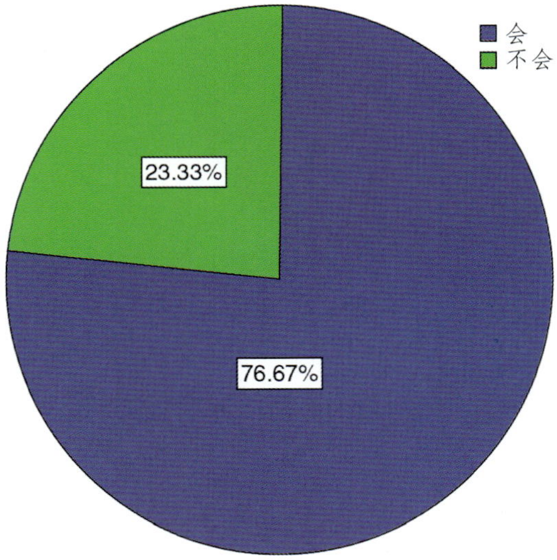

如果是，会使用哪种特殊体位？使用多久？

大部分医生会让患者术后采取特殊体位少于7天(63.16%)。

最常见的术后特殊体位是面朝下体位，避免仰卧位(A. Lavaque, M.D.)。

部分医生仅在裂孔位于颞侧或鼻侧时才会让患者采取特殊体位，因为上方裂孔的病例会使用硅油填充，而下方裂孔会使用重硅油填充。周边部裂孔的患者采取裂孔的对侧体位，以便于更好地顶压裂孔(P. Koch, M.D.)。

如果没有重硅油，下方视网膜裂孔进行眼内顶压，指导患者俯卧位24小时，再改为仰卧位，尽管这可能引起白内障(I. Relimpio, M.D.)。

如果行下方大范围视网膜切开，患者可能需要在夜晚保持更长时间的特殊体位(侧卧位)(G. Fernandez, M.D.)。

术中可能需要经常调整眼位，避免保持同一眼位太久，在眼内同一部位聚集炎性物质(F. Faus, M.D.)。

部分医生喜欢让患者先保持俯卧位，之后调整为除仰卧位外的其他体位(S. Kusaka, M.D.)。

让患者按照眼内填充物而保持特定体位是没有必要的，但这对于避免中心凹下重水小泡可能很重要。因此，保持面朝下体位24小时就足够了(D. Ruiz-Casas, M.D.)。

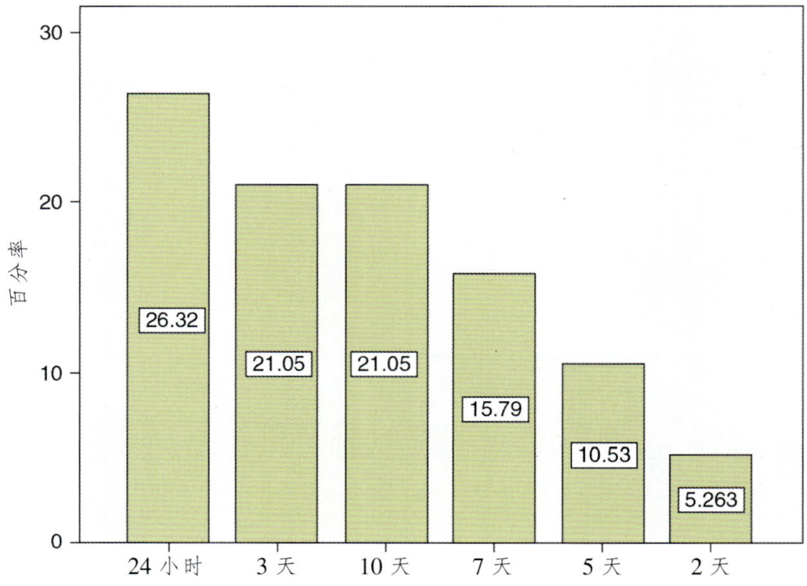

你会何时取出硅油？

大部分医生会在 3 个月内行取出硅油 (66.67%)，部分医生会等待到 6 个月 (33.33%)。

眼内填充的时间取决于病例的实际情况。如果视网膜复位稳定，而且没有出现增殖，硅油通常在 3 个月内取出。如果有疑似增生，或者下方复发视网膜脱离但未累及黄斑，硅油将保留 6 个月甚至更长时间，直到不再有出现 PVR(G. Fernandez，M.D.)。

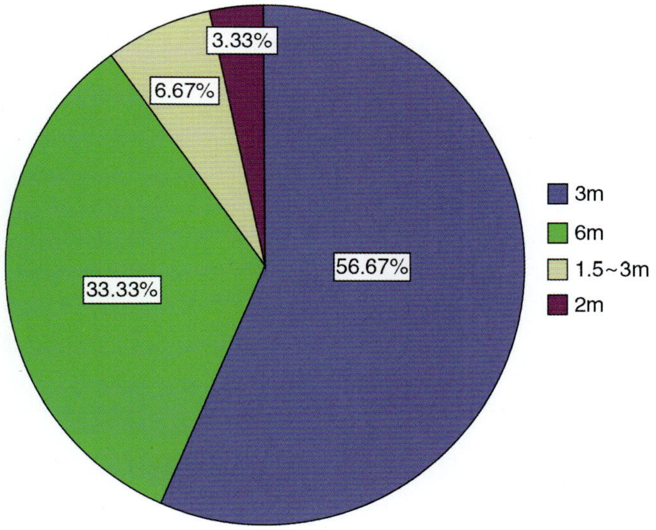

你会何时行重硅油？

93.75%的医生 3 个月内取出重硅油，只有 6.25%的医生 6 个月取出重硅油。

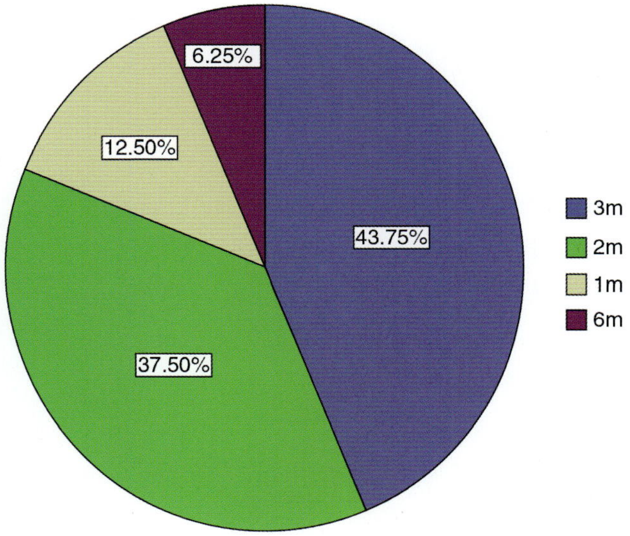

在何种情况下，你会选择硅油永久填充？

对于永久失明、硅油取出后复发视网膜脱离、持续低眼压、持续的周边视网膜脱离，以及术后 1 个月后视网膜未完全复位的病例，会将硅油永久填充。

37.4 视网膜复位术

在什么情况下会使用冷凝，而不使用激光光凝？	
对于什么样的 PVR 病例，会行 360°激光光凝？	
你会如何进行 360°激光光凝？	• 从玻璃体基底部到锯齿缘 • 在玻璃体基底部后缘行数排激光 • 在锯齿缘行数排激光 • 其他：(请解释________)
你会如何行激光光凝？	• 连续模式 • 间断模式 • 两种同时使用 • 其他：(请解释________)
对于什么样的 PVR 病例，你不会选择术中进行激光，或在术后进行激光？	• 从不 • 大范围的视网膜切开时，伴视网膜皱缩 • 几乎总是，以减少炎症反应 • 其他：(请解释________)

在什么情况下会使用冷凝，而不使用激光光凝？

几乎不使用冷凝，但可在色素缺失的区域使用避免 RPE 损伤，也可在通过睫状神经的子午线处使用，避免睫状肌麻痹(M. Veckeneer, M.D.)。

如果使用冷凝，当视网膜变白时必须停止，以避免视网膜萎缩和瘢痕，更好、更快地进行视网膜冷冻(J. Zarranz, M.D.)。

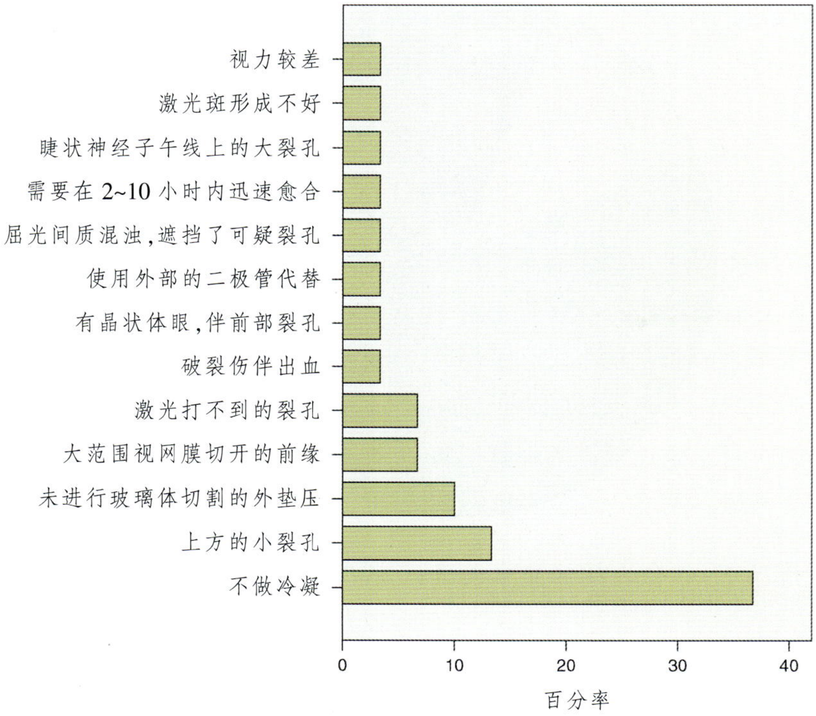

对于什么样的PVR病例，会行360°激光光凝？

如果伴有全周的视网膜病变或裂孔时，通常会行360°的激光光凝。

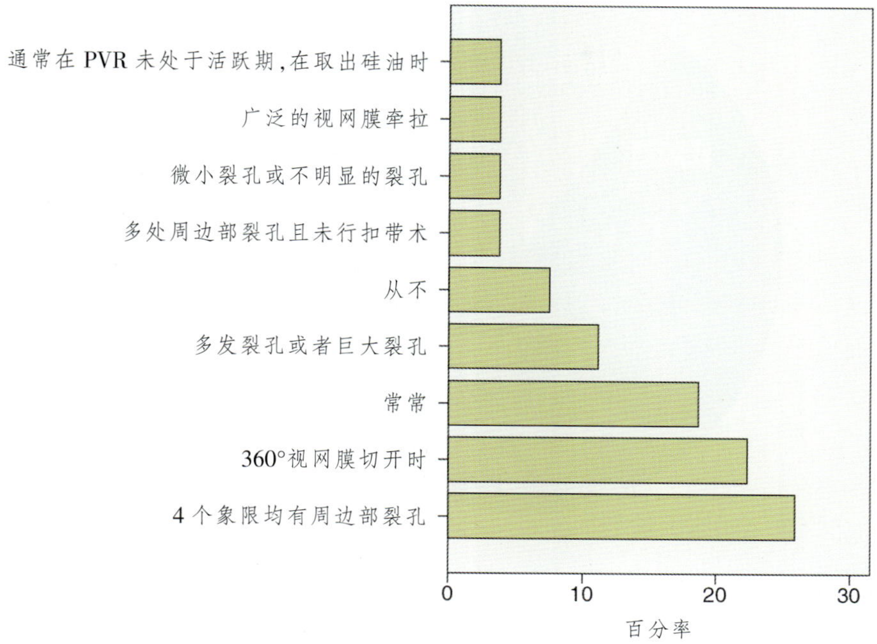

你会如何行激光光凝？

大部分医生会在玻璃体基底部行数排激光光凝(51.72%)，部分医生会自玻璃体基底部后缘到锯齿缘处行激光治疗(37.93%)。

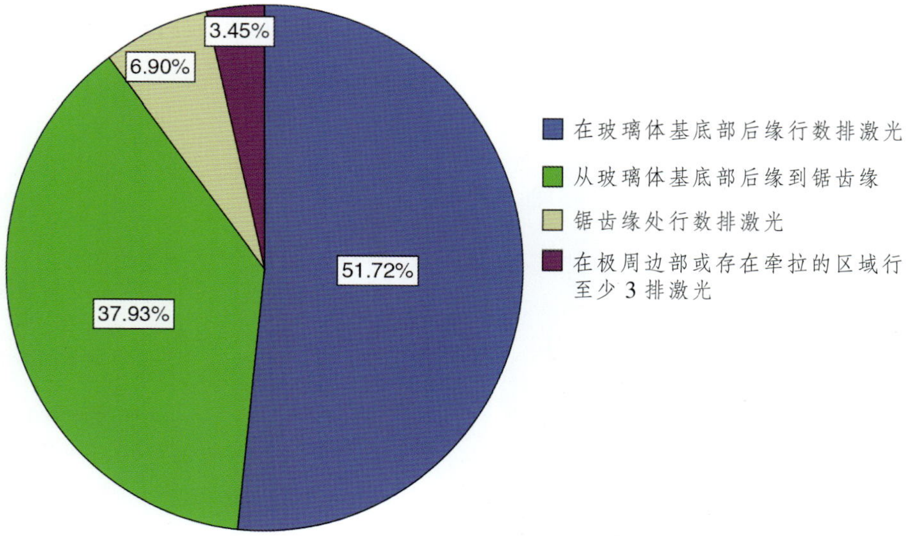

你会如何行视网膜激光？

大部分医生使用间断模式行激光治疗(80%)。

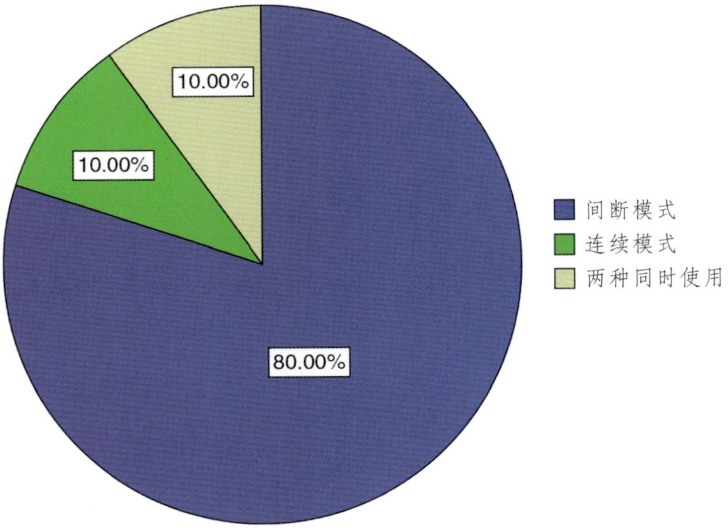

对于什么样的PVR病例，你不会选择术中进行激光，而在术后进行激光？

大部分医生从来不延迟行激光治疗(83.33%)；部分医生认为可能在特定的情况下，延迟激光可减轻炎症。

在新发的PVR中，如果不能避免行视网膜切开，在气液交换后，不使用或使用很有限的激光(由于此处视网膜被牵拉，因此没有使用重水)。在很复杂的病例中，即使在广泛剥除增殖膜和视网膜切开后视网膜仍未平伏，无法行激光光凝，会将重水在眼内保留1周。当再次手术时，视网膜可能平伏，增殖膜可被台盼蓝染色。这些病例最后注入常规硅油。这是病情非常复杂病例的备选治疗方案，通常为创伤后发生PVR的病例(M. Veckeneer, M.D.)。

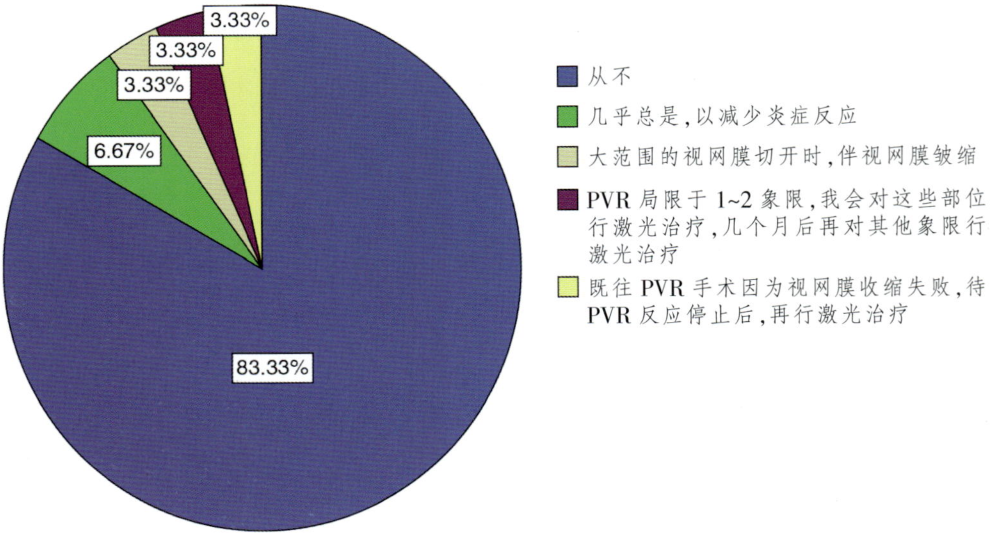

37.5　手术失败

你认为 RD-PVR 手术后视网膜再次脱离的最常见原因是什么?	• 未完全解除牵拉的因素 • 新发的增殖膜 • 新发的视网膜裂孔 • 其他:(请解释________)
对于 PVR 手术后视网膜再次脱离的病例,你常用的手术技术是什么?	
你会在硅油下剥离新的增殖膜,还是先将硅油取出?	
在什么情况下,你认为应该放弃对一个 PVR 病例的手术治疗?	
你会如何处理持续性低眼压?	• 5000cSt 硅油永久填充 • 去除前囊膜和人工晶状体(如果存在),以及任何睫状体的牵拉 • 去除任何睫状体的牵拉(玻璃体悬韧带切除),保留晶状体囊膜和人工晶状体以将硅油留在玻璃体腔内 • 其他:(请解释________)

你认为RD-PVR手术后视网膜再次脱离的最常见原因是什么?

大部分医生认为复发视网膜脱离是由于未完全解除的牵拉(67.86%),或由于新发的增殖膜,伴或者不伴有新发裂孔(32.14%)。

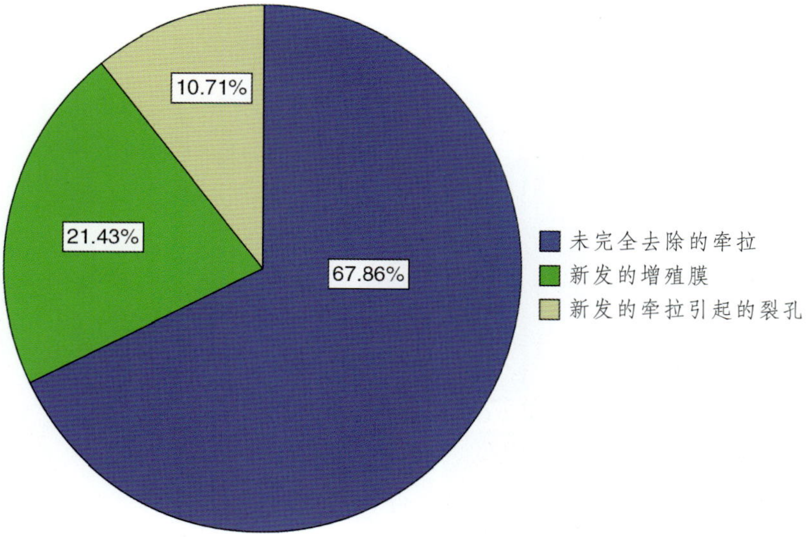

对于PVR手术后视网膜再次脱离的病例,你常用的手术技术是什么?

大部分医生会切除残余的玻璃体,剥除增殖膜,行视网膜切开术和玻璃体腔硅油填充(50%)。部分医生在这些操作的基础上,联合环扎(17.86%)。部分医生会完全去除玻璃体和增殖膜,联合扣带术,避免视网膜切开(10.71%)。

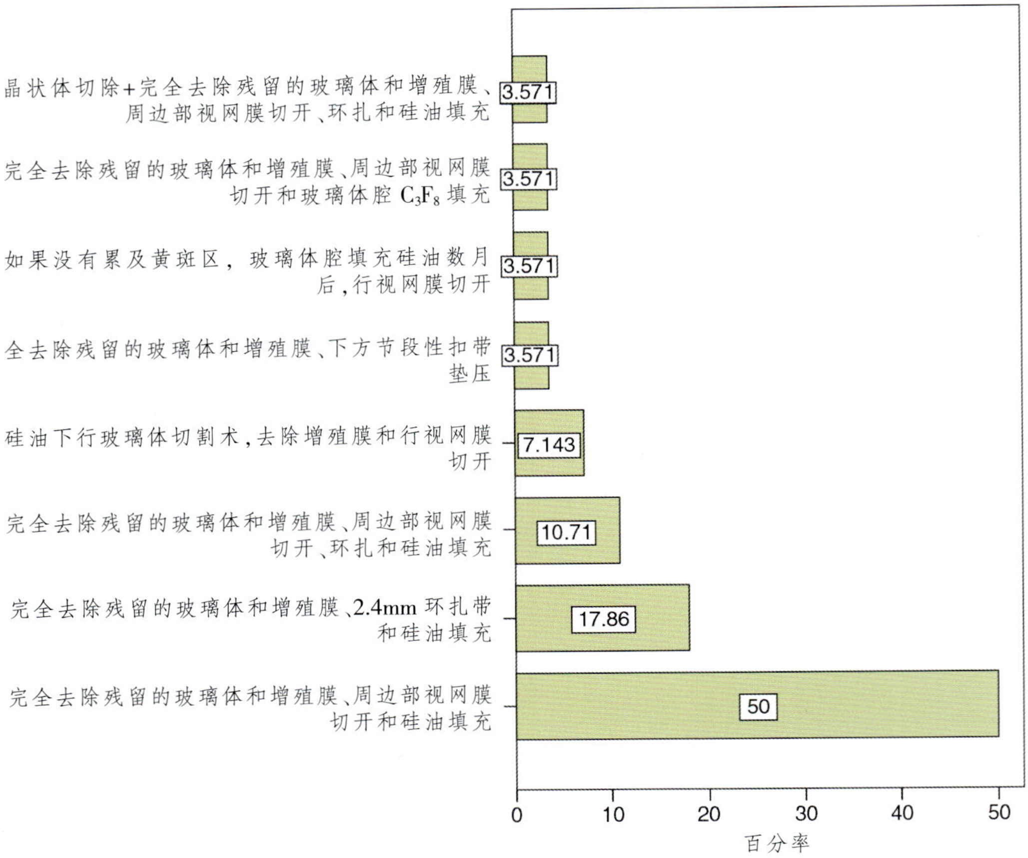

你会在硅油下剥除新的增殖膜，还是先将硅油取出后再剥膜？

大部分医生会先将硅油取出再处理增殖膜(70%)。

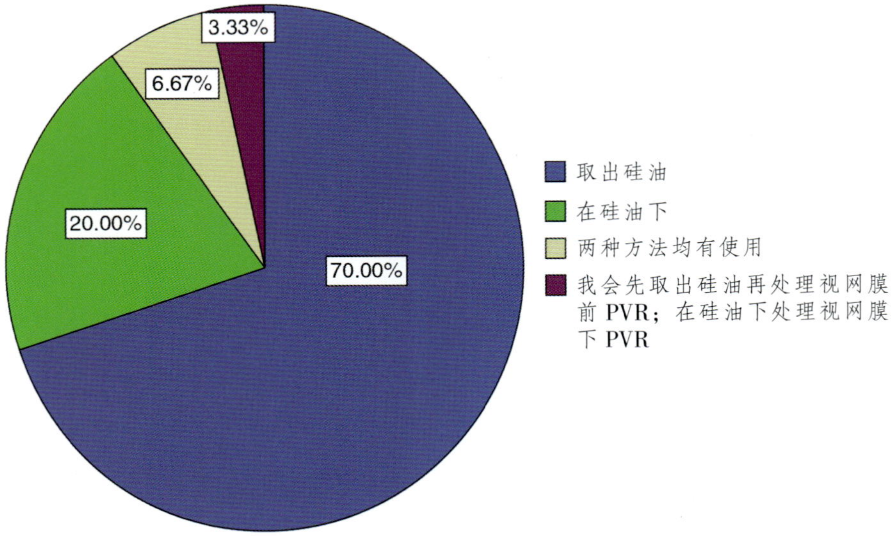

在什么情况下,你认为应该放弃对一个PVR病例的手术治疗?

有一些情况下应考虑放弃手术治疗,例如低眼压、预后视力差、视网膜内 PVR、视网膜缺血伴纤维增生、松解性视网膜切开后的后极部视网膜仍然脱离,以及数次治疗后视网膜仍无法复位等。如果在 PVR 中,出现剧烈的视网膜组织反应, 如视网膜内胶质增生, 则预后视力差且视网膜复位困难(JC Pastor,M.D.)。

你会如何处理持续性低眼压?

大部分医生尝试去除睫状体的牵拉,玻璃体腔填充硅油, 以恢复房水的生成(55.55%);20%的医生会取出人工晶状体和囊膜,以避免对睫状体的牵拉;部位医生会选择永久性硅油填充(44.44%)。

如果出现低眼压,取出人工晶状体和残留的囊膜是确保没有残留的睫状体牵拉的唯一方法(M. Mura,M.D.)。

在这些情况下,必须行房角镜检查排除睫状体分离。如果没有睫状体离断口,且为人工晶状体眼,可以保留人工晶状体和悬韧带以使硅油保留在玻璃体腔内,除非这些组织会对睫状体产生牵拉。如果低眼压没有改善,可以尝试在前房注入黏弹剂。使用新型折叠式人工玻璃体可能是一个好的方法,但目前尚无证据支持其疗效(M. Veckeneer, M.D.)。

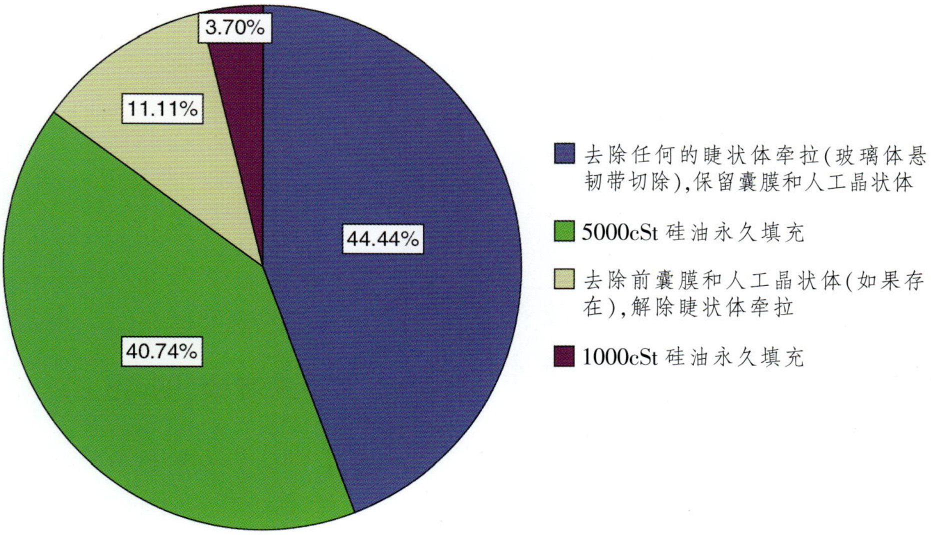

第 38 章

病例报告

D. Ruiz-Casas, Ulrich Spandau,
Felix Armadá-Maresca, F. Cabrera Lopez,
Jorge I. Calzada, J. M. Cubero Parra,
Mostafa Elgohary, F. Espejo Arjona,
F. Faus Guijarro, G. Fernandez-Sanz,
J. R. García-Martinez, F. Gonzalez-Gonzalez,
Philippe Koch, F. J. Lara-Medina,
J. Marticorena Salinero, J. Nadal Reus,
M. I. Relimpio-López, Zoran Tomic,
Marc Veckeneer, Javier Zarranz-Ventura

38.1 伴有前部和后部增生及视盘旁餐巾环样的视网膜增生条索的慢性视网膜脱离

38.1.1 病例描述(图 38.1)

一例 72 岁患者，眼底表现为全视网膜脱离、视网膜僵硬、前节 PVR、视网膜前膜和视盘旁广泛的餐巾环样的视网膜下增生条索。9 个月前他曾在外院手术，但由于视网膜脱离复发，决定不再手术。最佳矫正视力 BCVA 是光感 LP。眼前节角膜透明，虹膜 180°后粘连，人工晶状体在位。

38.1.2 手术步骤(图 38.2)

进行了四通道 23G 玻璃体切割术（带阀门套管和 TDC 切割器的 EVA 玻璃体切割术系统）。

由于大量的视网膜下增生，视网膜非常僵硬。在鼻下方视网膜上进行了视网膜切开术以去除视盘周围的视网膜下膜，但未能完全去除。然后进行第二次鼻上方视网膜切开术以去除完全视网膜下条索。

电子补充资料 本章的在线版本(https://doi.org/10.1007/978-3-319-78446-5_38)包含补充资料，可供授权用户使用。

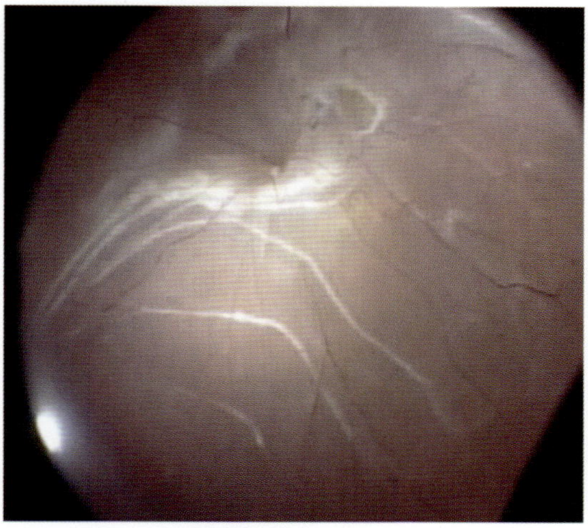

图 38.1 视网膜脱离伴有视网膜下条索。

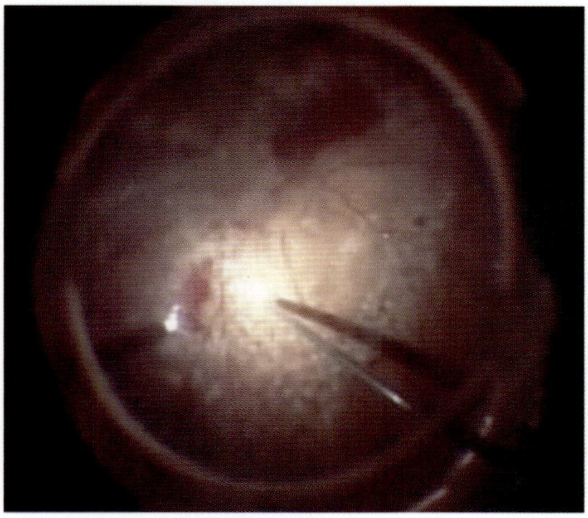

图 38.2 视网膜在硅油下贴附。

然后，观察并剥除黄斑区几处视网膜前膜。

然后进行 270°松解性视网膜切除术（从 5:00~12:00 钟位）以处理由于视网膜内 PVR 引起的视网膜僵硬。视网膜用重水重新贴附，在重水下完成 360°激光光凝。

最后直接进行重水×5000cSt 硅油交换。首先注射重水直到它通过断开的灌注回流，然后在 3bar 压力下通过灌注注射硅油，而 PFCL 则通过主动挤压抽吸（眼压下降时停止抽吸）。

38.1.3 随访

患者手术后在指示下保持面朝下体位 10 天。术后两个月，最佳矫正视力为指数，视网膜仍然贴附。

38.2 伴有 PVR CP9、视网膜下条索、人工晶状体脱位的视网膜脱离

38.2.1 病例描述（图 38.3）

一例 55 岁的人工晶状体患者（1 年前接受白内障手术），有葡萄膜炎病史，因视力丧失 6 个月而被转诊。他视网膜脱离伴有 PVR CP9、人工晶状体囊复合体脱位。

38.2.2 手术步骤

进行四通道 23G 玻璃体切割术。首先用玻璃体切割器和镊子将脱位的人工晶状体从下部纤维化的玻璃体基底部释放。然后用两个末端抓持镊将人工晶状体移入前房，并通过角膜缘切口取出。

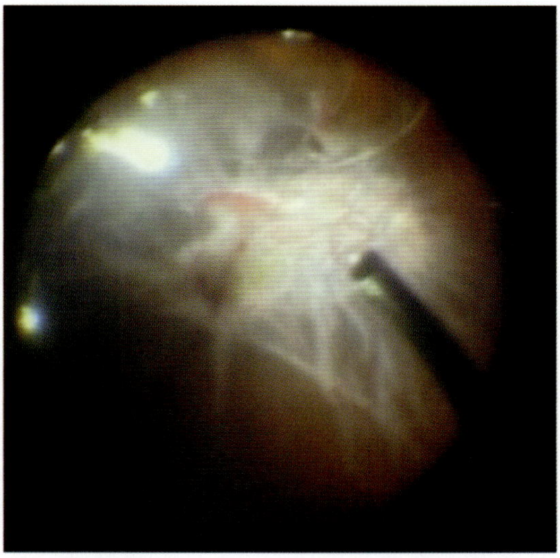

图 38.3 术前视网膜脱离伴有 PVR 和 IOL 脱位。

然后，使用镊子+玻璃体切割器或两把镊子双手去除视网膜前膜。视网膜下条索也通过使用眼内照明器作为支点，镊子在XI处预先存在的视网膜裂孔处去除。

然后，使用重水使视网膜下陈旧、黏稠液体通过7:00、11:00周边裂孔排除，从而使视网膜贴附。

玻璃体基底部纤维化的玻璃体后皮质也用镊子和剪刀双手操作去除。

最后进行360°激光环绕、水空气交换，然后进行空气×5000cSt硅油交换。

硅油填充6个月后，角膜变混浊。因此，在去除混浊的角膜并松解前粘连后，使用Eckardt临时人工角膜后取出硅油。视网膜在没有硅油的情况下保持贴附，但在玻璃体腔中发现了重水泡，用双孔套管将其去除。黄斑区前膜用末端夹钳剥离。还有一些视网膜下重水泡，通过微视网膜切开术（用23G Pick制成）使用硅胶尖端套管主动抽吸去除。最后缝合供体角膜移植物。

38.2.3 随访（图38.4）

视网膜完全贴附，无眼内填充，两次手术后的最佳矫正视力为0.2。

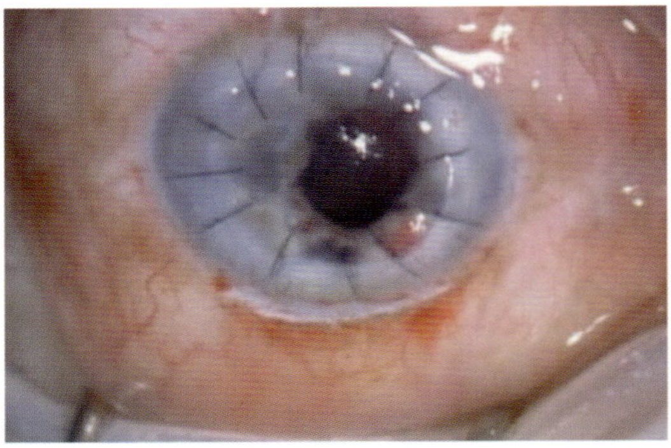

图38.4 术后视网膜复位和角膜移植物。

38.3 硅油下PVR再手术

38.3.1 病例描述

当硅油已经在玻璃体腔时，此病例中的玻璃体切割术是我治疗复发性视网膜脱离再手术的首选方法。在这些情况下，我不使用灌注套管，不是标准的三通道PPV，因此我们称之为“硅油下双通道PPV”。内部照明器通过一个通道引入，主动器械通过第二个通道引入。眼内压的维持是通过将硅油间歇性注射到上方的套管来控制的。器械出入套管时，小心避免硅油通过通道不必要的流失。尽管有一个开放的通道，硅油的高黏度导致流出的速度非常缓慢，有助于将眼内压保持在目标范围内。

38.3.2 手术步骤（图38.5和图38.6）

双通道PPV最关键的步骤是视网膜前膜剥离、周边玻璃体切割术、视网膜切除术和视网膜下液抽吸。大多数情况，如我们视

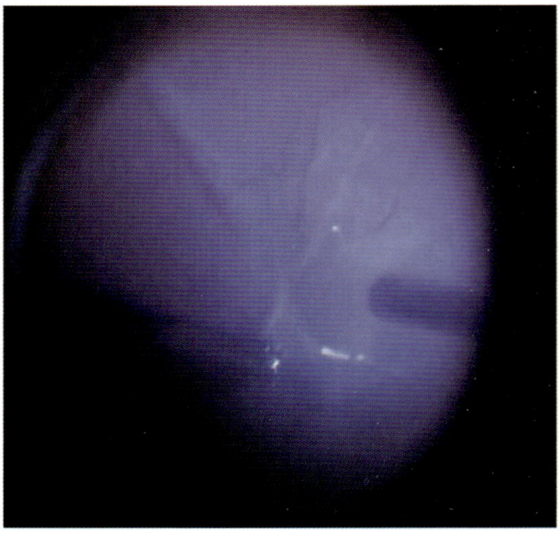

图38.5 硅油下视网膜前膜剥离。

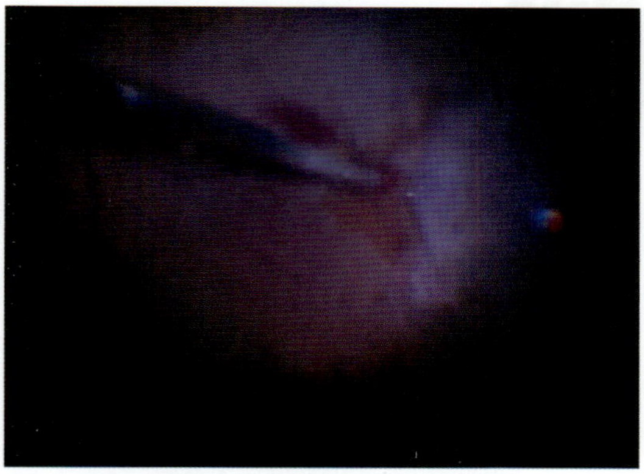

图 38.6　玻璃体切割术中在硅油下引流视网膜下液。

频中的情况，都是从镊子膜剥离开始的。我通常更喜欢开始时在后极部识别和剥离视网膜前膜，然后继续剥离到周边。硅油下的剥离有利有弊。如果在硅油下方和视网膜上方存在弯月面的水，则可能很难识别剥离的平面。

对这种技术的持续使用提高了医生按预期抓住视网膜前膜的能力。一旦抓住膜并开始剥离，前膜上的硅油反射实际上使 PVR 膜更加可见。当前膜被剥离视网膜并向视网膜周边延伸，可以清楚地看到前膜的前缘。

在硅油下 PVR 的再手术期间，完全解除视网膜牵引和视网膜下液引流可导致视网膜立即复位。如果所有可识别的视网膜前膜都被剥离而视网膜仍然脱离，通常的下一步是周边视网膜切除术。应使用眼内烧灼术来划定视网膜切除术的区域，并减少视网膜切除部位的出血。硅油下双通道 PPV 下的眼内积血有时可能是一个问题，因为血液不会通过玻璃体内的硅油扩散，导致局部凝块。这种局部积血可以阻碍视网膜切除的视野，或者可以延伸到视网膜下并向后到黄斑下积血。切除过程中的细致止血对于这种手术尤为重要。

视网膜下液的引流可以通过硅油下的视网膜裂孔直接进行。随着视网膜下液被排出，可能需要将硅油注入眼内以维持足够的眼内压。视网膜前膜剥离、视网膜切除、视网膜下液抽吸和硅油注射的步骤可以根据需要重复进行，直到视网膜复位。到这一点上，激光视网膜固定术可以使用眼内激光探头在硅油下完成。

与其他更多步骤的手术相比，这种技术的一个显著优势是手术时间。患者对手术的可耐受性和术后低炎症水平也是有益的。当患者合并白内障需要同时治疗时，这种技术可以与超声乳化术相结合。然而，在充满硅油的眼睛中使用双通道 PPV 方法进行平坦部晶状体切割术可能非常困难，我认为最好避免。

38.4　伴有 PVR CP6 和低眼压的视网膜脱离

38.4.1　病例描述(图 38.7)

一例 72 岁女性患者，右眼在硅油下复发性视网膜脱离。她曾因视网膜脱离和黄斑裂孔进行了 3 次玻璃体切割术。

右眼人工晶状体，6 个月前诊断为萎缩性年龄相关性黄斑变性。

Snellen 最佳矫正视力是没有投影的光感。

裂隙灯检查显示前房细胞++、上方虹膜后粘连、人工晶状体见色素、下方见虹膜根部切除。

眼压为 4mmHg。

眼底检查显示视网膜脱离、黄斑和颞侧象限上的视网膜前膜，并伴有严重的下方视

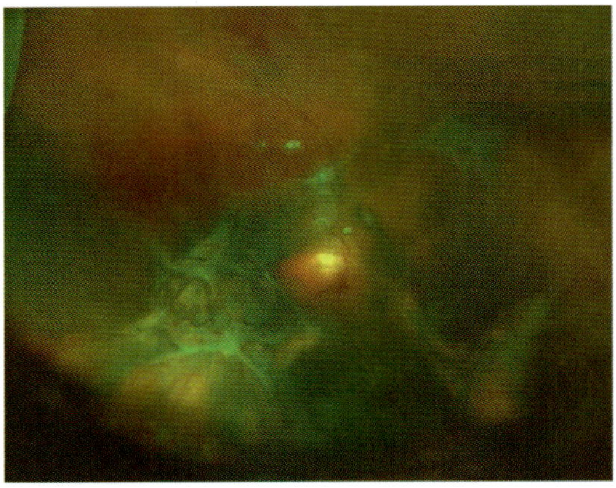

图 38.7 术前视网膜脱离。

网膜僵硬。

40 年前因视网膜脱离导致左眼黑蒙。

38.4.2 手术步骤

在全身麻醉下进行灌注管附带有光源的 23G PPV。

首先,吸除硅油并用两把镊子双手剥离黄斑前膜。一把镊子用来抓住膜,另一把镊子从下面的视网膜直接分离它。使用镊子和剪刀分离黏附视网膜紧密的前膜。

在上方视网膜上发现了残留玻璃体后皮质,并通过用两个镊子拉动将它们分离到后 VB 以避免视网膜撕裂。用两把镊子钝性地分离玻璃体基底部残余后皮质,以减轻环形牵拉。

然后,使用重水复位视网膜,但因为下方视网膜僵硬未能成功。因此,进行了下方视网膜切除术以松解前后牵拉。对切割区进行透热疗法,并使用玻璃体切割器切除前部僵硬的视网膜和前部残留的玻璃体,以避免对睫状体有牵拉力和低眼压。

将视网膜下凝块移至视网膜切除的边缘,用硅胶尖端套管将其平滑地扫出,并用玻璃体切割器吸除。直接用镊子去除视网膜切除边缘的视网膜下膜。

最后,用重水填充玻璃体腔以复位视网膜,并对视网膜切除边缘应用激光光凝。行重水×气体交换后行空气×硅油交换,以 5000cSt 硅油作为填塞物。

38.4.3 随访(图 38.8)

指导患者白天保持俯卧位,晚上保持左侧卧位一周。

4 个月随访后,视网膜在硅油下在位平伏。

由于黄斑萎缩,最佳矫正视力是指数,但患者能够在没有帮助的情况下识别颜色并在未知的房间中定位自己。

38.5 黄斑在位的视网膜脱离复位术后迅速发生的黄斑区 PVR 增殖膜

38.5.1 病例描述(图 38.9)

一例接近 70 岁的白人女性患者左眼出现了黄斑在位的 RD。术中发现脱离的 PH 与 VB 的粘连平面存在多个 U 形撕裂孔。患

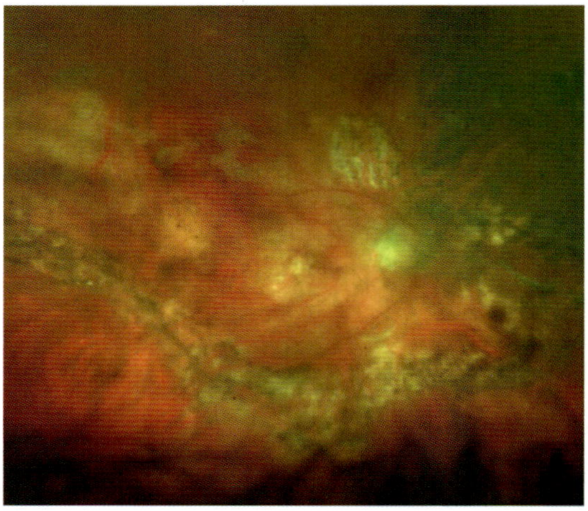

图 38.8 术后硅油下视网膜贴附。

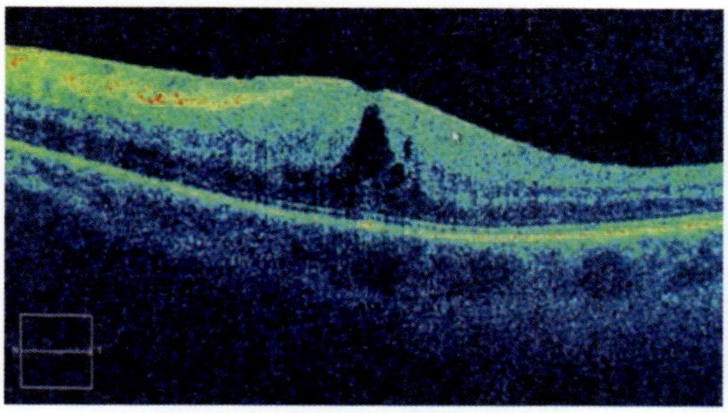

图 38.9 黄斑前膜。

者的左眼为高度近视(接近 9D),同时,右眼也曾因视网膜脱离接受了玻璃体切割、巩膜外冷凝以及 SF_6 气体填充的手术治疗。

常规进行了经睫状体平坦部玻璃体切割术,术中检查是否存在完整的 PVD,之后使用了巩膜外冷凝治疗视网膜裂孔,在进行了气体×液体交换后又进行了气体×SF_6 气体交换。

完成术后的第一和第二次随访,最后一次随访大约在术后 4 个月。患者的视网膜复位,视力为 6/9。术后 8 周时因左眼视力模糊和视物变形来到眼科急诊,VA 下降至 6/12、OCT 显示为 ERM 征象。我们安排患者在 6~8 周后再次进行 PPV 和 ERM 剥离术。

大约两周后,患者因累及黄斑区的复发性视网膜脱离返回眼科急诊,她的视力下降到眼前手动。同一天,患者接受了手术。

38.5.2 手术步骤(图 38.10)

在手术中,我们发现患者的黄斑区存在明显的 PVR 增殖膜,它在向心收缩的过程中导致已经封闭了的原视网膜裂孔重新开放,从而造成视网膜脱离的复发。

我使用台盼蓝来增强 ERM 和 ILM 的可视性,并利用接触镜来增强术中的立体视。我先在视盘和中心凹之间的部位开始剥离,首先朝着中心凹的方向进行剥离,直到厚的增生条索从中心凹处脱离后继续向远离中心凹的方向剥离。我觉得在第一次手术中,部分残余的 PH 可能没有完全脱离,这是形成 PVR 增殖膜,并进一步导致原裂孔重新开放以及视网膜脱离复发的诱因。

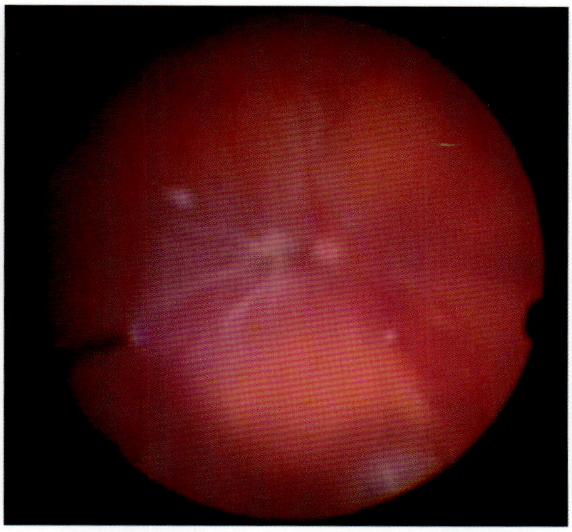

图 38.10 RD 合并 PVR。

沿着不会直接牵拉中心凹的作用力方向进一步剥离增殖膜。一旦将黄斑区增殖膜剥离干净,已接近血管弓时,我会换用广角镜(128D)来完成膜剥离。我在使用 PFCL 排出残留的 SRF 后进行 FAX 直到视网膜完全复位,然后对视网膜裂孔边缘进行激光光凝。最后进行了 AGX,使用 C_3F_8 进行眼内填充。

38.5.3 随访(图 38.11)

术后,患者白内障加重但视力提高至 6/12,白内障手术后最终视力提高至 6/9。

38.6 伴 PVR CP12+CA12 和低眼压的陈旧性视网膜脱离

38.6.1 病例描述(图 38.12)

这例人工晶状体眼患者,曾有过眼外伤

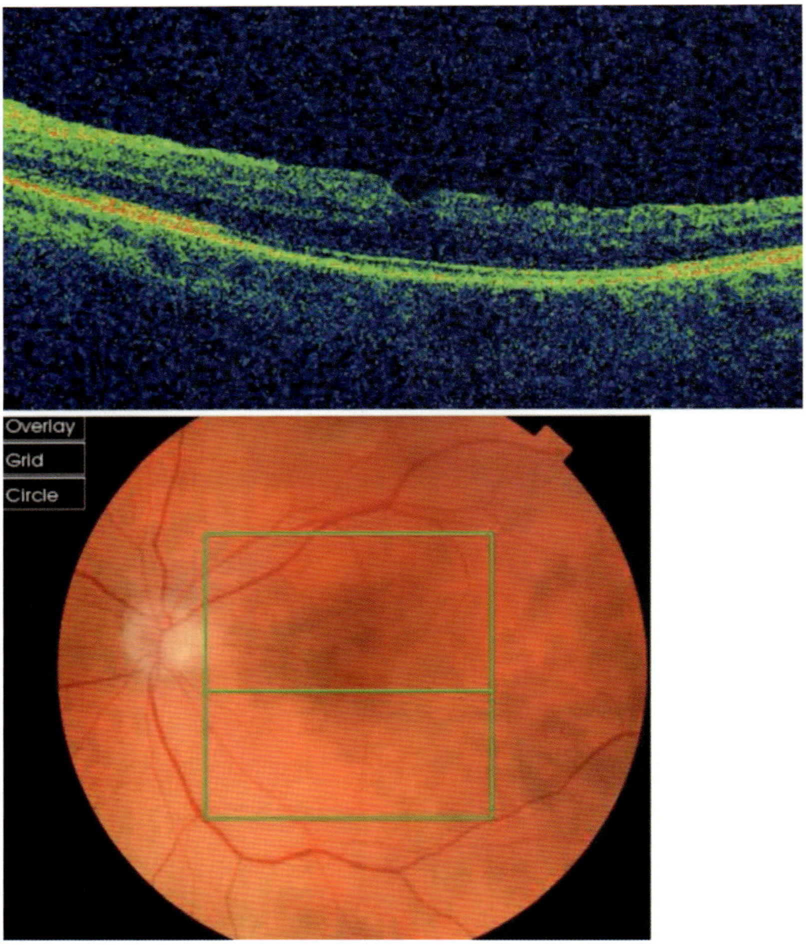

图 38.11 术后 OCT 和眼底照片。

和葡萄膜炎病史。眼底表现为完全的闭合漏斗性 RD，视网膜僵硬、增厚以及脉络膜增厚。患眼眼压低(IOP=1mmHg)，VA 为 LP。患者曾因皮疹及结膜炎两次推迟了手术。

38.6.2 手术步骤(图 38.13)

进行了 23G PPV 和 360°视网膜切开术，未进行巩膜扣带术。

术中发现瘢痕化的玻璃体后皮质(PH)与 VB 的边缘粘连。这个 PH 斑导致了大范围的环形收缩，并阻碍了 ERM 的剥离。使用玻璃体切割头将瘢痕化 PH 切割并去除。使用镊子和剪刀双手操作轻柔地去除掉附着在玻璃体基底部的 PH 瘢痕组织残留物。随着 PH 的切除和重水的注入将闭合漏斗状的视网膜打开，可见一明显增厚的后部视网膜。术中使用亮蓝染色后极部 ERM 和 ILM，并用眼内镊剥离。然而，尽管 ERM 和 ILM 被剥离，后极部视网膜看起来仍然存在皱褶，这是由于视网膜内 PVR 阻碍了视网膜的复位。

为了松解前后方向的牵拉力，以复位视网膜，而进行了 360°视网膜切开术。首先，注入 PFCL 稳定黄斑区并避免视网膜旋转。之后，围绕拟切开区域进行电凝，以避免视网膜下出血。之后在 VB 的后缘进行视网膜切

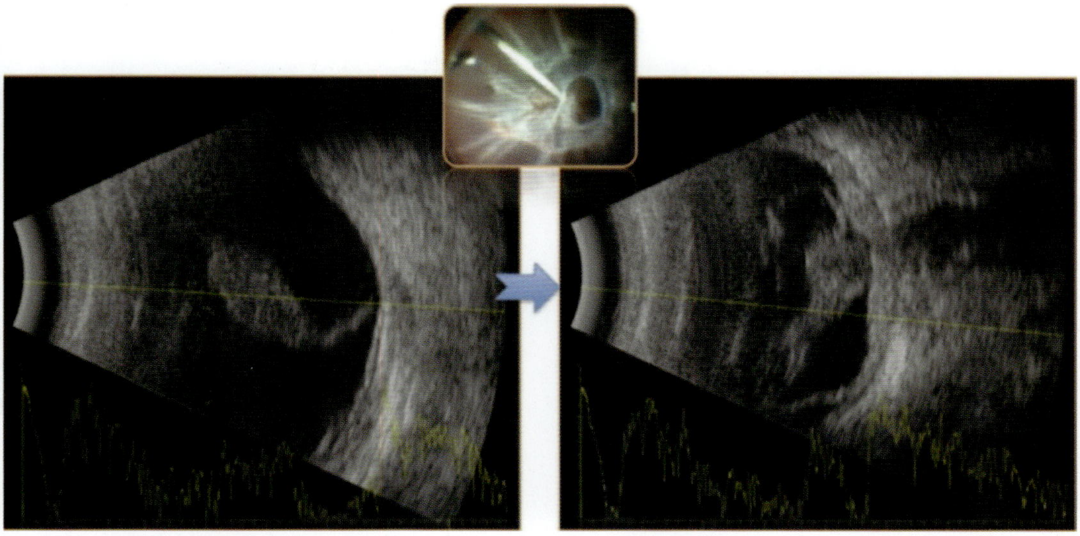

图 38.12　术前超声检查提示完全闭合的漏斗状视网膜脱离。

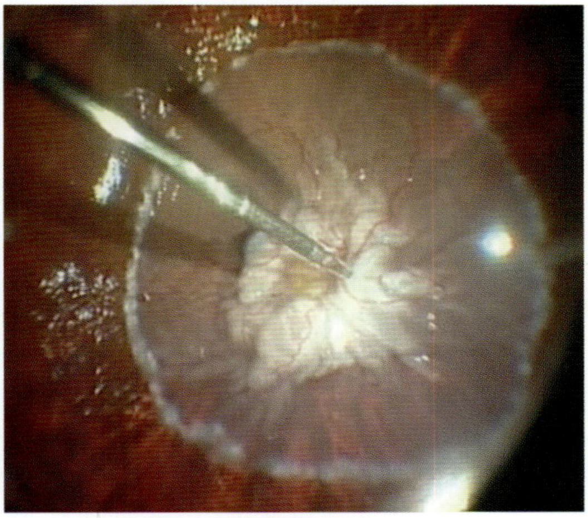

图 38.13　360°视网膜切开。

开,这一区域发现存在很多视网膜裂孔。使用玻璃体切割头切开视网膜并保留了 4 个视网膜桥,以避免视网膜移位或旋转。最后再次注入 PFCL 至视网膜切开的边缘时再完全切断视网膜桥。后极部的视网膜由于视网膜自身的收缩出现皱褶，导致视网膜看起来呈囊性改变并增厚,但没有发现视网膜下膜,我们同时还观察到脉络膜增厚。

视网膜在 PFCL 的作用下复位,但后极部视网膜仍然皱褶，尽管剥离了 ERM 并使用了带软头的笛形针进行视网膜按摩,但视网膜并没有完全展平。

我们对视网膜切缘进行 3 排激光光凝，进行 PFCL/BSS×空气交换复位视网膜,仔细排干视网膜切缘处的液体以避免视网膜滑坡。待视网膜切缘干燥平整后再在视盘位置移除剩余 PFCL,并进行空气×5000cSt 硅油交换。

38.6.3　随访

视网膜在硅油下复位，但持续低眼压，最佳矫正视力为手动。

38.7　覆盖周边 360°视网膜的初始未成熟的增殖膜引起的周边部视网膜脱离

38.7.1　病例描述(图 38.14)

一例 52 岁的男性先前曾进行 3 次视网

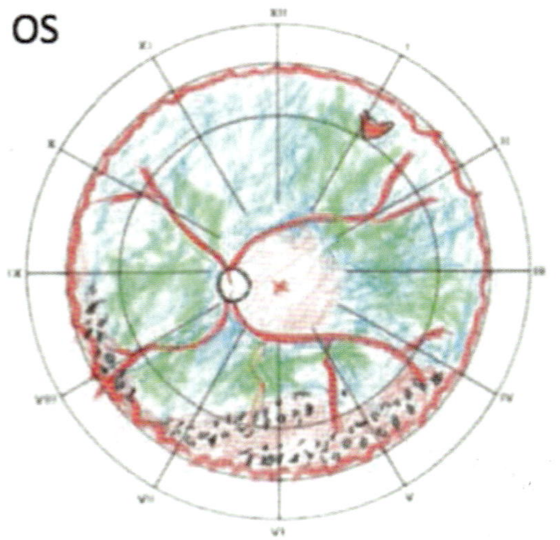

图 38.14 周边视网膜脱离。

膜脱离复位手术，由于后节 PVR 导致新发的黄斑在位的 360°周边视网膜脱离。患者最佳矫正视力为 0.4。黄斑在位的周边视网膜脱离是由于未成熟的 ERM 覆盖整个视网膜表面。

38.7.2 手术步骤(图 38.15)

在局部麻醉联合镇静药物下进行了 23G 经睫状体平坦部玻璃体切割术。

因为患者之前已经进行过玻璃体切割术，周边几乎没有玻璃体残留。我们使用 PFCL 保护黄斑持续在位。

在液体×空气交换后我们将两种染料混合剂(亮蓝 G+和用于白内障手术的台盼蓝)注入眼内对 ERM 进行染色，我们让染料在眼内留置 2 分钟以使周边视网膜增殖膜得到充分染色。在染色期间转动眼球，使染料能到达整个周边部视网膜，尽量让所有未成熟增殖膜都有更好的可视化效果。

随后进行空气×液体交换并将眼内染料清洗干净。

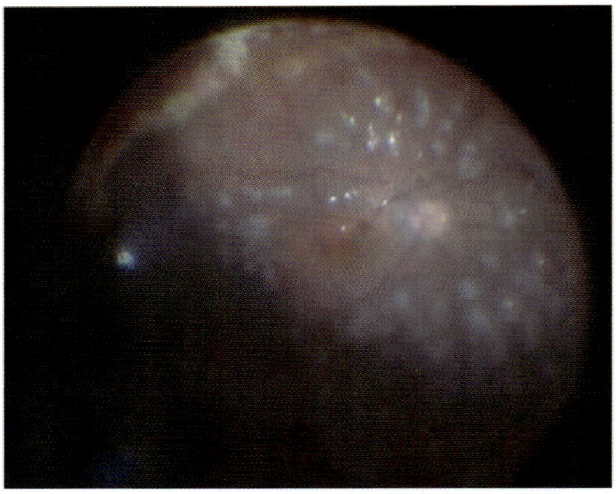

图 38.15 硅油填充下的视网膜复位。

在液体填充下小心地进行 ERM 剥离。在剥离过程中，眼内光纤尽量以切线方向照射视网膜表面以提高未成熟增殖膜的可视化。再次注入重水稳定视网膜，并由后向前尽可能将增殖膜剥离干净。

最后进行液体×空气交换，复位周边视网膜并将 SRF 去除干净。进行全视网膜光凝后进行空气×硅油交换，使用重硅油进行眼内填充。

38.7.3 随访

4 周后取出重硅油，患者无并发症，BCVA 为 0.4，视网膜保持复位。

38.8 局灶性下方视网膜复发脱离(PVR CA4 合并黄斑前膜)

38.8.1 病例描述(图 38.16)

一例 52 岁男性术后随访患者，在 2.5 个月前因黄斑在位的孔源性视网膜脱离行右眼 23G 玻璃体切割+冷冻+眼内激光+26% SF_6 眼内填充)。在本次随访中，他因逐渐减少类固醇滴眼而出现过几次炎症反应，通过增加点眼的频次逐渐好转。他抱怨最近两周右眼出现了视物变形以及视力下降。

右眼的 Snellen 最佳矫正视力为 0.1(1 个月前为 0.7,左眼为 1.00。裂隙灯检查显示角膜透明,前房深,无房水细胞,晶状体呈中度核性混浊。右眼眼压为 10mmHg,左眼为 12mmHg。右眼眼底检查显示在黄斑区上半部有增厚的黄斑前膜,对黄斑区有明显的牵拉，存在视网膜表面色素沉着（黄斑部 PVR)。光学相干断层扫描明确了存在黄斑前膜。在冷凝和激光瘢痕处,大部分视网膜看起来在位,但在鼻侧周边部(1:00~7:00 钟位)玻璃体基底部可见纤维化裙样玻璃体，将视网膜向鼻下方牵拉(局限性视网膜脱离),未见明确的视网膜裂孔。

我们建议的手术方案，右眼环扎+玻璃体切割+ERM/ILM 剥离+C_3F_8 眼内填充,待最终眼轴长度确定后再行白内障手术。

38.8.2 手术步骤

进行全麻手术。首先 360°剪开球结膜,在 3:00 和 9:00 钟位放射状剪开球结膜以防止结膜撕裂。直肌用 2/0 黑色丝线悬吊。在直肌下穿过环形带(型号 240),并在颞上象限用袖套固定。在每个象限用 5/0 尼龙线在赤道附近(距角膜缘 12mm)固定环形带。

采用 23G 三通道经睫状体平坦部玻璃体切割术。由于患者为玻璃体切割术后眼,直接进行 ERM 和 ILM 染色(DORC)。使用 23G 非对称性剥膜镊和一次性黄斑透镜(1284DD,DORC)进行 ERM 的剥离。在膜剥离的过程中,当施加的牵拉力过大时改用 23G 末端抓持镊进行整块的 ERM 和 ILM 剥离。

由于环扎带形成了加压嵴,便于进行玻璃体切割。术中发现加压嵴有点儿低,又收紧了环扎带。玻璃体腔注射曲安奈德以便更清楚地观察残留玻璃体。因为没有发现明确的视网膜裂孔,所以在鼻上方加压嵴的顶端用玻切头行视网膜切开,以便排出 SRF。

360°顶压巩膜检查周边视网膜,并对所有可疑区域进行冷凝。

在液体×空气交换时通过周围视网膜切开处进行 SRF 内引流。在气体下可见视网膜完全平伏。对周边视网膜行 360°激光光凝并对视网膜切开处进行了冷冻。Vicryl 8-0 缝线缝合颞上巩膜穿刺口后，进行空气×14%

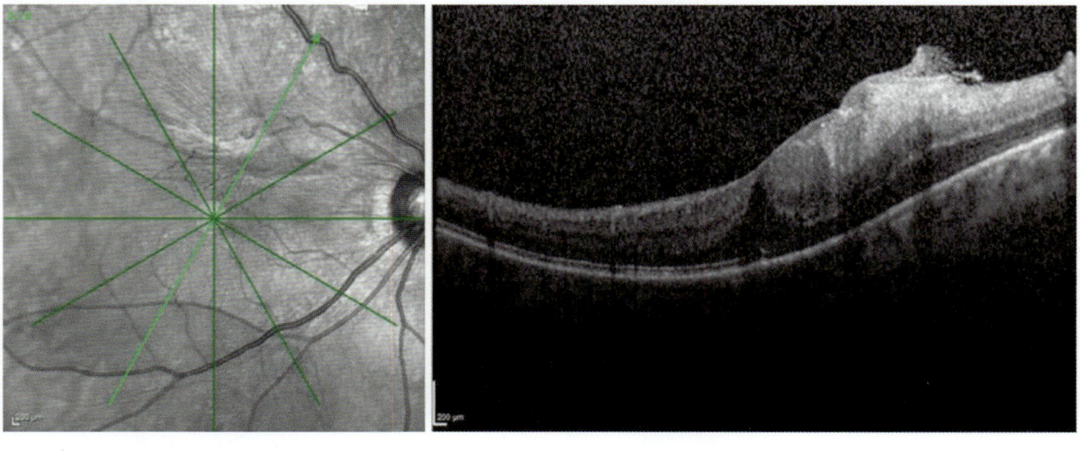

图 38.16 术前右眼 OCT。BCVA 为 0.1,OCT 可见增厚的黄斑前膜累及黄斑区上半部。

C_3F_8 交换，再用 Vicryl 8-0 线缝合剩下的巩膜穿刺口及球结膜，最后结膜下注射抗生素和激素。

38.8.3 随访(图 38.17)

在手术后最初一周，患者被要求在白天保持面朝下体位，睡觉时保持右侧卧位。之后白天可自由体位，夜晚仍保持右侧卧位2周。

10 周后眼内气体吸收，视网膜完全复位。右眼 Snellen 最佳矫正视力为 0.3，裂隙灯检查可见角膜透明，前房深，房水细胞(+/-)，3:00 及 12:00 虹膜后粘连，晶状体伴有中等程度的核性及后囊下混浊，右眼眼压为 10mmHg。眼底见气体吸收，360°加压嵴，加压嵴上可见 360°激光斑，视网膜完全复位，黄斑区结构良好。

OCT 扫描显示无 ERM 和黄斑水肿。

38.9 伴视网膜下餐巾环、视网膜下增殖膜及视网膜下血凝块的 PVR RD

38.9.1 病例描述(图 38.18)

患者为一例从另一家医院转诊来的 65 岁女性，左眼曾行 3 次视网膜脱离手术，包括巩膜扣带术和玻璃体切割+惰性气体填充术，仍发生了伴增生性玻璃体视网膜病变的 RD。

可见由前节 PVR 导致的玻璃体基底部收缩、牵拉前节视网膜，鼻侧象限出现数个视网膜裂孔；还存在视盘旁的视网膜下餐巾环样增殖膜以及上方的视网膜下血凝块。患者的左眼视力为 FC/50cm，右眼视力为 0.7。裂隙灯检查可见角膜混浊，后房型人工晶状

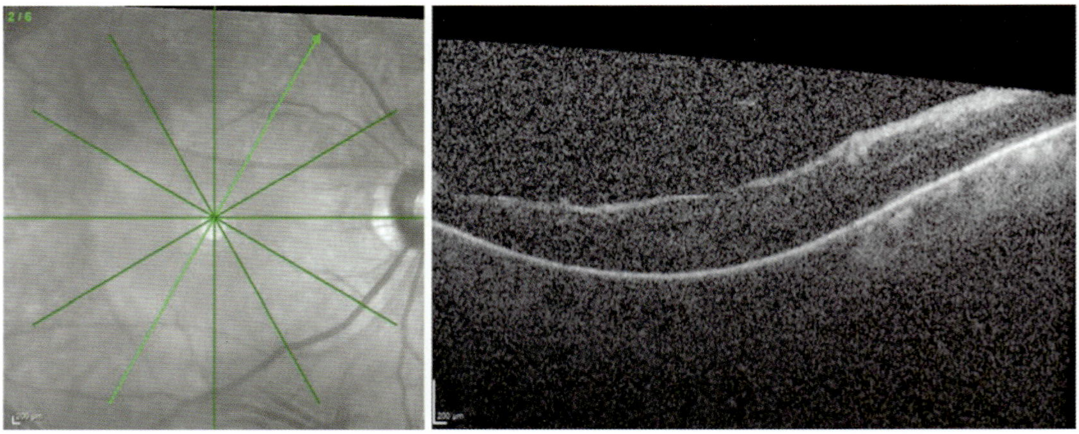

图 38.17 右眼 OCT。术后 10 周患者的 BCVA 是 0.3。未见 ERM，正常的中心凹形态部分恢复。

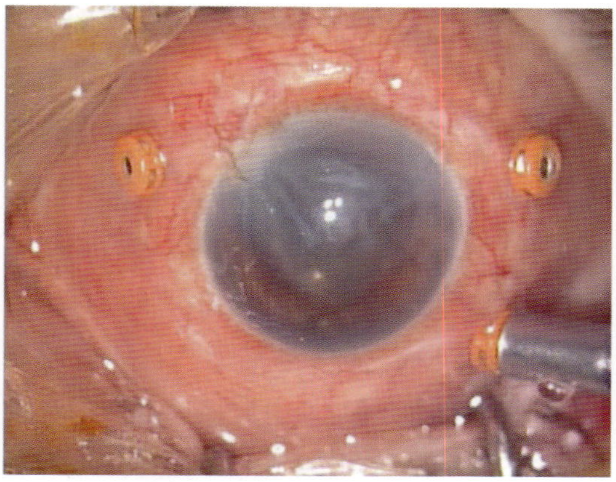

图 38.18 眼前节情况包括角膜混浊，后房型人工晶状体伴囊膜纤维化、混浊。

体伴后囊膜纤维化、混浊以及虹膜萎缩。

38.9.2 手术步骤（图 38.18 至图 38.20）

手术在球后麻醉和镇静药物下进行。我们采用了接触式广角观察系统（Landers，广角玻璃体手术接触透镜），在吊顶灯的辅助照明下行 23G 经球结膜玻璃体切割术。

手术一开始，我们就将角膜上皮、IOL 和纤维化的晶状体囊去除，因为它们妨碍了我们对视网膜的观察。

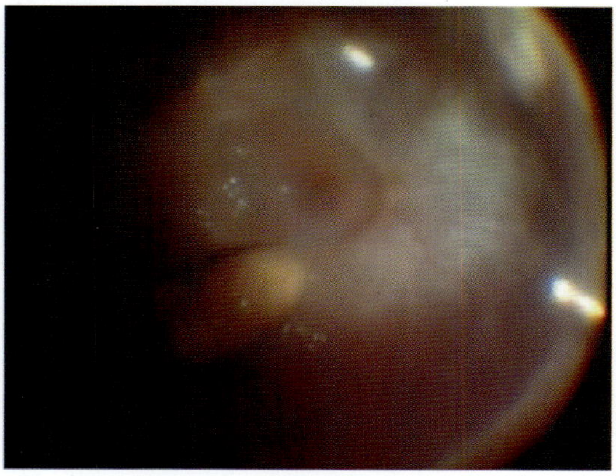

图 38.19 眼底图像可见上方血管弓附近的视网膜下血凝块，视网膜下增殖膜，虫蚀样外观的周边视网膜，鼻侧的前节 PVR。

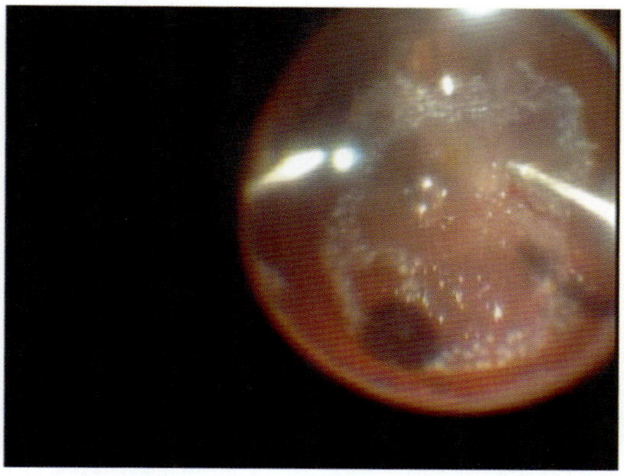

图 38.20 最终视网膜完全复位。

最初，小心注入 PFCL 来稳定和固定后极部视网膜，并帮助观察赤道部视网膜的情况。在 VB 处的视网膜呈虫蚀样外观，鼻侧及上方的前节视网膜组织呈纤维化改变；因此，我们在瘢痕化的视网膜组织后缘进行全周松解性视网膜切开。在视网膜切开前先抽吸 PFCL 以避免 PFCL 颗粒进入视网膜下并进行电凝，然后用玻切头切开视网膜。视网膜切口要足够大，以保证足够空间处理视网膜下增殖膜。

去除视网膜下膜的最佳方法是双手操作。用镊子抓住视网膜下膜并轻轻拉动以判断是否能顺利剥离。在剥膜的过程中笛形针管、玻切头，眼内光纤或其他镊子都可用来辅助将视网膜下膜沿切向方向拉出，避免牵拉视网膜。

视网膜下膜被取出后再用镊子去除视网膜下的血凝块。由于视网膜下血凝块与前节视网膜粘连紧密，需要用两把镊子轻轻将其从视网膜上分离，再用玻切头将其去除。

当所有增殖膜完全去除后，注入 PFCL 复位视网膜，重水的高度应超过视网膜切缘，在重水下对视网膜切缘行 3 排 360°激光光凝。

在这种几乎 360°视网膜切开术的病例中视网膜重新复位后应选择硅油作为填塞物。为防止视网膜滑坡，我们直接进行了 PFCL×硅油交换。在玻璃体切割机中设置直接 PFCL×硅油交换。首先,关闭眼内灌注并向眼内注入 PFCL 直到 PFCL 进入灌注管为止。然后自颞上穿刺口处向眼内注入硅油，用尖端带软管的笛形针管通过鼻上穿刺口抽吸 PFCL。最终,用笛形针在视盘表面或远离黄斑的地方吸出所有 PFCL。

38.9.3 随访

术后的前 10 天患者应避免面朝上体位。

最终患者的视网膜完全复位,但由于角膜混浊和长期的黄斑水肿，视力提高不明显,但患者拒绝了进一步治疗。

38.10 眼球贯通伤后的视网膜脱离

38.10.1 病例描述

一例 62 岁男性患者因火力武器（霰弹枪)导致眼球贯通伤。贯通伤入口在上方睫状体平坦部,出口怀疑在颞侧、赤道部后,患者无眼科或其他病史。

最佳矫正视力为光感。浓厚的玻璃体积血导致无法窥入眼内结构。眼压为 4mmHg。

CT 扫描显示在赤道后、颞下眶内有一异物残留。

38.10.2 手术步骤(图 38.21)

探查手术在全麻下进行,球结膜环形切开后在上方睫状体平坦部我们发现并缝合了一长约 3mm 的伤口，但未发现贯通伤出口。根据 CT 扫描图像,将外直肌切断后发现了位于赤道部后的贯通伤出口并缝合。

缝合眼球伤口后立即进行了 23G 经睫状体平坦部玻璃体切割术。由于病情复杂，我们摘除了晶状体但保留了晶状体囊膜以提高术野的清晰度。术中发现了颞侧的贯通伤出口及伴有视网膜下出血的视网膜脱离。进行玻璃体切割,尽可能将玻璃体后皮质脱离至玻璃体基底。再注入 PFCL 压平视网膜，对贯通伤口处视网膜进行激光光凝。最后，进行液体/PFCL×空气交换和硅油×空气交换使用硅油进行眼内填充。尽管患者视网膜可能由于 PVR 出现再次脱离而需二次手术，但由于术野不清晰,为了尽量减少医源性损伤,我们并没有进行视网膜切除或脉络膜视网膜切除。

术后恢复良好,视网膜在位;但 2 周后正如我们所料,颞侧出现了复发性视网膜脱离。我们在局部麻醉下进行第二次手术。

首先在赤道部缝合 2.5mm 环扎带,以松解瘢痕化 VB 可能导致的牵拉。然后进行

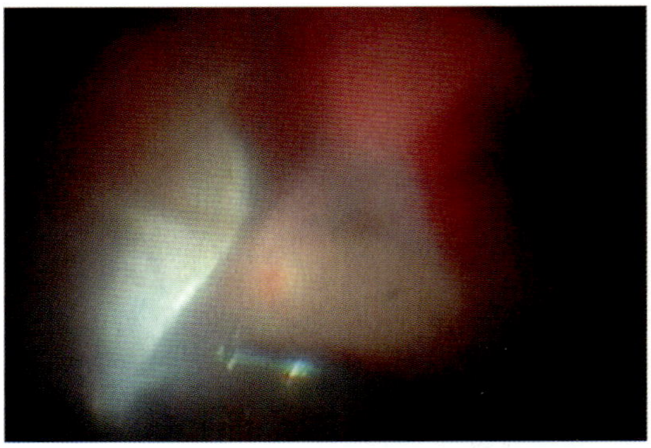

图 38.21 眼球贯通伤合并 RD 和视网膜的穿通出口裂伤。

23GPPV，将 PH 彻底脱离至 VB 以避免复发性脱离和急进性 PVR。用玻切头和镊子去除 VB 处瘢痕化的 PH 膜。贯通伤出口处已经与视网膜分离，并使用巩膜扣带进行支撑，因此，术中我们没有进行视网膜或脉络膜视网膜切除术，因为伤口处没有牵拉视网膜。

38.10.3　随访(图 38.22)

患者术后转归良好，视网膜完全复位。二期将人工晶状体植入睫状沟，BCVA 达到了 20/60。

对这类病例，我们想强调的是，早期干预、玻璃体切割术中将 PH 脱离至 VB，可大大改善这类患者的预后。

38.11　下方视网膜脱离伴视网膜下增生条索

38.11.1　病例描述(图 38.23)

一例 22 岁军人 2 周前因头部钝挫伤导致右眼全视网膜脱离，进而从战场返回。眼底检查可见视网膜下多个增生条索(包括位于黄斑区视网膜下)，周边部 3:00~7:00 钟位可见下方多个裂孔。

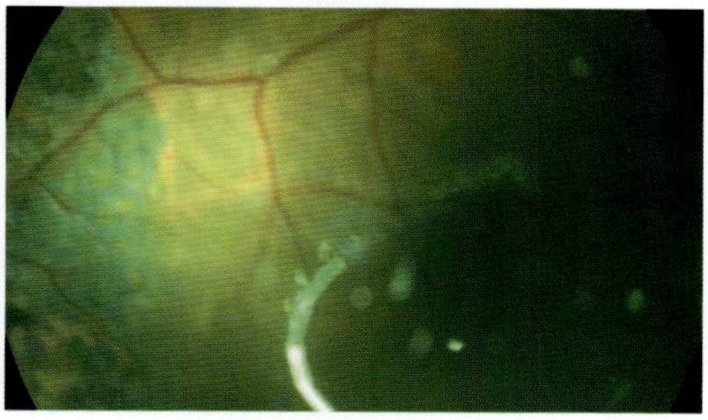

图 38.22　SO 下视网膜平伏。

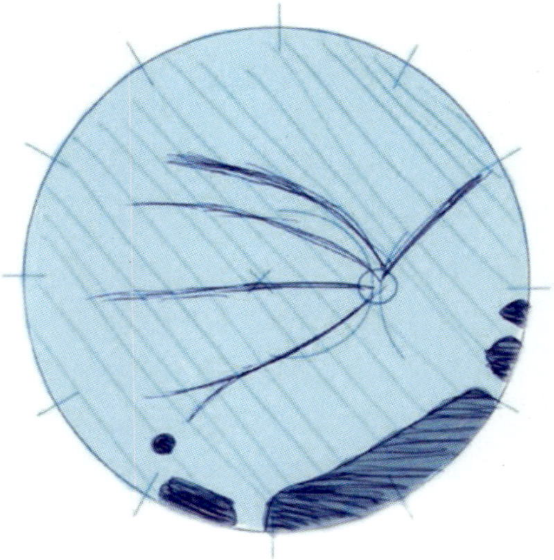

图 38.23　合并视网膜下增生条索的 RD。

38.11.2　手术步骤(图 38.24)

进行两通道 23G 经睫状体平坦部玻璃体切割术，并使用玻切头进行玻璃体后脱离。之后注入 PFCL 泡以便在进行周边玻璃体切割时稳定视网膜。在进行玻璃体切除时使用 DORC 蠕动泵进行谨慎地切除，以防损伤视网膜，包括在单次咬切模式中。然后，将周边的视网膜裂孔向下方扩大，以便去除 SRF 和烟尘样物质。之后，吸除 PFCL 以处理视网膜下 PVR。如视网膜下条索去除的一个病例所示，使用垂直剪刀平行于视网膜下条索剪开视网膜，插入 23G 内界膜钩，在牵拉条索前先，将其侧向拨动、松解。通常视网膜下条索的薄弱部分将先松动，然后用 23G 镊抓住条索的剩余部分沿对侧方向拉出。

相同的方法取出所有的视网膜下增生条索后，注入 PFCL，对周边部以及视网膜切口处进行激光光凝。随后直接进行了 PFCL×重硅油交换。

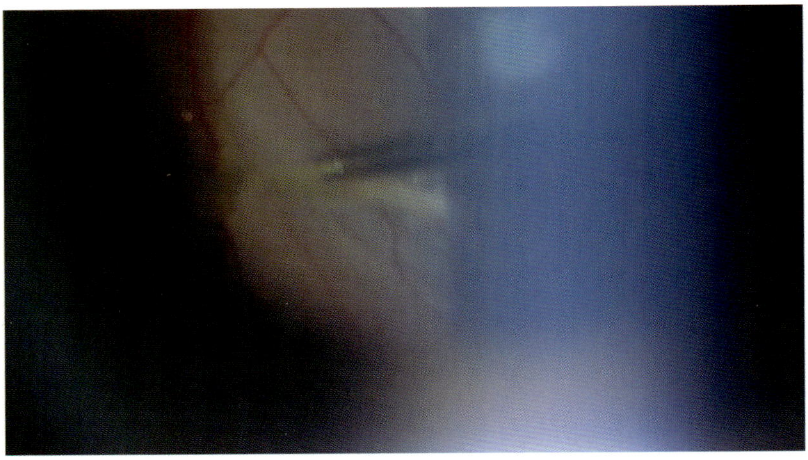

图 38.24 去除视网膜下增生条索。

38.11.3 随访(图 38.25)

这例年轻患者在手术后 6 周取出了重硅油,术后 18 个月视网膜仍然复位良好。即使患者曾行黄斑下增生条索取出,其最佳矫正视力达到 20/100。

总结一下,通过使用 23G 内界膜钩在视网膜下频繁操作,可在使用常规眼内镊去除增生条索时将其松解、软化。在残留 PVR 条索附着处的反方向将其拉出更符合视网膜下的解剖结构。在去除视网膜下 PVR 时有时可能需要建立多个视网膜下切开以便于松解视网膜下条索。

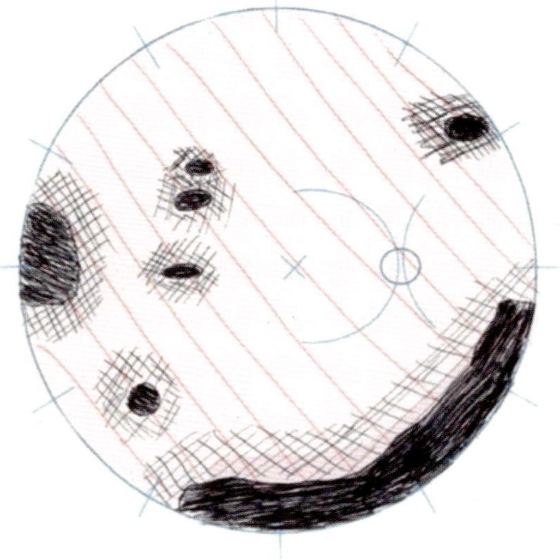

图 38.25 术后视网膜复位。

38.12 硅油下视网膜脱离伴 PVR CA3

38.12.1 病例描述(图 38.26)

一例 49 岁男性患者,5 个月前曾有眼外伤,10 天前视力下降。检查发现左眼全视网膜脱离, 合并自 7:00~11:00 钟位的视网膜 GRT。患者同时存在多种 PVR的高危因素(大量玻璃体积血、低眼压、脉络膜脱离和玻璃体腔内烟尘样色素播散)。我们对该患者进行了 23G 经睫状体平坦部玻璃体切割术,术中对 GRT 进行了激光光凝, 并在手术结束时填充了硅油复位视网膜。

但患者在手术后 1 个月出现了广泛的下方 PVR CA3, 从 4:00 到 7:00 钟位收缩、牵拉视网膜,7:00 钟位原裂孔再次开放,因而立即再次接受了手术。

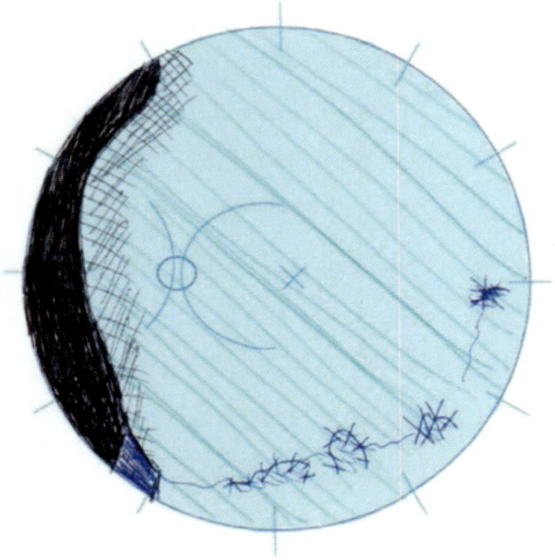

图 38.26 RD 合并下方 PVR。

38.12.2 手术步骤(图 38.27)

首先通过 23G 两通道系统主动抽吸取出硅油。在广角观察系统下通过台盼蓝染色后观察收缩、牵拉下方视网膜的 PVR 区域。

使用 23G 玻切头完整地切除周边玻璃体后,使用钻石刷和 23G 眼内镊尝试分离前节的视网膜前膜。但由于视网膜前膜附着紧密,使用传统的方法难以分离。改用内界膜钩,可以顺利地分离这些 ERM,便于之后使用眼内镊将其剥离。

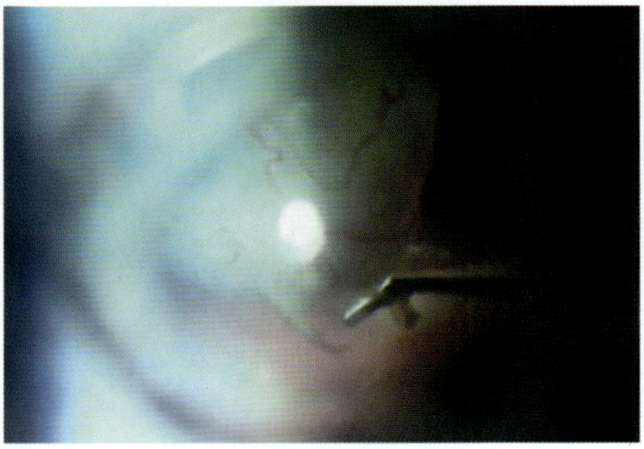

图 38.27 切开前节 PVR。

紧接着对另外一处 ERM 进行剥离,剥离的过程完整展示了在使用眼内镊将前节 PVR 剥离之前,如何利用内界膜钩将其松解和分离。

正如在手术结束时观察到的,下方视网膜再次恢复活动度,在 PFCL 下对 3:00~8:00 钟位周边视网膜进行激光光凝,然后直接进行 PFCL×重硅油交换。

38.12.3 随访(图 38.28)

8 周后,为患者取出了重硅油,视网膜保持复位。硅油取出术后 2 个月随诊,患者恢复良好,视网膜平伏,BCVA 为 20/200。

综上所述,在一些棘手的情况下,内界膜钩可以成为将 PVR 从视网膜表面松解、分离的强大工具,便于之后使用眼内镊将 PVR 剥离。内界膜钩只需要轻柔地横向移动,就能达到松解 PVR 的目的。然而,在某些情况下即使使用这种方法也难以分离 PVR,这种情况可行周边部视网膜切除术,尤其是在剥离 PVR 时出现视网膜撕裂的情况下。

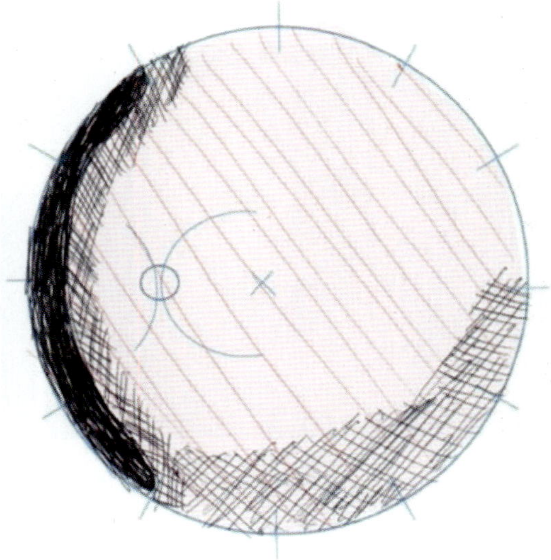

图 38.28 术后视网膜复位良好。

38.13 陈旧性视网膜脱离伴 PVR CA1

38.13.1 病例描述(图 38.29)

一例 68 岁男性患者，合并陈旧性人工晶状体眼视网膜脱离，病程 6 个月，存在玻璃体混浊和局限性上方 PVR CA1。

38.13.2 手术步骤

首先在距离角膜缘 12mm 处放置 2.5mm 宽的巩膜扣带，扣带通过巩膜隧道固定，无须进行缝合，且与眼表有更好的融合。

此后，进行 23G 玻璃体切割术，去除混浊的玻璃体，可见上方玻璃体基底部的瘢痕组织以及 5:00 钟位的视网膜裂孔。玻璃体后皮质仍然黏附于上方周边部视网膜。使用玻切头平行于视网膜进行 PH 后脱离。这一步操作时，进行巩膜外顶压能够帮助稳定脱离的视网膜。巩膜外顶压最好由主刀医生(在吊顶灯辅助下)或有经验的助手进行。

一旦将 PH 提起后，就可以使用玻切头在 VB 处分割瘢痕化的 PH。当玻切头无法进一步分离 PH 时，则改用 23G 内界膜镊。利用镊子和玻切头进行双手操作可将 VB 处的前节增殖膜和瘢痕化 PH 完全分离、去除。用镊子提起增殖膜，玻切头向下压以钝性分离。当出现间隙时就用玻切头清除 PH 的牵拉。

在处理完局限性前节 PVR 后，注入重水进行复位试验，并通过原有的视网膜裂孔去除黏稠的 SRF。鼻侧视网膜下持续存在的 SRF 则通过巩膜外的轻柔按摩向视网膜裂孔方向顶压。之后在巩膜顶压下进行完全的周边部玻璃体切割。

最后将眼内注满 PFCL，对视网膜裂孔和进行过增殖膜剥离的区域进行激光光凝。在 360°激光光凝后进行液体/PFCL×空气交换。选择 12%的 C_3F_8 作为眼内填充物。

38.13.3 随访(图 38.30)

惰性气体吸收后，患者最终视网膜复位良好。

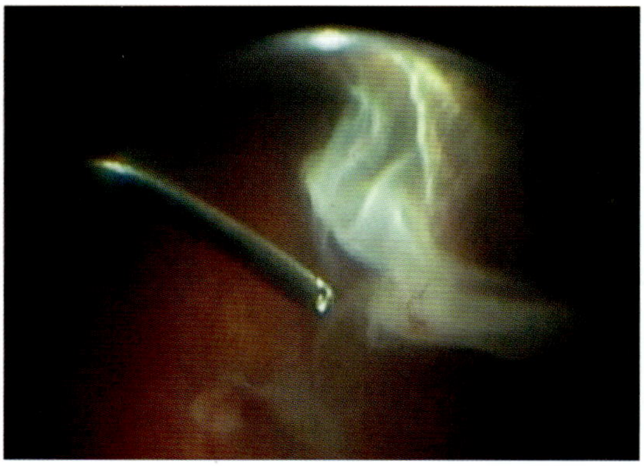

图 38.29 RD 伴 PVRCA1。

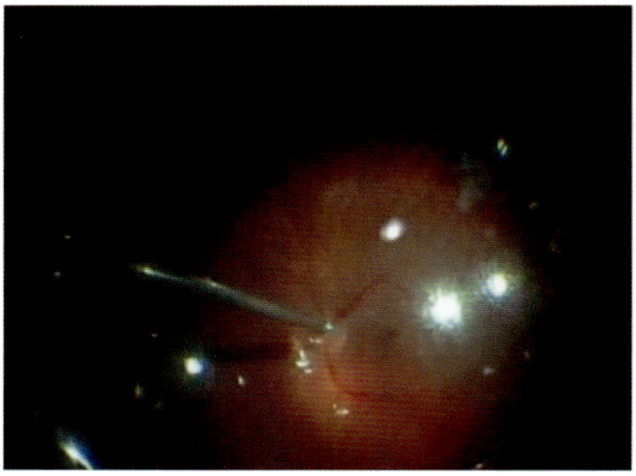

图 38.30 空气下视网膜复位。

38.14　伴有继发于视网膜分支静脉阻塞的视网膜新生血管和 PVR CP1 的全视网膜脱离

38.14.1　病例描述(图 38.31)

一例 79 岁男性患者，因右眼视力下降 2 周就诊。Snellen 最佳矫正视力：Vod FC/30cm，Vos 1.0。裂隙灯检查可见前房细胞++，360°虹膜后粘连，这些体征通过局部应用阿托品得到部分缓解。存在晶状体核性混浊和前囊膜假性剥脱综合征。右眼眼底检查可见星状玻璃体变性，全视网膜脱离伴增生性玻璃体视网膜病变，在颞上象限出现继发于缺血型视网膜分支静脉阻塞的大小不等的视网膜新生血管簇。手术治疗包括超声乳化抽吸、人工晶状体植入和经睫状体平坦部玻璃体切割术。在排除以前的屈光参差后，基于右眼的角膜曲率和左眼的眼轴长度进行人工晶状体度数的测量。

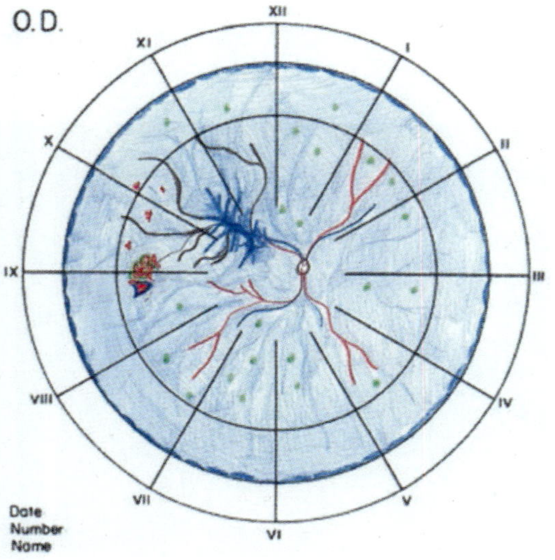

图 38.31　右眼视网膜脱离病例。

38.14.2　手术步骤

手术在球后麻醉以及镇静药物作用下进行，首先松解虹膜后粘连，进行透明角膜切口的白内障超声乳化抽吸和人工晶状体囊内植入术。进行经结膜三通道 23G PPV 联合应用吊顶灯。开始时，探查全视网膜，证实在颞侧血管弓之间的视网膜 NV 旁存在一个视网膜裂孔。在最初的中央部玻璃体切割中，发现没有出现完整的玻璃体后脱离。PH 仍然黏附在颞上象限，还存在 ERM 和视网膜固定、星状皱褶。PH 也黏附在大小不等的视网膜 NV 簇上。用亮蓝和台盼蓝染色后，在 PVR 处进行 PVD 和部分 ERM 剥离。在剥离过程中要特别小心，以避免在缺血的、非常脆弱的视网膜上造成医源性视网膜裂孔。PFCL 也被用来在剥膜过程中施加反向压力。在内界膜镊和刮膜刀的帮助下进行双手操作来脱离 PH。对视网膜裂孔附近的视网膜 NV 进行切除和电凝。使用导光纤维照明，在巩膜顶压下行周边部玻璃体切割。由于视网膜裂孔的位置靠后，病变的前节存在视网膜下液，所以在激光光凝前进行了以下操作。首先，玻璃体腔内注入 PFCL 至视网膜裂孔处，然后进行气液交换，通过视网膜裂孔进行 SRF 的内引流。最后，注入 PFCL 至视网膜裂孔的前缘，将剩余的空气用液体替代。因而，在完全去除 SRF 的情况下，对视网膜裂孔和缺血区视网膜进行激光光凝。激光后，进行液体或 PFCL×空气和空气×长效气体(C_3F_8 14%)交换。在 PFCL 或空气下观察到视网膜完全复位。

38.14.3　随访(图 38.32)

术后前 10 天，嘱患者保持坐姿，避免面

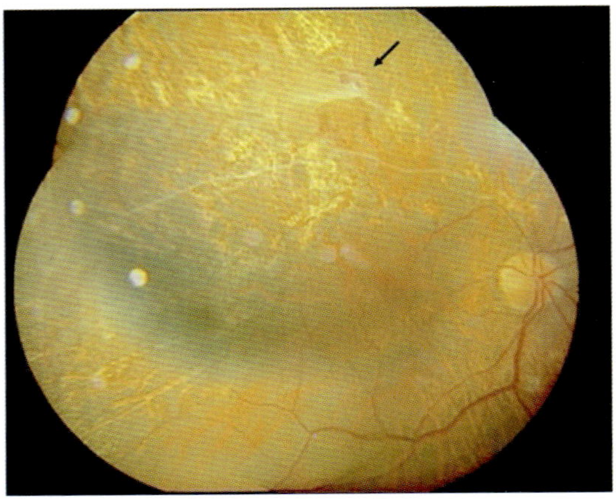

图 38.32 右眼术后9周时视网膜完全复位。可见颞上象限的扇形陈旧激光斑和继发于BRVO的白线化血管。箭头显示残留的已分离的PVR增殖膜。

向上体位。9周后，眼内长效气体已吸收，视网膜完全复位。OCT检查显示无黄斑水肿。右眼BCVA为0.4，中心固视受损。

38.15 伴闭合漏斗状PVR的儿童视网膜脱离

38.15.1 病例描述(图 38.33)

患儿，3岁，高度近视(-12D)，因视网膜巨大裂孔而导致全视网膜脱离。RD病变初期表现为黄斑区视网膜前膜和视网膜边缘卷边。最佳矫正视力为手动。

为患儿进行了四通道玻璃体切割术，剥除ERM和ILM，用两个镊子小心地将玻璃体后皮质剥离至玻璃体基底部。使用PFCL将视网膜复位，并在GRT边缘进行激光光凝。行PFCL×空气交换和空气×硅油交换后，使用5000cSt硅油填充玻璃体腔。尽管一开始就进行了细致的手术，进行了预防性的ILM剥离，将PH后脱离直至VB，但PVR在硅油下仍然逐渐发展并导致完全的RD。

38.15.2 手术步骤(图 38.34)

采用四通道23G经睫状体平坦部晶状体-玻璃体切割术处理闭合漏斗状的RD PVR CP12+CA12。

首先取出SO，使用黏弹剂将封闭的视网膜漏斗打开，以便到达后极部。然后，用双手持镊子去除后极部ERM，用PFCL稳定黄斑区。由于视网膜内PVR的形成，周边部视网膜极度僵硬，我们进行了360°视网膜切开术来松解视网膜的前后牵拉。

后节视网膜残余部分用PFCL固定，但仍有收缩，用带有硅胶头套管进行视网膜按

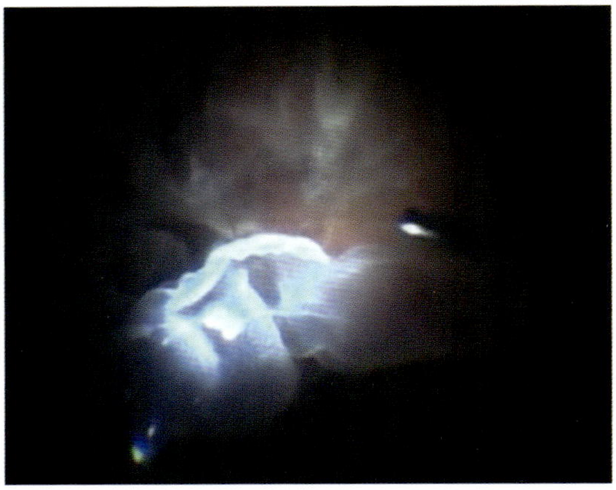

图 38.33 由GRT导致的原发RD伴PVR CP1。

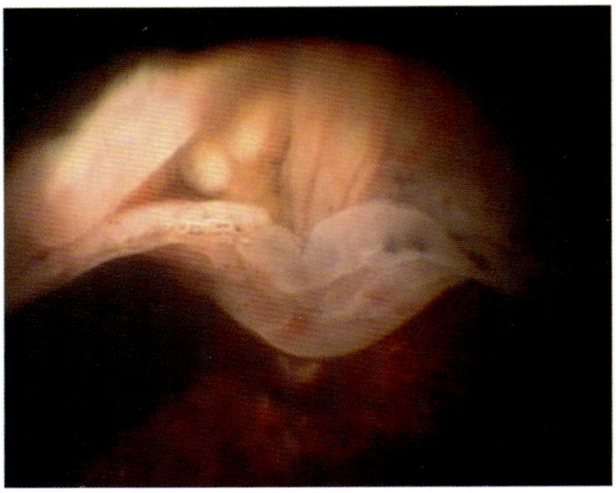

图 38.34 RD PVR CP12+CA12，形成闭合漏斗状。

摩，用两把镊子拉伸视网膜，以松解视网膜的环形牵拉。

最后在 PFCL 下完成了视网膜复位，并在视网膜切口边缘行 360°眼内光凝。PFCL×空气交换和空气×硅油交换后，填塞 5000cSt 硅油（图 38.35）。

38.15.3　随访

患儿在术后 8 个月取出了硅油，未行眼内填充的情况下视网膜复位，BCVA：20/200，眼压 8mmHg。

38.16　复发性视网膜脱离，PVR CA6 及视网膜内 PVR 伴后极部裂孔

38.16.1　病例描述（图 38.36）

1 个月前，一例智力损害的 7 岁男童接受左眼玻璃体切割术。右眼最佳矫正视力为 20/20，左眼手动。左眼裂隙灯检查发现房水细胞+，晶状体缺失，无其他并发症。眼底检查显示完全性孔源性视网膜脱离，前部 PVR 及视网膜边缘相连，后极部有细小裂孔，双手操作时裂孔扩大，第二次手术时可见多个裂孔。地塞米松植入物仍在眼内（在无晶状体眼病例中，我目前将其缝在巩膜切口处）。

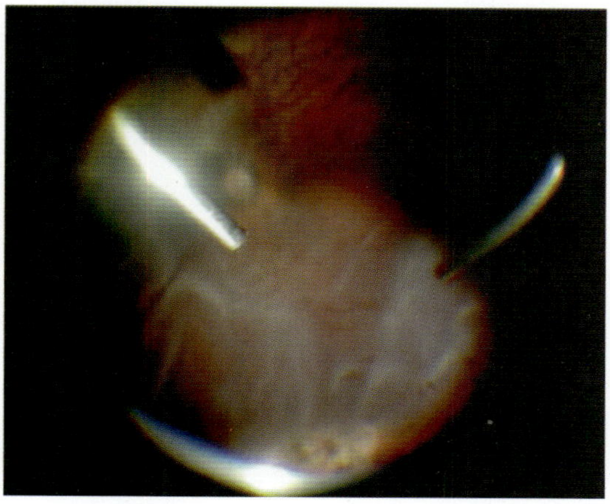

图 38.36　RD 伴 PVR CA6 和视网膜内 PVR。

38.16.2　手术步骤（图 38.37）

第一次手术：PPV+视网膜前膜剥离+视网膜切除<180°+由于固有硬度进行放射视网膜切开+360°眼内激光+5000cSt 硅油填充术。已经放置了环扎带。

全麻下行三通道 23G 经结膜 PPV；采用广角接触镜观察系统，在之前手术已处理的裂孔边缘处观察到前节 PVR。首先在重水下

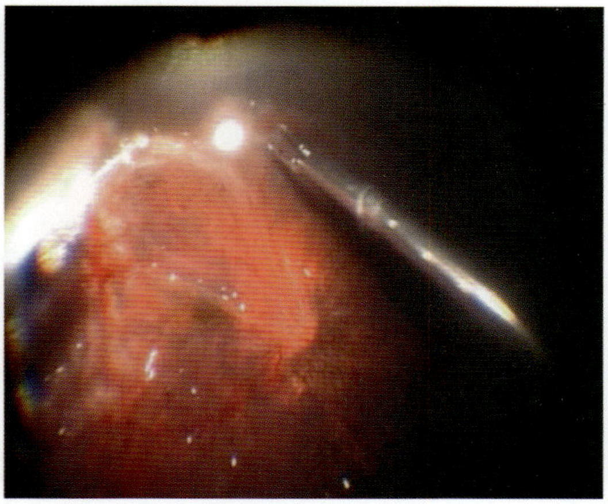

图 38.35　在 PFCL 下视网膜复位。

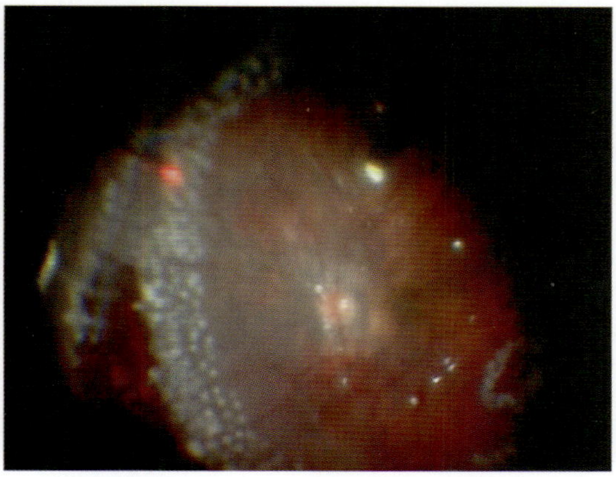

图 38.37　视网膜在空气复位。

进行内界膜和前膜剥离(MBD 染色),避免后节 PVR 的发生。更广泛的剥离内界膜可能更好(我现在还剥离鼻侧 ILM 以减少漏斗状视网膜再脱离的风险)。

在之前的手术中,为了不引起医源性视网膜裂孔,将玻璃体后皮质剥离至赤道部(由于玻璃体后皮质插入基底部)。因此,使用镊子和镶钻石粉的硅胶头或剪刀将 VB 插入时残留的膜和瘢痕化的 PH 进行双手剥离。

然后,用玻切头切除视网膜切开处之前残留的收缩、失去活力的视网膜。视网膜切口边缘用多排激光进行处理,BSS/PFCL×空气交换和空气×硅油交换,使用 5000cSt 硅油眼内填充。为避免 FAX 过程中视网膜滑坡,应在视网膜切开处前缘的下方放置软硅胶头的笛形针,直至完全干燥。

一个半月后,由于视网膜僵硬,视网膜的后极出现一些裂孔,导致视网膜再次脱离。第二次手术:PPV+ERM 剥离+360°视网膜切除术+360°眼内激光+5000cSt 硅油填充术。

需进行 360°视网膜切开才能复位视网膜。在视网膜切除过程中要保持对视网膜的悬拉,以避免视网膜折叠。对视网膜血管行眼内电凝术,但靠后极的视网膜切开会在血管干处出血,较难止血(图 38.38)。

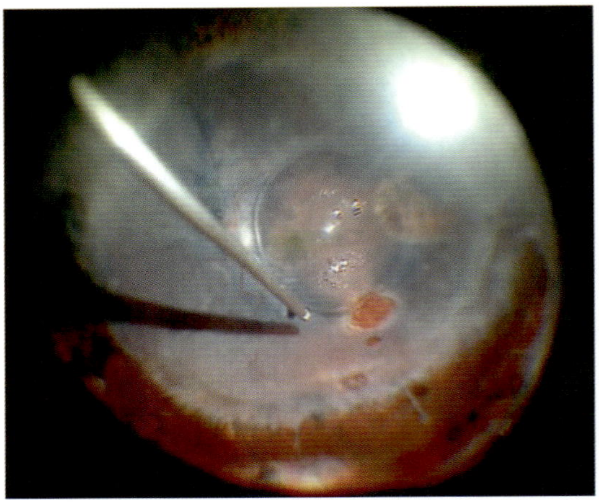

图 38.38 由于视网膜内 PVR 导致复发性视网膜脱离。

38.16.3 随访

这种手术在儿童中预后很差。玻璃体黏附于后极部,PH 不完全脱离可引起并发症。切除所有的 ERM 需要双手操作。ILM 剥离可防止对后极部继发性裂孔的进一步牵拉,而继发性裂孔可使视网膜再次脱离。广泛的 ILM 剥离,甚至延伸到鼻侧视网膜,是避免术后视网膜再次脱离、形成视网膜漏斗的好方法。

38.17 长期的视网膜脱离伴 PVR CP6

38.17.1 病例描述(图 38.39)

一例 70 岁女性患者,有晶状体眼,主诉左眼眼前漂浮物伴视力下降(手动视力)3 个月。我们检查发现存在陈旧性视网膜脱离伴 PVR CP6。视网膜后极部全层收缩,靠近下

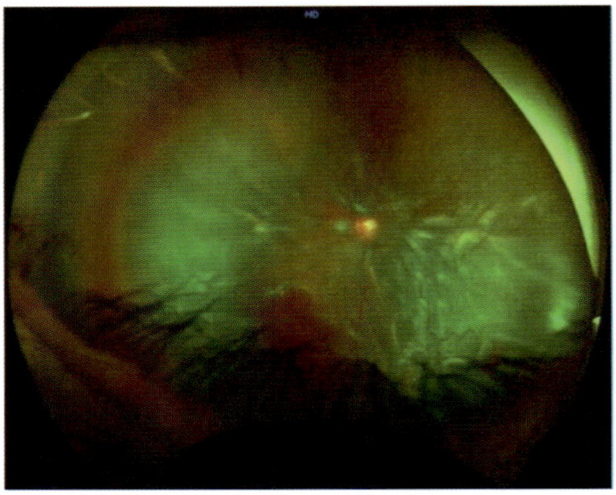

图 38.39 RD PVR CP6。

方玻璃体基底部的视网膜呈星状皱襞，轻度 VB 收缩。晶状体透明，无明显白内障。

38.17.2 手术步骤(图 38.40)

建议行 23G 晶状体-玻璃体切割术，以获得完全的玻璃体切割和硅油填塞。首先，通过 2.75mm 透明角膜切口进行超声乳化白内障吸出联合人工晶状体植入术，5.5mm 连续环形撕囊、前囊抛光以避免前囊纤维化及混浊。然后，在 12:00 钟位放置吊顶灯(由助手直接照明)，进行四通道 23G 经睫状体平坦部玻璃体切割术。

后玻璃体已经脱离并收缩，在 VB 的后缘形成前节纤维斑块。将各个象限的 PH 提高至 VB，将其与附着的视网膜瓣膜一起清除。电凝标记向外翻的视网膜裂孔边缘。

使用台盼蓝对内界膜和视网膜前膜染色，在重水下剥离以稳定黄斑区，避免对视神经的剪切力。直接用黄斑接触镜或 BIOM，先向心的(面向黄斑)剥离膜，直至中心凹处 ERM 已清除(不要诱发黄斑裂孔)，然后用离心式，尽可能大范围地剥离 ILM/ERM。

接下来，处理成熟的星形皱褶，从后向前剥除 ERM。首先，使用一个带照明的小钩在视网膜凹槽处滑动，找到一个分离平面。用钝头的带照明的小钩将 ERM 与下方的视网膜分离开，然后用内界膜镊将 ERM 分离至 VB，剥离 ERM。

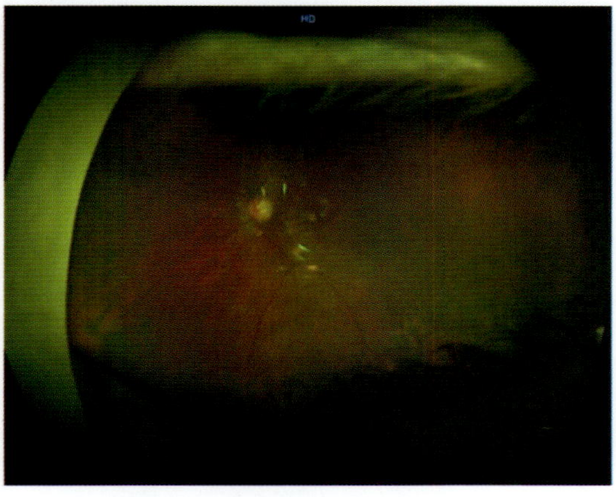

图 38.40 硅油下视网膜复位。

由未成熟的 ERM 导致的下方星状褶皱难以被直接抓起或从提起一个分离平面。为了解决这个问题，我们自制了一把锋利的剥膜钩，将 25G 球后针头的尖端弯曲，将钩尖在视网膜表面向前移动，直到形成一个分离平面。随后，ERM 的分离成熟膜的方式相同，但难以完全去除 ERM。因此，用两把镊子(ILM+锯齿镊)抓住 ERM 边缘，将其拉开，在不撕裂视网膜的情况下撕除 ERM，完全松解切线牵拉力。然后，使用钝头的带照明小钩将残留的 ERM 分离至 VB。

然后自行顶压下行周边部玻璃体切除，在 VB 处将 PH 切除至尽量短，并清除 VB 处的混浊玻璃体（设置参数:23G 玻切刀切除，最大负压 300mmHg/切速 7500cpm/开合比 50/50)。

完整的玻璃体切割术是在 Salzmann 间隙 360°分离前节玻璃体，然后将 AH 向前切除至睫状体，向后切除至 VB。AH 切除对于避免前节 PVR 和低眼压至关重要，因为它解除了睫状体至 VB 的任何牵拉。AHD 的操作是在 SH 处在 VB 前缘切割 AH(23G 玻切头设置为挖掘模式=最大负压 400mmHg/切速 500~1000cpm/核心开合比)。

通过完全的玻璃体切割和 ERM 剥离后视网膜看起来完全松解。视网膜裂孔外翻处的边缘用微量视网膜切除术去除。在 BSS/PFCL×空气交换前注入 BSS 调整前房深度，通过三明治技术去除所有视网膜下液。FAX 后，将 BSS 滴入黄斑区以便于清除残留的 PFCL，并预缝合上方巩膜穿刺口(最后一个拔出的套管处）。然后进行空气×硅油交换，保持空气压力在30mmHg，直到硅油到达灌注管。这时，为了避免气泡，停止空气注射，一直注射到晶状体后面没有空气残留。最后，除最后一个外，拔出和缝合所有套管和巩膜穿刺口，并拧松开睑器以避免挤压眼球。通过注入硅油，使用Terry-Barraquer眼压计检查眼压，将眼压调整至15~21mmHg。最后拔出最后一个微套管，扎紧巩膜穿刺口预置缝线，以避免硅油渗漏。

为了获得良好的填充效果，避免PVR发展，必须进行完全的SO填塞。为了得到一个完美的SO填充，AC必须保持它的正常深度，玻璃体必须完全去除，SRF必须没有残留，IOP必须在手术结束时达到正常（15~21mmHg）。

38.17.3 随访（图38.40）

患者术后要求保持俯卧位24小时，以防止如果有PFCL泡残留至视网膜下时，不会在黄斑区聚集。3个月后视网膜完全复位，取出硅油后BCVA达到20/60。

38.18 伴PVR CP6+CA9的视网膜脱离，合并外伤性白内障

38.18.1 病例描述

一例35岁有晶状体眼患者，因上方视网膜巨大裂孔在外院接受23G玻璃体切割术及2.5mm环扎手术。他因为超声检查到视网膜再次脱离而被转诊。他的视力为光感，眼压为3mmHg。

裂隙灯检查后发现因晶状体后囊膜因医源性环形撕裂而导致膨胀型白内障。超声检查可见视网膜脱离伴视网膜僵硬。

38.18.2 手术步骤（图38.41）

进行四通道23G Phaco-PPV，以完全地切除玻璃体和前节PVR。进行白内障超声乳化抽吸术，建立2.75mm的角膜切口、5.5mm CCC，由于后囊膜受损，在睫状沟处放置人工晶状体。术中水分离破坏晶状体后囊膜，用超声乳化手柄和玻切头进行晶状体咬切术，保留前囊膜以在睫状沟植入三片式IOL，IOL光学面放置在环形撕囊口处，IOL袢放置在睫状沟。

然后，进行带有吊顶灯的23G四通道PPV。在下方和鼻侧玻璃体基底部观察到PVR CP6+CA9。

首先用玻切头切除脱位的晶状体残留物和后极部的视网膜前膜，使用MBD染色，并在重水下剥离黄斑区ILM。

然后，双手操作去除前节ERM（两把镊子或小钩联合镊子），尽可能地剥离至周边部，直至VB。然而，少量鼻侧未成熟的增殖膜无法从视网膜表面剥离而保留下来。

接下来，处理VB瘢痕化导致的前节

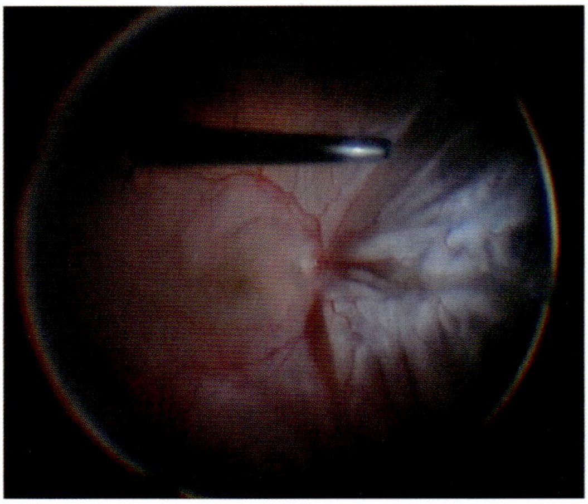

图38.41 伴PVR CP6+CA9的视网膜脱离。

PVR。双手操作去除或断开 VB 增殖膜(两把镊子或小钩联合镊子)，以松解 VB 环形向心性牵拉力。放置环扎带,用来支撑瘢痕化的 VB 并使视网膜复位。

随后,自行顶压下进行完全的 PPV。首先进行玻璃体切除,在 VB 插入处将瘢痕化的玻璃体后皮质切的尽可能短,尽可能减少 VB 处的玻璃体 (23G 玻切头设置为切除模式)。然后,在 Salzmann 间隙处 360°切开前节玻璃体(23G 玻切头设置为挖掘模式)。

AH 切除对于避免前节 PVR 和低眼压至关重要,因为它解除了睫状体至 VB 的任何牵拉。如果进行视网膜切除,AHD 可避免睫状体瘢痕形成和随后的低眼压,它可以防止脱离睫状体平坦部上皮和前节残留的视网膜组织向前皱褶,而形成睫状体瘢痕组织的一部分。

拟行硅油填塞，而晶状体-虹膜隔并不确定有张力;因此,需行下方虹膜周切,并用弥散型黏弹剂填充前房以保持正常的 AC 深度。

然后,通过液体/PFCL×空气进行视网膜复位试验,但如果视网膜太僵硬,视网膜裂孔和瘢痕化 VB 位于巩膜扣带之后的话,就会阻碍视网膜复位。因此,通过空气×液体交换,来判断松解性视网膜切除术的适应证。在 PFCL-BSS 下进行视网膜切开，可增加可视度,控制出血,避免视网膜下血液聚集和脉络膜损伤。先进行电凝,然后用玻切头切除视网膜,视网膜切除术延伸到 200°范围,扩大到健康的视网膜。在 VB 插入处后缘用玻切头切除视网膜,以避免复发性视网膜增生。所有出血点均烧灼止血,去除视网膜前及视网膜下血块,并将视网膜前瓣完全切除至锯齿缘,以避免术后炎症、虹膜红变或源于失去活力的周边视网膜残留组织的睫状体瘢痕。

最后用 PFCL 压平视网膜,行 360°眼内激光和 FAX(小心地保持视网膜边缘干燥以避免滑坡)，然后进行空气×硅油交换,用 1000cSt SO 完全的眼内填充,眼内压保持在 15~21mmHg。

38.18.3 随访(图 38.42)

在硅油下,视网膜复位,VA 提高到 20/60,IOP 提高到 14mmHg。

3 个月后再次行 23G PPV,取出硅油和剥离新的 ERM。

取出 SO,前房可见乳化硅油颗粒,清除人工晶状体表面的硅油颗粒。双手操作,使用镊子和带照明的小钩去除前后节新鲜或成熟的 ERM,直到视网膜切口的边缘。一些 ERM 牢固附着在视网膜表面，被切断并遗留。扩大 360°眼内激光,空气×惰性气体交换后,留下 20% SF_6 填充。

气体吸收后视网膜保持复位,VA 为 20/60,IOP 为 12mmHg。

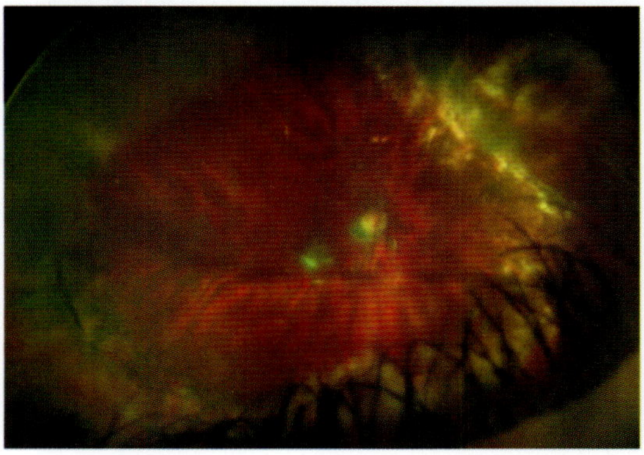

图 38.42 眼内无填充的情况下视网膜保持复位。

38.19 眼球贯通伤后的视网膜脱离

38.19.1 病例描述

一例46岁男性司机在砍木头时被一片木头致右眼巩膜裂伤。入院时,眼压低,前房深,在向后移位的透明晶状体后面,有浓厚的玻璃体积血,超声检查显示视网膜完全脱离。伤口探查发现颞上象限巩膜裂伤伴葡萄膜和视网膜脱出。切除脱出组织,用Vicryl 7-0缝线"X"间断缝合伤口。

38.19.2 手术步骤(图38.43和图38.44)

初次手术后一周,行23G经睫状体平坦部玻璃体切割术。术前,可以观察到晶状体后脱位,玻璃体积血浓厚,完全性视网膜脱离伴颞下、鼻上巨大裂孔,视网膜前膜,视网膜下PVR和视网膜下积血。

进行23G PPV、晶状体咬切术、视网膜前膜剥离术、360°视网膜切除术,以松解周边部玻璃体基底部瘢痕及巩膜脉络膜伤口对于后节视网膜的牵拉,去除视网膜下膜和积血,瞳孔成形术,瞳孔后虹膜夹持型人工晶状体植入术和硅油填充术。

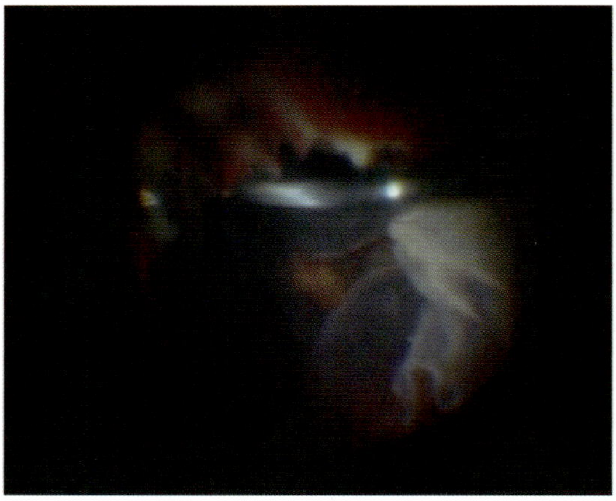

图38.43 视网膜脱离。

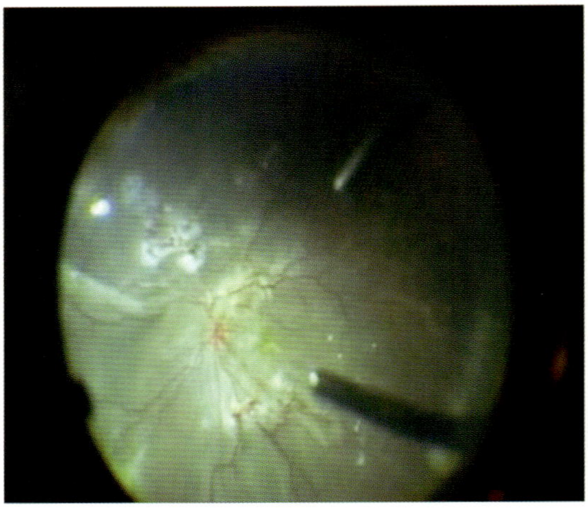

图38.44 视网膜复位。

38.19.3 随访

2个月后因再增生而再次手术,行ERM剥离和SO置换。6个月后成功取出硅油。初始最佳矫正视力仅为光感,最后取出硅油后3个月BCVA为0.1~0.2,偏中心视力。不幸的是,这个结果还不足以让患者继续持有专业驾照。

38.20 硅油下的RD PVR CP2+CA6

38.20.1 病例描述(图38.45)

一例65岁男性患者,在外院行白内障超声乳化摘除+后房型人工晶状体植入术+玻璃体切割+硅油填充术治疗右眼视网膜脱

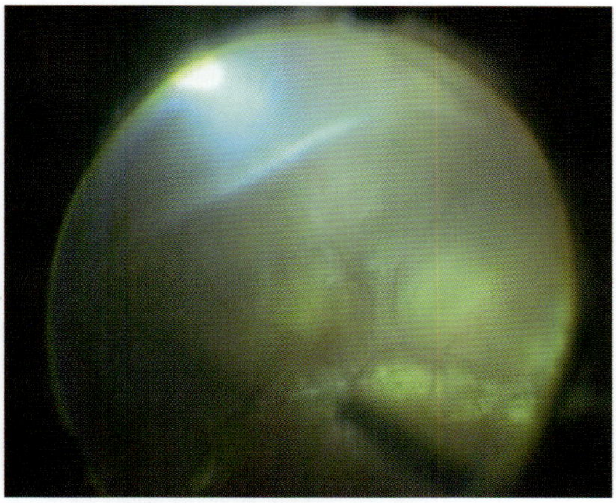

图 38.45 视网膜脱离。

离。入院时,下方视网膜脱离伴 PVR CP2 和前节 PVR CA6,多个视网膜裂孔,硅油进入视网膜下。患者左眼视力丧失是由于白内障超声乳化+人工晶状体植入+PPV+硅油填充术治疗 RD 而出现了继发性青光眼。

38.20.2 手术步骤(图 38.46)

施行 23G PPV,取出硅油,剥除视网膜前膜,在基底部打开瘢痕化的玻璃体后皮质,周边部 270°环形视网膜切开,眼内激光光凝,重水下视网膜完全复位,液体/PFCL×空气交换,接着空气×硅油交换,1000cSt 硅油填充。

38.20.3 随访

术后 3 个月取出硅油,最佳矫正视力由最初的 0.04 提高到硅油取出 2 个月后的 0.2。

38.21 不伴有玻璃体后脱离的高度近视性视网膜脱离

38.21.1 病例描述(图 38.47)

一例 12 岁的近视男性患者(-8.25D),病程 2 周,入院接受左眼累及黄斑区的孔源性视网膜脱离治疗。2:00 和 3:00 钟位可见视网膜裂孔。

38.21.2 手术步骤(图 38.48)

施行保留晶状体的 23G 玻璃体切割联合环扎术。曲安奈德染色后诱导 PVD,将玻璃体后皮质拉提至玻璃体基底部,注入重水、进行液体/重水×气体交换,眼内激光光凝视网膜裂孔,空气×惰性气体交换,进行惰性气体填充。

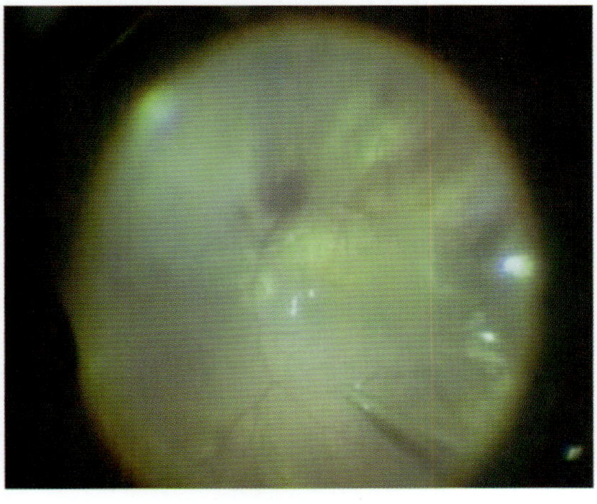

图 38.46 视网膜复位。

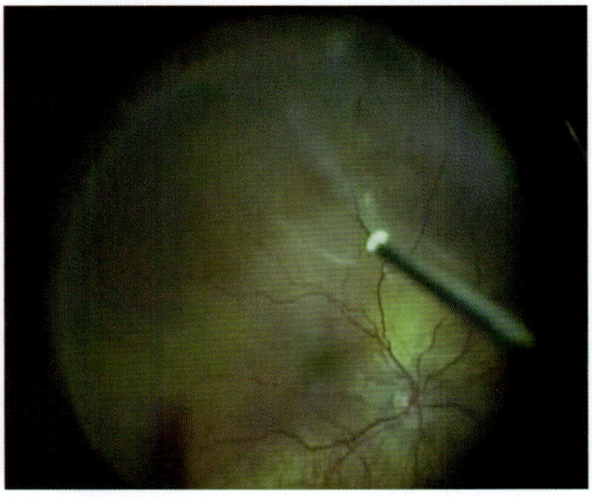

图 38.47 视网膜脱离。

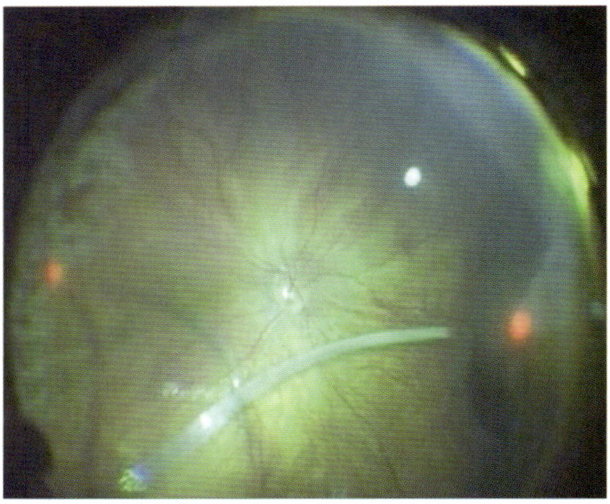

图 38.48 视网膜复位。

38.21.3 随访

初始最佳矫正视力为 0.3，术后 3 个月最终 BCVA 为 0.5。

38.22 伴有 PVR CA4 和视网膜下增生条索的视网膜脱离

38.22.1 病例描述(图 38.49)

一例 60 岁、存在牵拉的孔源性视网膜脱离的 PVR CA4 男性患者被收入院，病史达 3 个月。他之前曾因角膜溃疡并发白内障，接受了白内障超声乳化抽吸联合后房型人工晶状体植入术。

38.22.2 手术步骤(图 38.50)

23G 玻璃体切割联合视网膜前膜和两条视网膜下增生条索的剥离。眼前节的视网膜前膜，实际上是瘢痕性的后部玻璃体插入玻璃体基底部，通过使用眼内镊和眼内剪进行双手操作以去除。在 VB 处的视网膜下膜通过两个视网膜切开孔使用两把眼内镊双手操作去除，在 5:00、7:00、8:00 钟位的周边部视网膜裂孔，在使用重水以及液体/重水×空气交换后视网膜下液完全抽吸干净，视网膜复位后使用眼内激光处理。最后经过空气×硅油的交换，向玻璃体腔注入 1000cSt 的硅油。

38.22.3 随访

术后 3 个月，硅油被成功取出。起初的最佳矫正视力为手动，SO 取出术后 2 个月的最终 BCVA 为 0.1。

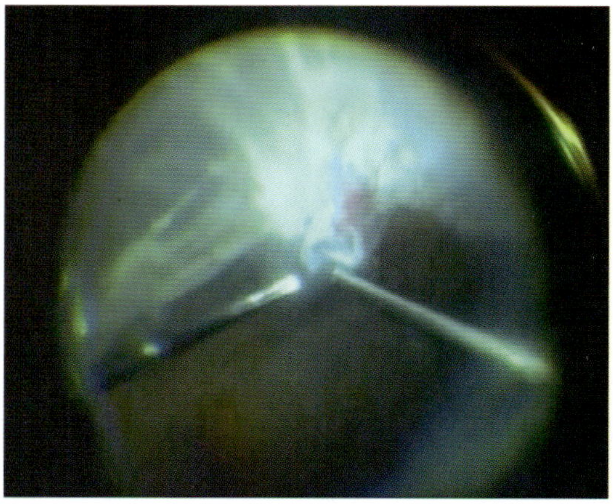

图 38.49 视网膜脱离。

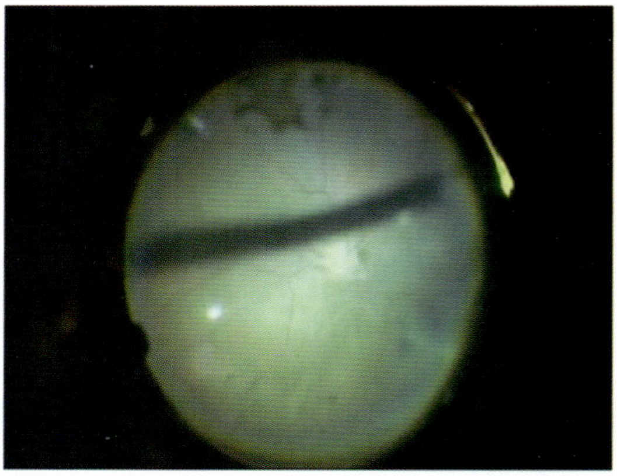

图 38.50 视网膜复位。

38.23　外伤性视网膜脱离伴有视网膜嵌顿和锯齿缘截离

38.23.1　病例描述(图 38.51)

一例 30 岁女性患者右眼存在玻璃体积血和严重的 PVR，被收入院治疗外伤性视网膜脱离。她 12 天前在外院接受了巩膜裂伤缝合和眼内异物(玻璃)取出手术。

38.23.2　手术步骤(图 38.52)

进行了 23G 玻璃体切割联合白内障超声乳化抽吸和人工晶状体植入术。术中在清除了玻璃体积血后，发现在巩膜裂伤处视网膜嵌顿，存在牵拉性视网膜脱离，在巩膜伤口对侧还存在锯齿缘截离。

术中进行了周边部 360°视网膜环形切开以松解巩膜脉络膜伤口处的视网膜，之后使用重水将视网膜重新展开、复位，在重水下进行 360°激光光凝。最后，依次进行液体/重水×空气交换和空气×硅油交换，用1000cSt 硅油进行眼内填充，视网膜完全复位。

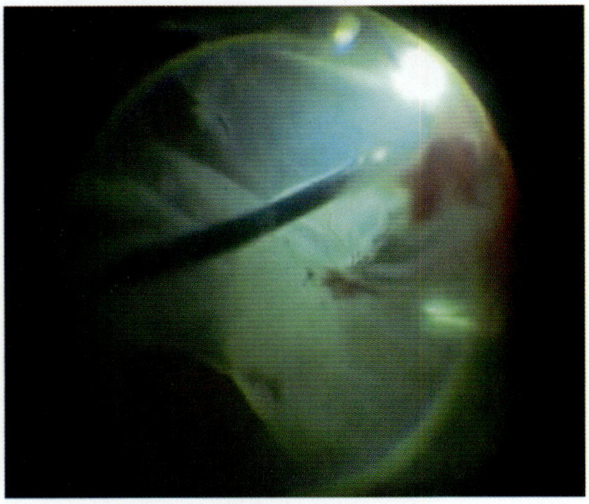

图 38.51　视网膜脱离。

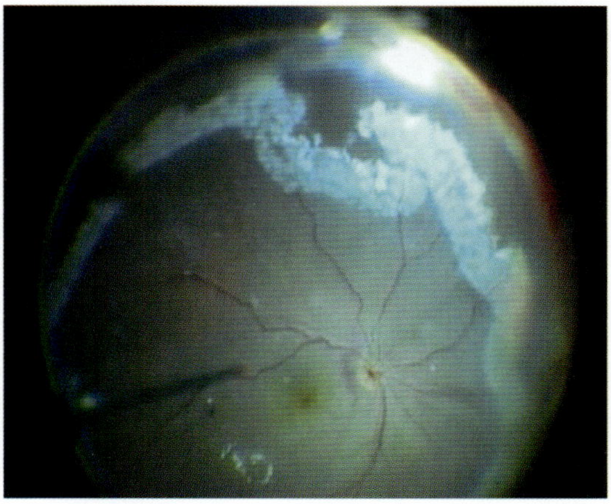

图 38.52　视网膜复位。

38.23.3　随访

术后 3 个月，由于出现了视网膜下 PVR，又进行了一次手术。在取出视网膜下增生条索后，注入了 5700cSt 重硅油，不再安排其他额外手术。起初的最佳矫正视力为光感，重硅油注入术后 2 个月的最终 BCVA 为 0.1。

38.24　外伤性视网膜脱离 CP12+CA12 呈闭合漏斗状

38.24.1　病例描述(图 38.53)

一例 42 岁男性患者被一块木头击中左眼。左眼视力降至光感以下至少 6 个月，并在第二年初寻求治疗。超声检查显示成熟的外伤性白内障及漏斗状视网膜脱离。患者被告知预后不佳，可能需要多次手术。

38.24.2　手术步骤(图 38.54)

在球周麻醉下行超声乳化抽吸+人工晶状体植入联合 23G 经睫状体平坦部玻璃体切割术。术前观察到闭合漏斗状 RD 伴 PVR CP12+CA12 及视网膜下增生条索。所

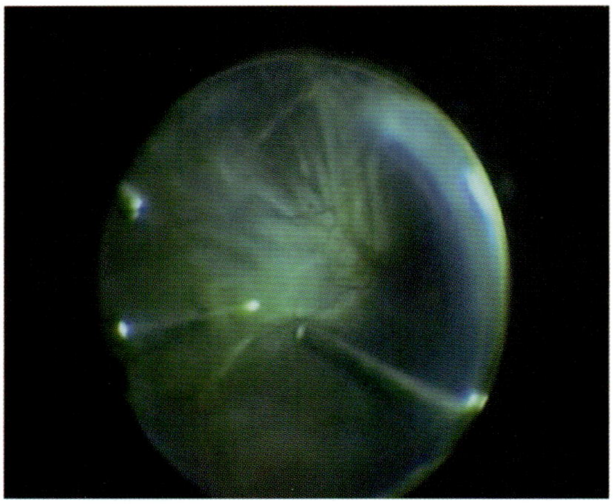

图 38.53 视网膜脱离。

有可见的视网膜前增殖膜和瘢痕化的PH被去除,直至玻璃体基底部。然而,视网膜仍然皱缩和缩短,进行了下方环形视网膜切开术。之后去除了所有可见的视网膜下增生条索,在注入重水后视网膜完全复位。在视网膜切开处的边缘进行3排连续激光。先进行液体/重水×空气交换,再进行空气×硅油交换,留下1000cSt硅油作为眼内填充。

38.24.3 术后随访

一次手术后视网膜成功复位,4个月后取出硅油。硅油取出2个月后,视力从LP提高到0.05。

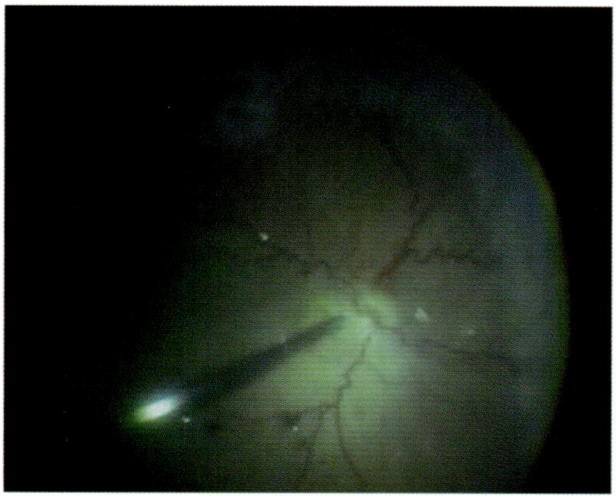

图 38.54 视网膜复位。

38.25 复发性视网膜脱离伴PVR CP12

38.25.1 病例描述(图38.55)

一例55岁男性患者,由于人工晶状体眼视网膜脱离累及黄斑,接受了玻璃体切割联合空气填充术。术后6周出现进展迅猛的全视网膜脱离,4个象限均发生PVR。在两个环形区域存在星状皱褶:第一个位于后极部与赤道部之间,第二个位于赤道部前方,接近VB。由于睫状体没有增殖膜覆盖,所以没有前节PVR发生(在初次PPV时完成了全玻璃体切割术)。

38.25.2 手术策略

膜剥离应从中央区开始,因为后极部的增殖膜通常是纯粹的视网膜前膜,所以它们可以被完全剥离干净。当进一步向玻璃体基底部方向剥离增殖膜时,要小心这些前节增

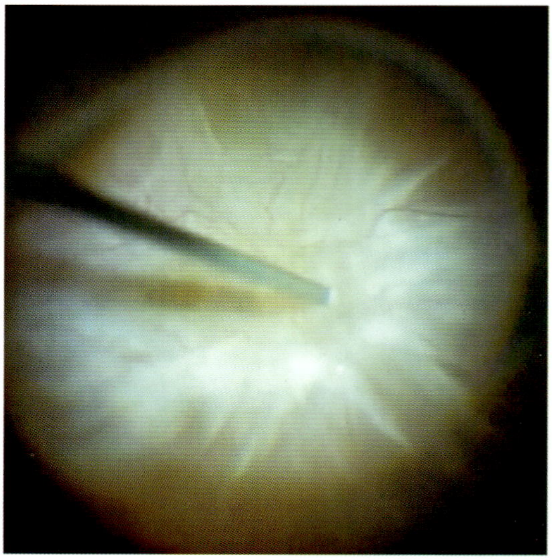

图 38.55 术中图片。

殖膜可能向更深的视网膜内延伸。完全剥离增殖膜而不产生裂孔的可能性不大：视网膜前膜变成视网膜内增生的区域将是视网膜切开的部位。所以我们的目标是从尽量剥离 ERM，尽可能松解出更大范围的中央区视网膜。视网膜切开术(作为最后的选择)将从那些因为视网膜内 PVR 而无法修复的前节视网膜中松解/拯救出“被征服的”但“健康的”中央区视网膜。

理解后极部 ERM （很可能起源于 RPE 播散)和前节(玻璃体基底部)增殖膜(源自 Müller 细胞)之间的根本区别决定了手术策略[1,2]。

注意：耐心，不要看时间，只要想这是你今天唯一的手术，明天就能休假!

基本手术配置：23G 四通道 （吊顶灯） PPV。末端抓持镊，垂直剪刀(用途广泛：刮刀、钩、剪刀)，带硅胶的笛形针，和台盼蓝+亮蓝。如果这是伴有新鲜 PVR 的初次手术，环扎作为一种额外的方法，可以作为一种在急性期避免视网膜切开的尝试手段。

38.25.3 手术步骤

首先双手剥膜，不要产生视网膜裂孔。新鲜 PVR 膜往往不易着染：必要时重复染色，最好在空气下染色(尽管染色剂有高黏度和高密度，但在存在裂孔的收缩视网膜上，染色剂易于流到视网膜下：这可能是有毒性，同时还减少了对比度，因为所有组织之后都会着染上蓝色)。

注意：不要在广泛的膜剥离后再进行染色；台盼蓝会将你无意中损伤的组织染色，对这些着染的组织进一步进行剥离操作，相当危险。

当 ERM 到达玻璃体基底部时，它们似乎融合到视网膜内：到达完全的视网膜前膜和视网膜内 PVR 的边界。如果没有造成裂孔，视网膜内 PVR 是不会被剥除的。因此，前节牵拉只能通过环扎术宽的顶压嵴或视网膜切开术来消除[3]。

然后，注入重水(最好是全氟辛烷，因为它比十氢化萘轻)。它使得 ERM 更易被剥离，因为增殖膜较少会被“撕碎”。因此，使用眼内光纤和重水可以更容易地去除后节 ERM(比吊顶灯的视觉效果更好)。它也使前节 ERM 的剥离更容易，因为重水的功能是稳定中央视网膜的第三只手。前节 ERM 可以使用一只手顶压，另一只手用镊子剥离。

随后，由于视网膜僵硬，进行松解性视网膜切除术以去除前节 ERM 和前后方向的牵拉。在视网膜切除的边缘大血管上进行电凝(在剥完增殖膜的中央区视网膜和剩余的周边视网膜之间)。根据剩余的视网膜硬度计算视网膜切除的范围。残余的前节视网膜被完全清除，以防止前节视网膜卷曲增生导致低眼压，或缺血导致虹膜红变。

最后视网膜复位。首先进行液体×空气交换，而不是在重水下进行激光和进行直接的重水×硅油交换，因为这样视网膜将会被放置在一个更松解的中心位置上。这与不伴 PVR 的大的视网膜切开术(如全黄斑转位或巨大裂孔有根本区别；在这些病例中，须通过直接的重水×硅油交换来避免视网膜滑坡。仅在视网膜切缘进行非常有限的激光，甚至不用激光是正确的选择，因为广泛的激光并不能防止 PVR 复发，还会牺牲健康的视网膜[4]。

38.25.4 随访

硅油取出后视网膜保持贴附。

38.26 视网膜前膜及视网膜下PVR去除后的视网膜脱离

38.26.1 病例描述(图 38.56)

这是一例复发性视网膜脱离病例,曾因多个颞侧和下方裂孔的次全视网膜脱离行PPV+激光光凝+重硅油填充术。目前,患者在重硅油下鼻侧和下方视网膜脱离,视网膜前存在PVR,视网膜下存在两条PVR条索(大的位于鼻侧,小的位于颞侧)。

38.26.2 手术步骤(图 38.57)

首先使用23G手术套包取出硅油,然后使用台盼蓝染色,用末端抓持镊剥离视网膜前膜,并注入一个重水小液体泡辅助膜剥离。完成此步骤后,将颞上方的巩膜穿刺口扩大到20G,通过眼内电凝和笛形针的被动抽吸在视网膜上造孔,使用20G眼内镊取出鼻侧的视网膜下方环形的PVR增生条索。用相同的方法,做第二个视网膜造孔(眼内电凝+笛形针),并完全剥除视网膜下增生条索。经颞侧穿刺口伸入玻切头行上方虹膜周切。随后玻璃体腔完全充满重水,对所有的视网膜裂孔行激光光凝,直接行重水×重硅油置换,完成手术。

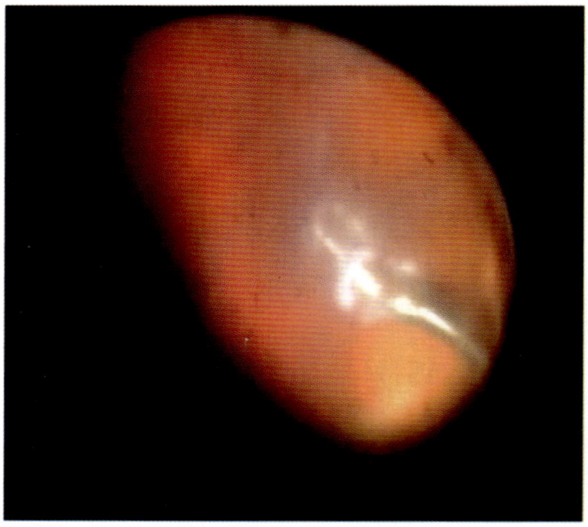

图 38.57 去除视网膜下增生条索。

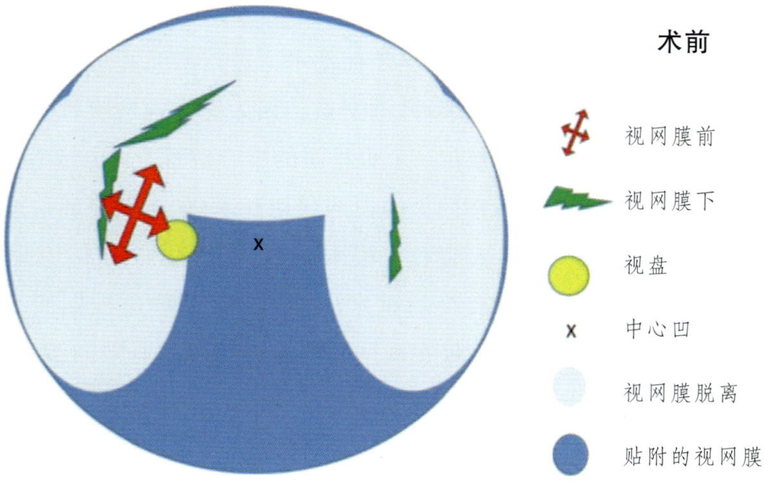

图 38.56 术前视网膜脱离。

38.26.3　随访(图 38.58)

重硅油下和取出硅油后的视网膜均贴附良好。

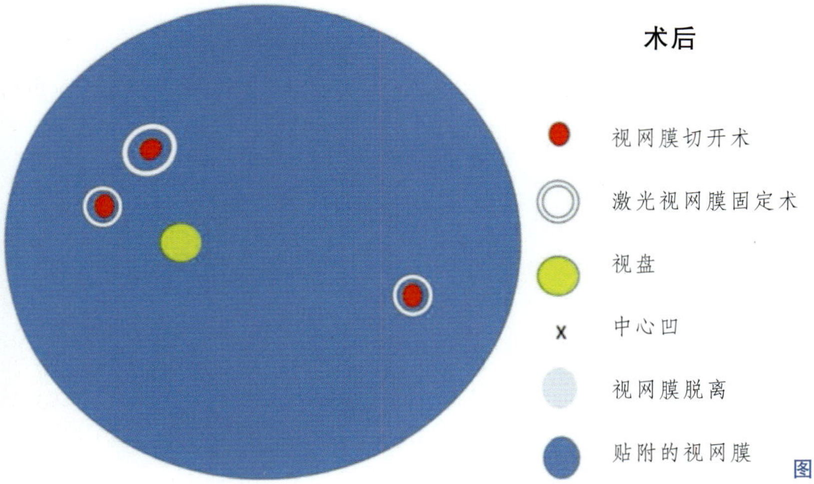

图 38.58　术后视网膜复位。

参考文献

1. Lewis GP, Charteris DG, Sethi CS, Fisher SK. Animal models of retinal detachment and reattachment: identifying cellular events that may affect visual recovery. Eye. 2002;16:375–87.
2. Charteris DG, Downie J, Aylward GW, Sethi C, Luthert P. Intraretinal and periretinal pathology in anterior proliferative vitreoretinopathy. Graefes Arch Clin Exp Ophthalmol. 2007;245:93–100.
3. Veckeneer MAH. Improving the outcome of rhegmatogenous retinal detachment repair by adding pieces to the puzzle. Rotterdam: Erasmus University; 2015. Chapter 3. . ISBN 978-94-6228-695-5
4. Veckeneer M, Maaijwee K, Charteris DG, van Meurs JC. Deferred laser photocoagulation of relaxing retinotomies under silicone oil tamponade to reduce recurrent macular detachment in severe proliferative vitreoretinopathy. Graefes Arch Clin Exp Ophthalmol. 2014;252:1539–44.

索　引

B

贝伐珠单抗　27
玻璃体切割术　45
剥膜钩　64
标准眼内照明　247

C

垂直剪　67
充气性视网膜固定术　75
超声乳化抽吸　129

D

地塞米松　24
低分子量肝素　25
大麻素　27
吊顶灯　63
滴眼液　203

F

非甾体抗炎药　25
复发性视网膜脱离　52

G

巩膜顶压　4
巩膜扣带术　36
巩膜外硅压术　45
巩膜　56

H

环扎带　68
黄斑皱褶　99
后房　212
环扎　255

J

检眼镜　4
甲氨蝶呤　26
基质金属蛋白酶抑制剂　27
局部脱离　43
锯齿缘截离　48
巨大裂孔　50
锯齿镊　65
节段性硅海绵　68
激光光凝　97
经睫状体平坦部玻璃体切割术　129
金属眼内异物　191
晶状体切除术　256
继发性青光眼　296

K

抗血管内皮生长因子　26
开睑器　102

L

雷珠单抗　27
亮蓝 G　68
冷凝裂孔　109
玻璃体切割　191

M

膜剥离　130

P

皮质类固醇　23

泼尼松龙 24
膨胀气体填充 97

Q

曲安奈德 24
秋水仙碱 26
轻硅油 148
前房积血 198

R

柔红霉素 25
染色剂 68
人工晶状体眼 244

S

视网膜粘连术 5
上皮-间质转化途径 27
视网膜复位 35
生物测量 59
视网膜前膜剥离 62
视网膜刮膜器 64
视网膜下分离钩 66
视网膜下镊 66
双向玻切头 81
术后体位 98
视网膜切开术 166
术后早期并发症 205
术后晚期并发症 205
松解性视网膜切开术 262
双层三明治技术 264
视网膜固定术 264
三明治技术 264

T

台盼蓝 68

V

维 A 酸 26

W

围术期并发症 204
无晶状体眼 244

X

显微弯剪 65
显微直剪 66
下方视网膜脱离 159

Y

眼内填充 5
圆形分离钩 64
眼内镊 65
眼内电凝器 67
延迟玻璃体切割 191
眼内炎 198
有晶状体眼 243
眼内激光光凝 247

Z

增生性玻璃体视网膜病变 10
组织病理学 13
重水 88
最小巩膜扣带术 101
最大巩膜扣带术 101
重硅油 147
增生条索 257
周边部玻璃体切除 258